国家卫生健康委员会"十四五"规划教材
全国高等学校教材

供研究生护理学专业用

新形态教材

护理理论

第 3 版

主　　　编	袁长蓉　蒋晓莲
副　主　编	颜　君　刘义兰　范宇莹
数字资源主编	袁长蓉
数字资源副主编	颜　君　范宇莹　孟庆慧

人民卫生出版社
·北京·

图书在版编目（CIP）数据

护理理论 / 袁长蓉, 蒋晓莲主编. -- 3 版. -- 北京 ：人民卫生出版社, 2025．5．--（第四轮全国高等学校新形态研究生护理学专业规划教材）. -- ISBN 978-7-117 -37802-4

Ⅰ．R47

中国国家版本馆 CIP 数据核字第 20254PJ396 号

| 人卫智网 | www.ipmph.com | 医学教育、学术、考试、健康，购书智慧智能综合服务平台 |
| 人卫官网 | www.pmph.com | 人卫官方资讯发布平台 |

护理理论
Huli Lilun
第 3 版

主　　编：袁长蓉　蒋晓莲

出版发行：人民卫生出版社（中继线 010-59780011）

地　　址：北京市朝阳区潘家园南里 19 号

邮　　编：100021

E - mail：pmph @ pmph.com

购书热线：010-59787592　010-59787584　010-65264830

印　　刷：人卫印务（北京）有限公司

经　　销：新华书店

开　　本：850×1168　1/16　　印张：20

字　　数：578 千字

版　　次：2009 年 8 月第 1 版　　2025 年 5 月第 3 版

印　　次：2025 年 6 月第 1 次印刷

标准书号：ISBN 978-7-117-37802-4

定　　价：82.00 元

打击盗版举报电话：010-59787491　E-mail：WQ @ pmph.com

质量问题联系电话：010-59787234　E-mail：zhiliang @ pmph.com

数字融合服务电话：4001118166　E-mail：zengzhi @ pmph.com

编　者（以姓氏笔画为序）

于明明　北京大学护理学院

于洪宇　锦州医科大学护理学院

王　磊　四川大学华西护理学院

王艳红　兰州大学护理学院

朱瑞芳　山西医科大学护理学院

刘义兰　华中科技大学同济医学院附属协和医院

李　昆　吉林大学护理学院

杨　敏　中南大学湘雅护理学院

肖洪玲　浙江中医药大学护理学院

吴彩琴　上海中医药大学护理学院

张　姮　南京中医药大学护理学院

张爱华　山东第一医科大学护理学院

范宇莹　哈尔滨医科大学护理学院

孟庆慧　山东第二医科大学护理学院

袁长蓉　复旦大学护理学院

黄菲菲　福建医科大学护理学院

琚新梅　海南医科大学国际护理学院

蒋晓莲　四川大学华西护理学院

臧　爽　中国医科大学护理学院

颜　君　中山大学护理学院

编写秘书　吴傅蕾　复旦大学护理学院

数字资源编者

第四轮修订说明

全国高等学校研究生护理学专业规划教材自 2008 年第一轮教材出版以来，历经三轮修订，教材品种和形式不断丰富、完善，从第一轮的 1 种教材到第四轮的 13 种教材，完成了全国高等学校研究生护理学专业"十一五""十二五""十三五""十四五"规划教材的建设，形成了扎根中国大地、立足中国实践、总结中国经验、彰显中国特色的全国高等学校护理学研究生国家规划教材体系，充分展现了我国护理学科和护理研究生教育的发展历程，对我国护理学专业研究生教育教学发展与改革及高层次护理人才培养起到了重要引领作用。为满足新时代我国医疗卫生事业发展对高级护理人才的需求，服务"健康中国""数字中国"国家战略需求，人民卫生出版社在教育部、国家卫生健康委员会的领导与支持下，在全国高等学校护理学类专业教材评审委员会的有力指导下，在全国高等学校从事护理学研究生教育教师的积极响应和大力支持下，经过对全国护理学专业研究生教育教学情况与需求进行深入调研和充分论证，全面启动了第四轮全国高等学校新形态研究生护理学专业规划教材的修订工作，并确定了第四轮规划教材编写指导思想：强化思想政治引领，落实立德树人根本任务；满足人民需要，服务国家战略需求；紧扣培养目标，培育高层次创新人才；体现护理学科特色，突显科学性与人文性；注重学科交叉融合，打造高质量新形态教材。

第四轮规划教材的修订始终坚持以习近平新时代中国特色社会主义思想为指导，全面贯彻党的教育方针，全面贯彻落实全国教育大会和全国研究生教育会议精神，以及教育部、国家发展改革委、财政部发布的《关于加快新时代研究生教育改革发展的意见》（教研〔2020〕9 号）的要求。认真贯彻执行《普通高等学校教材管理办法》，加强教材建设与管理，推进教育数字化，以提升研究生教育质量为核心，推动全国高等学校护理教育高质量、高素质、创新型、研究型人才的培养。

第四轮规划教材的编写特点如下：

1. 坚持立德树人　课程思政　坚持以习近平新时代中国特色社会主义思想为指导，落实立德树人根本任务，深入推进习近平新时代中国特色社会主义思想和党的二十大精神进教材进课堂进头脑。树立课程思政理念，发挥研究生教育在培育高层次护理创新人才中的引领作用。牢记"国之大者"，坚持正确的政治方向和价值导向，严守研究生教育意识形态阵地，强化护理学专业研究生职业素养教育，重点培养研究生知识创新、实践创新能力，助力卓越护理人才培养，推动卫生健康事业高质量发展。

2. 坚持学科特色　专业引领　立足学科前沿和关键领域，积极吸纳国内外的最新研究成果，科学选取、系统梳理具有护理学科特色的知识体系。在精准把握教材研究性与实践性的基础上，注重科学技术与人文精神的融合，展现护理学科丰富的人文内涵和属性，提升护理学专业研究生的科学素养和综合人文素质，满足人民群众全方位全生命周期的健康服务需求。加强老年护理、重症护理、安宁疗护等专科护理人才培养，为积极应对人口老龄化、全面推进健康中国建设提供坚实人才支撑。

3. 坚持交叉融合　守正创新　依据《教育部关于深入推进学术学位与专业学位研究生教育分类发展的意见》《研究生教育学科专业目录（2022年）》，坚持学术学位与专业学位研究生教育两种类型同等地位，紧扣两类人才培养目标，分类加强教材建设。调整优化教材结构与布局，紧盯护理学专业研究生教育多学科交叉融合发展的趋势，新增《老年护理理论与实践》《实验护理学》两本教材，适应护理学科发展趋势及新时代人才培养需求，更好地服务高层次护理创新人才高质量培养。

4. 坚持技术驱动　数智赋能　在教育数字化和数智出版深度推进的背景下，积极构筑新形态护理学专业研究生教材高质量发展的新基石。本套教材同步建设了与纸质教材配套的数字资源。数字资源在延续第三轮教材的教学课件、文本、案例、思考题等内容的基础上，拓展和丰富了资源类型，以满足广大院校师生的教育数字化需求，服务院校教学。读者阅读纸书时可以扫描二维码，获取数字资源。

本套教材通过内容创新、形态升级与质量保障，将为培养具有国际视野、科研能力和人文素养的高层次护理人才提供坚实支撑。也希望全国广大院校在教材使用过程中能够多提宝贵意见，反馈使用信息，以逐步完善和优化教材内容，提高教材质量。

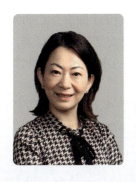

袁长蓉，博士，复旦大学护理学院教授、博士研究生导师、患者体验研究中心主任，美国护理科学院院士。现任国务院学位委员会第八届学科评议组成员，患者报告结局国际联盟中国中心（PNC-China）负责人、中国优生优育协会护理学专业委员会主任委员、中国生命关怀协会人文护理专业委员会副主任委员、中国卫生信息与健康医疗大数据学会护理学分会副主任委员、上海市中西医结合学会护理学专业委员会主任委员、上海市抗癌协会肿瘤护理专业委员会副主任委员。

主要研究方向为癌症照护、护理信息和慢病管理。主持国家自然科学基金、上海市科学技术委员会国际合作项目等课题 20 余项，以第一作者或通信作者发表论文 320 余篇，其中 SCI 收录 70 余篇。担任 *Cancer Nursing* 等 8 本 SCI 杂志编委及同行评议专家。培养硕士、博士研究生及博士后 40 余名，当选上海市三八红旗手标兵、全国三八红旗手、复旦大学"钟扬式"好老师，连续7 年入选爱思唯尔中国高被引学者。

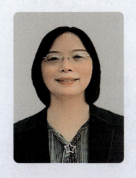

蒋晓莲，四川大学华西护理学院教授，博士研究生导师，博士后合作导师，四川省学术技术带头人。现任中华护理学会科研工作委员会委员，中国高等教育学会护理分会常务理事，四川省护理学会护理教育专业委员会主任委员，*Nurse Researcher* 等 6 本学术期刊编委。曾任四川大学华西护理学院院长、华西医院护理部副主任，中华护理学会第 26 届护理教育专业委员会副主任委员，第三届四川省专家评议（审）委员会委员。

主要研究方向为慢病管理、灾害护理、护理教育。以第一作者或通信作者发表论文 192 篇，SCI 收录 75 篇；撰写专著、教材 19 部，其中主编 4 部，副主编 7 部；获教育教学改革、慢病管理、灾害护理等科技成果奖 12 项。

副主编简介

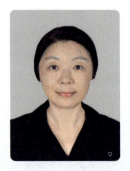

颜君，中山大学护理学院教授，博士研究生导师。现任中华护理学会护理理论研究专业委员会专家库成员、广东省护理学会老年护理专业委员会副主任委员。

主要研究方向为慢性病患者的自我管理、老年护理。主持国家自然科学基金面上项目 2 项、省部级科研项目 3 项、省厅级科研项目 3 项；作为第一作者或通信作者发表论文 82 篇，其中 SCI 收录 25 篇；撰写教材 12 部，其中副主编 3 部；担任 *International Journal of Nursing Studies*、*Journal of Advanced Nursing* 等多本 SCI 收录杂志的同行评议专家。

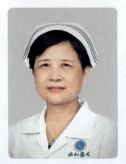

刘义兰，主任护师，博士研究生导师，楚天技能名师。华中科技大学同济医学院附属协和医院护理部主任、临床护理教研室主任，华中科技大学同济医学院护理学院副院长。美国密歇根大学护理学院访问学者。现任中国生命关怀协会常务理事，第二届人文护理专业委员会主任委员，中华护理学会人文护理专业委员会副主任委员等。任《护理学杂志》主编及 *Journal of Nursing Management* 等期刊编委。

主要研究方向为人文关怀、患者安全、护理教育。以第一作者或通信作者发表论文 200 余篇，其中 SCI 收录 30 余篇。担任国家级规划教材主编、副主编；牵头起草发布（表）专家共识和团体标准 5 项。主持的项目获中华护理学会科技奖二等奖、湖北省科技进步二等奖等。荣获全国巾帼建功标兵、全国首届优秀护理部主任、湖北省三八红旗手等称号。

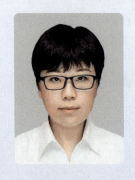

范宇莹，教授，博士研究生导师，哈尔滨医科大学护理学院院长，黑龙江省专业技术领军人才梯队护理学带头人。现任中国老年保健协会康复护理专业委员会副主任委员、中华医学会医学伦理学分会护理伦理学组副组长、中国生命关怀协会人文护理专业委员会常务委员、黑龙江省护理学会护理教育专业委员会主任委员，《中华护理教育》等 7 本国家级核心期刊编委。

主要研究方向为急危重症护理学、护理管理、护理教育。主持国家自然科学基金项目 2 项，省重点研发计划项目 1 项，省博士后课题 1 项，省级教学改革课题 2 项；以第一完成人身份负责的"护理理论"课程获批省级研究生精品示范课程。参编全国规划教材 10 部，其中主编、副主编国家级规划教材 6 部，以第一作者或通信作者发表论文 81 篇，其中 SCI 论文 19 篇。荣获黑龙江省教学成果奖一等奖 2 项、黑龙江省社会科学学科优秀成果奖三等奖 1 项。

前　言

理论被认为是一种理解实践、识别本质的重要表达方式。在护理走进科学、走向学科的百余年发展历程中，理论如灯塔之于夜晚的航道，指引着学科的前行和壮大。学科发展初期，创立理论的先驱者们从实践中摸索理论，系统地理解和解释学科内部的现象和规律，他们深邃灵动的思想魅力和学术造诣建立起了护理学科的基础框架；学科迈入稳步发展之际，理论应用和迭代发展不断激发护理学者们对基于护理实践的学科问题进一步思考和探索，推动了学科的创新发展，引领学科走向新的宽度和高度；而在科学范式、技术颠覆性变革的今天，理论又成为学科间对话的桥梁，促进了多学科的交叉融合与合作，催生了护理学科新的知识生成与推广。可以说，理论贯穿了护理学科发展的全阶段。

自《护理理论》第 1 版和第 2 版出版以来，国内多所院校将本课程纳入研究生培养方案，孕育了一系列校级、省级精品课程，为培养护理学科高层次人才深厚的学科理论素养奠定了基础。但知识的更迭日新月异，教材使用中的反馈、建议和时代发展带来的学科新思考、新问题敦促我们再次开启了教材的完善工作。借第四轮全国高等学校新形态研究生护理学专业"十四五"规划教材启动编撰的契机，我们有幸承担《护理理论》第 3 版编写这一历史使命，谨希望为我国护理学研究生培养和学科发展尽微薄之力。

本教材共 25 章。在整体架构上，本次修订基本沿用了第 2 版教材的编写思路，将 25 章分为导论、护理哲学、护理模式、护理理论、交叉学科理论五大篇，其中交叉学科理论为新增篇章；在章节内部结构上，我们仍旧遵循了理论介绍、理论应用、理论评析的顺序，由浅入深，以利于读者更好地把握理论。

第一篇导论共四章，在第 2 版内容基础上，考虑到护理学专业研究生对理论指导实践、研究以及构建理论的切实需求，我们在有限的字数内极力拓展了护理理论与护理研究、护理理论与护理实践、护理理论构建的策略与方法等相关内容，使之独立成章，以期为读者提供更系统、更全面的理念和方法学指导。第二篇护理哲学则在第 2 版基础上新增了韩德森的护理十四要素学说。第三篇护理模式继续保留了七大较为公认的护理概念模式，即约翰逊的行为系统模式、金的概念系统模式、莱温的守恒模式、纽曼的系统模式、奥瑞姆的自护模式、罗杰斯的整体人科学模式和罗伊的适应模式。这七大经典概念模式时至今日仍在指导实践、科研的发展以及新理论的产生。第四篇护理理论在延续第 2 版精选理论的同时，最大的特色是新增了部分中国护理理论家提出的护理理论。历经数十年发展，我国孕育本土特色护理理论的土壤已然十分肥沃，虽然成熟的理论数量不多，但我们衷心希望以此打破目前广为人知的护理理论都是源于国外的局面，建立中国护理人自己的理论自信和文化自信。第五篇交叉学科理论的新增是本版教材的另一重大修订特色。随着新理念、新技术涌现，各学科边界日渐模糊，护理学在学科范畴纵深推进和外延拓展过程中日益融合了诸多其他学科的源理论。因此，我们在本篇介绍了社会科学、行为科学和生物医学相关的理论，以期为读者提供凝视和解决护理问题的新视角。

我们真诚地希望本版教材能成为广大读者护理理论学习、应用和创造的开始，成为护理学科高层次人才在奠定学科基础、把握学科方向、贡献学科知识、坚定专业精神上的良师益友，并由此在护理学科发展的道路上行高行远。

本教材在编写过程中得到了国内外著名护理学者及同仁们的大力支持，凝聚了一批专业学者们的智慧、才能以及对护理学科深深的情怀和不懈的追求，向他们表达最诚挚的谢意和敬意。感谢所有参与编写本教材的学界同仁，为教材倾注了大量心血和热情。在编写过程中，我们借鉴了本专业近年来的相关研究成果，对这些研究成果的作者表示衷心的感谢！

尽管在编写过程中，我们力求还原每一位理论家和理论的原貌，力求满足每一位读者对护理理论的期待和需求，但受认识水平和时间限制，难免有疏漏之处，恳望学界同仁和广大师生匡正！

袁长蓉　蒋晓莲

2024 年 12 月

主编说教材

目 录

第一篇 导论 1

第一章 护理学与护理理论概述 3

第一节 护理学的科学本质 3
　一、护理学的科学内涵 3
　二、护理学的科学属性 4
第二节 护理理论的基本术语和结构能级 5
　一、护理理论的基本术语 6
　二、护理理论的结构能级 6
第三节 护理理论的分类 9
　一、基于广度或抽象水平分类 9
　二、基于性质或目的分类 10
第四节 护理理论发展的历史轨迹 10
　一、1955 年之前——从南丁格尔到护理研究 10
　二、1955—1960 年——护理理论的诞生 11
　三、1961—1965 年——理论的萌芽：统一认识 11
　四、1966—1970 年——理论的发展：清晰目标 11
　五、1971—1975 年——理论的构造：定义、解释与应用 12
　六、1976—1980 年——反省时期：理论检验与辨析 12
　七、1981—1985 年——理论的振兴：范畴概念显现 12
　八、1986—1990 年——从元理论到概念的发展 13
　九、1991—1995 年——中域理论和情境理论 13
　十、1995 年以后——多学科理论 13
第五节 护理理论的未来挑战 14
　一、来自护理实践的挑战 14
　二、来自护理对象的挑战 15
　三、来自环境变化的挑战 15

四、来自我国护理需求的挑战···16

■ 第二章 护理理论与护理研究···17

第一节 护理理论与护理研究的关系···17
一、护理学中研究与理论的历史融合···17
二、护理理论与护理研究的协同发展···18
第二节 理论类型与研究方法···18
一、描述性理论与描述性研究···19
二、解释性理论与相关性研究···19
三、预测性理论与实验性研究···20
第三节 护理研究中理论的应用···20
一、理论生成研究···21
二、理论检验研究···21
三、研究背景或理论框架研究···22
四、在护理研究中使用护理理论的挑战···23

■ 第三章 护理理论与护理实践···25

第一节 护理理论与护理实践概述···25
一、护理实践相关概念··25
二、护理实践的范畴··26
第二节 护理理论与护理实践的关系···27
一、护理理论对护理实践的指导作用···27
二、护理实践对护理理论的作用··28
三、护理理论与护理实践的相互作用···28
四、护理理论与护理实践的差距及弥补措施····································29
第三节 护理实践中理论的选择与应用···30
一、护理实践中选择理论的标准和步骤···30
二、护理实践中理论应用的程序··32
三、护理实践中理论选择与应用举例···32

■ 第四章 护理理论构建的策略与方法···36

第一节 概念发展的策略与方法···36
一、概念探索···36
二、概念澄清···37
三、概念分析···37
第二节 理论构建的策略与方法···38
一、理论构建基本策略··39
二、中域/情景理论构建法··40

第三节　护理理论的评价 41

一、概念模式的评价 41

二、理论的评价 43

第二篇　护理哲学　47

■ **第五章　弗洛伦斯·南丁格尔的环境学说** 49

一、理论家简介 49

二、学说的来源 50

三、学说的主要内容 50

四、学说的应用 52

五、学说的分析与评判 54

■ **第六章　维吉尼亚·韩德森的护理十四要素学说** 56

一、理论家简介 56

二、学说的来源 57

三、学说的主要内容 57

四、学说的应用 61

五、学说的分析与评判 62

■ **第七章　吉恩·华生的人文关怀学说** 64

一、理论家简介 64

二、学说的来源 65

三、学说的主要内容 65

四、学说的应用 71

五、学说的分析与评判 73

■ **第八章　帕特里夏·索耶·本纳的进阶学说** 76

一、理论家简介 76

二、学说的来源 77

三、学说的主要内容 78

四、学说的应用 80

五、学说的分析与评判 82

第三篇　护理模式　83

■ **第九章　多萝西·约翰逊的行为系统模式** 85

一、理论家简介 85

二、模式的来源 86

三、模式的主要内容 87

四、模式的应用 91

五、模式的分析与评判 94

■ 第十章 伊莫詹妮·金的概念系统模式 96

一、理论家简介 96

二、模式的来源 97

三、模式的主要内容 98

四、模式的应用 102

五、模式的分析与评判 105

■ 第十一章 迈拉·E.莱温的守恒模式 107

一、理论家简介 107

二、模式的来源 108

三、模式的主要内容 109

四、模式的应用 113

五、模式的分析与评判 115

■ 第十二章 贝蒂·纽曼的系统模式 118

一、理论家简介 118

二、模式的来源 119

三、模式的主要内容 120

四、模式的应用 128

五、模式的分析与评判 132

■ 第十三章 多萝西亚·E.奥瑞姆的自护模式 134

一、理论家简介 134

二、模式的来源 134

三、模式的主要内容 135

四、模式的应用 140

五、模式的分析与评判 144

■ 第十四章 玛莎·E.罗杰斯的整体人科学模式 146

一、理论家简介 146

二、模式的来源 147

三、模式的主要内容 147

四、模式的应用 151

五、模式的分析与评判 154

■ 第十五章　卡利斯塔·罗伊的适应模式 **156**

一、理论家简介 156

二、模式的来源 157

三、模式的主要内容 157

四、模式的应用 165

五、模式的分析与评判 167

■ 第四篇　护理理论　　　　　　　　　　　　　　　　　　　　　**169**

■ 第十六章　娜勒·潘德的健康促进模式 **171**

一、理论家简介 171

二、理论的来源 172

三、理论的主要内容 172

四、理论的应用 176

五、理论的分析与评判 177

■ 第十七章　玛格瑞特·A.纽曼的健康意识扩展理论 **180**

一、理论家简介 180

二、理论的来源 181

三、理论的主要内容 182

四、理论的应用 189

五、理论的分析与评判 191

■ 第十八章　艾达·J.奥兰多的护理程序理论 **194**

一、理论家简介 194

二、理论的来源 195

三、理论的主要内容 195

四、理论的应用 201

五、理论的分析与评判 202

■ 第十九章　马德琳·M.莱宁格的跨文化护理理论 **204**

一、理论家简介 204

二、理论的来源 205

三、理论的主要内容 206

四、理论的应用..211

五、理论的分析与评判..212

第二十章　阿法芙·I.梅勒斯的转变理论................................214

一、理论家简介..214

二、理论的来源..215

三、理论的主要内容..216

四、理论的应用..222

五、理论的分析与评判..224

第二十一章　凯瑟琳·柯卡芭的舒适理论............................228

一、理论家简介..228

二、理论的来源..229

三、理论的主要内容..231

四、理论的应用..232

五、理论的分析与评判..234

第二十二章　和谐护理理论..236

一、理论家简介..236

二、理论的来源..236

三、理论的主要内容..237

四、理论的应用..242

五、理论的分析与评判..242

第五篇　交叉学科理论　　　　　　　　　　　　　245

第二十三章　社会科学相关的理论..247

第一节　社会生态学理论..247

一、理论的起源..247

二、理论的主要内容..248

三、理论在护理领域的应用..249

第二节　社会支持网络理论..250

一、理论的起源..250

二、理论的主要内容..250

三、理论在护理领域的应用..251

第三节　社会交换理论..252

一、理论的起源..252

二、理论的主要内容 252

三、理论在护理领域的应用 254

第四节　互动主义理论 **254**

一、符号互动论 254

二、角色理论 256

第二十四章　行为科学相关的理论 260

第一节　行为与认知相关理论 **260**

一、抑郁认知理论 260

二、合理情绪理论 262

第二节　压力相关理论 **264**

一、压力与应对理论 264

二、心理弹性模型 267

第三节　社会心理学相关理论 **269**

一、计划行为理论 269

二、健康行动过程取向模型 272

第二十五章　生物医学相关的理论 275

第一节　疼痛相关理论 **275**

一、疼痛闸门控制理论 275

二、疼痛恐惧－回避模型 277

第二节　症状相关理论 **279**

一、症状管理理论 279

二、不悦症状理论 281

第三节　护理科学精准健康模型 **284**

一、理论的来源 284

二、理论的主要内容 284

三、理论的应用 285

中英文名词对照索引　287

参考文献　297

第一篇

导　论

第一章

护理学与护理理论概述

 导入

透过现象认清本质，是科学探索的重要路径。理论被认为是一种理解、识别实践核心本质思想的重要表达方式和方法。理论发展和应用可以帮助阐述护理对卫生保健的贡献，指导和促进实践和研究。然而，什么是理论？护理学和护理理论是什么关系？理论驱动的护理学科学本质是什么？为什么要如此强调护理学学科发展中理论的作用？理论有哪些类型？理论是如何发展和演变的？如何运用护理学的基本术语来阐述护理理论的基本结构和类型？围绕这些问题，本章将关注护理理论和理论模型的历史演变轨迹，从护理学的科学本质出发，就护理理论的基本术语、结构能级、分类、历史发展和未来挑战等方面展开阐述。

第一节　护理学的科学本质

一、护理学的科学内涵

要认识护理学的科学本质，首先要认识科学的本质。科学，就其本质而言，是人类对所观察或所经历的各种现象进行的合理解释或说明。为了使对现象的解释和说明更具可靠性、准确性和预见性，人们应用了逻辑、数学以及实验等方法，形成了可被验证的系统的知识体系，这就是科学。而形成的解释或说明，就是理论。因此，理论被认为是理解实践、识别本质的重要表达方式，也是牢固树立一个学科专业地位的重要因素。通过理论发展、研究和反思性实践，一个行业才能从职业转变为专业，逐步形成其相对独立的知识体系。护理学的科学本质符合所有科学的一般规律，又具备了护理自身学科的独特内涵，包括了：

（一）护理学的实践性

护理学是一门实践科学，是能够解释和说明人、社会、环境和健康之间的相互关系，并能指导和促进护理实践发展的科学知识体系。护理学的实践性是通过提供能有效指导实践的最前沿的哲学和理论以及一个描述以实践为基础的护理理论的不断发展的文献体系而得到证明的。护理学的目标是在普适规律的指导下，探索并阐述有关环境、护理、健康以及人等问题的各种观点。

（二）护理学的系统性

护理学是一个包含范式、框架和理论等可被认知的、不连续的知识体。这一知识体由若干经严格挑选出来的信念和价值观构建成独特的专业结构，用以解释人与世界的各种互动关系以及与健康行为相关的各种现象，为护理的实践和研究活动提供方向和方法指导。因此，护理学是由护士就"人－健康－环境"的关系提出问题并开展研究而发展形成的系统性知识体系，护理工作者通过评估护理对象本身和他们所处的环境，发现问题并发展解决这些问题的方法和实践后，形成的对与护理有关的现象的合理解释、说明、干预和处置。

笔记栏

3

（三）护理学的发展性

由于自然界和人类社会的复杂性、无限性以及人类认识的有限性，需要人们不断进行科学探索才能逐步和更深入地认识自然和社会运行的规律。科学不仅是系统化的知识体系，同时也是一个不断发展和自我矫正的探究过程。同样，护理学的发展性也是其学科内涵的重要特征，护理学的发展深刻体现了护理研究者和实践者对于该学科本质的持续探索与理解，这一过程伴随着他们在学术领域的深入钻研与实践应用中的不断精进，从而推动了护理学的进步与完善。

（四）护理学的复杂性

护理学是一门独特的人文科学，重点关注与人类健康相关的现象。因此护理学不是研究基于因果关系的健康现象，而是从卫生保健、消费者的角度出发来研究作为生命体验的复杂的健康相关科学。护理学是想象和创造性地运用护理学知识来描述与护理相关的独特现象，理解人类与环境的整体性、独立性的关系的科学。护理理论能够习得，但要理解一个理论对人类的贡献，就必须要把它作为一种人与人交流的方式来经历和体验。护理理论只有通过护士与护理对象或研究者与研究对象的交互，才能被判断是否有意义。

二、护理学的科学属性

在世纪之交，全球经历了一场卫生保健体制变革，医疗成本效益核算日益受到重视，护理专业服务因其所具有的低成本、高效益特征，在卫生保健事业中的重要贡献日益凸显。国际护士会（International Council of Nurses，ICN）将 2024 年国际护士节的主题确定为"我们的护士，我们的未来。护理的经济效力"，就是对这一趋势的反映。护理的知识体系和专业贡献也随之不断拓展。那么，这种实践的变化该如何反映？护理的学科价值该如何界定？护理理论的发展能映射护理这门实践学科的复杂性和真实性吗？是理论指导了实践还是实践塑造了理论？护理作为一门实践学科的科学属性是什么？对护理理论的探讨始终都离不开对护理学的科学内涵的思考。就当前的护理学基本理论和实践研究水平而言，护理学的科学属性有以下四个方面的特征：

（一）护理学是关于人的科学

护理学是关于人的科学，表现为护理学具有与其他有关人的科学的同样特征。首先，护理学的研究对象为整体人，包括个体人的整体性和群体人的整体性。护理学的理论研究和实践研究都提倡从人的整体性出发，去理解其中的个别现象。其次，护理学注重基于经验的理解作为知识形成和习得的重要渠道，强调学科中经验性知识的重要性，鼓励将看到的和观察到的真实情境中的材料作为证据开展研究。这些证据包括对现象的反应、符号（文字）、事件或情境，护理学通过描述并简化这些条件、情境、行为和事件相关的具体材料来探究其背后的意义。最后，和其他任何学科一样，护理学不仅注重发展知识和建构知识，而且强调这些知识必须通过各种适合的科学方法加以验证。总之，护理学作为一门关于人的科学，关心的是人类的经验，特别是人类处理健康和疾病相关问题的经验。由于这些经验和历史、政治、社会结构、文化等因素息息相关，护理学注重研究在真实世界中这些经验是怎样影响人的健康行为及人是如何作出反应的，这也注定了护理学是一门实践性很强的学科。

（二）护理学是关于实践的科学

护理学产生于为已经存在或有潜在健康问题的人提供照护的实践中，是源于实践的科学。其体现为以下特征：首先，护理学需要通过发展基础性知识以达成实践目标。基础性知识是指理解与护理学的目标和使命有关的一些基本现象的知识，例如妇女、老年人、低教育水平等特定的人群是怎样寻求帮助的？人类是如何维持疾病和健康的平衡关系的？人们对病痛、侵入性干预、住院等事件影响的反应模式有哪些不同？等等。其次，护理学需要通过发展应用性知识达成实践目标。应用性知识是指那些能够为解释和处理与健康有关的现象提供指导的知识，例如，如何促进舒适、如何帮助患者入眠等。这两类知识是护理学作为实践性学科的基础。发展护理学知识是为了理解人们对护理的需求和学习如何为人们提供更好的照护。而照护的过程和护理人员在照护过程中所发现的问题又成为新的护理知识的生长点。最后，护理学是在特定机构或场所，如医院、社区或家庭中，为服务对象提供 24 小时不间断的护理。在这个过程中，护理人员需要了解服务对象日常生活过程和生活模式的特点和规律，以更具创造性的方式去提供不同的解决方案，护理学也因此发展出了基于实践导向的丰富的学科内容。

总之，护理人员在实践中收集人们对疾病和健康反应的信息，监护和促进健康，帮助人们学会自我照护，提升人们应用健康资源的能力，在这个实践导向的过程中，护理人员获得了对护理对象及其护理活动的更深刻、更准确的理解，护理学科也经历着不断从实践上升到理论，再用理论指导实践的知识形成和学科发展的循环。

（三）护理学是关于照护的科学

照护（care）是护理学的重要组成部分，护理学关于照护的特征体现为：首先，照护是护理的基本道德价值观。这种价值观可通过同情、移情理解、奉献精神等产生情感影响，是一种治疗性干预，是护患关系的本质。其次，照护是护理的基本专业责任。专业责任是所有护理干预、护理评价和护理行为的实践基础。因此，护理人员应根据照护对象的特性，给予其身体的、心理的和文化的针对性及全面性照顾。最后，照护是护理的同理艺术。照护是融入护理技术、护理干预和相关政策、文化、人文关怀等在内的实践活动，好的照护应该是照护提供者和被照护者之间的同步，护士应该懂得怎样与护理对象同步，并且自知在什么时候达到了同步。这种同步，也称同理，指护士能与护理对象同时感知到护理对象心中所想的问题、没有说出来的内心语言等。因此，学科发展的挑战不仅仅是提供照护活动需要的理论知识，而且还在于培养有能力建立与照护对象同步关系、具有同理心的护理工作者。

（四）护理学是关于健康的科学

护理指向健康的定位早在学科创立之初就已确立。弗洛伦斯·南丁格尔（Florence Nightingale）1859 年就把护士的工作界定为维持健康或恢复个体的健康状态。健康是一个理念，它确定了护士在评估、制订干预计划、评价干预效果时，应该考虑些什么问题。莫克（Moch）1989 年提出了一个在当时具有争议性的观点，即疾病状态中的健康，例如，癌症患者经过治疗后，在癌症的控制期，他们是否可以被称为处于健康状态呢？在这方面，很多有造诣的护理理论家都鼓励护士去帮助患者通过自己的疾病经历发现有价值的东西。现代护理理论也更趋于支持"内在健康"的观点，即通过护理过程，护士揭示护理对象内在的健康力量，并把这些健康力量动员起来，利用一切可利用的资源，使护理对象能够不受病痛伤害，或者能够与伤病作斗争。

第二节　护理理论的基本术语和结构能级

任何学科都蕴含着理论，用以解释该学科范围内的现象，建构该学科的知识体系。所谓科学理论就是对某种经验现象或事实的科学界说和系统解释。一个学科的合理性就基于其产生理论和应用理论的能力。护理学作为一门年轻的学科，除了引进其他学科的理论外，也在努力建构自己的理论体系，以便能够科学地界说和系统地解释学科领域内的现象、事实和关系，提供护理干预措施的框架和预测护理活动的结果。理论建构和发展是拓展护理学科知识范畴、提升护理学科科学性和专业性必不可少的过程。护理理论体系是由特定的科学概念、科学原理以及对这些科学概念、科学原理的严密论证所组成的知识体系。

笔记栏

一、护理理论的基本术语

（一）范畴

范畴（domain）是指一门学科的观点、领域或范围，包括一个学科主要的价值观和信念、核心概念、关注的现象、中心问题和学科方法等。

（二）现象

现象（phenomenon）是指对观察或体验到的事实的反映。一个学科范围内的现象反映的是这个学科的范畴。现象是用来描述或标明一些事件、过程、情境的观点的术语。例如，人们常说看到、听到、闻到，这说明现象是由可感觉的事实来说明或描述的。

（三）概念

概念（concept）是指对单一或一组现象的简洁描述。概念是人类思维形式最基本的组成单位，是构成命题、推理的要素。人类对周围世界的认识成果通过概念加以总结和概括，而后形成理论。因此，概念是构成理论的基本要素。概念有两个基本的逻辑特征：内涵和外延。概念的内涵是指概念所反映的事物的特性或本质；概念的外延是指反映概念中特性或本质的一类事物。例如：商品这个概念的内涵是指为交换而生产的产品；外延是指古今中外的、各种性质的、各种用途的、在人们之间进行交换的产品。

（四）命题

命题（proposition）是对一个概念或几个概念之间关系的陈述，分为非关联性命题（nonrelational proposition）和关联性命题（relational proposition）。非关联性命题是对概念的定义或描述，当揭示某一概念的含义时称结构性定义（constitutive definition），当说明如何观测或测量某一概念时，称操作性定义（operational definition）。关联性命题则说明两个及两个以上概念之间的相关或联系。

（五）元范式

元范式（metaparadigm）是指定义了某一学科集中关注现象的广泛性概念和能描述概念间关系的广泛性命题。目前得到广泛认同的护理学元范式是人、环境、健康和护理四个核心概念。

（六）哲学

哲学（philosophy）是指围绕关于某一学科主要关注现象的本体论叙述，及如何认知这些现象的认识论和学科领域内人员价值观的伦理道德论。

（七）概念模式

概念模式（conceptual model）是指一系列能描述某一学科集中关注现象的相对抽象和广泛的概念以及概念与概念之间的关系命题。这些概念以及命题构成了概念模式。

（八）理论

理论（theory）是对基于概念模式中具象而来的一个或多个相对具体和特定的概念以及概念间相对具体和特定的关系的组织化、逻辑化和系统化的集中描述。

二、护理理论的结构能级

（一）结构能级

根据护理学知识的抽象水平（level of abstraction），护理理论的结构能级可分为元范式、哲学、概念模式和理论。这些特定的概念和命题构成了护理学独特的学科知识体系，如图1-1所示，这也正是护理学区别于其他学科之所在。

（二）元范式

元范式是护理理论结构体系中最抽象的一级，指定义了某一学科领域内现象的广泛性概念以及描述概念间关系的广泛性命题，是某一学科的普遍共识。元范式具有高度概括的特点，故而其对具体活动，如护理实践和护理研究等缺乏明确的指导性。它的功能在于总结概括学科和社会任务，帮助学科内人员界定关注领域的界限，其表达体现了学科的统一性和一致性，并使该学科领域内的人员得以向其他学科以及社会公众解释该学科的本质。也就是说，根据元范式中特定的概念和命题，我们可以回答该学科解释了什么，没有解释什么，集中研究了什么以及为什么要研究这些。

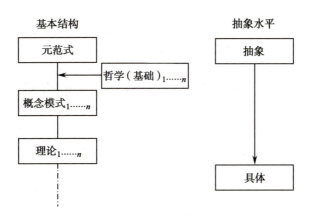

图 1-1　当代护理知识体系

> **知识拓展**
>
> **如何才能称作某个学科的元范式？**
>
> 1. 必须能代表一个不同于其他学科领域的独特领域。
> 2. 必须是对所有学科思想和现象简洁明了的高度概括。
> 3. 必须持中立观点，即不代表特定的观点或视角。
> 4. 在范畴和本质上必须是广域的。
>
> 来源：FAWCETT J, MADEYA S D. Contemporary nursing knowledge: analysis and evaluation of nursing models and theories[M]. 3 rd ed. Philadelphia: F. A. Davis Company, 2012.

在护理学科历史上，元范式这一概念的引进可追溯到 19 世纪 70 年代末。自 1996 年专家提出"护理作为一门科学应当捍卫自己的学科地位"后，众多护理学家纷纷提出代表各自观点的护理元范式。这些学者中，福西特（Fawcett）于 1978 年最初提出护理的四个核心单元（central units），即人（person）、环境（environment）、健康（health）和护理（nursing），并在她的论文《护理元范式：现状和完善》（*The Metaparadigm of Nursing: Present Status and Future Refinements*）里正式将其作为元范式的核心概念。此后，不同的护理理论学家从不同的观点出发，对上述 4 个概念的内涵和外延、相互的作用进行不同的阐释。2005 年福西特再次发表并完善她的观点，认为护理元范式由 4 个概念和 4 个关系命题，即人与健康、健康与环境、护理和人以及人、健康、环境之间的关系组成。可以预见的是，随着护理学科的不断发展，对元范式中概念和命题的修改和补充也将持续进行。

（三）哲学

哲学是学科结构体系中的重要元素，它的功能在于向学科领域内人员及大众解释该学科关于存在的本质、知识、道德、原因和终极目标的信仰和价值。护理哲学意在尝试回答"什么是护理？"以及"护理为什么对人类很重要？"阿利古德（Alligood）认为哲学能很好地通过推理和逻辑演绎表达出护理及其现象的意义，护理哲学尤其能够阐释护理本体论、护理现象的认识论和

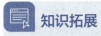

笔记栏

护理操作、护理实践、护理实践人员性格的伦理道德论。其中护理本体论叙述了什么是"人、环境、健康和护理",伦理道德论是本体论的外延,指导本体论的发展方向。在护理领域内被广泛熟知和应用的护理哲学包括南丁格尔的环境学说、华生（Jean Watson）的人文关怀科学理论以及本纳（Patricia Benner）的进阶学说等。

（四）概念模式

概念模式源于学者的观察和直觉或针对于某一问题的想法的创造性推论,即是对特定观察内容的归纳以及特殊情境的推论,如奥瑞姆（Dorothea Elizabeth Orem）的自护模式中的内容多产生于护理实践情境中的固有元素和关系,而莱温（Myra Estrin Levine）的守恒模式源于对所有领域中的对护理程序发展有利的想法的推论。概念模式中的概念较为抽象和广泛,也不仅限于某一特定的个体、群体、情景或事件,因此难以在真实世界中直接观测,如罗伊（Callista Roy）的适应系统可以指个体、家庭、群体、社区乃至社会等几个不同类型和等级的系统。同样地,概念模式中的命题也无法直接进行观测或检验。概念模式中的概念通常为结构性定义,且较为宽泛;操作性定义一般不在概念模式中出现。关联性命题也以相对抽象且泛泛的形式呈现,例如罗伊的适应模式中提到"作为一种刺激,适应水平的变化会影响个体或群体在某种情况下的应对能力"。

概念模式主要有三大功能:第一,概念模式为抽象且广泛的现象和现象间关系的组织化和形象化提供框架。每个概念模式都会提出一个独特的"参照系",指出应如何观察和解释该学科所关注的现象。不同概念模式中会涉及元范式提出的所有概念,但其对这些概念的定义和诠释不尽相同。第二,概念模式提供不同的看待学科现象的可选择视角。具体来说,概念模式着重关注学科中的某一现象,而忽略其他现象。例如,纽曼（Betty Neuman）的系统模式关注对应激的不同反应,而奥瑞姆的自护模式则强调提高个体的自护能力,其聚焦点互不重叠。此外,不同的概念模式对元范式的侧重点不同。例如,金（Imogene M. King）的概念系统模式没有忽略、但并不强调环境,而罗杰斯（Martha Elizabeth Rogers）的整体人科学模式则强调人和环境的互动。第三,概念模式为它所在学科领域的追随者提供概念框架和基本原理,从而发展出更细化、更具实际操作意义的子理论（图1-2）。

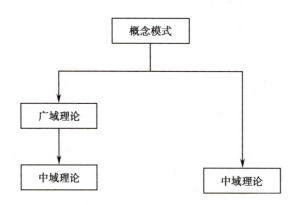

图1-2 从概念模式到理论

广为人知的护理概念模式有:约翰逊的行为系统模式（Johnson's Behavioral System Model）、金的概念系统模式（King's Conceptual System）、莱温的守恒模式（Levine's Conservation Model）、纽曼的系统模式（Neuman's Systems Model）、奥瑞姆的自护模式（Orem's Self-Care Framework）、罗杰斯的整体人科学模式（Rogers's Science of Unitary Human Beings）和罗伊的适应模式（Roy's Adaptation Model）等。护理概念模式为护理和健康照护团队提供了具体的哲学和实践导向,通过促进护士间的沟通实现护理的一致性,也为护理实践、护理研究、护理教育和护理管理提供了系统方法。

笔记栏

（五）理论

理论是理论结构体系中抽象程度最低的组成部分，包括基于概念模式具象而来的一个或多个概念以及概念间相对具体和特定的关系命题的描述。具体而言，护理理论就是对护理现象及其本质的规律性认识，用以描述、解释、预测和控制护理现象。本书重点关注广域理论和中域理论。较概念模式而言，广域理论和中域理论的抽象程度均较低，但仅中域及其下位理论能直接进行实证检验。

第三节　护理理论的分类

在过去的 40 年中，护理理论的分类方法众多。接受度较广的主要有两种分类方式：一种是基于理论的广度或抽象水平进行分类，另一种则是依据理论的性质或目的进行分类。本节将详细讨论这两种分类方法下的护理理论。

一、基于广度或抽象水平分类

护理理论的分类方法之一是依据理论的广度、复杂度和抽象级别来确定的。理论的广度指的是其概念和命题解析的具体性。这种分类方法通常将护理学科内的哲学基础称为元理论（metatheory）、哲学（philosophy）、世界观（worldview）；将更全面的概念框架称为广域理论（grand theory）；相较于广域理论，将更聚焦的理论称为中域理论（middle range theory）以及将描述范围最小的理论称为情境特定理论（situation-specific theory）或实践理论（practice theory）。这些理论在复杂度和广度上各有差异，并且按照抽象程度从高到低排列（图 1-1）。

（一）元理论

元理论，即关于理论的理论，它在护理学科中扮演着至关重要的角色。它广泛地关注了诸如知识产生和理论发展过程等核心问题，并提供了一个学科内辩论的平台。元理论涉及的哲学和方法论问题包括确定护理学科的目标和所需的理论类型、开发和分析构建护理理论的方法以及制定评估理论的标准。

自 20 世纪 60 年代起，有关元理论的讨论开始关注护理学作为一门独立学科的地位，以及它与基础科学之间的关系。随后的讨论进一步深入到主要的哲学世界观以及与研究紧密相关的方法论问题。近年来，元理论的问题则更多地与护理哲学相联系，探讨了护理实践、研究和教育需要什么样的理论发展水平，例如是否需要广域理论、中域理论或实践理论。同时，对批判理论、后现代主义等哲学观点的关注也在逐渐增加，这些都对护理理论的发展和实践具有深远的影响。

（二）广域理论

广域理论是护理学科中最复杂且覆盖范围最广的理论类型。它们旨在解释整个学科内的广泛现象，并可能整合多个理论。有些作者使用宏观理论这一术语来描述这种广泛概念化的理论，它们通常用于特定学科的一般领域。

广域理论并不专注于具体细节，而是由相对抽象的概念构成，这些概念往往缺乏操作性定义，概念间的命题也是抽象的，因此广域理论通常不容易进行实证检验。广域理论的形成更多是基于深入思考和批判性评价现有思想，而非基于实证研究。在护理领域，许多概念框架被归类为广域理论，例如奥瑞姆的自护模式、罗伊的适应模式和罗杰斯的整体人科学模式。这些理论因其广泛的应用和深远的影响力而被视为护理学科中的重要理论基础。

（三）中域理论

中域理论在护理理论体系中扮演着承上启下的角色，它位于抽象的广域理论与具体的实践理论之间。中域理论的特点是具体性和有限性，它包含的概念数量有限，并且只关注现实世界中的

笔记栏

9

特定方面。这些理论由具体的具有操作性定义的概念和能够经实证研究检验的命题所构成。中域理论主要包括：①对特定现象的详细描述。②对现象之间关系的具体解释。③对特定现象影响的准确预测。

由于中域理论提供了与特定护理现象和特定患者之间的可被验证的假设并且能够为护理实践提供更直接、更具体的指导，诸多护理学者更倾向于发展并深入研究中域理论，而非是抽象的概念框架。在过去 20 年中，护理学者发展和使用的中域理论数量有了显著增长，包括但不限于社会支持、生活相关质量与健康促进方面。

（四）实践理论

实践理论，有时也被称为情境特定理论、规范性理论或微观理论，是护理理论中最为具体和直接应用的理论类型。与中域理论相比，实践理论更加专注于具体的实践指导，它们包含的概念数量最少，并且这些概念指向的是容易定义和识别的具体现象。实践理论聚焦于真实世界中的一个具体方面（例如限定的患者群体或是护理实践方向），可整合其他学科的理论和知识为护理实践提供具体的指导和规范。实践理论帮助护理人员在面对具体的护理问题时，能够快速地找到合适的解决方案和实践方法。护士开发和使用实践理论的例子包括产后抑郁症理论、婴儿关系理论与肿瘤疼痛管理理论等。

二、基于性质或目的分类

迪克夫（Dickoff）和詹姆斯（James）在他们 1968 年的开创性著作中对理论进行了定义，将其视为一种智力发明，其目的是描述、解释、预测或规定现象。他们强调每种理论都是建立在前人理论基础上的，并且根据理论的目的将理论分为以下四种类型：①描述性理论（descriptive theory），旨在专注于对现象的单独因素进行描述。②解释性理论（explanatory theory），也称相关因素理论，旨在解释不同因素之间的关系。③预测性理论（predictive theory），旨在预测现象的发展或变化。④规范性理论（prescriptive theory），也称为情境特异理论，提供对特定情境下现象的规定性指导。他们认为，护理作为一门专业学科，应该追求更高层次的理论构建，即超越初级的理论构建，向更高层次的理论发展。其中前 3 种理论将在第二章具体阐述，本节将介绍第 4 种理论。

规范性理论是指关注于特定活动并且为了该活动达到特定目标或结果的理论。在护理领域，这类理论通常涉及护理治疗和干预的规划，同时还包括护理干预对结局指标的影响，需要包含明确的干预方案、预期结果、目标人群及实施条件。相较于其他类型的理论，在护理文献中规范性理论较难被识别出。有学者曾提出了与"针灸"相关的规范性理论，详细描述了如何将针灸作为一种干预手段来减轻压力和提高个体的幸福感。

第四节　护理理论发展的历史轨迹

护理理论的发展和进步经历了若干重大转折点及重要事件，这些转折点和事件改变了理论在护理中的地位，并对护理理论的发展产生了深远影响。学科发展转折点的确立和界定有助于激励人们去探究每一个转折点对护理理论知识的发展和进步究竟产生了什么样的影响。

一、1955 年之前——从南丁格尔到护理研究

1955 年之前的阶段有重要意义并影响随后护理学科发展的标志性事件是《护理研究杂志》（*Nursing Research*）的诞生。它的任务是报道护理人员所进行的有关护理的科学研究。该杂志为讨论护理学科中的问题提供了"园地"。杂志的诞生进一步证实了护理作为一个科学的学科，其

发展依赖于护理人员是否使用了那些成熟的科学方法学去探究学科的事实。

二、1955—1960 年——护理理论的诞生

尽管南丁格尔关于环境与健康之间关系的观点产生于 20 世纪初期，但是直到 20 世纪 50 年代中期，护理人员才开始清晰地阐述护理的理论体系。关于护理的本质、任务、目标以及护士角色的问题，驱使护理教育者们去寻找答案，并较连贯、完整地表达这些答案。这些问题产生于护理教育层次从中专提升到本科之后，课程中也包含了护理是什么以及护士需要学些什么的思考。

美国哥伦比亚大学师范学院（Columbia University Teachers College）设置了护理教育和管理方向的研究生教育计划，目的是培养护理教育和管理方面的专家。尽管他们关注的焦点并不是护理理论，但值得注意的是，在此期间提出护理学概念的理论家们，绝大多数都在该学院接受过教育。由此可见，哥伦比亚大学师范学院的哲学理念和课程对这些护理学者理论思维能力的培养产生了直接的影响，发展和激发了他们的学术创造能力。也正是哥伦比亚大学师范学院的护理理论家们提出了"护理实践的中心是患者的问题和需要"的观点。

三、1961—1965 年——理论的萌芽：统一认识

20 世纪 50 年代后期，随着把护理对象看成是伴有症状和体征的患者的观念的衰落，护理理论界重新调整了关注的焦点，把护理对象看成是具有一系列需要的个体，认为护理是具有一系列独特功能的学科。20 世纪 60 年代，其重新调整了先前陈述的护理任务，从解决患者的问题、满足患者的需求走向追求建立护患之间良好关系。新的护理理论观点认为，如果能建立有效的护患关系，那么就能更好地满足患者的需要，而患者需要的满足程度不仅是护士努力达成的，还应是患者感知到的。在这个时期，护理学领域中"耶鲁学派"的地位开始形成。它的形成受到那些在哥伦比亚大学师范学院毕业后到耶鲁大学任教的教师们的影响。这说明"耶鲁学派"的理论思想深受哥伦比亚大学师范学院的影响。这些理论家认为，护理是相互作用的过程而不是单一方面满足的结果，是两类人之间的一种关系而不是互不相干的护患之间的作用。在当时，促使"耶鲁学派"把自己的观点发展成护理概念的社会力量是多方面的。联邦政府资助了他们的工作，使得精神疾病的护理、护理教育领域内的人才培养、精神疾病领域中护理概念的确立以及构建全面和完整的课程这几项工作得以顺利进行。充足的资源和时间、适宜的环境都推动了耶鲁大学的学者们去认真思考护理学的任务和目标。

"耶鲁学派"对 20 世纪 60 年代美国的护理学科产生了重大的影响，使美国护士协会在 1965 年发布的白皮书中，把护理定义为照护、治愈（cure）和协调（coordination），并把护理理论发展确定为护理专业最重要的目标，对理论化护理的进一步发展产生了深远的影响。

这个时期还有两个重要的进展。一是美国联邦政府开始资助护理教育者进行博士学位的学习。20 世纪 70 年代中期，这批接受了护理博士教育的新的护理理论家进一步发展了护理的元理论观点。二是《护理科学杂志》（Nursing Science）的创立，尽管这个杂志存在的时间很短，但它为护理理论和护理科学观点的交流提供了媒介，同时它证明了护理学是一门具有理论的原理和基础的、不断进展的科学。

四、1966—1970 年——理论的发展：清晰目标

由于美国护士协会提出将发展护理理论作为护理专业的首要任务以及美国联邦政府的支持，美国凯斯西储大学（Case Western Reserve University）举办的护理学专题研讨会成为这个时期的一个标志性事件。该会议分为 3 个部分，护理理论专题讨论部分于 1967 年 10 月 7 日召开。会上，哲学专家和护理理论家们肯定了理论对护理实践的重大意义，认为护理实践应遵循理论的发展，确认护理人员有能力发展护理理论，支持了来源于理论家的对理论化护理的理解和相关概念的分

笔记栏

11

析，并定义了护理理论以及护理理论发展的目标，得到了许多来自其他专业领域的专家们的肯定。这次会议的纪要发表于次年的《护理研究杂志》上，成为护理理论思想史上的经典文献。护理理论的发展势在必行。

在这个时期，护理理论的发展所关心的问题是护理学应该发展哪种类型的理论而不是理论的实质性内容，即护理的元理论。元理论关注的是理论的类型和理论的内容，主要围绕护理理论应该是基本的还是移植的、是纯理论的还是实用的、是描述性的还是说明性的等问题展开讨论。

五、1971—1975 年——理论的构造：定义、解释与应用

这个时期，护理界开始尝试界定护理理论的结构成分。元理论家们主宰着这个时期。护理理论研究的重点是对理论的构成成分和理论分析及评判的方法进行说明、定义和解释。护理理论家们开始思考理论要说明什么、理论的主要成分是什么，以及用什么方法去分析和评判理论等问题。在美国联邦政府的支持下，以基础科学、自然科学和社会科学为基础的护理教育为护理造就了一批学科骨干力量。他们的共同目标是建立护理学的独特知识基础，而对构建理论和确定理论的结构成分的讨论成为达到这个目标的主要手段。

在这个阶段即将结束之际，出现了新的标志性事件。美国护理联盟（the National League for Nursing，NLN）决定将课程设置是否依据护理理论作为认证护理院校的标准。这一事件促进了护理理论的应用和对理论的讨论，护理院校被要求选择和运用一个护理理论去发展自己的课程设置。这一事件对理论发展既有推动作用又有阻碍作用。推动作用在于提高了护理教育领域对护理理论重要性和可用性的认识，促进了更多理论构造方面的文献著作出版发表，以帮助护理学者和学生们理解理论并在课程和教学中应用理论。阻碍作用在于造成理论发展的目标从为实践服务转变成为教育服务。

六、1976—1980 年——反省时期：理论检验与辨析

这个时期在理论化护理的发展史上很有意义的转折点是护理理论家被邀请参加由护理教育者主办的学术会议，进行理论的报告、讨论和辩论。1978 年，一个致力于护理理论发展的全国性会议和护理理论研究中心组织（Nursing Theory Think Tank）进一步支持了应用和发展现存理论能更深刻描述、解释护理现象，预测某些关系，指导护理照护行为理论的专业发展方向。

另一个标志性事件是《护理科学进展杂志》（Advances in Nursing Science）的诞生。该杂志重点报道涉及科学发展的所有活动，包括护理理论的构建和理论的应用等，有力地支持了理论化护理的发展，并为那些致力于护理理论发展的护理人员提供了表达和讨论他们思想和观点的媒介。

这个时期提出的特征性问题是：护理学的进步是否得益于单一范式和单一理论的采用？护理文献中出现了更多的关于护理需要什么类型的理论和理论中的一些要点问题的较深刻的辨析。在这个时期，对理论与研究之间的联系也进行了思考和讨论，同时也对理论和哲学之间的联系进行了检验，这使得它们在护理理论发展过程中发挥的作用得以澄清。

七、1981—1985 年——理论的振兴：范畴概念显现

这一时期是理论发展的重要转折点，其特征是护理界接受了护理理论的重要意义和护理理论发展的必要性和必然性。护理理论被列入护理博士教育的核心课程，并居于所有核心课程之首。

这一时期理论发展的问题包括：①从理论中能学到什么？②怎样应用理论？理论构造的知识被用来分析现存的理论。此期的转折性标志是确立了护理的范畴概念。在这个过程中，现存的理论作为确立范畴概念的来源和依据，在接受再检验中得以进一步发展和精练。

第二个特征是护理理论的倡导者们号召在整个学科范围内和学科的特定领域中应用护理理论。与此同时，出现了护理理论的综合者。理论的倡导者和理论的综合者之间的区别在于他们在

理论研究上分析范围的水平不同。护理理论的倡导者不断地促进护理理论的发展并在研究项目中或一定的实践范围内证明理论；而理论的综合者则超越了局限性地运用理论，开始描述和分析护理理论是怎样影响护理的实践、教育和管理的。

第三个特征是护理理论作为一种工具，发源于有意义的护理实践问题，并能应用于护理实践和研究的观点被接受。

第四个特征是理论和研究之间关系的澄清度高于理论和实践之间关系的澄清度。这一时期，理论发展留下的困惑是与语义学有关的。护理的概念模式中提到的概念框架、理论、元理论、范式和元范式等概念的特征不明显，彼此间难以区分界限。

八、1986—1990 年——从元理论到概念的发展

这个阶段护理理论发展表现为三个特征：认识论的争论、本体论的分析和概念发展与概念分析的增多。

认识论的争论所涉及的问题是关于发展护理知识可选择的方法的描述，例如现象学、批判理论、女权主义和经验主义方法学的应用。尽管这些争论主要是在整体上关注知识的发展，但仍和理论化护理的发展密切相关。

本体论的分析主要是针对与护理范畴概念有关的本体论观念的分析，例如环境、健康等。这些分析在很大程度上为护理人员理解概念提供了更加系统化的方法，提高了护理界对运用那些能够综合地、整体地、系统地描述护理现象的理论框架的必要性认识。而这里所说的护理现象是超越个体护理对象范围的，例如整体性、综合的反应、与环境的关系等。

概念发展与概念分析的增多主要表现为有关概念发展的著作文献不断增加。此时的概念发展已不同于早期的理论发展。早期的理论发展往往包含对"什么是护理？"这类一般性问题的解答；而现在的概念分析则更多地指向实践，更加综合，代表了发展范畴护理理论的初步尝试。

这个时期，学科成员们产生了更多探讨面向健康照护接受者的实质性问题的需求，例如先前的有关批判理论和女权主义理论"哪个更适合作为学科的哲学基础？"的讨论被"哪一个更能有效地去观察环境？"的讨论所替代。

九、1991—1995 年——中域理论和情境理论

在此阶段，护理理论发展的转折点是以许多中域理论和情境理论的产生为标志的。它们标志着护理知识发展的巨大进步。中域理论主要关注那些来源于并反映护理实践的特殊护理现象和临床过程。这些中域理论提供了概念化的重点和反映护理学科价值的想象，但较少为实践提供说明或指南。情境理论则更加针对临床，反映某个特殊的背景或环境，并可能包括具体护理计划。它们不像中域理论那样抽象，但是仍比针对一个特定的情境所设计的护理实践的框架要抽象得多。情境理论可以从研究发现或特定情景的案例的综合中产生。情境理论的目标是通过提供一个框架或具体方案帮助护理人员去理解一组特定护理对象的某个特殊情况。这些理论的发展是为了回答一些范围和内容都有限的护理问题。

十、1995 年以后——多学科理论

世纪交替之际，许多临床专门领域的护士对护理范畴的意识逐步提高，护理学科逐步完善了自己的哲学观、范畴、理论和研究。理论已作为组织框架和实质内容应用于护理教育、临床实践和护理研究中。护理教育计划在讨论和应用护理理论的同时还增加了来自其他学科的理论。在护理理论方向的研究生培养计划实施的过程中，人们意识到护理理论在回答一些更核心的和与其他学科相关的问题上的效能和局限性。

对理论构造的争论，如理论与概念框架、护理理论和移植理论、定性方法和定量方法的争论

笔记栏

等都让位于实质性问题的讨论，如对健康、环境、护理对象和社区的各种不同观点的讨论。开始于 20 世纪 80 年代早期的理论精致化和扩展的迹象在 21 世纪转折时期得到了推动。护理界开始运用现有的护理理论和其他相关学科理论探究护理范畴概念间的关系，例如护理照护的输送和人际关系，产生了能指导护理研究的理论范例。

尽管学科内的哲学讨论和理论交流仍然是必要的，但如果缺乏当代大科学观的指导，那么这种讨论在理解护理学的整体性质和未来变化的效用方面是有限的。护理学的理论家、教育者、研究者和临床人员明确声明，他们工作的理论支柱是来自多学科的，护理学需要与有助于学科发展的其他学科和领域的人对话。同时，从方法论的角度看，有益于解决护理领域中问题的理论、方法和工具是没有学科界限的。多元化的观念有助于我们更好地理解护理的多样化事实的丰富内涵。

无论是过去、现在或者未来的护理理论，还是社会学的、心理学的、生理学的、工程学的理论都不可能回答护理人员提出的所有问题。不同学科的理论只能回答学科内不同的问题，甚至有些问题仍然得不到满意的理论解释。即使已经得到满意解释的问题也将受到新的资料和新的竞争性解释的挑战。因此，下一个转折点和标志性事件将证明一种新的学科成熟的形式——多学科协作。学科成员将抛弃"孤军作战"的理论发展形式，而与其他学科成员一起发展在其他学科业已证明有效用的理论。与诸如症状管理、妇女保健、全人口的管理性卫生保健相关的理论的发展将成为应用多学科理论的范例。

第五节 护理理论的未来挑战

20 世纪，护理理论的发展对明确护理学的性质、目的、范畴，形成护理学的概念框架和知识体系，促进护理的专业化进程，推动学科走向独立、科学和成熟发挥了无可替代的重要作用。未来的护理理论的发展将更加彰显其源于护理实践、指导和服务于护理实践的本质。然而临床实践必然受到社会发展的制约，社会和卫生保健系统中的变化都会带动护理临床实践的变化，因而也将对护理理论的发展产生影响。因此，预测和了解这些影响因素才能更好地应对挑战，引导护理理论乃至整个护理学科健康而有成效地发展。

一、来自护理实践的挑战

在任何社会，社会的政治、经济和文化背景都会对当时的护理实践产生深远的影响。20 世纪 90 年代发生在各国卫生保健系统中的主要变化，将会继续影响护理理论发展的类型和作用。初级卫生保健的发展增加了护理人员拓展职能的潜力，但同时也减少了护士花费在患者身上的时间，20 世纪 90 年代晚期的理论为建立护患之间的信任和稳固的人际关系提供了指导方针。而随着卫生保健体制的改革，建立在有限的时间和经济条件制约下的护患关系模式将会进一步发展，因此，护患关系的性质需要重新界定，同时需要再思考建立这种关系的途径和方法。

现有的大多数理论都是基于护理对象是住院患者。但近年来，随着社区卫生保健设施、条件与服务水平的不断进步，患者出院越来越早，并且总是尽可能地选择门诊或社区保健机构继续接受治疗和护理。社区护士的工作内容发生了很大变化，因为很多急性病患者会在家中接受照护，需要社区护士在时间和费用限制的条件下对他们进行护理。社区护士的任务越来越重，同时还要处理好时间和经济效益的问题。

为了建立更优质的卫生保健体系，WHO 提出将以社区为基础的初级卫生保健作为护理实践的首要任务，以确保人们可以获得更加便捷的卫生保健途径和更好的健康保健服务。以社区为基础的卫生保健要求发展更加复杂、更加系统的照护模式，这些照护模式的建立需要护理对象的参与。

护理实践的性质也受高级护理实践者的不断变化的角色的影响，并且需要反思性理论去指导他们的实践。为了满足社会的需求，全科医生和初级保健提供者的人数将不断增长，对这些人的教育和培训也将发生变化。

二、来自护理对象的挑战

谁是护理的对象？怎样解释和界定这些护理对象的问题，将成为未来护理理论研究和发展的方向。伴随着社会科学、民主和文明的发展，现代的护理对象已经更加倾向于从健康保健提供者那里获得信息的同时，也主动地表达他们的健康保健需求。进入健康保健系统的护理对象，具有很强的维护自身健康保健的合法权益的意识。他们知道自身有权利获得信息，有权利得到照护，并有权利参与自身健康保健的决定。即使有些护理对象还没有形成这种意识，为他们提供保健服务的护理人员也有义务帮助他们形成这种意识。以往把护理对象界定为护理的被动接受者或者是等待信息指示的人的理论，将无法与护理对象对自己的看法相一致。将来的护理理论必须建立一些能反映护理对象以及他们的意识、感知水平变化的假设，能提供策略以帮助护理人员在护理对象可接受的价值和信仰系统范围内，有效地提高他们有关健康保健的权利意识。

由于护理对象所处的环境是多维的、动态的，而且是不断变化的，因此现在护士面对的护理对象也较历史上的护理对象具有了更大的多样性。护理对象在性别、种族、民族和信仰上的不同，在一定程度上也形成了护理实践的多样性特点。然而，在21世纪，护理对象的这种多样性又以新的意义和更加外显的形式出现。护理对象将倾向于公开明确地表明自己的身份，并坚持自己的选择，无论是种族背景的不同还是性格倾向的差异，他们都要求得到尊重，同时也希望得到与他们的价值系统和信仰一致的治疗和照护。所有这些都需要建立不同的假设和命题，并在未来的护理理论中反映出来。

此外，许多世界性事件的发生增加了国家之间和国内的人口流动。这些人口的流动大大地影响了卫生保健和人口保健的效果。同时世界人口老龄化发展的趋势，也带来了相应的对卫生保健需求的增长，老龄人口需要不同类型的护理专业人员。那些长期受慢性疾患困扰的人群，也越来越多地需要护士去帮助他们更好地应对，提高带病生存的生活质量。诸如"护理对象是谁？""他们是如何对自己的处境进行反应的？""社会如何去界定他们？""他们是如何对自己进行界定的？"等重要问题都必须在一定的社会政治、经济和文化背景范围内进行回答。因此，未来的护理理论的发展只有始终关注这些问题及其答案，才能增加自身解释卫生保健反应的能力。

三、来自环境变化的挑战

现代社会，护理对象和护士所处的环境都正经历着巨大的变化，环境的变化要求护理的一切变化都必须与其保持一致，这也为理论的发展指出了不同的方向。环境中危险因素的增加，如不断增加的环境污染、臭氧保护层的减少、社会攻击事件的增加、全球化趋势等，所有这些都以不同的方式影响和改变着护理理论的性质。护理理论需要建立能表达健康环境的基本状态的模式，需要提出有助于创立、设计和支持健康环境的策略。因此要求未来的理论应能阐明全球性的问题，并且能以国际化的视野为护理照护提供相应的策略。

进入21世纪以来，世界上发生了许多自然的（地震和水灾等）和人为的（战争、核泄漏、爆炸等）灾难，对于这些灾难，不仅在当时需要护理的紧急介入，而且在事件发生后相当长的时间内，仍然需要护士去帮助涉灾的人们平复他们身心上的影响。这些情况提示我们，未来的护理理论应补充更多的有关环境及环境的不同意义的信息，如自然气候、现代工业、高新技术对环境的影响等方面的信息，使护理人员掌握更多的灾难受害人员及灾害环境的新信息，为经历各种灾难的人们提供整体的、有效的护理照护和有助于康复的环境。

此外，未来的护理理论将深深地受到现代科学技术的发展和技术在护理实践、护理研究、护

笔记栏

理教学、护理管理中应用水平的影响。在新世纪，将建立以护理对象为中心的信息系统、组织化的资料存储系统，人类生活的许多方面都将由计算机进行控制，更多的、可利用的健康保健信息也将通过互联网进行传播。护理理论的发展将面对的挑战是需要阐明用什么方式能把护理的理论框架与信息科学联系起来，特别是当护理人员为了护理实践、护理研究及发展护理政策，需要采用多元的哲学理念去界定、联系和使用数据方面的信息时。护理理论需要发展用来整合信息科学和理论化护理的方法，并在反映学科和健康保健的任务、目标和理论的范围内去指导和发展信息科学。

四、来自我国护理需求的挑战

近20多年来，在改革开放的社会大背景下，我国护理与国际护理之间的交流合作日益增多，国外先进的护理理念也开始影响我国护理人员的思想和行为，特别是20世纪80年代以来护理程序、整体护理思想的引进和90年代护理研究生教育的发展，大大激发了我国护理人员引进、学习和研究护理理论的热情。目前，我国高等护理教育的专业基础课程中都设置了护理理论的教学内容；在研究生课程计划中，护理理论课程已被列为必修的核心课程。培养我国高层次护理人才具有深厚的护理理论知识基础、具备运用护理理论指导护理实践的能力，成为我国高等护理教育的重要目标。在临床实践中，也有不少护理人员主动尝试在自己的实践领域内运用和验证护理理论。但就护理理论的发展而言，现有的大部分护理理论都源于西方国家，而我国护理界在护理理论的运用水平上，也仅仅处于对国外的护理理论引进、学习、理解和验证性运用的初级阶段。面对在引进、理解和将国外护理理论运用于我国护理实践中所遭遇的各种问题和困惑，我们面对的挑战是：①提高对国外护理理论的理解、分析和评判水平，提高理论思维和理论构建能力；②研究和发展护理理论在我国护理实践中应用的适合性，加强护理理论在护理各领域实践中运用的深度和广度；③在移植的基础上，结合我国社会的政治、经济、文化背景，尝试构建具有中国特色、符合中国文化价值体系的护理新理论。

可以预测，未来的数十年将是我国护理学加速理论化、科学化发展，护理理论逐步走向成熟的时期。随着我国护理人员整体素质的快速提升，一大批高级护理人才进入护理管理、教育、研究、临床与社区实践的各个领域，成为应用、评判、发展现有护理理论，创建新的护理理论的"生力军"。他们中间一定会产生中国本土的护理理论家，产生符合中国国情、具有中国护理特色的护理理论。中国护理也必将为全球护理理论发展作出自己的贡献。

（袁长蓉）

> **小 结**
>
> 　　本章内容主要围绕护理学与护理理论的概述，深入探讨了护理学的科学本质、护理理论的基本术语、结构能级、分类方法以及护理理论发展的历史轨迹，并对护理理论未来面临的挑战进行了分析和思考。

思考题

1. 请列举护理理论的分类方法与具体的类型。
2. 请探讨在构建具有中国特色的护理理论时，应如何融合国际化护理理念与本土文化价值，并提出几个可能的理论构建方向。

第二章

护理理论与护理研究

ER2-1
护理理论与
护理研究

导入

　　科学研究的目的是通过理论的构建和／或测试来产生、建立、积累和巩固一门学科的专门知识，帮助形成该学科相对独立的知识体系。为了高效地达成研究目的，研究过程应当在一个既定的理论背景下进行，用既有理论作为探照灯，一方面，能帮助对研究结果进行系统的分析和解释，进而推动科学理论的进步和完善；另一方面，也能帮助研究者尽快聚焦研究问题和形成明确的研究假设，并在研究的设计、执行、分析以及解释过程中发挥重要的指引作用。因此，一个理论、概念模型或框架为研究提供了必要的参数和边界条件，使科学家能够在一个有序和逻辑严密的体系内，将观察到的事实和数据有机地结合起来，形成有意义的知识结构。然而，目前许多研究者对护理研究与护理理论之间的作用关系理解尚不充分，应用亦显生涩。如何选择合适的理论作为探照灯？如何将理论探照灯的作用贯穿整个研究？如何通过研究发展、完善，甚至补充、构建新的理论？围绕这些问题，本章旨在阐明护理研究与护理理论之间的联系，深入探讨理论与相应研究类型的关联、理论在研究过程中的应用，以及护理学在借鉴现有理论与发展独特理论方面的挑战和机遇。

第一节　护理理论与护理研究的关系

一、护理学中研究与理论的历史融合

　　护理学的学科发展见证了护理研究与护理理论之间融合的早期尝试。这一融合的起源可以追溯到护理学的先驱南丁格尔的时代。在其著作《护理札记》中，南丁格尔详细记录了她通过观察、记录和统计推断来构建护理知识的过程。她不仅通过实证研究来支持自己的理论假设，而且利用数据和图表来展示护理照护对英国士兵健康改善的显著影响。然而，在南丁格尔之后的一个世纪里，护理研究领域的进展相对缓慢。在这一时期，大多数的文章并未将研究与理论发展紧密结合。有研究表明，在 1928 年至 1959 年进行的 152 项护理研究中，仅有 2 项在研究设计阶段明确报告了理论基础和来源。

　　1952 年，《护理研究杂志》的创刊标志着护理领域科学研究的一个新纪元。随后，在 20 世纪中后期，众多期刊开始设立专门的护理研究专刊，护理研究的发表数量和学术质量均迎来了显著的增长。在护理研究的早期阶段，研究重点多侧重于护理人员的教育背景和个人特质，而对于护理实践和干预措施的研究则相对匮乏。直至 20 世纪 90 年代，临床研究开始占据期刊上绝大多数的版面，其比例高达 75%。

　　从 1970 年开始，护理学术界开始强调在研究中引入理论或概念框架的重要性。护理学者们鼓励研究者在进行研究设计时明确理论基础，以确保研究的科学性与系统性。与此同时，一大批护理理论家也在积极寻找能够合作开展研究的护理同仁，希望在研究及临床应用中能够测试和验

笔记栏

17

证他们的理论模型，进一步推动了护理研究和护理理论的紧密结合。这不仅为护理实践提供了独特的研究视角，也为护理学科的理论发展和知识积累作出了重要贡献。

可以说，在护理学领域，过去几十年中，护理领导者一直强调通过护理研究来发展和确认护理知识体系的重要性。他们认识到，未经理论检验的研究结果仅是零散的信息或数据，不足以为护理学科的知识积累作出实质性贡献。然而，尽管有这些可喜进展，但当时绝大多数的护理研究并没有理论检验，也没有选择某个理论作为自己的研究框架。当然，一些学者逐渐开始尝试从其他学科的理论视角来研究护理相关概念、原则和理论。这一研究趋势从 20 世纪 90 年代一直延续至 21 世纪。在这一时期，研究的焦点逐渐从广域理论转向中域理论、特定情境或实践层面的理论以及基于循证的实践。值得注意的是，即便在这种趋势下，大多数护理研究在发表时仍未明确其引用的理论基础，无论是来自护理学科还是其他学科。可见，尽管护理理论对于指导研究至关重要，但在实际研究中，理论的应用并不普遍。

二、护理理论与护理研究的协同发展

任何研究的核心价值都在于其对现有研究的适应性以及对先前工作的扩展能力，在于其研究成果是否能被用来检验现有的理论或发展新的理论。在护理学领域，护理研究的核心价值在于通过对护理相关现象的描述、探索、解释和 / 或预测，增进对这些现象的理解。且这些现象是和学科所关注的元概念（护理、人、环境和健康）息息相关，其研究目的也是和与这些现象相关的理论研究的目的相一致的，因此，护理研究一方面可以通过实证方法检验护理理论的有效性（如果研究结果支持理论，那么理论的可信度和实用性就会增加）；另一方面，护理研究还可以揭示理论的局限性和需要改进的地方，从而推动理论的发展和完善。

但研究的意义远不止研究本身，它更深层次地植根于其背后的理论基础。理论基础是学科知识体系的核心。对于护理学科而言，护理理论扮演着至关重要的角色，它有助于将护理领域内的关键概念、假设以及理论进行有机整合，构建成一个系统化的知识结构。理论的发展构成了研究过程的基石，利用理论框架为研究提供视角和指导是至关重要的。理论不仅为研究提供指导，而且通过创建和测试感兴趣的现象来引导研究过程。护理理论的终极目标是形成一套既简洁又具有广泛适用性的科学理论体系，使护理专业人员能够利用这一体系在专业实践中解释和理解各种可观察变量之间的关系。此外，护理理论为护理人员提供了一种分析工具或框架，以便更有效地识别问题的根源、相关变量以及它们之间可能存在的联系。有学者总结了如何利用理论来指导研究过程，指出理论可以：①帮助研究者识别和确定具有意义性和相关性的研究领域。②指导研究者提出合理的方法来检查和评估研究问题。③开发或重新构建中域理论与研究框架。④明确研究中的关键概念，并提出这些概念之间的关系假说。⑤提供适用于研究结果的解释框架。⑥指导开发临床实践干预方案，从而提升护理实践的质量。⑦生成护理诊断，为患者提供更精准的护理。

综上，护理理论和护理研究之间的关系在本质上是循环反复、相互交织和相互依赖的。护理研究得到的结果可以用来验证、修正、支持或否定某个护理理论的观点；而护理理论则为护理研究提供新的研究方向，并作为研究框架指导新的研究。这种相互促进和发展的关系，促使护理知识的自我发展潜能不断增强。

第二节　理论类型与研究方法

ER2-2
理论类型与
研究方法

笔记栏

实践应基于以下几种认知：经验主义（empiricism）、伦理观（ethics）、个人知识（personal knowledge）、美学（aesthetics）和社会政治模式（sociopolitical pattern）等。每种认知形式都

可被视作通过不同的探索形式发展而来的不同类型的理论。每种理论均是专业实践的整体知识基础，不应独立于彼此使用。本节主要对经验主义理论和研究展开讨论。中域实证理论通常可分为描述性理论、解释性理论和预测性理论，与之对应的理论产生和检验实证研究设计分别为描述性研究（descriptive research）、相关性研究（correlational research）和实验性研究（experimental research）。

一、描述性理论与描述性研究

描述性理论是中域理论中最基本的理论，通过对独立观测对象的共同点总结，对个体、群体、情景或事件进行特定维度或特征的描述或分类，可分为命名性理论（naming theory）和类别性理论（classification theory）。命名性理论是对某一现象维度或特征的描述，类别性理论则是阐述某一现象的维度或特征在结构上的相互关联，包括互斥、重叠、分层或序列。简单来说，描述性理论描绘了一种现象，通常只包含一个概念以及对该概念的定义或描述。

描述性理论通过描述性研究产生，主要回答以下问题：①这一现象的特征是什么？②这一现象的现状如何？③这一现象的发生发展经过如何？也就是说，描述性研究是对某一现象在自然状态下的观测。

描述性研究的资料多通过对被试与非被试的观测和开放式或结构式的访谈或问卷收集，没有对质性或量性的限制。描述性研究可采用多种研究方法，如概念分析（concept analysis）、心理测量学分析（psychometric analysis）、个案研究（case study）、调查研究（survey study）、现象学研究（phenomenology）、人种学研究（ethnography）、扎根理论研究（grounded theory）和历史研究（historical inquiry）等。

 应用实例

如何采用描述性研究生成理论

研究者运用扎根理论研究，对 14 位近期在重症监护病房（ICU）去世患者的家属进行深入访谈，以探索家属是如何意识到他们的亲人即将去世的过程。访谈结果提炼出一个中域理论，围绕"成人重症护理中家庭成员的死亡意识过程的提高"展开，揭示了家庭成员的死亡意识过程的几个关键特征，包括：①患者意识到自己濒临死亡的状态。②家庭成员识别到患者的病情到达了一个转折点，感到"死亡就在眼前"。③家庭成员观察到患者的变化，感到患者已"不再是我所认识的那个人"。④家庭成员内心希望患者能够"走得安详"的愿望。⑤家庭成员最终作出"是时候放手了"的决定。该理论使护理人员更深入地理解家庭成员的情感体验和需求，从而提供更为有效的临终护理。

来源：BAUMHOVER N C. The process of death imminence awareness by family members of patients in adult critical care[J]. Dimens Crit Care Nurs, 2015, 34(3): 149-160.

二、解释性理论与相关性研究

解释性理论说明个体、群体、情境或事件的维度或特征的关系，解释某一现象与另一现象之间关系的原因和程度。只有当某一现象已被明确定义后，才能由此产生解释性理论，也就是说针对某一现象，描述性理论的产生和验证是解释性理论产生的前提。解释性理论通过相关性研究产生并检验，这一研究主要回答某一现象存在的原因。相关性研究要求对某一现象的维度或特征在自然状态下进行测量，资料收集源于非参与性观察或自我报告。解释性理论由两个或两个以上的概念组成，并通过命题来阐明每个概念的定义及概念之间的相互关系。

笔记栏

19

三、预测性理论与实验性研究

预测性理论超越解释，试图预测某一现象的维度或特征之间的精准关系或群体之间的差异，阐述在某一现象中改变如何发生。针对某一现象，成熟的解释性理论是预测性理论的前提。预测性理论由实验性研究产生并检验，这一类研究主要回答某一干预是否产生预计效果，关注干预如何改变或影响某一现象的维度或特征。研究资料多源于标准化的研究工具。研究设计多样，包括前测－后测－非对照组设计、类实验、时间序列分析和真实场景下的实验等。研究数据多需要可量化的数据，采用参数及非参数检验进行统计分析。定性数据也需要被编码以用于统计检验。

 应用实例

如何采用实验性研究验证理论

研究者在一项类实验研究中验证了基于纽曼系统模式开发的干预方法的有效性，该干预方案采用同伴支持的方法来改善心力衰竭患者照护者的负担。研究结果显示，该基于理论构建的干预方案在实际支持、动机支持和情感支持三个方面均显著改善了照护者的负担。具体而言，干预组在除个人护理外的所有维度上，其改善程度在统计学上均大于对照组。

来源：BARUTCU C D, MERT H. Effect of support group intervention applied to the caregivers of individuals with heart failure on caregiver outcomes[J]. Holist Nurs Pract, 2016, 30(5): 272–282.

综上，研究类型的选择与研究问题紧密相关，而研究问题的提出则依赖于指导研究的概念模式。这意味着，研究设计的核心在于如何在特定的概念模式框架内确定研究问题。此外，研究问题的选择也取决于我们对某一现象当前认知水平的评估。也就是说，当对某一现象知之甚少时，以产生描述性理论为目的的研究应首先进行；当某一现象已被适当地描述，但与其他现象的关系尚未挖掘时，可选择相关性研究以形成并检验解释性理论；当某一现象的特点与关系均较为清晰时，选择实验性研究则是合适的。三种理论类型及其对应的研究设计呈递进关系（图2-1）。

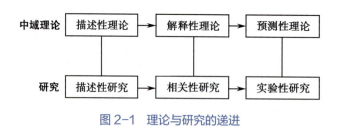

图 2-1 理论与研究的递进

第三节 护理研究中理论的应用

理论在研究中扮演着至关重要的角色，它为研究中的变量和概念提供了组织结构。理论不仅指导研究的开展，而且允许研究结果被置于或联系到一个更广泛的知识体系之中。因此，研究从理论视角出发能够提升研究结果的科学价值。无论是护理领域的理论还是非护理领域的理论，其都与护理研究者所提出的科学问题具有相关性，本节主要介绍护理理论在护理研究中的三种应用方式。

一、理论生成研究

1. 概述 理论可以从研究中产生，因而产生理论的研究（即描述性研究）的目的是发展和描述现象之间以及现象内部的关系，而非强加预设的解释符号于这些现象之上。它是一个归纳的过程，涉及的研究设计包括扎根理论、田野调查和现象学研究。

对于科学研究者而言，孤立的事实本身并无太大意义。关键在于理解这些事实之间的联系，以及它们是如何相互作用产生特定的现象。在理论生成（theory generating）的过程中，研究者通过逻辑推理，从具体的事实出发，归纳出一个或多个命题，最终形成理论。这种由事实到理论的策略是护理学及其他学科领域内学者广泛认可的理论发展方法。它强调以事实资料为基础，并通过观察和分析来发展理论。

2. 前提 理论生成的前提包括：①领域内的研究者对一些主要概念应有一致的观点。②每个研究涉及的相关变量应是可控制和可测量的。

3. 步骤 理论生成过程分为以下四个步骤：①研究者在一个确定的群体中或一个特定的环境中识别出具有共同特征或共同主题的观察结果。②研究者通过确定这些观察结果所代表的一般现象，将这些观察结果转化为更抽象的概念。③识别观察结果和概念之间的关系模式。④研究者将对关系的观察转化为命题陈述，最后将概念和命题编织在一起，形成一个框架或试探性理论。

4. 应用 在护理研究中，理论生成通常采用扎根理论的研究方法，除此之外，系统性文献研究也是一个常用的方法，它通过综合和评估现有的文献资料来构建或发展理论。例如，罗伊通过检索与分析包含适应与应对的文献，系统性描述了文献结果是如何基于罗伊适应模式进行解读及应用的，基于此构建出适应理论应用的中域理论。此外，通过对现有的理论总结与归纳也能够生成新的理论。例如，慢性病自我照护的中域理论就整合了奥瑞姆自我照护广域理论中的概念与元素。

二、理论检验研究

1. 概述 在某些情况下，研究的主要目的在于验证某一理论或探讨其在特定情境下的应用价值。在理论检验（theory-testing）研究中，理论中的概念被转化为研究问题和假设，以便于实证分析。尽管理论检验对于科学知识的发展至关重要，但在护理学科的文献中，这类研究相对较少。可能的原因包括：①理论检验的构成不够清晰，导致一些研究者和理论家之间存在误解。例如，有些人可能认为使用概念模型作为研究框架即构成了理论检验，而实际上理论检验要求对理论中的关系进行详尽的检验，研究设计必须能够映射和匹配这些关系，研究结果必须接受或反驳这些关系。②缺乏与理论检验研究相关的解释和评价。上述原因都可能限制理论检验研究在护理实践中的进一步应用和发展。

2. 步骤 理论检验研究的过程通常是演绎性的，并遵循以下步骤：①研究者选择一个感兴趣的理论，并从要检验的理论（而不是整个理论）中选择一个特定的命题。②研究者基于命题提出一个或多个假设，并通过可测量的变量来验证。③研究者开展研究并解释研究结果。④解释结果将决定研究是否支持或反驳命题，进而影响对理论的接受或拒绝。⑤研究者评估理论在护理实践中的潜在应用和意义。

3. 应用 在理论检验研究中，最常见的是从广域理论或中域理论中选择衍生的中域理论或模式进行检验。例如，研究者通过持续收集养母在收养孩子后未被满足的期望与体验的数据来确定与抑郁症的相关性，该研究结果检验并修正了养父母抑郁症的中域理论。

知识拓展

理论检验研究的评价标准

1. 研究目的是通过实证研究从特定理论中检验概念、假设关系的有效性。
2. 研究中所依据的理论应被明确描述并进行总结。
3. 将要检验的概念应依据理论进行定义。
4. 文献综述应回顾基于理论框架的研究或清晰展示所检验概念的衍生过程。
5. 研究问题或假设应根据理论的定义、假设和命题的逻辑推导而来。
6. 研究问题或假设应足够具体，以便能够对理论进行真伪的检验。
7. 操作性定义应清晰地从理论中推导出来。
8. 研究设计应该与理论类型保持一致。
9. 所使用的测量工具应具有信度与效度。
10. 样本的选择应该由理论指导。
11. 所使用的统计方法是可靠的。
12. 数据分析为支持、反驳或修改该理论提供了证据。
13. 研究应报告研究结果与被测试理论的相关性。
14. 研究应报告该理论对护理理论的重要性。
15. 根据研究结果，研究者应提出今后研究的建议。
16. 在摘要、标题和关键词中应体现出该研究为理论检验研究。

来源：ACTON G J, IRVIN B L, HOPKINS B A. Theory-testing research: building the science[J]. ANS Adv Nurs Sci, 1991, 14(1): 52−61.

三、研究背景或理论框架研究

1. 概述　在护理研究中，最常用的整合护理理论的方法是利用护理理论来驱动研究。这种方法将研究问题置于现有的理论框架内，从而指导研究过程并增强研究发现的价值。其与理论生成研究的主要区别在于，是否将理论作为研究问题的指导性框架。

2. 步骤　这一类研究通常遵循以下步骤：

（1）在研究开始之前，进行全面的文献回顾，以确认一个合适的现存概念框架，或开发一个特别适用于当前研究的独特框架。

（2）一旦确定了研究中的概念框架，护理理论可以通过以下几方面对研究进行指导：①概念框架中的概念可作为研究中的测量变量。②可从概念框架中获得操作性定义。③数据收集工具应与概念框架保持一致。④研究结果根据框架提供的解释进行解释。⑤研究人员确定该研究的结果是否支持或挑战该框架。⑥基于该框架，讨论研究对护理实践的潜在影响。⑦对进一步研究的建议应包含框架中的概念和关系。

注意，研究者在护理研究中采用现存的概念框架的过程被称为理论拟合（theory fitting）。在理论拟合过程中，研究者首先明确研究的目的或问题，通过广泛的文献回顾来寻找一个与研究目的或问题最为契合的理论框架来指导护理研究。但这可能伴随潜在的风险，如果对原始理论的概念或关系理解不当，可能会导致它们被误用。此外，如果理论选择显得牵强，或者与研究问题不完全契合，研究可能会失去其自然性和流畅性，从而无法得出有意义的结论。为了确保理论拟合过程的有效性，研究者需要进行广泛的文献搜索，深入理解护理领域以及其他相关领域理论的进展。这要求研究者不仅对理论本身熟悉，也要对理论在不同情境下应用的案例有所了解。

3. 应用　在护理研究中，来自护理领域及非护理领域的理论都常被作为理论框架用于指导研究的开展。例如，有研究采用了奥瑞姆的自我护理缺陷理论作为研究框架，对531名中学女生进行了研究，探讨了她们应对痛经的自我护理行为。也有研究者通过质性研究访谈了现役空军飞行员，根据健康促进模型对影响军人健康行为的因素进行解读。

四、在护理研究中使用护理理论的挑战

（一）理论选择存在争议

在护理研究领域，存在关于是否只应使用护理领域内理论的辩论。一方面，有学者坚持认为，为了确保研究结果的学科归属性，即确保其为护理研究的成果，应当只采纳护理领域的理论。这些理论的支持者认为，护理理论与模型能够更准确地捕捉护理实践的精髓，指导护理干预，并与护理学科的知识体系紧密相连。他们强调，护理理论的概念模型不仅能够指导护理研究，还能帮助研究者识别护理学科的核心兴趣点，并设计出反映护理对人类及其健康环境独特视角的研究。另一方面，也有研究表明，护理学家们在构建和发展护理学时，实际上依赖于并整合了来自不同学科的广泛知识。这种跨学科的知识运用被认为能够增强护理研究的深度和广度，并不会削弱其对护理专业的重要性。有学者则进一步提倡建立跨学科合作和多学科研究伙伴关系，认为这将有助于更全面地解决护理实践中的复杂问题，并为护理学科提供全球化的视角。然而，该学者也指出跨学科和多学科研究的成功实施需要研究者对其他学科的理论、概念和原则有深入的了解和掌握。也有学者指出，一个研究或项目不应该仅仅包含一个理论框架。相反，一个理论或概念框架必须明确地指导研究的设计，以最大限度地理解正在研究的问题。一个单一的理论往往不足以描述护理实践或指导一个研究或项目。更常见的情况是，与护理问题相匹配的多种理论被用作一个研究或项目的概念框架。在当前多学科交叉融合的学术背景下，尽管理论选择存在争议，但正确地把握和掌握不同领域内的理论，进行有选择性的整合与应用，将成为未来护理研究的主导趋势。

（二）报告护理理论的重要性未得到重视

在护理学科的发展史上，存在一些杂志社编辑不重视护理理论的现象，他们鼓励作者在提交的论文中删除与护理理论相关的部分。这种做法源于对护理模型指导研究的常见批评，即认为理论部分可能会降低文章的可读性。但随着越来越多的护理学者意识到护理理论的重要性，他们呼吁并鼓励护理研究者们进行理论相关的研究。他们提倡在研究报告中应从以下几方面纳入对理论框架的讨论：①在问题陈述部分，应简要介绍并描述理论框架，明确其与研究问题的相关性。②在文献综述的结尾部分，应使用来自原始来源的资料，详细描述理论框架，并确保概念被清晰定义，且描述理论中提出的概念间关系。可以包括模型或图表，展示框架的结构以及如何将其应用于当前研究。③在方法论部分，应详细说明如何将理论框架转为可操作化，包括框架如何影响研究设计、数据收集策略和数据分析方法。如果为研究开发了工具，需要指出用于代表框架中概念的具体条目。④在研究报告的讨论部分，应引用理论框架，并讨论研究结果如何阐释、支持、挑战或与框架相矛盾。这有助于将研究结果与理论联系起来，为读者提供更深层次的理解。

（三）理论与护理研究和实践的契合度尚不明显

在护理研究领域，研究者面临的一项核心挑战是确保其研究工作与护理学科的理论和实践紧密相连，以此促进护理知识体系的扩展与成长。其中，在研究中融合理论视角非常重要。护理研究者有责任在研究报告中清晰地阐述其研究设计背后的理论视角，详细说明研究的理论基础，并阐释研究结果如何与现有理论相协调，或如何对理论进行扩展和深化。此外，护理研究者应采取理论视角来全面审视研究问题，避免将问题孤立考虑。理论视角的整合有助于维护研究的连贯性与系统性，为护理实践提供坚实的理论及实证支持。通过这种整合，护理研究不仅能够解决具体的临床问题，还能够对护理理论进行测试、验证和扩展，从而推动整个学科的发展。这种系统性的方法有助于确保护理研究的深度和广度，同时也增强了研究对于护理实践的适用性和指导性。

（袁长蓉）

笔记栏

小 结

本章深入分析了护理理论与护理研究的相互关系，指出理论对于指导研究设计、方法选择和结果解释的重要性。通过理论生成、检验和作为研究框架的应用，理论不仅促进了护理知识的积累，也推动了实践的创新。本章还介绍了护理理论在护理研究中应用的挑战，强调了理论在护理学科发展中的核心作用。

• • • • 思考题 • • • •

1. 请列出护理理论与护理研究的类型，并说明两者的关系。
2. 请列举护理理论在护理研究中的应用，并举例说明。

ER3-1
护理理论与
护理实践

第三章

护理理论与护理实践

导入

　　护理学是关于人的科学，它产生于为有现存或潜在健康问题的人提供照护的实践中，因此，它也是一门源于实践的科学。护理需要通过应用或临床研究来产生并验证在特定环境中的人类健康有关的理论、行为及护士实践中的程序。护理理论指导着护理实践，护理理论也通过实践被应用、验证、修正和获得发展，从而达到完善，进而又指导护理实践。护理理论与护理实践在循环往复中相互作用。然而，理论在实践中的应用并非一件简单的事，它需要不断地深入学习护理理论，理解并运用，从而进行更全面更高级的护理实践。本章探讨护理实践相关概念与范畴、护理理论与护理实践的关系及护理实践中选择理论依据的方法及理论运用的步骤和方法。

第一节　护理理论与护理实践概述

一、护理实践相关概念

　　1. 实践　"实践（praxis）"一词早期在古希腊文献中是指一切生命的行为方式。实践哲学的奠基人亚里士多德（Aristotle）赋予实践"反思人类行为"的哲学含义。在亚里士多德的实践哲学中，实践以最高的善为自身的目的，"良好的实践本身就是目的"，它直接指向最高的善本身。良好的实践应该表现出一种行为的选择性，一种在不同的情境中作出正确行为的能力。

　　英国唯物主义哲学家、实验科学的创始人弗朗西斯·培根（Francis Bacon）进一步对实践进行了技术化理解，认为实践可以分为物理学意义的机械实践，这一理解对实践意义历史上的转折起了重大作用，使得实践的概念开始泛化，技术、技巧、操作和手艺进入实践概念。卡尔·马克思（全名卡尔·海因里希·马克思，Karl Heinrich Marx）赋予了实践劳动的内涵，他提出了全部社会生活在本质上是实践的观点。马克思的哲学中，实践是人的有目的的能动性活动，是具有革命性、批判性和价值性的统一体。

　　近代科学与哲学背景下，实践被通常理解为活动、行为，是指将理论和知识应用于实际生活中，通过实际行动来检验和验证其有效性。它强调实际经验和实际操作的重要性，其是实现目标和取得成就的必要条件。

　　2. 护理实践　指护士在照顾服务对象过程中应用护理学科相关理论、技能进行的一系列活动，旨在维护健康、促进健康和恢复健康。护理实践的新意义是指将护理理念、价值观和科学知识融入高技能实践活动中，实现高级护理实践，以预防或解决患者的护理问题，这种实践活动超越了传统技术技能的范畴。

　　3. 基于理论的护理实践　学者基尼（Keeney）提出了"基于理论的护理实践（theory-based nursing practice）"这一概念，其含义是指将护理科学及生物学、行为学及社会文化学领域的各种

笔记栏

25

模式、理论及原理运用到临床护理实践。护理实践是复杂的，而理论告诉实践者如何开展好的实践。

二、护理实践的范畴

传统上，根据护理工作场所和服务对象的不同，护理专业实践的范畴包括医院护理、社区护理、护理教育、护理科研及护理管理。随着卫生事业及护理学科范围不断发展，护理学形成了以"人的健康反应"为逻辑起点，以"改善人的健康和生命质量"为逻辑终点，以"维护人在生命周期和健康过程中健康与生命安全的照护活动"为核心的学科体系，相应的护理理论也随之发展及完善，护理实践范畴也随之扩展。2024 年，中国学位与研究生教育学会官方公布的《研究生教育学科专业简介及其学位基本要求（试行版）》，将护理学分为 8 个二级学科方向，包括母婴与儿童护理学、成人与老年护理学、健康与慢病管理学、交叉护理学、急危重症与灾害护理学、中医护理学、精神心理健康护理学及护理人文社会学。护理学的二级学科划分为护理实践范畴提供了新的视角。结合传统护理实践范畴划分和新的对护理学二级学科的划分，本节对护理实践范畴简述如下：

1. 临床护理实践

（1）全生命周期护理实践：①母婴护理实践。主要实践对象为妊娠和分娩过程中的女性、胎儿、新生儿三类群体，根据其生理、心理和社会等方面的变化特点，识别其身心健康问题，提供相应的护理干预，促进母婴的康复、成长与健康维护。②儿童护理实践。主要实践对象为从婴儿到青少年时期的儿童。实践内容以健康促进和疾病照护为主，包括儿童健康维护与促进、儿童生长发育问题和心理精神健康问题的咨询指导和护理干预；儿童常见病、多发病、传染病、遗传病和急危重症的监测与护理干预。③成人护理实践。主要实践内容是为成人提供疾病预防、健康保健、健康教育和健康管理等；为疾病状态下的成人提供护理评估和干预，涉及各系统疾病护理和传染性疾病护理等。④老年护理实践。主要实践内容是对因衰老引发的一系列反应和老年期现存／潜在的综合健康问题及其护理问题，提供应对老龄化的护理措施，包括评估老年人现存或潜在的健康问题和功能状态，制订个性化的护理计划，提供有效的护理和其他卫生保健服务，并评价照顾效果等。

（2）特殊疾病阶段或特殊情境护理实践：①健康与慢病管理实践。主要护理实践内容涵盖慢病患者的日常管理及疾病恶化和并发症的监测、预警、早期发现和干预，以达到延缓慢病进展、预防并发症和慢病恶化、降低慢病过早死亡率的目的。②急危重症护理实践。主要实践内容涵盖急症急救护理、危重症护理两方面。前者包括为急诊患者提供现场救护、常见急症的抢救、急救护理技术、急救工具和设备研发等；后者包括各类危重症患者的病情观察、评估、护理技术、危重症患者的营养支持和并发症预防、监护技术与设备研发等。③灾害护理实践。主要实践内容包括备灾、救援、伤员转运、医院救护、灾后检疫、心理疏导以及对灾害救援中护士的作用、专业角色和能力进行培养等。

（3）精神心理与人文护理实践：①精神心理护理实践指运用专业的技术和方法帮助个体或群体维持或恢复心理健康的护理过程。通常由心理医师、心理咨询师或其他专业人士评估患者的心理状况、制订个性化的治疗方案、提供心理辅导和支持，以及指导患者学习应对压力和处理情绪问题的技能等。②人文护理实践包括护理人文环境建设、患者关怀需求的评估、采取常规的护理措施和医学人文措施对服务对象实施关怀、评价关怀效果等。

2. 护理教育实践

主要实践内容包括护理人才培养、各层次的护理学课程与教材体系建设、护理教育教学策略和方法、临床护理教学形式与方法、学业考核方法、护理教育教学质量评价、护理人员在职培训等。

3. 护理管理实践

护理管理实践的主要内容包括：①护理人力资源管理实践，包括护理领导力、护理人力资源优化配置、医院护士分层分级管理、护理绩效管理。②医院护理成本与质量效益管理实践，包括医院护理项目成本测算、医院护理质量管理与评价。③护理管理模式与现代护理管理技术的管理实践，包括护理管理流程优化、临床护理技术管理等。④护理政策及法律法规的管理实践。

第二节　护理理论与护理实践的关系

护理理论与护理实践存在密切的相关性。护理理论与护理实践的关系及相互作用体现在以下几个方面：

ER3-2
护理理论与护理实践的关系

一、护理理论对护理实践的指导作用

护理理论的主要用途是为护理实践提供观察、判断的依据并指导实践。护理理论对护理实践的指导作用主要表现为：

1. 理论为实践者提供明智决策的基础　随着临床经验的积累，护士能够将理论和临床知识与批判性思维技能结合起来，作出更好的临床决策，从而提高实践水平。

2. 理论是护理实践的基础　以理论为基础的实践是有目的的、可控的，基于理论的实践使护士可以描述、解释、预测和控制护理事件并采取预防措施。

3. 帮助护理人员进行评估、诊断和干预　护理理论的目标是保持健康、促进自护能力和促进疾病过程的稳定性，因此它可以为护理人员审视或界定护理领域的问题提供可选择的背景知识，帮助护理人员对护理对象的健康水平、自护需求、自护能力、疾病稳定程度等进行有效的评价。例如，1974 年，格鲁布斯（Grubbs）以约翰逊的行为系统模式为基础设计了评估单和护理程序单，通过这些表单，护理人员可以发现促使患者健康目标实现的其他行为选择。霍拉迪（Holaday）在护理慢性病患儿时使用该模式发展了一种工具，可以使护理人员客观描述患儿的行为并指导护理实践工作。

4. 提高护理实践效率　护理理论指明了护理的目标，因此使护理人员能够根据理论目标，确认自己的领域，在有充分准备的领域中有效地投入精力、时间和才能，从而把无效劳动减小到最少，大大提高工作的效率。例如，循证护理实践过程，就是通过循证护理学理论为指导开展实践活动，通过科学的检索方法获取证据，将证据应用于临床，取得护理成效，大大减少了无效劳动。

📝 前沿进展

促进剖宫产术后产妇早期离床活动的循证实践

近年来，循证护理已经在我国护理领域迅速推广。循证护理通过寻求最佳临床证据为临床护理实践中的决策提供可靠的科学依据。目前，随着我国护理领域对循证护理认识的深入，临床护理人员开始将循证护理的方法整合到护理实践中，对推动我国护理学科的发展起到积极的作用，并给患者带来直接的益处。

学者以基于证据的持续质量改进模型为研究框架，于 2019 年 2 月至 2020 年 1 月通过证据获取、现况审查、证据引入和效果评价 4 个阶段将循证实践应用于剖宫产术后产妇，并采用中断时间序列设计，比较循证实践应用前后两组疼痛情况、首次离床活动时间、术后24 小时离床率、肠梗阻发生率及术后住院时间。结果最终纳入 8 条证据，共 12 条审查指标应用于临床实践，通过术前宣教、术后管路规范化管理、患者疼痛多模式管理及术后早期离床培训等证据应用，结果显示循证护理实践促进了剖宫产术后产妇的早期离床活动，并有效降低术后肠梗阻发生率，缩短了术后住院天数。

来源：陈云，万静，朱政，等. 促进剖宫产术后产妇早期离床活动的循证实践 [J]. 中华护理杂志，2021，56（5）：645-651.

笔记栏

5. 理论的应用可以改善护理实践结局 护理是一门实践学科，护理实践结局不仅会通过护理人员的经验得到改善，也会因其对护理理论的深入理解和恰当运用而得到改善。

6. 为护理人员提供交流的通用语言 护理理论通过对某些护理现象、核心概念、理论框架的解释、说明，为广大护理人员提供在共同理解基础上的明快、精确、高效的相互交流的学科通用语言。例如，华生教授提出的"关怀时刻（caring moment）"这一概念，它是指当护士和其服务对象两个人带着各自的独特的生活经历、现象场或背景走到一起，发生连接，就构成了关怀时刻这一事件。它的具体阐述，可以清晰地表达出在实际关怀情形（actual caring occasion）中包含了护士和服务对象双方的选择及行动。在该情境中，两个人有机会决定之间的关系以及此时此刻的行动。世界不同国家的护理工作者都知晓这一概念，因而在研究、应用这一现象时都会使用同一术语。

7. 提升护理专业的自主性 在护理领域，缺乏理论的实践是一种依靠传统、常识及基于命令的机械行为。当护理实践更加重视对理论和研究的应用时，用护理理论指导护理人员按照科学原则进行实践，能使护理人员更加精确地预测护理行为的结果。这种有理论指导的实践将护理行为、护理目标和护理行为的结果联系起来，能有效促进护理人员控制实践的能力，提高护理专业的自主性和护理人员的成就感。例如，一项在山西某三甲医院感染科开展的临床实践研究证实，基于达标理论的干预方案对肝硬化患者的出院准备度有积极影响。该干预方案通过互动评估、护患共同制订达标目标、互动达标措施执行、效果评价四个过程，提高了肝硬化患者出院准备度和自我管理行为，降低了患者疾病不确定感和非计划再入院率。

二、护理实践对护理理论的作用

1. 护理实践是护理理论的产生根源 在新的护理模式背景下，护理实践的最终任务是服务于患者，以人的健康为服务目标，以满足人生理 – 心理 – 社会等多个层面的发展需要。这个目标明确了护理实践的模式和需求，也决定了护理理论的研究方向，因此，护理理论源于护理实践。

2. 护理理论需要通过护理实践验证 护理理论往往较为抽象，护理人员往往需要更多的实践活动去理解理论和验证理论的普遍性及适用性，所有的护理理论只有借助护理人员的实践力量，才能解决理论本身的对立观点或方法。与理论相比，实践不仅具有普遍性还具有直接性，实践是理论的正确性及适用性被证实的唯一途径及标准。

3. 护理实践促进护理理论发展 护理理论源于护理实践也归于护理实践，护理理论的发展与创新要以护理实践为土壤，实践在变，理论也要变，实践在发展，理论创新就没有止境。新的实践问题会发现理论知识上的差距，从而推动护理理论的修订、生成和新的科学研究。

从事护理研究和实践工作的护理人员在工作中从护理学的角度思考和开展自己的工作，站在护理学科的角度思考问题并付诸行动，发现不足及新的问题，进一步发展护理理论的知识，从而促进护理理论的发展。

三、护理理论与护理实践的相互作用

在护理学科中，护理理论与护理实践之间应该是一种相互交织、相互作用并彼此促进的关系。

1. 理论与实践相互交织 理论是实践的基础，实践是理论的证实。随着护士获得知识、技能的方式越来越多，信息越来越完善，护理理论和护理实践在一个相互支持的过程中始终交织在一起。只有在护理理论受到护理实践肯定的情况下，才能将护理理论中的专业知识在护理实践中全面实现。护理实践需要通过护理理论来解释护理实践的目的和方法，使用基于理论的实践时，护士也需要能够描述、解释、预测和控制护理事件并采取预防措施。没有理论的实践是盲目的实践，没有实践的理论是空洞的理论，两者是相互联结不可分割的。

2. 理论与实践互促互进 首先，护理理论为护理实践提供指导和基本的方法论；而护理实践是发展的、不断变化的，所以护理理论也是发展的、没有止境的。护理实践是护理理论发展的基础，护理理论必须在护理实践中得到验证。护理理论的发展影响并制约着护理实践的方向和效果，护理实践的深度与力度又推动着护理理论的深化与完善，两者相互作用、相互制约与促进。例如，美国护理学家赫得嘉·E. 佩皮劳（Hildegard E. Peplau）应用心理分析理论，描述了心理疾病的护理实践，通过实践发展了心理分析的概念和心理疾病的临床护理专业知识，形成了自己的学术理论，证实心理分析理论的同时，促进了精神疾病理论的发展，新的精神疾病理论又进一步指导精神疾病护理实践。

从护理理论角度来看，将具有特征的实践活动融入具体的理论中是护理理论的研究宗旨；从护理实践角度来看，不断进行理论研究和深化又可以实现实践创新。因此，护理理论与护理实践两者是本然统一的，互相牵制又互相促进。

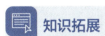

知识拓展

护理理论影响护理实践的方式

护理理论对护理实践有多方面的影响。护理理论可以为护士提供观察、评估护理对象的方向，以及在日常护理中组织搜集信息的方法。护理理论可以指导护士辨别重要信息，并且可以指导分析和解释各数据信息之间的关系，并对护理计划的结果进行预测。此外，护理理论还可以引导护士有目的地制订计划与系统地实施措施，这样会使护理效果更加显著，护理结果更为可控。例如，在产科工作的护士，需要具有产后抑郁症发展的理论基础，熟悉产后抑郁症的症状和护理对策，如果一旦怀疑产妇有产后抑郁，必须知道搜集哪些信息来解决产妇的需求和处理特殊情况，而这些信息都是基于对妊娠带来的具体问题和并发症的理解进行分析而来的。

来源：MCEWEN M, WILLS E M. Theoretical basis for nursing[M]. 5 th ed. Philadelphia: Wolters Kluwer, 2018.

四、护理理论与护理实践的差距及弥补措施

1. 护理理论与护理实践的差距及原因　人们普遍认为，当今护理理论与护理实践两者之间存在"距离"。护理人员在临床工作中很少使用护理理论、护理诊断或护理程序，除非被强制要求这样做。护理理论与护理实践存在差距的原因有多个方面。第一，人们普遍认为护理理论的发展主要由学者和研究人员负责，临床人员对此关注较少，导致理论发展与护理实践被视为两种分离的护理活动：理论家负责发展理论，学校教师负责教授理论，而这两者与直接参与临床护理的人员之间存在一定的隔阂。第二，护理理论与护理实践的关系多数情况下还是单向的、等级制的。对于护理人员来说，护理理论是"高高在上"的，处于指导护理实践的位置，而护理实践很少影响护理理论。这导致护理实践者对护理理论的应用感到疑惑和冷漠，认为学术知识与护理实践相关性不大。第三，护理理论中的语言也可能是这种沟壑存在的原因。通常护理理论中的主要概念和建构在应用之前都必须进行解释，以便于理解。这种学术上语言的含混不清及聚焦于特定的、理想环境中的护理理论，会导致临床护理人员认为护理理论与其临床实践不相关。第四，有些实践往往在没有理论的情况下发展，知晓理论也并不能保证良好的实践。此外，许多实践也是无法解释的。实践在理论的指导下变化发展，但是实践的许多知识不同于理论。

2. 护理理论与护理实践差距的弥补措施　为了最大限度体现护理专业对社会的义务，护理理论与护理实践需要缩短沟壑，保持一种相互作用的良好关系。为达到这一目的，可以采取多项措施。第一，加强对护理理论的教育和培训。这包括对不同层次在校学生的护理理论知识的教育教学，以及加强对在职护理人员护理理论的培训。通过对护理理论的持续的教育、培训，让护理

人员更多了解理论、喜爱理论并应用理论，最后推动实践和理论的发展。第二，加强护理理论相关专家与临床护理人员的互动。部分院校的学者、研究者因为时间及场所等原因，与临床护理人员接触不多，参与临床护理实践少。同样，大部分临床护理人员与护理理论家或研究者缺乏接触。因此，护理理论研究人员应多直接接触、参与临床实践。2023 年 4 月，中华护理学会成立护理理论专业委员会。该委员会专家来自院校和临床，通过学术活动，传播理论知识，交流理论运用的经验，使理论发明者和研究者与临床护理人员密切互动，非常利于理论与实践的相互作用。第三，临床护理管理者和护理人员要主动学习、应用理论。在当今社会迅速发展、人口结构模式发生变化的情况下，护理面临更多的挑战。护理工作者应积极学习理论、应用理论，促进护理实践；并进一步在实践中完善原有理论或者探索出新的理论。

第三节　护理实践中理论的选择与应用

一、护理实践中选择理论的标准和步骤

（一）护理实践中选择理论的标准

护理理论在不断发展中，数量和类别也越来越多。各机构或部门可以根据实践内容选用一个或多个理论进行应用。他们可以选择护理本身的理论，也可以选择护理学科相关的理论。那根据什么标准选用理论呢？学者佩吉·陈（Peggy Chinn）和玛恩纳·克莱默（Maeona Kramer）提出了护理实践中选择理论的标准（表 3-1），其中包括审视 6 个方面的问题，可以作为借鉴。在选择理论时，可以根据具体的护理目标、实践需求和专业兴趣等，灵活选择各种理论指导护理实践。

表 3-1　护理实践中护理理论应用指引

询问的问题	决定将理论运用到实践的过程	举例
1. 理论目标与实践目标是否一致？	审视理论的目标，并与护理实践的结局或目的（实践标准、个人观点）相比较	康复护士对脊柱损伤患者的护理计划包含选择应对理论和适应理论
2. 理论的背景与实践情形是否一致？	检查理论以确定应用的背景，并将其与当前的情况进行比较	安宁疗护护士担心新的疼痛管理指南是基于缓解术后疼痛的理论
3. 理论变量和实践变量之间是否相似？	比较理论变量（概念）和公认的直接影响实践情况的变量，以确定理论是否涉及了所有基本概念	为艾滋病患者服务的护士认为，学习理论可能不会考虑学习者的健康状况（假定学习者是健康的）对患者教育结果的影响
4. 对理论的解释是否足以作为护理行动的基础？	对理论中隐含或明确的护理行动进行专家判断，以确定是否充分；检查理论与实践变量之间的相关性	对肿瘤科护士来说，治疗性触摸理论可能很有吸引力，但应进行充分研究，以确定何时以及如何在肿瘤科应用这种干预措施
5. 是否有研究证据支持这个理论？	对文献进行审查，为理论提供研究支持；严格审查研究结果的有效性和对实践的适用性	在考虑采取可能预防院内感染的昂贵措施之前，外科重症监护病房的护士长进行文献回顾，以了解这些措施在类似情况下的效果如何
6. 理论如何影响护理实践和护理单位？	考虑哪种方法将如何影响护理实践和护理单元；计划变革，包括观察和记录与理论应用相关的因素	一个可以部分解释用药错误的理论正在被纳入一个普通医疗单位的新政策和程序中，该单位的主管希望确保这些程序，其中包括用于结果评估的数据收集

1. 护理实践目标 护理理论应当与护理实践的具体目标相契合，有利于实现预期的护理成果。例如，对于护士和助产士来说，理解创伤、妊娠、分娩、早期养育和痛苦之间的关系，对提供有效的围产期护理或助产护理至关重要。如果没有对围产期创伤敏感护理理论的充分了解，就无法实施普遍的创伤预防措施，极有可能加强、误解或重现创伤动态，无法保障患者的安全。

2. 护理实践需求 护理实践需求涵盖临床护理、护理教育、护理管理等领域。从临床护理实践出发，可以根据具体的临床需求和问题选择适合的理论来指导护理工作，其中包括患者身体、心理、社会和环境层面的需求，从而保障护理实践的有效性和人性化。例如，华生的人文关怀学说侧重于关注患者的生理、心理和社会需求，可用于指导护士提供全面的关怀。在护理教育实践中，阿尔伯特·班杜拉（Albert Bandura）的社会认知理论可以帮助学生通过观察、模仿和互动来学习护理知识和技能，调动学生的学习主动性和自主探讨的能力，提高临床思维能力。在护理管理实践中，当面临变革和优化护理服务时，约翰·科特（John Kotter）的变革管理理论通过强调领导力、组织文化和员工参与的重要性，进一步提高管理效能。

3. 专业兴趣及研究 这是护理理论在护理研究中的应用。护理理论为护理人员提供了一个在护理实践中分享和交流重要概念的工具，激发护理人员对科学研究的兴趣，对护理实践进行系统性的指导提供依据。①指导研究设计：护理理论为护理研究提供了清晰的框架和指导，有助于确定研究的目的、假设、变量和方法，帮助研究者更好地设计研究方案。②解释研究结果：护理理论可以指导研究者深入理解所得数据，并将其融入现有的知识体系之中，使研究结论更具说服力和可信度。

4. 护理价值观一致性 在护理实践中，需要有内在道德价值观的意识以及对护理和关怀的共同理解，护理理论应能够促进患者的整体健康并与护理职业的伦理准则相契合。选择理论时，需要考虑其是否与护理专业的核心价值观和伦理原则相一致。例如，通过细心、开放、尊重和实施"以患者为中心"的整体护理，护士可以提高自己和患者在个人意义层面上的关怀关系，同时护士可以通过自我反省来建立护理意识、关怀意识和关怀伦理的内在价值观。

综上所述，护理实践是发展、检验和完善护理理论的关键，护理理论被用来指导护理实践，激发创造性思维，促进沟通，并阐明在护理实践中的目的和过程。护理知识的发展是基于护理理论探究的结果。护理研究的数据、结论和建议被评估和开发用于实践，为提高护理质量和影响卫生保健政策奠定了基础。

目前，护理理论发展已发生演变，侧重于元分析和护理研究，强调循证实践和转化研究，并主要指向中域理论和情境理论，架构起了理论研究与实践的桥梁。护理理论不仅说明实践的重点，而且阐明具体的目标和结果，使护理实践更加有目的。

（二）护理实践中选择理论的程序

选择适合的理论来指导护理实践是一个关键性的决策，这个决策的结果将对护理实践产生持久的影响。护理实践中理论的选择通常包括以下步骤：

1. 准确识别护理实践问题 明确需要解决的问题或情境，如特定护理服务对象的健康需求、护理教学资源不足、护理成本控制与资源分配不均等。

2. 全面搜索相关文献 在明确问题后，可以对与该问题相关的理论进行文献回顾和研究，了解理论的背景、哲学基础、主要内容和适用范围等信息。这需要查阅大量的学术期刊、书籍、行业标准或指南。

3. 深入分析评估理论 确定相关理论后，需要对这些理论进行深入分析，包括主要的假设、概念、关系、有效性、易测性、简洁性以及推广护理科学的价值，并评估该理论对于解决既定护理问题的适用性和可行性，是否与实际情况相符合，是否能够有效指导临床护理实践。

4. 精准确定适用理论 综合护理实践实际情况，结合对护理理论的分析和评估，选择最适合解决当前护理问题的理论框架。

笔记栏

5. 护理理论应用相关人员充分参与和投入 有两种方法可以参考：一是综合考虑护理组织的使命、价值观和愿景来选择适宜的护理理论；二是征集所有护士希望实施的实践模式，对排在前三名或前四名的模式进行深入研究，最终投票达成共识。

二、护理实践中理论应用的程序

1. 设计理论应用的策略或模式 理论的应用方案需要周密设计。应制订基于理论的护理实践模式图或方案，体现理论的具体应用点和应用方法。

2. 获得机构或部门领导的支持 护理实践中理论的运用这一活动需要得到机构或部门领导的支持，或许领导并不是这项活动的发起者。如果要使理论的运用取得成功，该方案的目的和方法需要最高管理层的理解和支持。可聘请领导担任项目的顾问专家。

3. 举行理论应用于实践的启动仪式 一旦选定模式，领导者就开始积极计划和系统实施，这包括列出工作进度表，计划工作的阶段及每阶段的任务和活动，并采取措施让所有相关人员知晓活动计划。有必要举行启动仪式，邀请跟该理论相关的人士，甚至理论家参与启动仪式。项目组也可以邀请在该理论的应用方面具有经验的机构的专家参与。例如，华生国际关怀科学联盟由应用该理论的医疗机构组成，准备应用该理论的机构可加入关怀科学联盟，以获得指导和支持。总之，要通过精心设计的启动活动，使更多同仁知晓、认可并积极参与这一创新实践。

4. 制订评价计划 有必要开始就设计一个系统性方案，对新的模式进行评价。制订评价计划须关注过程指标和结局指标，例如考虑护士满意度、患者满意度、护士留任率和核心衡量标准等时应在方案实施前后分别进行测量，以观察理论应用的效果。定期举行焦点小组会议，以了解护理人员对实施该模式的体验和态度。

5. 持续支持和教育培训 实践过程中会出现各种问题，例如实施计划的护理人员可能会存在疑问或建议，项目组要及时回复和解答。实施该计划的护理人员的专业知识会逐步增加，其经验需要记录下来并与实施该理论相关的专家分享。采取措施提高大家对活动的依从性。相关专家应提供针对性的教育和支持，可以通过经验分享、定期反馈成果和有计划的变革等活动，促进成长以及学术和创造力的蓬勃发展。如果有可能，可以与理论家取得联系，获得理论家或者理论家学术团队专家的直接指导，这样可以对理论的应用进行深入探讨，对不清楚的问题如概念等及时澄清，以便理论的精准应用。定期对理论应用项目的情况进行交流和反馈，并请专家给予指导。

6. 根据反馈及时调整理论应用方案 任何基于理论的实践模式的实施都是宝贵的财富。参与理论应用的护理人员要帮助活动方案的修改或调整。方案的修改或调整最好与理论家或者熟悉该理论的其他学者共同实施。

三、护理实践中理论选择与应用举例

（一）患者护理实践中护理理论的运用

1. 全生命周期护理实践中护理理论的运用

（1）母婴护理实践中护理理论的运用：针对有不良情绪及产后抑郁的妇女，护理人员采用基于让·皮亚杰（Jean Piaget）的认知行为理论的认知行为疗法，帮助母亲认识并改变消极的思维模式，引导建立更健康的认知方式，从而减轻抑郁情绪。另外，在婴儿的早期发育阶段，采用约翰·B.华生（John B. Watson）的婴儿行为学理论，了解婴儿的行为特点和需求，指导其护理和照料。

（2）儿童护理实践中护理理论的运用：根据儿童的身心发展特点，护理人员可以选择皮亚杰的认知发展理论，了解这个阶段儿童的认知发展规律。此外，还可以选用戴安娜·鲍姆林德（Diana Baumrind）的家庭系统理论，该理论强调家庭成员之间的相互依存性和相互作用，以及家庭结构和动力对个体行为和情感的影响，用于缓解和探究亲子关系，促进儿童身心健康成长。

（3）成人护理实践中护理理论的运用：在成人护理中，可运用班杜拉的自我效能理论来了解患者的自我效能水平，制订个性化的护理计划。克里斯汀·内夫（Kristin Neff）的自我关怀理论强调个体对自身健康和幸福的责任和关注，有利于帮助患者培养积极的自我关怀能力。这些理论的灵活运用，能帮助患者积极应对疾病和康复。

（4）老年护理实践中护理理论的运用：老年人由于身体功能衰退和认知能力下降，容易产生孤独、抑郁、缺乏家庭和社会支持等问题，研究者提出的老年适应理论能指导老年人如何面对生活变化和应激状况，以及如何通过积极的认知和情感调节来应对压力。罗登施托克（Rosenstock）等人提出的保健信念模型有利于挖掘老年个体在寻求健康服务和采取健康行为时的信念和态度，这些理论和模型可以帮助护理人员在实践中更有效地应对老年人的需求和挑战。

2. 特殊疾病阶段或特殊情境护理实践中护理理论的运用

（1）健康与慢病管理实践中护理理论的运用：健康与慢病管理需要控制多种症状和并发症，通常涉及多学科综合管理，需要医生、护士、心理医生、营养师等人员的长期跟踪和关怀。此外，健康与慢病管理重视预防，强调自我管理，通过促进健康生活方式和定期健康检查来预防疾病的发生。例如，对于门诊初治 HIV（human immunodeficiency virus，人类免疫缺陷病毒）感染者，普遍存在自我管理意识低和不良情绪，无法做到长期规律用药，从而导致病情恶化的问题，苏珊·米歇尔（Susan Michie）的行为改变轮理论能够帮助护理人员从患者行为入手分析问题，从动机、能力、机会 3 个方面设计干预措施，有效提高初治 HIV 感染者的自我护理能力及服药依从性，增强治疗效果。另外，威廉·R. 瓦格纳（William R. Wagner）等人提出的慢性病管理模型涵盖了慢性病的自我管理、临床支持和组织支持 3 个方面，能帮助慢性阻塞性肺疾病患者在以上 3 个方面进行有效管理，以达到长期控制病情的效果。这些理论和模型的综合运用有助于为患者提供全面的医疗护理服务。

（2）急危重症护理实践中护理理论的运用：急危重症护理具有紧急性、综合性和高度专业化等特点，危重患者在治疗过程中可能出现疼痛问题，通过黛比·金（Debbie King）的疼痛管理理论可以帮助患者深入了解疼痛的生理和心理机制，不仅在生理上进行干预，也通过认知行为疗法、心理教育和康复训练等帮助患者缓解痛苦。另外，家庭的支持对急危重症患者尤为重要。

（3）灾害护理实践中护理理论的运用：灾害护理学涉医学、心理学、公共卫生等多个学科领域，护理人员需要具备跨学科的知识和技能，以及较强的灵活性和适应能力。例如，地震中的幸存者在被救出半年后，仍然出现失眠、恐惧等症状。护理人员可采用尤瑞·布朗芬布伦纳（Urie Bronfenbrenner）的生态系统理论，通过了解个体与环境的相互作用，帮助护理人员在实践中理解受灾者在灾害环境中的行为和对健康的影响。创伤后应激障碍理论有助于护理人员理解受灾者可能面临的心理健康问题，并进行相关的干预和治疗。

3. 心理护理与人文护理实践中护理理论的运用　心理护理与人文护理实践注重全面关注人的身体与心理健康和个性化需求，包括尊重患者的人格尊严、价值观和文化背景，与服务对象建立良好的护患关系，通过评估患者的心理状态和关怀需求，在护理全过程中对患者提供情感支持和人文关怀。人文关怀融入护理实践中，全面关注患者的身心健康和个体需求，包括尊重患者的尊严、价值观和文化背景，在护理过程中提供情感支持和关怀。护理人文实践的目的是通过尊重和关怀，建立良好的医患关系，促进患者的整体康复和舒适感。医护人员可采用马德琳·M. 莱宁格（Madeleine M. Leininger）的"跨文化护理理论"，通过了解患者的文化差异，提供符合患者文化需求的个性化护理。可采用华生的"关怀科学理论"，通过关怀促进患者的身心康复。这些理论都强调护理实践中"以人为本"的整体护理，需要关注患者的情感需求、文化差异以及建立更加和谐的医患关系，全面促进患者康复。又如，在鼻咽癌终末期患者的安宁疗护中，以临终患者和家属为中心，运用乔治·L. 恩格尔（George L. Engel）的生物 – 精神 – 社会模型，多学科协作对患者疼痛、失眠等症状进行控制；同时，采用皮亚杰的认知行为理论逐步改变患者认知模式来改善患者的情绪和行为，化解患者和家属的顾虑，帮助患者安然度过生命的最后一程。

笔记栏

（二）护理教育教学培训实践中护理理论的运用

当今护理教育更加注重学生的自主学习、理论与实践相结合、批判性思维的培养以及协作交流，以提高学生的综合素质。例如，在护理研究生"健康教育理论与方法"课程学习中，选择埃蒂纳·温格（Etienne Wenger）等人提出的"学习共同体理论"框架为指导，从"有形场"和"无形场"两大方面的六大要素（即通过明确共同体教学目标、营造共同体文化氛围、提倡对话协商、构建教学活动内容体系、营造教学活动空间、建立课程交流与分享机制）设计课程教学，每个主题包括小组学习共同体自学、组间学习共同体和师生学习共同体课堂汇报交流、小组学习共同体课后反思3个环节。该学习共同体理论的应用不仅有助于学生深入掌握课程知识、提升相关素养，还有助于提高学生的综合素质。

在护理培训方面，存在着护生的叙事护理培训缺乏、已有的相关培训未贴近临床且形式单一等问题，使得护生换位思考和共情能力相对较弱。皮亚杰、布鲁纳等学者提出的建构主义学习理论认为，知识并不完全通过教师传授所得，而是学习者借助一定的工具（教师、学习伙伴、学习资料等），通过自我监控、反思、充分沟通和合作等方式，建构意义而获得知识。研究者基于建构主义学习理论，根据护生的临床实习环境，遴选有资质的临床教学教师，开展语言传递类、实际训练类、欣赏活动类等体验式活动，利用与叙事护理相关的书籍、视频等资料以及结合临床真实案例，进行叙事性文本细读训练和反思性写作及多元化的考核。考核包括培训前的诊断性评价、中期过程性评价，以及末期的叙事护理理论、实践、满意度的终末考核。护生的叙事护理能力通过感悟、体验而逐渐内化得以提升。

（三）护理管理实践中护理理论的运用

护理管理是指在医疗机构中由专业的人员负责协调和管理护理服务的一种管理形式，主要涉及人员管理、资源分配、质量控制等方面的工作，旨在确保患者获得安全有效的护理服务，并最大限度地提高护理效率和质量。合适的护理管理理论对于提升护理服务质量、确保护理安全、提高工作效率，以及推动护理研究和创新具有深远意义。例如，在护理人员管理方面，基层医院护士的教育程度以及接受相关培训的机会较三甲医院少，其综合能力及岗位胜任力受到影响，从而直接影响患者的抢救成功率、治愈率等。本纳提出的进阶学说认为，护士成长经历初级（novice）、高级（advanced）、胜任（competent）、熟练（proficient）、专家（expert）5个阶段，管理者应通过核心能力来评价和使用人员。研究者基于此，选取参与培训的298名护士为研究对象，根据培训时间分为培训前和培训后两组，进行能级进阶分层培训。研究发现，经过能级进阶分层培训的护士在理论及技能考核、护士临床综合能力和护士胜任力方面较培训前明显提升。由此可见，能级进阶分层培训可影响基层医院护士综合能力及岗位胜任力。又如，在护理质量控制方面，观察PDCA循环在消毒供应中心（CSSD）护理管理中的应用效果。研究者选取某半年时间内在某院消毒供应中心开展PDCA循环管理，比较参与PDCA循环管理前后15名消毒供应中心人员操作和理论水平，抽取的200件无菌物品的合格率、无菌包湿包发生率、管理质量水平及临床人员对消毒供应中心无菌物品满意度。开展PDCA循环管理后，该工作人员操作和理论水平、无菌物品合格率、临床人员对消毒供应中心无菌物品满意度等方面较开展PDCA循环管理前均有明显改进。

📝 **应用实例**

华生关怀科学理论在实践中的应用

1. 应用背景 选择关怀科学理论指导关怀实践的主要原因：①该院以"仁爱济世，协诚人和"为院训；医院重视医学人文关怀。人文关怀科学理论的核心观点与医院院训及护

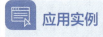

理部的护理价值观一致。②共同目标：护理部致力于推进关怀实践，提升患者就医体验和满意度，这与关怀科学理论让患者达到身心和谐的目标高度一致。③护理部注重护理创新。④护理部负责人多年研究人文关怀，兴趣浓厚，基础扎实。

2. 应用步骤　①获得医院领导和部门支持。②获得全体护理同仁的认同。③构建关怀护理模式，模式主要内容为基于华生关怀科学理论的十大关怀要素，从关怀管理、关怀培训、关怀试点病房、关怀科研等全方位对患者及护理人员实施关怀，最后达到患者满意、护理人员幸福快乐的目标，并在全院开展培训，实施该模式。④理论家Watson博士及关怀科学研究所专家现场指导。⑤评价关怀模式实施的效果并持续改进。

3. 应用成效　①有效改善了患者的就医体验，护患关系更加和谐。②护理人员关怀能力、职业满意度进一步提升。③医院被授予加强人文关怀示范医院、全国人文护理示范基地等。④总结经验，发表论文多篇。⑤人文关怀规范化实践受到全国同行的关注和好评，被多家医院借鉴应用。⑥关怀实践丰富了关怀理论知识体系，促进了关怀理论的发展。

（刘义兰）

小 结

护理理论与护理实践均处于快速发展阶段。尽管护理理论与护理实践存在沟壑，但本质上，两者是相互作用、相互促进的关系。护理理论无论是宏观理论、中域理论还是情境理论，都能不同程度地指导护理实践；与护理相关学科的理论，如生物医学理论、行为科学理论等，也可以作为护理实践的借鉴和指引。临床护理实践、护理教育实践和护理管理实践中，护理工作者应根据相关标准恰当选择护理理论或相关科学理论，并积极推进其应用。恰当的护理理论选择不仅能为解释护理现象提供科学的依据和框架，而且能有效指导护理人员进行评估、规划，提高决策和实践行为的准确性，改善护理结局，提升护理管理和培训的效率，促进护理实践的标准化，还能为护理理论的发展提供实证，因而促进护理理论的发展乃至护理学科的发展。

思考题

1. 当今护理形势下，护理理论对护理实践有何重要性？

2. 你认为护理理论与护理实践存在怎样的沟壑？应如何努力去弥补护理理论与护理实践的沟壑？

3. 某科室将进行护理创新实践，护士长有意向选择护理理论来指导。你认为该科室应如何设计理论应用的程序？

笔记栏

ER4-1
护理理论构建
的策略与方法

第四章

护理理论构建的策略与方法

 导入

> 护理理论是护理作为一门独立学科的前提与基石，也是护理学科的价值体现。初期的护理理论旨在阐述护理的内涵与本质，以抽象的广域理论为主，后来更具实用性、可验证性的中域理论和情境理论成为护理理论发展主流。理论构建相对抽象和深涩，但有其基本的构建内容、过程、策略与方法可循。鉴于概念与概念关系是理论的两大基本元素，理论构建原则上应包括概念发展，以及这些概念元素在理论中的逻辑归置。理论构建终于评价，也始于评价，理论评价有助于我们用辩证的思维看待理论、甄别优点与不足，也是完善原有理论、发展新理论的基础。本章重点介绍概念发展的策略与方法、理论构建的策略与方法以及护理理论评价，以期为我国护理学者提供科学可行的理论构建方法学引导。

第一节　概念发展的策略与方法

概念（concept）是对单一或一组现象的简洁描述，是人类思维形式最基本的组成单位，是构成概念关系命题和推理的要素。人类对周围世界的认识成果通过概念加以总结和概括，而后形成理论。因此，概念是理论的基本要素，概念发展是理论构建的前提。护理学科在发展概念过程中主要运用了三种策略：概念探索（concept exploration）、概念澄清（concept clarification）和概念分析（concept analysis）。

一、概念探索

（一）概念探索的目的

概念探索旨在明确概念的性质，说明其功能、意义、价值等，主要用于概念正在被挖掘，尚未成为护理概念体系的组成成分之前。适用于以下情况：①源于护理实践的概念，即概念源于护理人员的实践经验，往往性质较模糊，如智慧护理；②文献中新出现的概念，即概念源自文献，但性质还未确定，潜在的解释效能还未阐明，对知识、理论发展的意义还未被充分认识，如护理组学；③未加评判地从其他学科引进的概念，这些概念的价值、假设条件和学科任务有待深入探究，如虚拟教研室、人工智能等。

（二）概念探索的作用

概念探索有助于：①识别学科现象，概念探索的过程就是对学科某种现象的识别及使学科成员清楚地理解这一现象，确认它的重要性和对护理的意义，促进学科成员在其研究中思考并发展概念；②以问题为导向去剖析概念的主要成分和维度；③证实概念是否有进一步发展的潜力。对任何学科来说，概念探索都是必要的，因为它能使学科保持对社会、服务、个人变化的敏锐反应，促使学科动态发展。

二、概念澄清

（一）概念澄清的目的

概念澄清是对概念加工和精练的过程，用于完善现有的概念定义，精练概念的理论界定，思考概念中不同要素之间的关系，并揭示新的关系，从而解决概念意义与概念定义之间的矛盾。

（二）概念澄清的作用

明确概念的界限、内涵、所属亚概念，阐明尚未考虑到的概念维度、降低概念含义的不确定性，进而完善概念，促进概念成熟和发展。

（三）概念澄清的方法

不同学者对于概念澄清方法的观点不一，以下重点介绍学界认同度相对较高、应用较多的诺里斯（Norris）概念澄清法和基于文献的概念澄清法。

1. 诺里斯概念澄清法　包括 5 个步骤：①在本学科范围内对概念进行确认，同时从其他学科视角对概念进行反思，明晰概念描述的现象。②将所描述的现象系统化，建立类目和层级，然后去观察、发现、交流现象，对概念进行深入思考，尝试回答以下问题：什么样的事件能触发这样的现象？现象发生之前会有什么迹象？现象发生的结果是怎样的？③定义概念并反思，与刚接触该概念时比较，目前对该概念的理解有无加深、有无新的认识。④构建概念模型。⑤发展假说和预测。

2. 基于文献的概念澄清法　即通过文献回顾与分析，确定文献对概念澄清的价值与贡献，比较不同文献对同一概念性质界定的异同。例如，莫尔斯（Morse）的概念澄清法包括查阅和分析文献，识别、比较概念所描述的每个现象类别的属性、前因和后果，完善并发展新概念等步骤。

三、概念分析

（一）概念分析的目的

概念分析的目的是厘清概念的现有性质与用途，捕捉概念随时间和情境变化而发生的改变，进而完善概念内涵，使其更加贴近护理实践和研究，为理论构建奠定基础。

（二）概念分析的作用

概念分析是澄清被广泛应用于多个学科但又定义模糊的概念的有效方法，是对已界定概念组成成分的属性、功能、意义的构建、再建和推测，有助于更加精准地描述和解释学科现象。

（三）概念分析的方法

概念分析策略很多，如威尔逊（Wilson）概念分析法、沃克（Walker）与阿万特（Avant）经典概念分析（classical concept analysis）法、罗杰斯（Rodgers）演化概念分析（evolutionary concept analysis）法、混合概念分析法（hybrid model of concept development）、实用方法（pragmatic utility method）、基于原则的概念分析（principle-based method of concept analysis）、同步概念分析法（simultaneous concept analysis）等。其中，威尔逊概念分析法、沃克与阿万特经典概念分析法、罗杰斯演化概念分析法、混合概念分析法较为常用。

1. 威尔逊概念分析法　包括 11 个步骤：①确定概念问题，分为概念事实问题、价值问题、意义问题。②思考这些问题的可能答案，并识别这些问题的主要因素，对答案信息和主要因素进行解释和澄清。③建立概念正例，反映概念的本质特征和性质。④建立概念反例。这些反例虽然反映概念的非本质特征，但有助于加深对概念本质特征和性质的认识。⑤鉴别、描述、应用与概念相关的例证，分析这些例证中哪些特征是主要的，哪些不是。⑥提供概念的边缘性例证，反映模糊、性质和类别尚难以确定的概念特征，为完善概念提供依据和启发。⑦发展自创例证，完善和凸显概念主要特征。⑧界定概念应用情景，分析谁可以用、为什么可以用和如何应用此概念。⑨分析概念存留缺陷和瑕疵，识别、描述与概念有关的争议。⑩界定概念的实践应用性。⑪选择恰当方式描述概念结果、概念意义。

笔记栏

2. 沃克与阿万特经典概念分析法 以区分概念的定义属性和无关属性为主要目的，其步骤包括：①选定概念；②明确概念分析目的；③确定概念在文献中的应用；④定义属性，对概念的特征、元素或组成部分进行解析；⑤构建范例，为概念的属性、前因和后果构建清晰案例；⑥构建临界和相反案例；⑦分析前因和后果；⑧提供实证测评指标等。

 应用实例

低价值护理的概念分析及研究现状

我国学者李加敏等以沃克与阿万特经典概念分析法为研究框架，通过系统检索、分析、总结文献证据，归纳、提炼出低价值护理的四个定义属性——证据证明无效、弊大于利、不具成本效益、不符合患者的价值观和偏好，并阐述了低价值护理的前置因素和后置影响，辨析了相关概念，明晰了低价值护理测评指标，为护理学界全面、深入认识低价值护理和相关理论构建奠定基础。

来源：李加敏，李学靖，杨丹，等. 低价值护理的概念分析及研究现状［J］. 中华护理杂志，2022，57（17）：2171-2176.

3. 罗杰斯演化概念分析法 罗杰斯认为概念分析的目的是澄清概念及其当前用途，并将概念的属性作为概念进一步发展的基础，捕捉概念随时间和情境变化而发生的动态变化。其概念分析步骤包括：①选择感兴趣的概念；②收集数据，确定样本；③确定应用情境；④区分相关概念；⑤确定属性和特征；⑥为目标概念确定典型案例；⑦分析前因后果；⑧为概念进一步发展提出假设和启示。

4. 混合概念分析法 是护理领域比较热门的研究方法。相较当前我国护理领域常用的概念分析方法，该方法是在文献回顾的基础上，通过实地访谈和现场观察等田野研究方法对概念进行细化，并将文献回顾结果与访谈、观察收集到的质性研究资料进行对比和整合，最大程度地缩小概念在理论和实践之间的差距，得出清晰、准确的概念。混合概念分析法分为3个阶段，即理论阶段、田野阶段和分析阶段。

（1）理论阶段：包括选定概念、检索文献、提取文献资料、确定目标概念中需要定义和测量的元素、初步构建概念的操作性定义等步骤，为衔接田野阶段，后续开展概念分析和概念细化奠定基础。

（2）田野阶段：在理论阶段基础上，通过田野调研（访谈法或观察法）收集定性资料，进一步细化概念。

（3）分析阶段：将理论阶段、田野阶段结果进行对比、分析和整合，得出最终概念。当田野结果与文献回顾所得概念出现分歧时，应考虑重新界定或改进目标概念；当结果基本一致时，应对比其中的不同点，并根据契合度选择更为贴切的概念要素，从而形成科学、精确的目标概念。

第二节　理论构建的策略与方法

理论构建的基本策略有理论 – 实践 – 理论策略（theory-practice-theory strategy）、实践 – 理论策略（practice-theory strategy）、研究 – 理论策略（research-theory strategy）、理论 – 研究 – 理论策略（theory-research-theory strategy）以及综合策略（integrated approach）五种。为提升理论的应用价值，操作性强、更具实践指导意义的中域理论和情境理论成为近些年护理理论发展的主流。

ER4-2
理论构建的
策略与方法

笔记栏

一、理论构建基本策略

（一）理论 – 实践 – 理论策略

1. 作用 在理论应用中完善或发展新的理论。首先选择一个理论用于实践，描述和解释相关实践情境，通过实践应用，发现并发展缺失或需要完善的概念、概念关系及其验证，从而形成能更好解释与指导护理实践的新理论。

2. 应用前提 理论有助于描述和解释护理现象，但理论假设与其指导护理实践的假设不完全一致；理论在帮助护理人员实现护理目标方面所起作用有限；理论关注的焦点与实践关注的焦点不同，无助于指导有效护士行为；理论不能为护理元范式提供恰当界定。

3. 应用步骤

（1）选择一个理论和一个护理实践领域。

（2）分析理论与实践范围，将分析对象分解为组分，对每个成分进行界定。例如，理论分为假设、概念、概念关系、对护理元范式的界定，实践则通过理论应用的典型事例进行分析和描述。

（3）应用理论中的假设、概念、概念关系、对护理元范式的界定去描述、解释既定的临床领域。

（4）基于应用中发现的问题，对假设、概念、概念关系、护理元范式进行重新界定和验证。

（二）实践 – 理论策略

1. 作用 部分护理理论源于临床情境或理论家自身实践经验，是对实践灵感的提炼与归纳。实践 – 理论策略的目的在于描述那些能支持和激发理论发展的临床情境和临床过程，发展基于临床实践、能描述和解释护理实践的理论。

2. 应用前提 包括：①现有理论不能有效描述、解释与护理服务对象、护理实践有关的现象；②具有能够发展理论的人和支持理论发展的环境；③有一个值得持续追踪、探究的有意义的临床现象；④所研究的现象已获得一些临床理解，但未达到对现象本质、意义的清晰完整认识。

3. 应用步骤 源于实践的理论构建策略首先是要发现有意义的临床现象 / 问题，再综合运用日志、笔记、访谈、讨论等方法，记录、反思临床实践所遇、所思、所悟，并与他人讨论、结合文献，进而发展概念、概念关系，形成理论假设。坚持评判性思维是该策略成功运用的关键。

（三）研究 – 理论策略

1. 作用 该策略是护理学界最为认同的理论发展策略，它以研究为基础来发展理论。对于研究者而言，碎片化的知识 / 经验是没有意义的，必须明晰这些经验 / 知识的本质及其相互联系。理论构建是基于对研究所产生的科学性知识的整合，以便描述、解释、预测经验世界。

2. 应用前提 领域内的研究者对主要概念应有一致的观点，研究涉及的相关变量是可控的。

3. 应用步骤 雷诺兹（Reynolds）将研究 – 理论策略分为 4 个步骤：①选择一个常发生 / 感兴趣 / 有价值的现象；②尽可能挖掘该现象的所有特征；③分析收集资料，提炼资料中蕴含的系统性范式原型；④发展表达原型本质的概念、关系、法则，形成理论性陈述。

 应用实例

从研究到理论：扎根理论方法

我国学者任建华以 2013 年芦山地震为研究背景、卡尔玛兹（Charmaz）建构主义扎根理论为研究设计，通过访谈了解 22 名经历地震的孕妇及其丈夫，发现大地震前后生育及抚养孩子的妇女的社会心理过程可以归纳为"发展的意义"，该过程涵盖了"被打乱""混乱缓解""成长"三个阶段，与整个过程交织在一起的重要主题类别／相关因素为"家人陪伴""孩子注入爱和希望"以及"价值观改变"，构建了"发展的意义——孕妇经历地震后体验与家庭互动的扎根理论"。

来源：REN J H, JIANG X L, GU L, et al. Evolving meaning from being pregnant and becoming a new mother over the period of a major earthquake: a grounded theory study[J]. International Journal of Disaster Risk Reduction, 2021, 63: 102476.

（四）理论－研究－理论策略

1. 作用 研究问题源于理论，对这些研究问题的探究发现又反过来补充、完善理论。该策略与研究－理论策略的主要区别在于是否运用理论作为提炼研究问题的基础或指导框架。

2. 应用步骤 ①选择与需要解释的护理现象相吻合的理论；②对理论中的概念重新赋予操作性定义；③综合、归纳相关研究结果，完善原理论或发展新理论。

（五）综合策略

作为关乎人类健康与照护的科学，护理学本身的复杂性决定了运用单一的理论发展策略很难全面、深入探索护理现象。纵观现有护理理论中那些能充分解释护理现象、提高对护理现象本质理解、为护理行为提供有效指导的理论往往是通过对以上四种理论发展策略的综合运用而构建的。

二、中域／情景理论构建法

（一）沃克与阿万特中域理论构建法

1. 理论衍生法 取决于理论开发者的创造性思维，包括5个步骤：①评估理论开发需求，当确定某护理领域尚无合适的指导理论时，可运用衍生法从源领域引入理论并进行改良；②广泛阅读源领域理论及相关知识，头脑风暴发掘源领域理论和本领域所需理论的关联性；③选择最匹配的源领域理论；④择取源领域理论中适合本领域的概念和概念关系，或借用整个源领域理论；⑤重新定义、增补源理论中的概念、概念关系，命名新理论。

2. 理论综合法 通过对实证研究的证据总结，将现有知识汇总成简洁明了的网状图文陈述，以指导后续的研究和实践。理论综合的素材可以完全源于文献，也可结合理论开发者的研究结果。基本步骤包括：①确定研究领域的中心概念；②确定和中心概念关联的概念（影响因素、结局变量等）及概念间关系；③提取主题概念和高层次概念间关系；④用理论模型／理论模式呈现理论的概念与关系元素。

（二）利尔（Liehr）和史密斯（Smith）中域理论构建法

1. 归纳法 是从个别到一般的推理，常用于从实践和研究中发展理论。可以基于单一研究形成理论（如扎根理论等质性研究），也可以整合一系列研究和实践结果提取概念和概念关系发展理论。

2. 演绎法 是从一般到个别的推理方式，常用于从广域理论推论中域理论，如勒维斯克（Lévesque）等用演绎法从广域理论罗伊适应模式发展中域"心理适应模型"。该模型纳入了罗伊适应模式的3个主概念：环境刺激、应对机制和适应方式，重新定义了以上概念及其在实证研究中的测量指标；并基于罗伊适应模式中阐述的概念关系、相关文献和实证研究结果，提出3个新的概念关系；最后用图形呈现所提取的理论元素及逻辑关系，形成操作性更强、实践指导意义更大的"心理适应模型"。

3. 重组法 用重组法可从现有的护理和非护理的中域理论中提取概念、概念关系，整合成新的理论，如杜恩（Dunn）对梅尔扎克（Melzak）和沃尔（Wall）的疼痛闸门控制理论、拉扎勒斯（Lazarus）和福尔克曼（Folkman）的压力与应对理论、沃力斯（Wallace）的放松反应理论进行解析，提取其中的概念、概念关系、概念测量指标，进行逻辑归置形成"慢性疼痛适应理论"。

4. 衍生法 包括从其他学科领域引入（同沃克与阿万特理论衍生法）以及从临床实践指南和护理标准中发展理论，如鲁兰德（Ruland）和摩尔斯（Moors）基于原有安息护理标准，结合德尔菲法发展"临终安息理论"，使原含 16 个终极目标、100 多个过程目标、长达 16 页的安息护理标准以更简洁、系统的方式为临终护理实践提供指导。

（三）情境理论综合构建法

情境理论综合构建法是在梅勒斯综合性理论构建策略基础上提出的，包括以下步骤 / 策略：

1. 确定前提假设 包括多元事实的存在（如多元哲学范式、理论模式、研究方法），理论进化发展的本质，护理现象具有独特社会文化特征，以及承认从护理视角分析现象和问题的必要性等。

2. 综合多方资源 包括现存的护理和非护理理论、研究结果、实践经验等。

3. 确定理论构建综合方案 理论构建可始于文献阅读、临床实践、研究过程中发现的理论需求，甚至同事间的讨论也可成为理论构建的触发点。在具备初步的理论构建动机后，充分挖掘理论构建资源，制订具体的理论综合构建方案发展理论。

4. 汇报、验证、推广理论 详细记录理论构建每一步，邀请同行评议，使综合构建过程透明化、证据化。注意在理论构建过程中应充分考虑理论应用人群的观点和需求，并回到人群去验证理论对特定现象和人群体验的表述程度，提高理论的实践指导性和可推广性。

第三节 护理理论的评价

理论评价（theory evaluation）旨在更准确地突显理论的重要特性，恰当分析其抽象水平和指出理论内在固有局限。理论评价有一定的框架和流程，该流程能帮助我们以描述性、针对性、评判性的方式解读每个理论。理论评价的框架流程最早由福西特（Fawcett）于 1980 年提出，经过多年的应用、验证、完善，最终形成了目前的评价体系。这一评价体系体现了对护理概念模式和当代护理理论体系各结构能级之间关系的理解，同时注重对所有护理实践情境与背景的诠释，而不仅仅局限于临床护理，因而在世界范围内得以广泛应用。

一、概念模式的评价

概念模式评价基于对概念模式的分析及已发表的各种相关评论、研究报道，以及在护理临床实践、科研、教育、管理的应用报道。评价步骤及内容包括：

（一）评价步骤一：概念模式起源的解释

概念模式评价的第一步聚焦于概念模式起源的解释，通过了解作者的信仰和价值观来分析其概念模式的哲学基础，以及对于护理发展的关注重点和独特视角。此外，有些理论家会引用已成熟的他人的甚至跨学科的理论或观点，但应作标注和说明。

（二）评价步骤二：概念模式内容的全面性

可从内容深度与内容广度两个层面评价。内容深度方面，要求从模式自身视角对四个元范式，即人、环境、健康、护理进行清晰界定和观点阐释，并从护理程序或实践方法学层面为护理实践提供方法、流程指导。此外，护理程序或实践方法学应扎根于科学知识，允许相互间的动态变化并符合护理实践伦理标准。最后，概念模式中的关联性命题应能完整表达四个元范式间的关系，或其中两个或多个元范式间的关系。

内容广度是指概念模式的内容范围要足够广泛，能指导不同情境的护理实践，包括一般情

笔记栏

境、高风险情境和危机情境等，并能运用于研究、教育、管理等多个领域。然而事实上，没有任何一个概念模式能涵盖护理实践的方方面面，也不可能完全适用于所有的文化环境，因为它们构建时通常是针对某一情境、某一文化的。所以评价过程中，还应关注模式的局限性，明确其局限性是否会限制其可行性。

（三）评价步骤三：概念模式的逻辑一致性

该步骤关注模式内在结构的逻辑性，包含对模式构建者的专业水准、信仰与哲学主张、模式各部分内容一致性的判断，也包含对该模式反映的唯一或多个世界观、唯一或多个护理知识种类间一致性的判断。需要注意的是，如果一个概念模式中出现多个世界观和多个护理知识种类，很可能是因为构建者融合了多个学派的理念，而这种融合常常具有较大的挑战性，评价这一类型的概念模式时尤其要注意考察其逻辑一致性。

（四）评价步骤四：概念模式的理论延伸

理论延伸反映抽象、普适程度更高的概念模式与偏具象、适用性更聚焦的理论之间的关系。不少广域理论和中域理论均源于抽象程度更高的概念模式，因此理论延伸是评价概念模式的重要内容之一。理论延伸重点考察概念模式的拓展外延能力，即模式产生理论的能力和指导意义如何。

（五）评价步骤五：概念模式的合理性

合理性指概念模式对护理活动指导的实用性与其自身内容的稳定性。实用性主要基于整体护理知识体系进行评价，讨论其是否适用于护理实践及科研等各个方面；稳定性的评价重点包括模式内容是否健全可信，是否存在缺陷和漏洞。如果一个概念模式在合理性的两方面均存在问题，那么该模式就没有存在意义，需要修改完善。以评判性思维去检视每个概念模式的合理性至关重要，不加批判地全盘接受易使其停留于意识层面，失去应有的实用价值。

概念模式合理性更明确细化的评价标准分为以下三方面：

1. 社会效用 模式是否在护理实践、研究、教育、管理等多方面均具有指导意义；模式延伸出的护理实践方案和相关理论的应用是否具有可行性；模式在护理实践、研究、教育、管理等方面的实际应用范围和程度，以及对循证护理实践的贡献度。

2. 社会认可 基于模式的护理活动（包括护理评估、护理目标、护理干预、护理结局）是否契合护理服务对象（个体）、社会、健康照护系统对护理的需求与期望，是否能满足不同文化、不同国家、不同地域人群的需要。

3. 社会意义 根据对模式应用效果研究结果的质性、量性分析，评价其在护理和人群健康促进方面的应用效果如何，是否对公共健康具有重大而积极的影响。

（六）评价步骤六：概念模式对护理知识和护理学科的贡献

概念模式评价的最后一步聚焦于模式对护理知识和护理学科的贡献。贡献度评价应建立在对所有与该模式相关的可获得文献资料的整体回顾基础上，而不是将该模式与其他概念模式比较。

概念模式评价六大步骤的要点总结归纳如下，见表4-1。

表4-1 概念模式评价流程与要点

步骤	内容要点
评价步骤一	概念模式起源的解释； 该概念模式基于的哲学主张是否明确？ 作者是否明确指出对于该概念模式的构建思维产生影响的其他学者思想理论的出处？

步骤	内容要点
评价步骤二	概念模式内容的全面性： 该概念模式是否充分阐述了护理四个元概念：人、健康、环境、护理？ 该概念模式的关联性命题是否充分概括了以上四个元概念间的相互联系？ 该概念模式是否能给予护理临床工作者充分的指导，例如如何进行恰当观察；如何确定护理对象现存和潜在的需要；如何制订和达成不同临床情境下特定的护理目标？ 该概念模式是否能给予护理研究者充分的指导，例如如何提出科学问题；如何选择恰当的研究变量和研究方法？ 该概念模式是否能给予护理教育人员充分的指导，例如如何构建课程体系、创新教学方法和教学评价？ 该概念模式是否能给予护理管理者充分的指导，例如如何组织管理和提升服务质效、变革服务模式？
评价步骤三	概念模式的逻辑一致性： 该概念模式是否反映了多个世界观？ 该概念模式是否反映了多个护理知识的分类特征？ 该概念模式的各个组分是否反映了一致性的逻辑诠释和多角度观点的有机融合？ 该概念模式是否具备逻辑一致性？
评价步骤四	概念模式的理论延伸： 从该概念模式繁衍/延伸出了哪些子理论？
评价步骤五	概念模式的合理性： 该概念模式是否为护理活动的实用性指导工具？ 该概念模式的应用评价是否显示出其内容的稳固性和可信性？ 该概念模式用于护理实践的过程中是否要求进行系统教育和特殊技巧训练？ 该概念模式延伸的实践方案和相关理论的应用是否具有可行性？ 该概念模式对于护理实践、研究、教育、管理等多方面的实际应用范围和程度如何？ 该概念模式指导开展的护理活动是否能满足不同文化背景、不同国家和地域民众及医疗卫生专业人员的需求？ 该概念模式及其延伸的相关理论和实证指标的应用是否对公众健康带来积极影响？
评价步骤六	概念模式对护理知识和护理学科的贡献： 该概念模式对护理知识和护理学科发展的整体贡献是什么？贡献程度如何？

二、理论的评价

理论评价的步骤和目的与概念模式相似，其核心是运用评判性思维更好地突出理论优势，暴露理论劣势，以进一步修缮该理论。

（一）评价步骤一：理论的重要性

关注理论产生背景，重点判断理论对社会及学科发展的意义。评价标准：①理论的元范式、哲学基础及概念模式的起源明确；②护理学及其他附加性内容有标注；③具有独特的社会贡献和理论贡献。

笔记栏

（二）评价步骤二：理论的内部一致性

关注理论内容和背景，评价其内部一致性。评价标准：①该理论所有的元素，包括理论家的哲学主张、概念模式及其概念和概念关系是否保持一致；②概念在语义上是否清晰一致，即理论家是否对概念进行了定义且在理论所有内容中相同概念均采用一致的术语及定义；③理论的概念关系是否具备结构一致性，即各概念间的关系是特定的，无关联性命题方面的不一致。

（三）评价步骤三：理论的简洁性

关注理论内容，评价其简洁性。评价标准：①是否用最少的概念、概念关系清晰反映该理论核心思想；②是否以简洁明了的方式完整展现理论内容，并能解释复杂现象。注意简洁性不代表过度简单而因此丧失了理论应有的内容、结构和完整度。

（四）评价步骤四：理论的可测试性

理论的可测试性指理论是否可被实证检验，能接受重复检验的理论即具备了科学实用性。广域理论相对抽象的特性意味着其概念往往缺乏操作性定义，其概念关系也无法直接经实证检验。中域理论相对聚焦，其概念包含操作性定义，相关的概念关系也能经由实证直接检验，因此可运用传统的实证研究方法评价其可测试性。

（五）评价步骤五：理论的经验性

理论的经验性充足与否的评价目的是判定理论的可信度，以决定是否需要修改、完善或排除理论中的一个或多个概念／概念关系，或推翻整个理论，而不是为了验证该理论是否为绝对真理。评价方法以系统综述（systematic review）为主，应对所有与该理论有关的研究性文章进行系统回顾，关注理论的观点及主张与实证结果是否一致；同时还应考虑理论的循环认证（circular reasoning），即在解释或验证实证资料与理论符合与否时，不仅限于该理论本身，应同时关注是否存在类似理论，多方比较进行综合判断。

（六）评价步骤六：理论的务实性

通过对理论有关应用性文献的整体回顾，评价该理论的务实性。评价标准：①护理人员是否对理论内容充分了解，并具备应用该理论的人际沟通和心理活动技能（需要在理论应用前对护士进行系统教育和技能培训）；②该理论是否正在应用于临床护理实践、正在或已历经循证性成果转化研究，并通过对其护理程序各阶段（评估、计划、实施、评价）的实践研究，发现其具备列为护理常规活动的可行性；③从业者是否能控制好该理论的应用实践，能测量理论指导下的实践活动的有效性；④基于该理论的临床实践是否能满足公众及卫生保健体系对于护理实践的期望，是否能带来护理服务对象并发症减少、健康状况改善、满意度增加等良性结局，产生良好的社会效益。

评价结果有助于决定：①是否需要补充应用证据；②是否应推广使用其评估工具及护理干预方案；③是否应停止使用现行的评估工具及护理干预方案，或构建新的工具和方案。

理论评价六大步骤的要点总结归纳如下，见表4-2。

表4-2　理论评价流程与要点

步骤	内容要点
评价步骤一	理论的重要性： 该理论的概念和概念关系起源是否明确？ 该理论的哲学主张和概念模式起源是否明确？ 该理论对所引用的护理学及其他学科的附加性内容是否进行了来源著注？ 该理论的社会和理论贡献度如何？

步骤	内容要点
评价步骤二	理论的内部一致性： 该理论的背景（哲学主张和概念模式）与内容（概念和概念关系）是否一致？ 中域理论的概念是否经过明确识别和定义，形成操作性定义？ 该理论涉及的概念是否采用同一术语和定义（语义一致性）？ 该理论的概念关系是否具备结构一致性（无关联性概念关系的不一致）？
评价步骤三	理论的简洁性： 该理论的内容是否表述清晰而简明？
评价步骤四	理论的可测试性： 广域理论的可测试性： 是否采用了质性和归纳性研究方法？ 研究方法是否与该理论的哲学主张及内容相一致？ 从一个或多个研究结果中，是否能充分、深入地挖掘和捕捉到该理论的本质/精髓？ 中域理论的可测试性： 该理论的研究方法学是否契合中域理论？ 该理论的概念是否具有操作性定义，是否可通过恰当的指标观测？ 该理论的概念关系能否通过实证研究验证？
评价步骤五	理论的经验性： 广域理论的经验性： 该理论的描述性经验研究结果是否与该理论的概念及概念关系相一致？ 中域理论的经验性： 该理论的观点和主张是否与实证资料/数据相一致？
评价步骤六	理论的务实性： 该理论在应用前是否需要对执业人员进行理论教育和特殊技能培训？ 该理论是否已应用于具体的临床护理实践？ 基于该理论的评估工具和护理干预方案是否具有广泛临床应用的可行性？ 该理论的临床实践应用是否由具备法律许可资质的护理人员实施，并能测量其有效性？ 该理论的临床实践能否满足公众及卫生保健体系对于护理实践的期望？ 该理论指导下的临床实践是否为服务对象带来良性结局？ 该理论是否运用问题解决的研究方法评价了理论临床应用结局？

（蒋晓莲）

小　结

本章结合应用实例，重点就护理学科理论发展过程中运用的三种概念发展策略、五种理论构建策略，以及理论评价进行了探讨。纵观世界护理理论发展，经历了借用—依托—自主研发的蜕变，目前更是处于各类理论并存、与研究紧密联系、融入实践、理论本土化的关键发展期。理论发展有赖于构建者良好的感悟力、洞悉力、研究力和从实践与其他学科理论汲取养分的能力，以及终于评价、始于评价、止于至善的求索精神，这些成为致力于理论发展学者应具备的基本素养，也是理论构建成功的基础。

笔记栏

• • • • 思考题 • • • •

1. 选择一个护理理论，分析其涉及的概念发展策略、理论构建策略，解释为何该理论的构建者会采用以上策略。

2. 试分析概念模式评价与理论评价的侧重点及评价要点的异同。

第二篇

护理哲学

第五章

弗洛伦斯·南丁格尔的环境学说

ER5-1
弗洛伦斯·南
丁格尔的环境
学说

 导入

ER5-2
弗洛伦斯·南
丁格尔的环境
学说

　　环境与护理关系密切，对患者疾病的痊愈具有重要意义。那么，从环境卫生的视角来看，环境卫生对个人健康有哪些重要性？护理应将患者置于哪种有利于发挥机体本能作用而自然恢复到最佳健康状况的环境？人、健康、环境、护理又如何定义？现代护理学的奠基人弗洛伦斯·南丁格尔（Florence Nightingale）首创了科学的护理事业，发展了以改善环境卫生、促进舒适和健康为基础的护理理念，她的环境概念构成环境学说的核心思想，是现代护理理论形成和发展的基础，对护理专业的发展有着重要意义。她的工作为护理专业的发展铺平了道路，树立了护理在社会中的地位和价值。她倡导的职业道德和专业标准也成为了护士们的行为准则。

一、理论家简介

　　弗洛伦斯·南丁格尔（Florence Nightingale），英国人，生于 1820 年 5 月 12 日，是现代护理学的奠基人。南丁格尔自幼接受良好的教育，学习音乐、古典希腊语和拉丁语、历史、数学等，并对照顾患者和伤者表现出兴趣。25 岁时，南丁格尔表达了想成为一名护士的愿望，但父母拒绝了她的要求。在接下来的 7 年里，她继续学习，同时多次尝试改变父母的想法。1850—1851 年，她在德国参加了护理课程，完成了当时唯一的正规护理教育。

　　1853 年 8 月，她接受了第一个"正式"护理职位，在伦敦一家照护机构担任主管。克里米亚战争期间，她协助照顾受伤的士兵，为士兵提供护理。作为对医院状况评估的一部分，南丁格尔开始详细记录伤口、疾病和死亡情况。1855 年 3 月，南丁格尔开始致力于改善医院的卫生质量和环境条件。在 3 个月内，她和同事将受伤士兵的死亡率从 42.7% 降低到 2%。她使用了新的统计分析技术来识别问题并制订改进计划，这些工具和技术从根本上而言，是对患者护理质量进行衡量的首次尝试。后来，南丁格尔把她在克里米亚的经历作为她在英国进行改革工作的基础，于1860 年在伦敦圣托马斯医院创建了第一所正式护士学校。

　　她一生有许多著作，目前世界上至少保存有 12 000 份其信件原稿、150 篇论文及书籍著作的原始资料。其中，最著名的是《护理札记：它是什么和它不是什么》（*Notes on nursing: What it is and what it is not*，后文简称《护理札记》），这本书曾经作为南丁格尔护士学校的教科书。此外，南丁格尔的《医院札记》（*Notes on hospitals*）及《印度军队的卫生状况调查报告》（*Notes on the sanitary state of the army in India*）对卫生统计、社会福利、社会学方面的研究至今仍具有指导意义。南丁格尔的著作产生了丰富的知识，巩固和扩展了南丁格尔的护理模式和哲学，成为了当代护理实践的基础。南丁格尔于 1910 年 8 月 13 日在伦敦去世，享年 91 岁。2 年后国际护士会将她的生日 5 月 12 日定为"国际护士节"。

 笔记栏

49

二、学说的来源

环境学说主要源于《护理札记》，是后人对南丁格尔护理经验和思想的总结与提炼。《护理札记》的核心是对环境概念以及环境对健康影响的阐述。南丁格尔在其著作中精辟地描述了环境对机体的影响。她指出"护士要做的就是把患者置于一个最好的环境中，使其自我修复"。她也曾写道："不可忽视患者内心的烦恼，而一味地促其病愈；一般都认为护士只负责照顾患者的身体，事实上，护士也应该关心患者的心理状态，给他们信心和鼓励"。这是南丁格尔对护理本质最早、最基本的看法，也是后人在总结其思想、发展环境学说时着重强调的理念。在南丁格尔看来，护理卫生这一具体的"科学"活动是医疗保健的核心要素，没有它，医学和外科手术就会无效。"患者的生死、康复或残疾通常不取决于任何伟大和孤立的行为，而是取决于每一分钟的不懈和彻底的实际职责。"

三、学说的主要内容

（一）主要假说

作为现代护理的奠基人，南丁格尔在其早期的著作中并没有明确提出任何假说，而后人在断断续续总结和发展环境学说时，也没有系统、完整和清晰的理论假设。但参考及综合多种相关文献，可以看出环境学说中隐含了多种假说。

1. 关于环境的假说

（1）环境是患者康复的基本条件。南丁格尔在《护理札记》原著中曾描述"环境是影响生命和有机体发展的所有外界因素的总和，这些因素能够缓解或加重疾病和死亡的过程"。她也陈述："疾病是机体的一个修复过程，是机体本能对不良环境刺激的应激反应"。环境护理是护理人员应用护理、环境等相关的知识和技能，与相关组织部门、专业人员共同协助，解决医院、社区、家庭及个人的由环境引起的健康问题，以减少和消除环境中影响健康的危险因素，并从物理、化学、生物、人文社会环境方面为就诊患者提供适合人体健康的环境的一种护理活动。这应该是环境学说中最主要的假说之一。

（2）不良环境因素除物理环境（如肮脏、潮湿、寒冷、黑暗、噪声及没有新鲜空气等）外，还包括精神心理环境（如无聊、单调）和社会环境（如亲朋关系、医院制度等）。

（3）物理环境的优劣直接影响患者疾病的预防、发展与转归，同时也影响患者的心理环境和社会环境。三者相互关联并对患者的健康状况和生理本能产生影响（图5-1）。

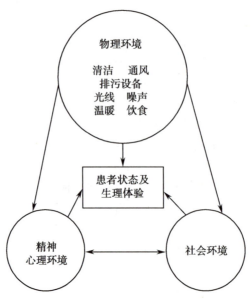

图 5-1 环境学说架构示意图

2. 关于疾病与健康的假说 南丁格尔于 1860 年曾提出了自然法则（natural laws）假说。她认为人类（即个体）在一个适当的环境中具有自我修复与完善的能力。

3. 关于护理的假说 南丁格尔关于护理的假说包含多个方面。

（1）护理是一门科学也是一门艺术（the science and art of nursing），必须将两者结合起来实施护理活动。

（2）护理知识不同于医疗知识。护理主要通过提供舒适而安全的环境，如新鲜的空气、充足的光线、清洁的饮水、有效的排泄引流、适量的食物以及提供温暖和安静的环境来促进患者的康复，保证患者机体的修复过程不受妨碍。

（3）满足患者的需要，帮助其保持和恢复生命力被看作是护理的主要目的。

4. 关于护士的假说

（1）护士是接受过专业训练和教育的人士。"没有专业知识的照护人士不是护士"。

（2）护士应由品德优良，有献身精神，有爱心和高尚的人担任。

（3）护士是敏捷的思维者（clear thinker），具有独立判断能力（independent in judgment）。

（4）护士有责任为患者创造一个最佳的康复环境并提供精细管理（petty management）。

（二）主要概念

环境学说中主要描述了 13 个概念，原文称之为"13 准则"。南丁格尔认为通过这 13 个准则可以改善患者所处的环境，使自然法则发挥作用，从而促进个体自我修复与自愈。

1. 通风（ventilation） 南丁格尔认为病室内空气应保持新鲜、流通，可通过开窗获得。护理应重视为病患提供持续而稳定的新鲜空气；确保患者呼吸的空气干净，没有异味。通风方法：关上门，打开窗户。病房内避免有潮湿的物品，也需要注意给潮湿的物品通风等。

2. 温暖（warmth） 指患者所处的环境温度，不寒冷、不过热，让患者感到温暖舒适，利于修复。保持房间的温度适中，使患者感到舒适。确保患者呼吸的空气干净，没有异味。随时注意患者的身体温度。

3. 房屋卫生（health of house） 指医院建筑要注意通风、保暖、排污，有足够的空间使能够下床活动的患者接受自然阳光。这一准则包括五项基本要素：清新的空气、干净的用水、最佳的排水系统、清洁的环境和充足的光线。

4. 噪声（noise） 指所有会刺激患者或影响患者睡眠的声音，如谈话、走动、移动物品等。护士应让患者处于安静的环境之中，尽可能将噪声降低到最低水平，禁止在病室门外谈论病情。避免使患者感到震惊的噪声，并将噪声水平保持在最低水平，以方便患者休息。

5. 光线（light） 指室内应有足够的照明，调整照明以使患者感到舒适，患者需要充足的阳光才有利于疾病恢复。在条件允许的情况下，可以把患者推出去晒太阳，而不是让患者在房间里自行想象外面的阳光。

6. 房间及墙壁的清洁（cleanliness of rooms and walls） 指患者的房间、墙壁不可以有霉菌、污浊斑渍，保持环境清洁。

7. 个人清洁卫生（personal cleanliness） 指患者、医护人员都应该清洁、干净。护士应随时评估患者口腔、皮肤、头发、衣服。保证患者皮肤、口腔、头发清洁，衣服干爽，皮肤湿润不干燥。护士也应注意个人卫生，勤洗手。

8. 病床与寝具（beds and bedding） 指患者的床铺必须保持清洁、干燥、平整、无皱褶。有污染时随时更换，减少伤口感染，给患者舒适感。病床高度适宜舒适，床铺整理要注意美观、安全和方便。

9. 变换（diversity） 指房间的装饰、摆设应经常变化，给患者带来新鲜感。

10. 饮食多样化（variety of taking food） 指患者的饮食不但要注意营养，也应该多样化，以增加患者的食欲。

笔记栏

11. 精细管理（petty management） 南丁格尔提出的精细管理，也可译为"陪伴护理"，指护士应该做到无论在或不在患者的身边，都要确保患者得到适当的照顾，使他们时刻感受到护士的陪伴。

12. 有希望和劝慰性谈话（chatting hopes and advices） 指给予患者积极、有希望的谈话，疏导他们的不良情绪，但要特别注意不应以对疾病的虚假、无依据的希望劝告患者。避免没有理由的谈话或给出没有事实支持的建议。

13. 观察患者（observation of the sick） 指护士应时刻注意观察患者，包括病情变化、情绪变化、舒适程度以及是否有家人、朋友探访等。

（三）对护理学的核心概念的诠释

南丁格尔的护理环境学说是护理科学发展的一个里程碑，并为该学科的四个元范式提供了基础。南丁格尔认为人、环境、健康、护理相互影响，但环境是主要因素。环境影响人体，同时她认为人体有能力对抗疾病，而护理人员有责任改善环境因素。她的模型虽然主要关注患者和环境，但可以被视为一个以患者为中心的系统模型，被环境的各个方面所包围。如果一个元素失去平衡，那么患者就会感到压力，这取决于护士做什么来恢复患者环境的平衡。换句话说，在南丁格尔看来，护士的主要功能是操纵影响健康和疾病的物理和社会因素，以促进患者康复。

1. 护理 南丁格尔对护理的含义做了局限而清楚的描述，即护理是将患者置于有利于机体本能发挥作用的最佳环境中的一种非治疗性实践。环境学说中对护理的诠释主要基于环境的作用，认为护理的目的是通过改善环境，特别是物理环境使患者处于机体本能发挥作用的最佳环境之中。

2. 人 在南丁格尔的环境学说中，虽然没有明确的定义，但在其所有的著作中意指接受照顾的人，即"患者"，由生理、智力、情感、社会和精神因素构成，人与环境互动并受环境影响。

3. 健康 南丁格尔曾陈述"健康不仅仅是一个人的良好状态，而且能够很好利用个人所拥有的一切力量"（to be able to use well every power we have）。她认为健康与疾病是机体对外在环境刺激的反应，是一个可以趋向好转的修复过程。健康是身体、心理与环境各层面相互作用的结果，其中又以环境因素对健康的影响最大。

4. 环境 南丁格尔强调环境是患者所处的一切外在因素，可直接影响个体生命及自我康复的条件，包括物理（如通风、温暖、光线、营养、清洁等）和心理因素（如避免对疾病的虚假希望和建议的谈话、变换病室的装饰与摆设等）。尽管南丁格尔的理论没有明确的社会环境的概念，但在物理环境中都能找到社会的影响，如纯净的水、有效的下水管道等基本条件，以及物理环境的清洁直接影响疾病的预防和社区的死亡率。

四、学说的应用

（一）在临床护理中的应用

虽然很少有医疗机构或护理机构明确说明他们的护理服务是以南丁格尔环境学说作为架构，但是环境学说是临床护理中应用最早、最广泛的护理理论。环境因素如通风、保暖、安静、清洁、个人卫生等已经是最基本的临床护理范围及每日常规基础护理工作的重要部分。随着整体护理的发展，环境学说中的社会因素和心理因素也被重视并成为常规护理的一部分。目前，环境学说也被广泛应用于社区、家庭护理的个案管理，如巴基斯坦学者于2015年报道如何将环境学说用于一位身患多种慢性病的75岁独居老年人的个案管理中，并特别介绍了如何根据理论中的13个准则系统评估和改善个案的居住环境（如房间卫生、通风、光线、温度等）、个人卫生、饮食状况及伤口感染情况等，并实施相应的护理措施改善老年人的生活环境，使其感染的伤口很快得以愈合，疾病症状有所缓解。该学者等也曾发表文章分享在肯尼亚如何将环境学说用于抗药性结核病患者的护理中，并在结论中指出由于结核病的发生、发展与患者所处的社会、物理环境密切相关，因此，采用南丁格尔的环境学说可以直接、明确地指导护士如何从环境着手帮助患者改善环境，提高抵抗力，促进康复。

（二）在护理教育中的应用

南丁格尔对护理教育具有深远的影响。她提出护士必须基于正规的、科学的培训的观念是高等护理教育发展和护理走向专业化的起源。1860 年，南丁格尔护士学校正式成立，学校对学生的生活习惯、行为品德方面都有严格的要求。教学内容虽然不同于医学生，但也大幅度涵盖了公共卫生、统计学知识等。护士的培养主要以医院实习、床旁教学为主，这种模式是许多早期护士培训学校所采用的模式。环境学说的护理原则是至今护理课程设置的基础指南，对护理专业的发展起到了积极的推动作用。

（三）在护理管理中的应用

最早应用于管理中的是 1859 年南丁格尔《医院札记》所提出的医院建筑设计、排污系统以及患者统一登记和疾病分类理念。1859—1860 年，英国伦敦绝大多数医院都开始采用患者统一登记和按疾病分类管理。随后世界各地许多医院也逐渐采用类似的分类方法管理患者。环境学说在护理临床实务管理中的应用已经非常广泛，如护士工作的分配、工作内容、医院病房设置、护理质量控制、质量保证及质量改善的指标制订等都以环境学说架构作为依据。根据南丁格尔的模型，护理通过管理环境直接或间接地提高人们维持和恢复健康的能力。人对自己的健康起着关键作用，而这种健康是人、护士和环境相互作用的结果。美国医学研究所于 2004 年出版的《保证患者安全：改变护士工作环境》(*Keeping Patients Safe: Transforming the Work Environment of Nurses*)明确指出医院管理者必须通过有效的工作及工作环境的设计来预防及减少医疗护理差错，并表明护士工作的环境会直接影响他们工作能力的发挥，从而影响对病患照护的结果。

（四）在护理研究中的应用

南丁格尔是第一个应用统计数字和图表的护士。她于 1853—1854 年在战地工作期间使用多种数据和统计图表示患者的死亡率等，并将这些数据应用于说服高层管理委员会改善环境。有学者于 2014 年采用文献检索和描述性统计方法分析与南丁格尔环境学说相关的护理研究，探讨护士在发展南丁格尔环境学说知识方面的研究中所扮演的角色和所作的贡献。该文献研究主要限定于环境学说中"噪声、光线、空气、通风、清洁及多样性"这 6 个方面。结果发现，2007—2013年期间，相关研究中"噪声"和"睡眠"分别为研究频率最高的自变量和因变量。文章指出，由此可见即使在南丁格尔时代后一百多年的今天，她的环境学说仍在临床护理研究中明显被关注，也是需要继续深入研究的课题，因为"环境"是一个复杂的概念而且直接影响人类疾病发生、发展与康复的过程。

 应用实例

基于环境学说的护理质量优化实践

丁先生，78 岁孤寡老年人，长期住在一间破旧的公寓里。其患有 2 型糖尿病，右腿因战伤而受损，护士 A 查看伤口时发现伤口处有绿色渗出物并有臭味，体温 38.3℃；有酗酒史；收入来自社会保障金。护士 A 在丁先生出院后的第一天就去看望了他。她走进单间公寓时，被眼前的景象惊呆了：屋里堆满了脏盘子，床上没有床单，床垫明显被弄脏了。护士 A 评估发现，丁先生的生命体征正常，肺部呼吸音清晰，没有水肿的迹象。

应用南丁格尔环境学说分析上述个案：丁先生是需要得到专业照顾的患者（环境学说对"人"的定义），发生感染是由于不良环境阻碍了伤口自然修复过程（疾病与环境关系的假说）。护士 A 评估发现房间通风不良、温暖不够、没有充足的自然光线、墙壁地面污浊等（这是环境学说中 13 个准则的主要因素）。

笔记栏

五、学说的分析与评判

环境学说是现代护理理论形成和发展的基础,其内涵在当时的社会背景下可以说是一个重大创新和突破,即使在一个多世纪后的今天也一直对护理的实践与发展产生着深刻的影响。该理论的主要特征有以下几方面:

1. 理论清晰(clarity) 对南丁格尔环境学说的总体评价大多清晰而简单,因为理论不但对第一类概念,即"普通概念(common concepts)",包括人、健康、环境和护理有清晰的诠释与界定,而且对第二类概念,即"特别概念(specific concepts)",包括 13 个准则(13 cannons)也有清晰的描述和可操作的定义。

2. 理论简单、易理解(simplicity) 环境学说中很多内容是摘自南丁格尔的原著,是她对真实事例及经验的描述与总结,整个理论强调一个核心理念,即患病或疾病的康复过程都与患者所处的环境有直接而密切的关系。理论中的相关概念如清洁、通风、光线、噪声等内容,是护理人员所熟悉和易理解的概念,对各概念的陈述也没有特别的隐喻或行话。因此,其被喻为最易理解和应用的护理理论。

3. 可推广(generality) 环境学说始终强调护理服务的对象是身患疾病或受伤的患者,也可扩展至家庭及社区,通过改善和维持一个良好的环境而促进康复和预防疾病。南丁格尔的原著中主要描述的情境是战地医院的伤员及他们所处的环境,也有一部分是用于教导妇女们如何创造一个适宜的家庭环境帮助病患居家康复。

4. 可推论结果(derivable consequence) 这一评价指标主要指理论在实践中是否能预测结果以及理论知识与护理实践之间的关系。环境学说中有 3 个主要的命题陈述(propositions),包括:①健康的环境是身体修复与自愈的基础;②环境及个人清洁能够降低发病率;③所有那些能影响微生物的滋生与生长的外部条件都是可以被预防、抑制的。这些命题陈述均预测了为患者提供一个清洁、舒适的环境,就有利于其发挥机体本能作用,促进自我修复,而达到最佳健康状态。护理照顾涉及患者所处的一切环境,特别是物理环境以及他们所接触的人及照顾者的个人卫生。

5. 理论的局限性(limitations) 有学者认为虽然环境学说对护理专业理论知识的建立和发展起到奠基石的作用,但有其历史局限性,主要表现在内容框架过于简单,着重强调物理环境对人与健康的影响,而社会环境和精神心理环境并没有清晰和较详细地说明,并且在整个理论中也不太连贯。单纯强调物理环境与现代护理所强调的整体观念相比较,确实有其局限性。

📝 知识拓展

患者护理中的环境学说:理论延伸与案例分析

南丁格尔的著作产生了丰富的知识,巩固和扩展了南丁格尔的护理模式和哲学,是当代护理实践的基础。南丁格尔的工作与当代护理实践相关的另一个指标可能与南丁格尔全球健康倡议有关。该活动始于 2014 年,是一项由基层护士发起的运动,旨在提高全球公众对人类健康优先事项的关注和承诺。护理与环境学说可应用于世界上具有不同人口和条件的资源贫乏地区,如有研究利用南丁格尔的环境学说,探讨了巴西南部地区高危产后母亲在新生儿住院期间对医院环境的看法。研究强调,外部和内部(心理)环境对这些妇女的康复都很重要,两者都应该作为提供全面有效护理的一种方式加以考虑。

(于洪宇)

小　结

　　本章主要内容是弗洛伦斯·南丁格尔的环境学说，这是护理理论的发展史上里程碑式的重要贡献。首先介绍弗洛伦斯·南丁格尔的生平与事迹，其生日被定为"国际护士节"。"13准则"阐述了自然环境在促进个体自我修复和自愈过程中发挥的重要作用。其次对护理学四个核心概念人、环境、健康和护理进行详细解读，对护理发展中的整体性原则有着深远的意义。最后阐述环境学说在临床护理、护理教育、护理管理、护理科研和理论发展中的应用。

• • • •　思考题　• • • •

1. 南丁格尔环境学说的核心理念是什么？如何将这些理念应用到整体护理实践中？
2. 南丁格尔关于护理的思想与护理的元范式有什么关系？
3. 南丁格尔关于环境的观点如何应用于当代护理实践？

笔记栏

ER6-1
维吉尼亚·韩
德森的护理十
四要素学说

第六章

维吉尼亚·韩德森的护理十四要素学说

 导入

　　"三分治疗，七分护理"。护理是什么？护士的功能是什么？护理的独特功能是什么？基础护理包括哪些内容？早在20世纪50年代，维吉尼亚·韩德森（Virginia Henderson）提出了国际上最著名的护理定义："护士的独特功能是帮助个体（无论疾病或健康），从事那些有助于健康或恢复健康（或安详死亡）的活动，如果他有必要的力量、意志或知识，在无人帮助的情况下也能从事这些活动。而且，这样做的目的是帮助他尽快获得独立。从某种意义上说，护士必须深入到每个患者的内心世界，才能知道他需要什么"。在护士与患者的关系中，她认为护士是替代者（substitute），即为患者做某事；帮助者（helper），即帮助患者做某事；合作伙伴（partner），即与患者一起做某事。韩德森的学说强调患者独立的重要性。她总结自己作为护士和护理教育者的经验形成了护理十四要素学说，该学说提出的十四项患者相关需求包括生物－社会－心理层面，被认为是整体护理的基础，在护理临床、教育、研究等领域广泛应用。韩德森被誉为"20世纪的南丁格尔"。

一、理论家简介

　　韩德森的生平和成就展示了她对护理学的贡献，她的学说和实践至今仍对护理学专业产生着深远的影响。其护理十四要素学说为护理实践提供了一个清晰的框架，强调护理的个性化和整体性，这与她的教育背景、工作经历、学术成果和社会活动紧密相连。

　　韩德森的教育背景为她后来的学术成就奠定了基础。她在华盛顿沃尔特·里德陆军医院的陆军护理学校接受培训，开始了她的护理生涯。随后，她在哥伦比亚大学师范学院取得了学士和硕士学位，这标志着她从临床护理向护理教育的转变。她的教育经历使她具备了深厚的理论基础，这对她后来提出著名的护理十四要素至关重要。

　　韩德森的工作经历体现了她对护理实践和教育的深刻理解。她在医院担任督导和临床指导员，积累了宝贵的临床经验。在哥伦比亚大学任教期间，她不仅传授知识，还参与临床护理实践，这为她后来的理论研究提供了实践基础。她的工作经验强调理论与实践相结合的重要性，这也是她护理学说的一个核心原则。

　　1939年，韩德森出版了《护理原理与实践》（*Principles and Practice of Nursing*），这是一本被广泛使用的教科书。1955年，她利用5年时间彻底修订了《护理原理与实践教科书》（*Textbook of Principles and Practice of Nursing*），并首次引入了她对护理的解释，此书出版后在北美地区作为统一教材，成为临床护理标准。后来，国际护士会委托她书写一本关于护理的可以应用于世界各国的、既要涉及护士也要涉及患者与健康者的随笔，《护理基本原理》（*Basic Principles of Nursing Care*）由此产生，并在国际上引起了轰动，迄今为止，该书已用29种语言出版，被誉为20世纪南丁格尔的护理笔记，成为护理学领域具有里程碑意义的书籍之一。

　　《护理研究索引》（*Nursing Studies Index*）是韩德森的著名作品之一。1953年，她接受了耶

笔记栏

56

鲁大学护理学院的研究助理职位，负责一个旨在调查美国护理研究的研究项目。调查结束后，人们注意到缺乏有组织的文献作为护理临床研究的基础。1959—1971 年，韩德森受资助指导护理研究索引项目，其成果是出版了四卷本《护理研究索引》，这是 1900—1960 年间出版的第一部附有注释的护理研究索引。韩德森鼓励护士积极参与护理文献的分类工作。在韩德森对护理事业的所有贡献中，韩德森在护理文献的鉴定和控制方面所做的工作可能是她最伟大的贡献。1979 年，韩德森在美国印第安纳波利斯成立了第一所护理图书馆。1966 年她出版了《护理学的本质》（*The Nature of Nursing*），1991 年出版了《护理学的本质：25 年后的反思》（*The Nature of Nursing: Reflections After 25 Years*）。

韩德森积极参与社会活动，她的足迹遍布全球，她在国际范围内的教学和演讲极大地推广了护理学的理念和实践。她在耶鲁大学护理学院工作期间，对护理文献进行了系统化的整理，为护理研究的发展作出重要贡献。她的社会活动体现了她对护理专业发展的承诺，也反映了其护理理论的普遍性和可推广性。

二、学说的来源

韩德森在经验主义时代接受了医学和护理方面的教育，主要关注患者的需求，她的学说思想是随着她的经验而成长和成熟的。第一次世界大战期间，韩德森进入沃尔特·里德陆军医院的陆军护理学校，在那里她开始质疑患者的护理方式和护理作为医学辅助的概念。这段战时经历影响了她对护理的理解，以及她对护患关系的重要性和复杂性的理解。韩德森在她的研究生教育中学习了生理学原理，对这些原理的理解是她护理患者的基础。在纽约做访问护士时，韩德森认识到了解患者及其环境的重要性，并开始质疑医院的治疗方案对患者回家后改变其不健康的生活方式的作用。

韩德森说，"桑代克的人的基本需求"对她的信念产生影响。桑代克（Thorndike）的人格结构中指出构成本我的成分是人类的基本需求，如饥、渴、性等，是一种强烈的原始冲动。本我的需求产生时，个体要求立即满足，而不会顾及现实的限制。韩德森的护理十四要素学说在此基础上将患者视为具有生物、心理、社会需求的部分的总和。

韩德森以自己的亲身经历书写护理工作，关注护士的工作、护士的职能以及护理在医疗保健中的独特作用。

三、学说的主要内容

（一）学说的主要假设

1. 护士的独特功能是帮助健康的人和生病的人。
2. 护士是医疗小组的一员，但独立于医生之外。
3. 护理的 14 个要素涵盖了患者的需要。
4. 护理的 14 个要素涵盖了护理的所有可能功能。
5. 护士和患者总是朝着一个目标努力，无论是患者的独立还是平静的死亡。
6. 促进健康是护士工作的重要目标。
7. 患者和家属是一个整体。
8. 人的身心是不可分割的。
9. 患者需要帮助才能独立。
10. 患者必须保持生理和情绪的平衡。
11. 健康是人类功能的基础。
12. 健康需要独立和相互依存。
13. 只要有力量、意志和知识，人们就能实现或保持健康。

ER6-2
学说的主要
观点

笔记栏

14. 疾病可能干扰人们控制环境的能力。

15. 护士应该保护人们免受环境伤害。

16. 护士应该了解社会和文化习俗。

17. 专业实践源于以研究为基础的知识。

（二）学说的主要概念

1. 替代者（substitute） 韩德森认为护士的角色之一是替代者，即为患者做某事。在重病期间，护士被视为患者缺乏力量、意志或知识的替代者。

2. 帮助者（helper） 韩德森认为护士的角色之一是帮助者，即帮助患者做某事，在患者康复期间，护士协助患者恢复独立生活。

3. 合作伙伴（partner） 韩德森认为护士的角色之一是合作伙伴，即与患者一起做某事，护士和患者共同制订护理计划。

韩德森将护士的角色描述为以下几种之一：替代者角色、帮助者角色、合作伙伴角色，所有这些角色都是为了帮助患者尽可能独立。

4. 基础护理（basic nursing care） 韩德森在 1960 年创造了"基础护理"一词，根据她对护理的定义，并在创造了"基础护理"一词后，确定了基础护理的 14 个要素，这些要素反映了与个人卫生和健康生活有关的需求，包括帮助患者执行医生的治疗计划。

5. 患者独立性（patient independence） 指患者具有必要的力量、意志或知识，可以在没有护士帮助的情况下完成有助于健康或恢复（或平静死亡）的活动。韩德森的学说强调患者独立的重要性。

6. 护士（nurse） 韩德森的观点：护士是，而且法律上也是，一名独立的实践者（independent practitioner），能够作出独立的判断，只要他或她没有作出医疗诊断或开出治疗处方，或作出预后判断，因为这些是医生的职责。

作为基础护理的权威，韩德森认为护士有责任评估患者的个人需求，并帮助个人满足其健康需求，和／或提供一个环境，使个人能够在没有帮助的情况下进行活动。她认为，护士的职责是"深入患者的内心，根据他的需要补充力量、意志或知识"。将护士视为患者缺乏必要的意志、力量或知识的替代者，以获得良好的健康，并完成或使患者成为一个完整的人，这突出了护理工作的复杂性和独特性。

7. 护理功能（nursing functions）与非护理功能（non-nursing functions） 韩德森认为，与患者护理有关的功能可以分为护理功能和非护理功能。她认为，将护理活动限制在"护理"范围内是保护专业护士权利的有效方法。非护理功能定义指那些不是为人（身心）服务的功能，如订购用品、清洁和消毒设备以及提供食物。同时，韩德森并不赞成根据患者的复杂程度将患者分配给训练较少的工作人员的做法。韩德森认为，"所有的'护理'本质上都是复杂的，因为它涉及根据个人需要不断调整程序"。

（三）学说的主要观点

1. 韩德森的护理十四要素 韩德森根据她对护理的定义，并在创造了"基础护理"一词后，确定了基础护理的 14 个要素。这些要素反映了与个人卫生和健康生活有关的需求，包括帮助患者执行医生的治疗计划，也称需求学说。

（1）正常呼吸。

（2）适当饮食。

（3）排出体内废物。

（4）移动并保持适当的姿势。

（5）睡眠和休息。

（6）选择合适的衣服、穿衣和脱衣。

（7）通过调整衣物和改变环境，将体温保持在正常范围内。

（8）保持身体的清洁与良好的仪表，保持皮肤完整。

（9）避免环境中的危险，避免伤害他人。

（10）与他人沟通，表达情感、需求、恐惧或意见。

（11）按照自己的信仰做礼拜。

（12）以有成就感的方式工作。

（13）休闲或参加各种形式的娱乐活动。

（14）学习、发现或满足导致正常发育和健康的好奇心。

2. 护理服务和韩德森的护理十四要素　根据韩德森确定的 14 项基本需求和相应的 14 项护理要素来提供护理服务并不难理解，因为韩德森和奈特（Knight）在 1978 年版的教科书《护理原理与实践》中使用了这 14 项护理要素作为框架。护士可以围绕满足患者在呼吸、营养、排泄、身体力学、休息和睡眠、保持整洁、控制环境、沟通、人际关系、工作、娱乐和崇拜等方面的需求实施护理。1978 年韩德森和奈特提供了实施护理的具体细节。

（1）满足患者呼吸基本需求的护理，包括以下方面：肺通气、气体的扩散和运输、呼吸调节、影响正常呼吸的因素（如吸烟、年龄、肥胖、情绪、环境污染、麻醉和手术）。

（2）满足营养基本需求的护理，包括以下方面：营养与生活质量、膳食要点、体液平衡、食物选择和最佳膳食。

（3）满足排泄基本需求的护理，涵盖以下方面：肠道、肾脏、皮肤和呼吸废物的排泄，测量和记录排泄物。

（4）满足患者运动和姿势方面的基本需求的护理，重点关注以下方面：身体力学和姿势、健康和疾病时的运动、帮助患者和残疾人移动、生病时的交通和与患者同行、预防和治疗压力性损伤。

（5）满足患者休息和睡眠的基本需求的护理，护士必须关注两个方面：健康和疾病时的休息、诱导睡眠。

（6）满足患者清洁、整齐、维持体温的基本需求的护理，护士必须教育照顾者保持患者清洁、整齐和保持体温，具体包括以下几个方面：个人清洁和晨间护理（皮肤和指甲护理，剃须，口腔、牙齿和假牙的护理，鼻腔护理，眼睛卫生，头发护理，为患者铺床）；为患者提供合适的衣服和条件以保持体温。

（7）满足患者环境调控的基本需求的护理，主要包括以下几个方面：光线（自然光、人造光、照明心理）、大气条件（湿度、温度、空气纯度、气压、海拔高度）、供水和废物处理、美学、控制害虫（如昆虫和啮齿动物）、预防机械伤害、烧伤、中毒和触电、提供和维护卫生环境、提供和维持卫生食品和洗衣服务、消毒和灭菌、预防和控制感染。

（8）满足患者沟通、人际关系和学习的基本需求，主要从以下几方面进行护理：沟通方式（在沟通中使用感官，语言，非语言沟通和沟通技巧）；沟通、加强联系和减少障碍（精神状态和感官缺陷，与语言、文化、年龄和性别有关的沟通联系和障碍，住院和疾病对沟通的影响）；治疗性沟通和关系（护士与患者的互动，家庭和团体，通过触摸、音乐、艺术、角色扮演、阅读和写作进行沟通，以及创造治疗环境）；学习和感知；健康目标（国家和国际健康目标、个人健康目标）以及健康指导或健康教育。

（9）满足患者精神需求的护理，包括以下方面：寻求生命的意义、护士帮助服务对象选择满足精神需求的方式。

（10）满足工作和娱乐的基本需求的护理，包括以下方面：工作与休闲的意义和性质、退休和休闲时间、成人游戏和娱乐、儿童游戏、护士在提供工作和娱乐机会方面的作用。

笔记栏

（四）对护理学科元范式中核心概念的诠释

韩德森并不认为她的著作是护理理论，也没有明确定义护理的所有领域。然而，可从她的出版物中识别和描述护理学科的元范式概念。

1. 人 韩德森将人视为包括生物、心理、社会和精神各部分需求的整体（尽管它们是不可分割的），但在 14 项基本需求方面需要帮助才能实现独立，而这 14 项基本需求与护理的 14 个元素相对应。患者和家庭被视为一个整体。患者既不是客户，也不是消费者。

2. 健康 虽然韩德森没有明确提出健康的定义，但她暗示健康等同于独立。健康水平与患者独立满足 14 项基本需求的能力直接相关。

3. 环境 韩德森使用 1961 年版《韦伯斯特新大学词典》中的定义，将环境广泛定义为"影响生物体生命和发展的所有外部条件和影响的总和"。她认为环境由三个部分组成：生物、物理和行为。环境的生物要素包括所有生物，如植物、动物和微生物。环境的物理成分包括阳光、水、氧气、二氧化碳、有机化合物以及植物生长所需的养分，这些都是"所有生物赖以生存的环境"。

根据韩德森的观点，这些生物和物理成分共同形成了一个以动态平衡为特征的生态系统；因此，生物与其周围环境之间存在着相互依存的关系，生态系统中一个成分的变化会导致其他部分的变化。

此外，还存在第三个环境要素。行为因素包括人类参与社会互动的方式、习俗以及经济、法律、政治体系，所有这些因素都会影响人类健康。

4. 护理 韩德森最为人熟知的可能是她对护理的定义，该定义于 1955 年首次提出，并于 1966 年再次提出，并进行了少许改动。根据韩德森的说法："护士的独特功能是帮助个体（无论生病或健康），完成那些有助于健康或恢复健康的活动，如果患者有必要的力量、意志或知识，在没有帮助的情况下也能完成这些活动，而且要帮助他尽快获得独立。"护士的目标是使患者完整、全面或独立。反过来，护士也要配合医生的治疗计划。

如果患者缺乏必要的力量、意志和知识来满足 14 项基本需求中的一项或多项，护士就会暂时帮助患者。她指出："护士暂时是无意识者的意识，是自杀者对生命的热爱，是截肢者的腿，是新近失明者的眼睛，是婴儿的运动工具，是年轻母亲的知识和信心，是那些过于虚弱或孤僻而无法说话者的喉舌"。

此外，她还说："护士为患者做事情，正如患者在有力量、意志和知识的情况下自理一样。但我接着说，护士要让患者尽快独立。"

她在《护理的本质》著作中，指出护士的职责是"深入患者的内心，根据他的需要补充力量、意志或知识"。护士的职责是评估患者的需求，帮助他们满足健康需求，并为患者提供一个可以在没有帮助的情况下进行活动的环境。

虽然韩德森从功能角度定义了护理，但她强调护理的艺术，以及需要感同身受的理解，指出护士必须"深入每个患者的内心，才能知道他需要什么"。她认为，"护理之美在于将心、头和手结合在一起，如果将它们分开，就会削弱它们的作用"。

（五）韩德森的护理十四要素学说与护理程序

1. 评估阶段 护士将根据 14 项基本需求对患者进行评估，具体包括患者的呼吸状况，营养状况，排泄，运动，日常生活活动，睡眠，体温维持，卫生，环境，沟通能力，与工作、娱乐和学习有关的需求，以及精神需求。根据评估数据并考虑到患者的力量、意志和知识，护士将确定患者是否需要帮助以满足其基本需求。

2. 计划阶段 该阶段的目标是根据评估阶段发现的任何缺陷或问题，设计一个计划以满足患者的需求，同时帮助患者尽快获得独立性，使护士成为协作者而不是替代者。

3. 实施阶段 该阶段侧重于协助患者开展有助于维持健康、康复或平静死亡的活动。这一阶段的干预措施基于生理原理，以及年龄、文化、身体、智力和情感能力等个人特征。

4. 评价阶段　评价患者在没有护士帮助的情况下，或至少在援助减少的情况下满足其基本人类需求的能力。

四、学说的应用

韩德森对护理的定义是通过协助患者进行活动来满足整体需求，重点是对患者进行个性化护理。因此，韩德森的护理十四要素学说可应用于临床护理、护理教育、护理管理和护理研究中。

（一）在临床护理中的应用

在临床护理中，韩德森发现她的学说与护理程序相关，是更好解决护理问题的方案。护士需要使用护理程序来满足患者的基本需求，如在老年护理中，根据韩德森的学说对养老院老年人进行护理诊断。此外，韩德森的护理十四要素学说被广泛应用于临床护理实践，如指导死亡后捐献器官的患者及其家属的护理、针对糖尿病足溃疡患者的整体护理。有研究以一名两次自杀未遂后入院的女性为例，使用案例情景方法，展示了韩德森的学说在临床实践中的应用，该案例场景重点介绍了韩德森的学说如何为临床护士提供"识别护理需求、提供和评估整体护理的框架"。

（二）在护理教育中的应用

韩德森的学说极大地改变了护理教育。1937 年，韩德森和其他人为美国护理联盟创建了基础护理课程，该课程的理念是"以患者为中心，围绕护理问题而不是医学诊断来组织"。1939 年，她修订了哈默尔（Harmer）的第三版经典护理教科书，后来又编写了第五版，其中纳入了她个人对护理的定义。她的学说亦可用于设计和开发课程。如 2013 年，韩德森的学说被用于开发分娩课程的教育内容，根据韩德森的 14 项人类需求，确定了与分娩相关的内容。韩德森的学说还为开发基于理论的课程提供了框架，支持了医院对磁性医院的追求，并要求使用循证实践来指导患者护理。

（三）在护理管理中的应用

在护理管理中，护理管理者可以利用韩德森的学说来评估其医疗环境满足患者需求的程度。韩德森的学说可很好地用于护理管理，是许多磁性医院的共同基础。1993 年，美国护士认证中心开始承认医院的磁性地位。这种地位主要关注护理的领导能力、安全性和质量。此外，韩德森的学说也可以运用到电子病历管理中。2023 年，韩德森的侄女辛达·赫特（Xinda Hurt）和她的丈夫乔治·赫特（George Hurt）于弗吉尼亚州成立了弗吉尼亚 – 韩德森临床卓越研究所护理领导力学院。护理领导力学院的建立是为了帮助支持护士长促进联系和专业发展，对提供安全的患者服务和增进护理人员的福祉产生巨大影响。

（四）在护理研究中的应用

在护理研究中，韩德森的学说被认为是护理研究的基础。她出版的《护理研究索引》，被广泛地应用于护理文献检索，为护理研究者的检索工作提供了极大的便利。同时她提出了一个观点：有必要增加关注护理实践对患者的影响的研究。此外，韩德森发现大部分护理文献研究的对象是护士，而不是护理。韩德森告诫说，护士必须研究护理功能和基本护理方法，以防止护理工作停滞不前，并为护理行动提供验证。

韩德森的著作被视为护理目的和功能的哲学。她的教科书《护理原理与实践》阐述了护理的定义和 14 项护理功能，几十年来被护理院校广泛使用。因此，她对护理的定义极大地影响了后来的护士的实践。她的护理定义和 14 项护理功能旨在解释护理行为的整体性，而不是为护理理论的发展奠定基础。然而，她的观点在促进护理理论家们进一步发展概念方面仍然很有用。此外，韩德森关于护理应基于证据而非传统的理念，在当时是一个新颖的想法，目前已成为护理学科的基础和护理研究生教育的标志之一。

笔记栏

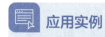 **应用实例**

患者对手术期间躯体姿势的担忧

在评估 G 先生的术前生命体征时，护士注意到他似乎很焦虑。护士鼓励 G 先生表达他对手术的担忧。G 先生告诉护士，他害怕无法控制自己的身体，他觉得全身麻醉会使身体失去控制。

1. 评估　护士认识到这种担忧与韩德森的学说的第四个要素直接相关：移动并保持理想的姿势。

2. 计划　护士向 G 先生解释说，她的角色是"执行患者在没有麻醉的情况下自己会做的那些动作"，并负责将他的身体保持在舒适和体面的姿势上。护士解释了手术过程中他需要如何定位，他身体的哪一部分会暴露，以及手术预计需要的时间。G 先生还向护士讲述了他在早期手术后的一次经历，当时他感到右肩疼痛。G 先生表示，他担心在手术过程中保持一个姿势太久会损伤他的肩膀，导致他醒来时再次感到肩膀疼痛。他们一起讨论了在接下来的手术中，他的肩膀最舒服的姿势。

3. 干预　护士将负责使 G 先生的身体保持一个舒适而有尊严的姿势。护士向 G 先生保证，她会在整个手术过程中评估并调整他的姿势。

4. 评价　经过上述干预后，G 先生的焦虑症状得到了改善，并成功完成了手术。

五、学说的分析与评判

（一）学说的主要优点

1. **学说具有重要性**　韩德森的学说非常重要，因为它定义了护理的核心要素，为护理实践提供了一个基本的框架。这些要素被认为是护理服务的基础，对于确保患者获得全面和整体的护理至关重要。韩德森的理论强调了护理的人性化和个性化，这对于提高患者的满意度和护理质量具有重要意义。

2. **学说具有清晰性**　韩德森对护理和基本需求的定义简单明了，但范围却足够广泛，包括护士在各级实践中的功能和护理各类患者的功能。她的著作对护理理论和实践都有一定的影响。此外，韩德森对护理的定义有可能包括整个人，尽管它主要是从生理角度出发的。

3. **学说具有简单性**　尽管韩德森的理论涵盖了广泛的护理活动，但其理论本身相对简单，易于理解和记忆。这种简单性使得护理人员能够快速掌握学说的要点，并将其应用于日常的护理实践中。

4. **学说具有普遍性**　韩德森的护理概念在当今的护理实践中被广泛接受。她的学说和其中的 14 个要素相对简单、合乎逻辑，适用于所有年龄段的人。

5. **学说具有可推广性**　韩德森的学说因其普遍性和简单性而具有很高的可推广性。护理管理者和教育者可以轻松地将这些要素整合到护理课程、政策制定和护理服务改进中。此外，随着全球化的发展，韩德森的学说可以被不同国家和地区的护理人员所接受和应用。

（二）学说的不足之处

1. 韩德森所指出的 14 项需求是人类获得健康和生存的基本需求。随着当今时代的发展，人们期待护士能满足更多元化的需求。

2. 韩德森认为护士应当在临终过程中帮助患者，但她几乎没有解释护士如何提供"平静的死亡"。

3. 由于缺乏概念图，韩德森学说的概念和子概念之间的相互联系没有被描绘出来。

（孟庆慧）

小　结

　　本章详细介绍了维吉尼亚·韩德森的护理十四要素学说，强调了其在护理学中的重要地位和广泛应用。韩德森通过其丰富的教育背景、临床经验和学术成果，提出了护理的独特功能是帮助个体在健康或疾病状态下实现独立，并在此基础上提出了 14 项基本需求，涵盖了生物、心理、社会和精神等多个层面。护理十四要素学说不仅为护理实践提供了清晰的框架，还强调了护理的个性化和整体性，广泛应用于临床护理、护理教育、护理管理和护理研究等领域。

思考题

　　1. 韩德森的护理十四要素学说中，"活动和锻炼"是一个重要部分。请探讨护理人员如何鼓励和支持患者参与到自己的康复活动中。

　　2. 韩德森的护理十四要素学说强调了护理人员的专业技能和知识。请思考在当前医疗环境下，护理人员应如何持续提升自己的专业能力和知识水平。

　　3. 韩德森在阐述她对护理的定义时，希望他人形成自己对护理及护理在社会中的独特功能的概念。你对护理的定义是什么呢？

笔记栏

第七章

吉恩·华生的人文关怀学说

 导入

　　关怀与技术对护理专业而言，好比鸟的两个翅膀、车的两轮。随着医学科学技术的快速发展，关怀并未得到同步发展，关怀与技术发生了失衡。关怀的定义与内涵是什么？关怀对护理专业有何重要性？如何对服务对象和护理人员自身实施关怀？美国著名护理理论家吉恩·华生（Jean Watson）自 1979 年起，创立并发展了视角独特且对护理专业意义重大的人文关怀学说，40 多年来，华生致力于该理论的不断发展、丰富和完善。华生指出，关怀是护理的核心，护理是关怀的过程及关怀的转换；并提出了关怀的十大要素。华生的人文关怀学说持续受到全球护理界的高度认可和欢迎，成为促进医疗机构专业性的关怀－疗愈的重要基础。

一、理论家简介

　　华生是当代著名的关怀学说理论家。她出生于 1940 年，1961 年毕业于弗吉尼亚州的一所护校，获得护理文凭并成为注册护士。1964 年华生获科罗拉多大学（University of Colorado）护理学学士学位，1966 年获得该大学精神心理健康护理硕士学位，1973 年获得该校教育心理学和咨询学博士学位。

　　华生在临床护理与管理、护理教育及管理等方面有着丰富的任职经历和突出的工作成绩。1961—1969 年，她在相关医疗机构的内科、外科、精神科担任护士、护理治疗师等；1984—1989 年，任科罗拉多大学健康科学中心大学医院（University Hospital，University of Colorado Health Science Center）护理部副主任一职。在护理院校，华生先后担任教导员、本科教育项目负责人及本科教学助理院长。1979 年起，华生担任该校护理博士项目负责人；1984—1990 年，担任护理学院院长；1992 年至今，被聘为科罗拉多大学护理学杰出教授。华生从 1973 年起在护理学院发展了本科、硕士、博士等不同层次的课程 30 多门，对护理教育贡献卓著。2012 年，华生正式从科罗拉多大学退休，现为科罗拉多大学护理学院荣誉院长。

　　1986 年，华生在科罗拉多大学健康科学中心创办人文关怀中心（The Center for Human Caring），担任该中心主任并领导工作至 1997 年。华生是国际关怀联盟（International Caritas Consortium）的创始人。2008 年，华生创办非营利慈善机构华生关怀学说研究所（Watson Caring Science Institute，WCSI）并担任终身主任。该机构致力于发展关怀教育、培训、临床、管理及科研模式，组织国际学术会议，进行关怀学说研究和合作项目，广泛传播关怀学说理论，推动和深化关怀学说和关怀实践的发展。华生及其团队一直致力于关怀学说的发展、改进和创新，并在全球广泛推广应用，编写出版了关怀学说专著 30 余部，发表关怀学说及相关论文数百篇。

　　华生曾担任美国多项国家级重要职务：1987—1988 年担任美国护理院校委员会博士教育委员会主任，1995—1996 年担任全国护理联盟（National League for Nursing）主席。1981 年，华生当选美国护理科学院院士（Fellow of American Academy of Nursing，FAAN）。华生拥有 16 个荣誉博士学位，包括瑞典、英国、加拿大、西班牙、日本等 13 个国际性荣誉博士学位。由于华生在关怀学说及护理领域作出的卓越贡献及对全球护理发展的巨大影响，她荣获了国际、美国多项重大奖励和荣誉，如 2013 年荣获美国护理科学院"传奇人物"，2015 年荣获关怀学说先驱奖和关怀学说前瞻性领导力奖等。

二、学说的来源

华生人文关怀学说的诞生与其对护理的深度思考、丰富的实践经验、渊博的相关学科知识等密切相关。华生认为，护理是服务人的专业，人是一个具有复杂情感的个体，迅速发展的科学技术虽然在人的健康中发挥了重要作用，但仅仅用生物医学模式来对待护理是不够的，人们必须用全新的视角来看待护理。人们要认识到护理学科包括临床实践中的美好、艺术性和人本性。人文关怀学说是她于 1975—1979 年期间在科罗拉多大学任教时构思发展的。她对护理的独特视角受到攻读博士学位期间对教育、临床及社会心理学的研究的影响。另外，华生坦言，生活中的一些事件也促使她深入思考、发展理论，让她从更深层面对关怀学说有了认识。人文关怀学说是华生首次努力为处于初始阶段的护理专业注入意义和焦点，使其具有独特的价值观、知识、实践，以及对社会担负的伦理和使命。华生认为，护理中人文关怀的科学范式应被充分构建并持续探索，并应以开放的心态，尊重并探索各种方法，以研究关系的动态性和未知现象。

华生提出，人文关怀学说借鉴了其他学者的理论和思想，包括南丁格尔的环境学说，马德琳·M. 莱宁格（Madeleine M. Leininger）的跨文化护理理论和罗杰斯的整体人科学模式，还包括欧文·D. 亚隆（Irvin D. Yalom）的存在主义学说、心理学家西格蒙德·科克（Sigmund Koch）的观点以及许多人文科学和基础科学理论。1979 年，华生发展人文关怀学说，提出"人文关怀是护理学的本质"的观点，并将护理学拓展到以"关怀整体人的生命健康"为本的人文关怀发展阶段。在她的著作《护理：关怀的哲学和科学》（*Nursing: The Philosophy and Science of Caring*）中首次应用了"关怀"这一词语。她将哲学中"以人自身的生命价值为本"的人文关怀理念引入护理学"关怀弱势群体的生命健康"的内涵之中，揭示了护理学人文关怀的精神内核，以"关怀整体人的生命价值为本"的人文关怀理念包含着对自身生命价值的关怀。华生认为自己的学说探讨的是护理的核心，即通过关怀和治愈过程寻求和拥有他人的精神世界，建立真正的信任关系。1985 年，华生再次修订发表理论著作《护理：人性科学和人性照护》（*Nursing: Human Science and Human Care*）。此后，华生继续致力于理论的不断发展和完善。1999 年出版《后现代护理及超越》（*Postmodern Nursing and Beyond*）；2008 年出版《关怀的哲学及科学》（新修订版）（*Philosophy and Science of Caring, New revised edition*）。在此专著中，华生把原来书名中的"care"换成了"caring"。她解释说，"care"的状态下，护士可以对患者提供照护，而不一定伴有人文关怀，而该学说非常强调人与人之间深层次的互动与连接，用"caring"一词能最准确体现其含义。2012 年，华生主编出版《人文关怀学说：一个护理理论》（*Human Caring Science: A Theory of Nursing*）。在此著作中，华生提出，她想让护理更加关注追求隐性的真理和新的视角、发展关于关怀治愈、健康和疾病方面的新知识，并且希望探索关于人们在专业的关怀 - 治愈关系中的新发现，以更好为人类及全球文明服务。此外，华生还于 2002 年主编出版了《护理和健康科学中关怀的评估与测量》（*Assessing and Measuring Caring in Nursing and Health Sciences*）并于 2008 年再版，该专著汇集了全球学者评估和测量人文关怀学说的 20 多种量表或问卷。

三、学说的主要内容

（一）护理中人文关怀价值观的假设

1. 人文关怀与爱是最普遍的、最强大的、最神秘的宇宙力量。它们构成了根本的、普遍的物理能量。

2. 关怀的智慧和需求常常被忽略。尽管我们知道人与人之间需要爱与关怀，但人们之间往往并没有这样做。如果想让人性和人道主义得以维持，如果我们想进入更加有爱和更加文明的社会，我们需要变得更加有爱，更愿意实施关怀。

3. 护理是一个关怀的专业。其为专业实践维持关怀的理想、伦理和哲学的能力，影响人类文明的发展和护理对社会的使命。关怀道德伦理的维持影响人类文明的发展和护理专业对社会的贡献。

4. 我们首先要学会对自我提供关怀、给予宽容、人道，然后对他人给予真诚的关心、温柔、爱及尊严。

5. 护理一直基于人性照护和关怀的立场，对人给予尊重，对其健康—疾病—愈合过程给予关注。

6. 基于知识的、告知的和伦理的人文关怀是专业护理价值观、承诺及合理行为的核心。它是最中心、最统一的用以维持专业生存和贡献社会的力量。

7. 护理中的人文关怀，无论是对个体的还是对群体的，在卫生系统中常被忽视。人们现在必须恢复对其重视程度，以便卫生系统从伦理和科学的层面承担对社会的责任，以体现护理作为一门履行社会责任的独特专业。

8. 护士的关怀价值观和护理的关怀价值观已被融合。护理与当今社会正处于如何保持实践中的关怀理念和关怀理想的关键时期。

9. 护理中的人文关怀伦理、哲学如何在临床实践中维持和推进是护理专业当今和未来的重要议题。

10. 人文关怀只有在人际互动中才能有效体现和实践。人与人之间主观的人性过程导致人道主义感的产生。它指导我们在认识自我和认识他人时变得更具有人性，一个人的人道主义通过对方而反射出来。

11. 护理专业对人类、对社会的道德、职业和科学的贡献体现在其对人文关怀理论、实践、教育和研究中的价值观、知识、实践以及对理念的坚持和发展的承诺上。

（二）对护理学元范式核心概念的诠释

1. **生命**　华生将人的生命（life）定义为持续存在于时空中的精神的、心智的、情感的和生理上的统一体，是可以被关怀、尊敬、了解及被帮助的有价值的个体。人的整体大于身体各部分的总和。

2. **不适**　不适（illness）是一种主观感受，是个体内在自我或与他人的不和谐状态。不适并不一定是疾病（disease）。人的特殊体验或经历，如发展性冲突、内在痛苦、罪过感、自责、绝望、失落、悲伤、各种压力等可导致不适，并可引发疾病。疾病可导致更大程度的不和谐。

3. **健康**　健康（health）是一种主观感受，是身、心、灵的统一及和谐。健康与个体对自己主观感知和实际体验两者之间一致性的程度密切相关，即两者间差距越小其健康程度越高。当感知的自我和体验的自我相吻合时（I ＝ Me），人处于和谐状态，就是健康；当感知的自我和体验的自我短时期存在不一致时（I ≠ Me），个体就会感到不适，如果两者长时期不一致，就会发展为疾病。

4. **护理**　护理（nursing）被定义为受专业的、个体的、科学的、美学的及伦理的人性照护连结和关系中介作用的关于人和人的健康体验的人文关怀学说。它是一个属于哲学层面的概念，提示着一种温情，对人们来说有丰富的内涵。护理这一概念是动态的、持续变化的。人性照护或关怀被看成是一种道德理想，旨在保护、增强、维护人性、人的尊严和完整性的超个人的人与人之间的努力和尝试，它帮助人们发现不适、痛苦、疼痛、存在等的意义所在，并帮助他人获得自我知识、自我控制、自我关怀和自我愈合，从而恢复自我内在的和谐，无论外在情形如何，护士帮助他人与自我／他人乃至外在世界处于良好的关系（be-in-right-relationship）中。

5. 目标 目标（goal）是帮助人获得更高程度的和谐，以促使人们应用多样化的方法达到更好的自我认知、自我护理、自我控制及自我愈合。护理目标的达成依赖于触动人内心世界的人与人之间关怀的过程和人与人之间精神的关怀性联结和关怀性关系的建立。

（三）学说中的其他重要概念或要素

1. 关怀学说 关怀学说（caring science）是指以人文关怀过程、现象和实践为导向的人道主义学和人文科学。关怀学说包含了艺术、人类学和科学。关怀学说根植于关系性的本位主义和所有人统一和连接的世界观。超人的关怀承认生命的整体性和相互之间的连接并由此形成关怀的聚焦圆圈：从个人到他人、到社区、到世界、到地球乃至整个宇宙。关怀学说的研究体探索是反思性的、主观性的、解释性的以及客观现象主义的。关怀学说研究包含方法学的、哲学的、伦理的、历史探索和研究。另外，关怀学说应用多种流行病学方法对临床病例和相关社会现象进行深入调查，同时还采用一些创新的研究方法，包括美学分析、诗歌解读、叙事研究、个人经历探讨、直觉洞察、运动体验研究、意识进展分析、意向性研究和伦理探索等。关怀学说是一个演进的新兴领域，根植于护理并促进护理的演变。关怀学说近年来也涉及其他学术领域，如女性学、教育学、经济学、和平学、哲学和伦理学、艺术与人文学等。可以说，关怀学说护理范式区别于传统医学科学范式（表7-1），正迅速成为交叉学科或跨学科领域的科学。它与健康、教育、人类服务的所有领域及职业相关。

表7-1 传统医学科学范式与关怀学说护理范式的不同假设

维度	传统医学科学范式	关怀学说护理范式
视角	客观性，观察法、测量法	经验性、主观性，形而上学的
描述方法	量性	质性或者质性与量性相结合
概念化	归纳性的	情境性的
关系	外在的，通常基于统计推断	内在的，个人证实的
理解	解释、预测	懂得
强调	事实、数据	意义
用途	技术层面的，验证知识，延伸已有的知识	解放的（新见解、理论、发现、新知识）
结构	遵从范式	超越范式

2. 精神层面 华生提出，随着个体的发展和人类的进化，其精神世界变得越发重要。人或者民族的精神特征因人的不同、文化的不同甚至因个人和文化的内在不同而变化。华生认为，某些文化在精神层面进化得更好，能够更大程度容忍高层次的思想意识。关于精神层面，华生提出了两个概念。

（1）和谐-不和谐：当一个人的心灵-身体-精神处于和谐和一致状态时，那么主体的我和客体的我就相一致，有一种处于良好关系中的感觉。当人的心灵-身体-精神处于不和谐，或者当一个人与外在世界的关系不和谐时，就存在着感知到的自我与实际体验的割裂。这会导致产生威胁感、焦虑、内在混乱、绝望、恐惧和不适。如果持续存在，可导致疾病。

（2）努力：人们都会努力（striving）奋斗，以实现自我，形成个体的精神核心特征，并且做一个最好的人。歌德认为，人的努力是生命的特征，它是不断演进的，为人们的存在指明了一个美好的目的。正是人们的坚持努力，才让人们能够面对生命历程中好的和不好的事情。一个人若

笔记栏

能够与其他方面建立并保持好的关系，这个人就越感到和谐统一，就有更高程度的健康、整体感存在。

3. 护理中的关怀和非关怀　华生将人分为关怀（caring）和非关怀（noncaring）两种。关怀性的人具有下列特征：将每个人视为独特的个体，关注和关心他人的情感；积极沟通；愿意为之付出额外的努力。关怀性的人及其行为导致良好的护患关系，仁爱、关注、善良和积极反应，使个体达到更高的生物优化状态。反之，非关怀性的人忽视他人的个体差异性，对他人的情感无动于衷。非关怀性的人会让患者感到冷漠甚至导致患者气愤、绝望而影响其健康。

4. 实际关怀情形和超个人关怀时刻　当护士和其服务对象两个人带着各自的独特的经历或背景走到一起，发生连接，就构成了关怀时刻（caring moment）这一事件。实际关怀时刻（actual caring occasion）包含了护士和服务对象双方的选择及行动。在该情境中两个人有机会决定之间的关系以及此时此刻的行动。护患双方进行有意义的、真诚的、主动的交流和互动，互相尊重，分享个人经历，患者表达出关怀需求，护士理解感知到患者的这种需求，作出恰当的反应，对患者实施关怀，患者感受到护士的关怀，护士因给患者提供了关怀，自己精神上产生愉快感，并得到提升。超个人关怀时刻（transpersonal caring moment）使每个人都感觉到与另一个人精神层面上的连接，由此，它超越了时间和空间，带来了治愈及更深层次上人性连接的新机会。这种性质的关系和连接对护患双方都产生积极影响，并融入每个人生命体验的一部分。实际关怀时刻可以超越特定的物理时刻，存在于护士和患者的生命中。因此，关怀时刻跨越时间、空间和物质。因此，护士即便人离开了患者，患者和家属仍能感受到关怀时刻的存在。

5. 超个人关怀性关系　超个人关怀性关系（transpersonal caring relationship）是一种特殊的人文关怀的关系，是一种与他人的连接或统一，是对他人的整体及存在的一种高度认可。由此，关怀被视为护理的道德理想，其终极关注是对人的尊重和人性的维护。人文关怀发生于，当护士进入另一个人的生命空间或现象场，能探测他人的生活或精神状态，感受到这种情形，并及时作出反应，使接受者释放出了其想释放的主观情感。因此，护士和患者之间产生了一种主观交流。双方之前存在的不和谐的情感、思想、能量被释放出来，取而代之的是一种积极的情感、思想和能量，使自我更和谐，对他人更加善良友好，更关注彼此乃至整个人类的健康。护理中这种简单而又复杂的人与人之间关怀的过程是超个人和谐的关怀关系发生的基础和起点。护士进入服务对象的空间，主动出现在其中心地带，停下来仔细审视在疾病、诊断和行为背后的由精神组成的个人。护士的这种完全发自内心的关怀性存在和关怀意识创建了一个开放的空间，使新的、超出预期的事物可以发生。在这种复杂的但充满爱的关系和连接中，护士将患者置于最佳的状态中，让患者能发现自我愈合的源泉，与外界宇宙愈合的能量相连接，甚至允许奇迹的发生（图7-1）。

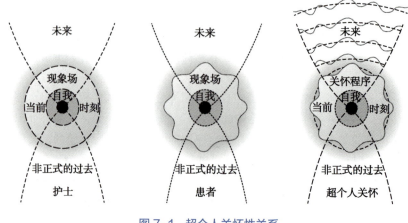

图 7-1　超个人关怀性关系

超个人关怀性关系取决于下列几个因素：①保护和增进人的尊严的道德承诺；②护士愿意对他人主观、精神的重要性给予肯定和认可的意愿；③护士准确意识及感受到他人情感及内在状况的能力；④护士评估与他人建立联系，评估他人状态并使他人处于良好状态的能力；⑤护士个人的历史、过去的经验、文化、背景，个人情感经历，体验他人情感、苦痛等的经历。

在建立超个人关怀性关系中，护士运用自我作为手段很重要。传统护理中，护士和其他医务工作者被提醒要避免与患者的个人接触和交往，避免自我暴露，个人的情感投入被认为是不专业的。但在超个人关怀性关系中，护理人员的适度投入是关怀性关系不可或缺的一部分。护士将其独特的个人资源，例如天赋、技能、知识、直觉、品位、感知、人格等等运用到与患者的交往中。护士的情感投入，并非作为从患者那里获得解脱和帮助的手段，而是作为特定时刻的一种关系中与患者同在、同感受的一种方式。关怀性的关系事实上也有益于护士，护士可以从中受益，患者也可能不知不觉成为对护士有意义、助其愈合者，但是，护士不会依赖从患者处获益来维持这种情感的投入。

6. 时间 华生认为，人们对现在的时间是一种主观感觉，对过去的时间兼有主观和客观感觉，人们无法对过去和现在的时间进行一个清楚的界定。过去、现在与将来瞬间相融。关怀时刻的实现需要护士具备相关的意识和能力，例如，真诚存在、拥有爱和关怀意识、时刻愿意帮助对方、进行自我关怀实践等。

（四）临床关怀程序

1979 年，华生在其理论中提出了"十大关怀要素（carative factors）"，并于 1985 年、1988 年两次进行修订。华生认为"十大关怀要素"可以作为护理人文关怀实践的指南。后期华生对此进一步修订，提出了十大临床关怀程序。2007 年，国际人文关怀协会文件工作起草组针对每一临床关怀程序，拟定了护士应具备的关怀素养或关怀能力，华生对其进行了修改。现对十大临床关怀程序及实施每项程序护理人员应具备的意识和行为介绍如下。

1. 坚持人道主义 - 利他主义价值观，对自我及他人怀有仁爱怜悯之心，给予关爱。要实践这一项关怀程序，护士对患者（他人）应做到：保持开放的心态，与自我、他人、环境和宇宙建立连接；做自我关怀和关怀他人的模范；认识自我和他人的独特性；肯定善意的行为；尊重自己和他人的天赋和才能；正视自己和他人的弱点；对自己和他人仁慈；真诚倾听他人的讲述；对自己和他人给予尊重；听取他人意见；与人为善；关注他人；维护自己和他人的尊严。

2. 真诚陪伴照顾对象，交往中注入信心与希望。护士应做到：创造沉默／反思／暂停的机会；主动与他人建立人际关系；将生命视为有待探索的奥秘而不是要解决的难题；能释放主导权，转变为更高的能量；运用关怀艺术与科学来促进康复与整体和谐；根据他人的价值观、信仰以及重视的事情来制订照护计划；合理利用目光交流和触摸；以他人喜爱的方式称呼之；帮助他人树立自信；了解并支持他人的信仰；帮助他人树立希望；鼓励他人继续生活；视他人为有感情的人类而非物体。

3. 进行个人精神实践，培育超个人自我感和对他人的敏感性，达到超越本我状态，全面拥抱个体的情感世界和主观世界，触及个体的内部自我。护士应做到：实践反思（日志、冥想、艺术表达等）；表达想要通过探索他人的感受、信仰和价值观来提高自我的意愿；通过评估周围情况作出判断而非主观判断；通过有意义的仪式来表达感谢、宽恕、依从和同情；接受在精神层面具有独特性并值得尊重和关怀的自我和他人；在工作中不是完成"任务"，而是与患者产生愈合性互动；具有宽恕自己和他人的能力；对他人表现真挚的关注；重视自己和他人的内在美；用心实践。

4. 建构并维持帮助 - 信任的关怀性人际关系。护士应做到：亲身实践，探索当下及所处关系中的可能性；无条件爱与关心他人；尝试从他人的角度出发考虑问题；创造治疗空间来满足他人的需求；不以批判的态度待人；参照他人生活经历给予回应；真实的存在：创造最真诚的人际关系；以开放的心态及足够的敏感度对待他人；运用"我－你"关系而非"我－它"关系；表达自己和他人的沟通方式（语言和非语言）的意识；根据需求给予解释沟通；促进直接的、有建设性的、互相尊重的沟通；进行健康相关性沟通；不讲闲话；进行有效的、友爱的沟通；不传播谣言；积极解决问题；不过度抱怨；鼓励独立和自由的活动；不鼓励依赖；参与促进健康的活动；参与促进安全、道德、成熟、健康的活动；不参与非法、不道德、不安全或有诱惑性的活动；允许他人在合适的时机说出他的顾虑。

5. 贴近患者，支持对方正性和负面情绪的表达，使自我与被照顾者建立深层次精神上的联系。护士应做到：创造／保持神圣的空间；承认治疗过程是一个内心旅程；允许不确定性和未知事件；鼓励将叙事／讲故事作为表达理解的方式；允许故事发生，改变和发展；鼓励反思感受和体验；适当表达祝福和精神支持；帮助他人看到事情好的一面；积极倾听并给予他人力量；接受并帮助处理他们的负面情绪。

6. 创造性地运用自身及其他可能的方法来进行关怀，艺术性地进行关怀－愈合实践。护士应做到：结合多种认知方式（美学、道德、经验、个人、形而上学）及创造性、想象力和批判性思维来充分表达关怀艺术与科学；意识到自己的出现是对他人有效护理的一部分并积极运用；运用自我，通过主动触摸、声音、真实的存在、运动、艺术性的表达、日志、自然举动、音乐、准备工作、呼吸、放松／想象／形象化、意向性、适当的眼神接触、微笑／积极的姿态、主动聆听等方式创造治疗环境；鼓励提问；帮助他人探索不同的方式来解决健康问题。

7. 从服务对象的角度出发，善于运用适宜的方法对他人进行真诚的健康教育。护士应做到：主动倾听他人的生活经历；语调轻柔、平静，对不同的个体分别给予充足的关注；在了解他人及其世界观的基础上，分享、指导和提供建议、措施、选择来满足他们的需求；共同商议解决问题；接受他人及他人的理解能力、知识水平及学习能力；帮助他人正确看待疾病／健康；询问他人对自己的疾病／健康状态的了解情况；帮助他人向医疗专家提出问题及忧虑。

8. 创造人格被尊重、疾苦被关怀、伤病被救助的生理和精神的场所与氛围，增强个体的完整性、美丽、舒适、尊严及宁静。护士应做到：为人际关系的自然发生创造条件；建立关怀－愈合观念；主动关怀；关注下列要素，构建愈合性环境：尊重他人作为独立个体所需的光线、装饰物、水、噪声、卫生、隐私、营养、美观、安全、手卫生、促进舒适度的措施、作息时间等支持性健康促进的环境；随时为他人提供帮助；交流时关注对方；预知他人的需求。

9. 以恭敬的态度和主动关怀的意愿协助满足服务对象的基本需求；落实关键性的人性照护措施，强化人的躯体、心理、灵性的统一及个体的完整性。护士应做到：将他人视为完整个体；尊重他人独特的个人需求；尽量保持他人的舒适；帮助他人减少忧虑；对患者的家属、重要的人及配偶的需求给予回应；尊重他人的隐私需求；尊重他人的世界观及个性化需求；关心家属／重要的人；像探索他人生命力量的奥秘一样重视他人的身体；满足他人特殊需求，如放松、恢复和睡眠；与家属沟通。

10. 以开放的心态面对生命的无常、神秘与神圣，接纳存在主义、现象学理论。护士应做到：允许未知事件的发生；探索生命的奥秘；妥协并期待奇迹；鼓励／灌注希望；在适当的时候分享并参与人文关怀时刻；了解自己和他人的内心感受；知道自己和他人重视的事情；尊重他人重视的事物；相信生命中的爱与善良；接受生命中一些难以解释的事情。

华生指出，这些关怀程序是人们运用关怀理论系统进行人文关怀的指南。人文关怀现象的护理语言对护理的发展和未来对人类的关怀尤其关键。在当今循证实践的时代，如果不对关怀现象进行命名、记录和评估，我们就无法测量护理人文关怀的结果。

（五）华生人文关怀学说与护理程序

许多护理理论家以其理论为框架，设计了独特的、具有可操作性的护理程序。但华生认为，护理程序仅能满足低层次需求，对高层次需求及关怀因素来讲，护理程序很难展示深层次的治疗性人际关系，以及在这种关系中服务对象表达出的意义。因此，华生并未设计护理程序的具体框架，但用诗的形式描述了关怀在护理中是怎样发生的。有学者将其进行了归纳，见图7-2。

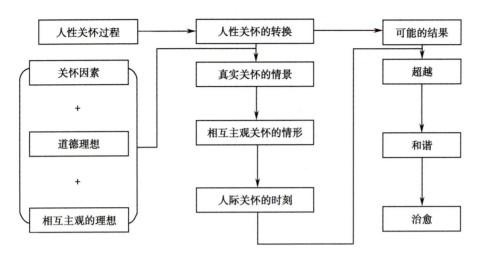

图 7-2 华生人文关怀学说理论结构图

四、学说的应用

华生的人文关怀学说在全球护理领域内广泛用于指导护理教育培训、临床实践、管理与科研等，不受文化、场合、时间等的限制。

（一）在临床护理中的应用

ER7-2
吉恩·华生的
人文关怀学说
的应用

华生的人文关怀学说及其理论各部分的内容被广泛应用在临床护理实践中。多个医疗机构应用十大关怀要素或关怀程序，构建人文关怀模式或关怀措施，实施对患者的关怀和对护理人员的关怀。张秀伟等结合十大关怀要素设计了护理人文关怀疗愈模式，应用于特殊患者或群体，如独居、空巢等老年人，通过关怀性访谈、关怀性感知、关怀性触摸来评价人文需求，提高他们自我疗愈的能力，达到身体、心理、心灵和谐的最高境界。苏千淇等基于人文关怀学说的核心要素，在对神经外科患者进行访谈的基础上，结合文献研究、专家咨询等构建了神经外科患者人文关怀方案，并应用到55位患者的关怀护理中。结果显示，该方案能缓解神经外科患者的不良情绪，提升患者的关怀感知及关怀满意度。郎红娟等基于十大关怀要素，构建了关怀体系，对全院护理人员实施人文关怀，包括形成人文利他主义的价值系统、灌输信念和希望等；实施后护士工作满意度各维度及总分显著高于实施前，护理人员离职率较实施前降低。

 应用实例

华生人文关怀实践模型在护理实践中的应用

1. 应用背景　华生认为，护士为患者提供护理时，不是传统意义上的技术护理，而应该照顾患者的身体需求以及他们的思想和心理感受。华生人文关怀实践模型展示了以下四个要素：华生的理论是超个人关怀性关系、关怀时刻、关怀治愈模式、提供整体的爱。这一实践模型说明当护士提供全面护理并营造一个治愈的环境时，护士和患者会体验到给予、同情和爱的感觉，关怀的氛围得到了增强。

2. 应用步骤　①护士教师以他们的学生为对象，表现出同情心和关怀，学习华生的人文关怀理论，鼓励护生实践人文关怀。②管理者在工作中应鼓励护士在工作场所实践华生

笔记栏

人文关怀理论。③降噪、照明控制、有足够空气交换的工作室、病房内摆放艺术品和播放轻音乐都是护士每天可以练习实践人文关怀理论的一些治疗干预措施。④护士也可以通过获得充足的睡眠、休息和个人卫生感受到关怀。

3. 应用成效　①华生人文关怀实践模型是一个建设性的工具，可以很容易被护士适应。该工具有助于护士理解华生理论的概念和要素。②护士教育者可以使用这个工具来教育护生，这种实践模式可以用于回顾和学习人类关怀理论。该工具易于教学和理解。③该工具有助于提高患者护理质量、患者满意度和护士满意度。

（二）在护理教育和培训中的应用

课程设置上，华生与美国护理学家贝维斯（Bevis）于1989年设置人文关怀课程，包括前瞻性理解护理、展现艺术魅力的实践能力、全球发展意识、充满乐趣的课堂讨论、学生课后思想交流等。2000年，两位学者再次进行完善，提出包括教学程序人性化、师生关系平等化及个性化、创造性学习等，掀起护理教育课程改革的热潮。四川大学华西护理学院以华生人文关怀学说为理论框架，在本科阶段开设了"关怀与照顾"课程，其内容包括护理关怀的概述、关怀的伦理学基础、护理人际关怀理论、关爱者的素质与关爱技巧、对特殊人群的关爱、关爱"关爱者"。课堂教学中，南亚星等在本科生二年级基础护理实训教学中采用以华生人文关怀学说为框架构建的人文关怀课堂，将每一关怀要素运用到具体的实训教学环节，有效提高了学生实训考核成绩和人文关怀能力，学生对教学也给予更高的评价。在职培训中，华生等基于十大关怀要素开发了一个关怀教练教育计划（Caritas Coach Education Program，CCEP），参与者在为期6个月的课程学习和讨论中，通过对工作的反思、自我接纳、自我同情等方式，提升了参与者的关怀领导力以及对自我和同事的关怀。李小妹等运用十大关怀要素作为关怀行为的框架，构建了以导师制为主要培训模式的新护士人文关怀培训体系并实施，有效提升了护士的关怀品质、理念、能力和感知。许娟、何娇等将人文关怀学说的主要内容用于对护理人员的关怀能力培训，有效提升了护士的关怀能力。

（三）在护理管理中的应用

美国加州大学洛杉矶分校（University of California，Los Angeles，UCLA）医疗系统在20世纪70年代末，应用华生人文关怀学说制订了关系导向照护模式，要求医务人员主动与服务对象建立关怀性、帮助性的关系，并提供负责任的护理（关怀）。该医院从临床一线人员到董事会高层都一致投入，按照这一模式关怀自己、团队和患者，最终该医疗中心患者对医院服务满意度从35%提高到95%。尼伯格（Nybger）在1998年基于华生人文关怀学说构建了关怀管理模式，提出了管理者在关怀领导管理方面的职责，并指导关怀管理实践。刘义兰等基于华生人文关怀学说的理论核心与十大关怀要素，开展医院护理人文关怀规范化管理，包括关怀制度建设、关怀培训、关怀试点病房建设与关怀质量管理等，对患者和护理人员实施关怀，有效提升了患者关怀满意度和护士职业满意度，相关举措被纳入《医院护理人文关怀实践规范专家共识》。

（四）在护理研究中的应用

国际国内诸多学者以华生人文关怀学说为基础，构建了关怀评价量表，包括护理人员与患者对关怀行为的评价、关怀要素问卷、关怀能力量表、关怀效能量表、组织关怀氛围评价、关怀满意度问卷等。这些量表的构建是研究成果的一部分，同时这些量表被广泛应用在关怀实践、关怀教学培训、关怀管理研究中，作为关怀研究结果的测量指标。吴为等基于十大关怀要素，采用德尔菲法，构建了我国住院患者护理人文关怀标准。该标准为患者关怀的具体规范化实施提供了基础。有研究者探索了基于人文关怀学说的健康促进计划对精神分裂症患者照顾者关怀效果的研究；研究者采用所罗门四组设计，对伊朗某医科大学的三所附属医院精神病学中心的72名护理人员进行随机临床试验，随机分为两个干预组和两个对照组。结果显示，干预组从干预前到干预后的照顾者一致性和幸福感的平均得分显著提高。

 前沿进展

临床护士整体人文关怀感知量表的编制及信效度检验

　　每个个体感受到的关怀的来源是一个系统，不仅仅限于来自个体所在学习、工作的机构，如学校、医院的关怀，还包括来自家庭、朋友的关怀及自我关怀。每一方面的关怀都重要，个体对关怀的感知取决于不同来源的关怀的总和。这些关怀的总体程度决定了个体关怀体验和感受，因而也影响个人的幸福感和心理状态。鉴于此，有学者在文献分析和半结构式访谈的基础上，通过德尔菲法，构建了临床护士整体人文关怀感知量表。该量表包括 6 个维度，即医院管理层关怀、科室管理层关怀、科室同事关怀、患者及其亲属关怀、同学 / 朋友 / 同行关怀、自我关怀，共 40 个条目。研究者选取 2 所医院的 501 名临床护士作为调查对象，对量表进行项目分析和信效度检验。研究结果显示，临床护士整体人文关怀感知量表信效度良好，是测量护士感知的整体人文关怀情况的好工具。

　　来源：陈雨沁，刘义兰，丁芳，等. 临床护士整体人文关怀感知量表的编制及信效度检验［J］. 中华护理杂志，2023，58（8）：935-941.

（五）在理论发展中的应用

　　华生人文关怀学说被用于多个理论的构建。华生的学生斯汪森（Swanson）在该广域理论的基础上，于 1991 年进一步提出了涵盖"维持信念（Maintaining belief）、了解（Knowing）、陪伴（Being with）、为个体做些事（Doing for）、使能够（Enabling）"5 个关怀过程的中域理论并构建了理论框架。该理论已被广泛应用到护理中。Holly Wei 及华生等基于人文关怀学说与心理学和神经科学研究实证，构建了整体关怀学说弹性模式（Unitary Caring Science Resilience Model）。该模式包括六项策略：拥抱对自我和他人的慈爱，培养人际和主体间的关系，深化对自我和归属感的创造性运用，平衡自我学习、自我意识和进化的自我意识，重视宽恕和释放消极情绪，激励和保持信仰的希望。该模式已被证明可以减轻临床医生的能量和情绪的消耗。张丰健等基于华生人文关怀学说的超个人关怀性关系及十大临床关怀程序，构建了护理组织中的关怀领导力模型，揭示了关怀领导力的特质特征。

五、学说的分析与评判

　　华生的人文关怀学说推动了世界范围内人文关怀护理发展，也引起护理学者对人文关怀理论的高度关注。人们在学习、研究与应用华生人文关怀学说时，不断总结该理论并进行分析与评价。

（一）对学说起源的解释

　　华生指出她的理论首先源于她对护理专业的不同于以往的独特角度的思考：人们应该用不同的视角来看待充满人性的护理专业。华生明确指出，她的理论借鉴了南丁格尔的环境学说和罗杰斯的整体人科学模式的相关内容，同时也借鉴了心理学、哲学等理论中的相关概念。华生还清楚地说明了个人的思考与学习、关怀（被关怀）的亲身经历对其人文关怀学说理论发展中的重要影响。因而，华生对理论起源的介绍是非常清楚和具体的，也说明其人文关怀学说具有扎实的理论根基。

（二）内容丰富全面性

　　人文关怀学说所述的概念、假设等内容较为丰富但不完整。该学说仅介绍了元范式四个概

笔记栏

73

念中的人、健康和护理三个概念，缺乏对环境这一概念的描述，虽然在其关怀程序第八点涉及关怀环境；介绍了关怀时刻（情形）、超个人关怀、和谐与不和谐、生命、疾病等概念，为护理专业核心概念的组成进行了有益探索。但总体来讲，对概念的介绍不能说是完整。由于华生人文关怀学说的哲学和本体论的性质，使得该理论涉及的许多概念很难准确定义和测量。另外，该理论是从多个理论（如哲学、心理社会学等知识领域）中吸取精华或相关内容而形成的，如果读者相关知识缺乏，可能在阅读方面存在一定难度。

（三）学说的逻辑一致性

护理理论家在本学说的描述中，始终提出关怀是护理的本质和核心，护理人员要为患者提供身体、心理、灵性照顾。华生也提出，人文关怀学说虽对核心概念进行了阐述，但概念之间的关系并不如其他理论那样紧密。

（四）学说的理论延伸

人文关怀学说有一定的理论延伸性。有学者基于华生人文关怀学说构建了关怀模式，如达菲（Duffy）构建了结构 - 过程 - 结果优质关怀模式（Quality Care Model），张丰健、刘义兰等构建了关怀领导力模型（A Caring Leadership Model）；Cyruz 等构建了关怀沟通理论（The Theory of Communication-in-nursing）。

（五）学说的合理性

该理论经过 30 多年的发展，已成为与实证结果相结合的理论。因此，该理论得以广泛、有效地应用于护理实践。越来越多的证据表明，华生的人文关怀学说被作为护理教育、护理评估和治疗性护理干预的理论框架。十大临床关怀程序作为该理论的重要组成部分，也提供了一个框架来指导护士应从哪些方面对患者实施关怀。关怀时刻的提出为关怀的落地提供了抓手。华生人文关怀学说可以重塑护理专业使之成为一种关怀性的职业，其固有的价值观帮助护士反思护理实践，促进护士为患者提供身体、心理、精神全方位的整体护理。该理论鼓励护理人员重视深厚的专业根基和价值观，并将关怀理论的概念应用到护理实践中，从而促进护理人员个人品质和专业技能的提升。

（六）学说对护理知识和护理学科的贡献

在传承护理学创始人南丁格尔理论思想的基础上，华生将护理的本质——人文关怀发扬光大。对护理专业本身而言，该理论强化了护理学科的知识基础，华生强调将关怀实质和特征与临床护理要素相结合，证明人文关怀和临床护理技术一样重要，为护理的发展"注入灵魂"。当今社会强调和谐、强调人文关怀，护理作为人类健康变革的力量，无疑强有力地显示了其维护人类尊严、促进人的身心健康、促进和谐社会构建的一种担当和潜力，必将为人类社会作出独特的巨大贡献。

（刘义兰）

小 结

本章介绍了华生基于对护理专业的独特视角、借鉴前人理论及哲学概念，加之个人关怀的经历而发展的人文关怀学说。该学说描述了元范式的三个概念，同时提出了对关怀和护理有重要性的多个相关概念，如关怀时刻、超个人关怀性关系、和谐与不和谐等。华生在其学说中提出了十大临床关怀程序，为护理人员实施关怀提供了具体指引。该理论特色鲜明，对护理专业至关重要并具有强大的生命力，受到全球护理界及人文医学界等的高度好评和欢迎。

笔记栏

思考题

1. 请问人文关怀对护理专业的重要性体现在哪些方面?
2. 举例说明十大临床关怀程序在护理中的应用,并评价该学说在应用中的优点和不足。
3. 思考自己在关怀方面有哪些做得好的地方? 今后怎样更好地关怀他人、关怀自己?

ER8-1
帕特里夏·索
耶·本纳的进
阶学说

第八章

帕特里夏 · 索耶 · 本纳的进阶学说

 导入

　　随着工作经历和专业经验逐渐丰富，护士的理论性知识和实践性知识不断积累，护理能力也逐渐提高。从进阶的角度出发，护士的层级应如何划分？护士的进阶需要经历哪几个阶段？护理管理者应如何对护士进行分级管理？理论家帕特里夏·索耶·本纳（Patricia Sawyer Benner）利用临床护理人员实际工作经验报告，分析并结合德莱弗斯技巧获得模式（skill acquisition model），于 1982 年提出了临床护士"从新手到专家"成长的进阶学说，包括从新手（novice）、进阶新手（advanced beginner）、胜任者（competent）、精通者（proficient）到专家（expert）的进阶路径。对于临床护理实践者而言，进阶学说有助于个体了解其在职业发展中的位置，以及未来发展路径等；同时，进阶学说对护理管理领域有着重要的影响，管理者可根据该学说的主要内容，判断护士所处的发展阶段，从而制订更有效的管理策略。

一、理论家简介

　　本纳，1942 年 8 月出生于美国弗吉尼亚州汉普顿市，是著名的护理理论家和教育家，被认为是当今最具影响力的护理学专家之一，曾在斯坦福大学、耶鲁大学、哈佛大学和圣弗朗西斯大学等多所知名大学任教。她的进阶学说为护理教育、管理和临床护理实践提供了重要的理论基础，对护理专业的发展产生了深远的影响。

　　1964 年本纳在帕萨丁那学院获护理学学士学位，1970 年在美国加州大学旧金山分校（University of California, San Francisco）获得内外科护理领域的护理学硕士学位，1982 年在美国加州大学伯克利分校（University of California, Berkeley）获护理哲学博士学位，研究方向是压力与应对和健康照顾。

　　本纳大学毕业后从事临床护理工作，曾任堪萨斯城总医院（the Kansas City General Hospital）冠心病监护病房的护士长和斯坦福大学医疗中心（the Stanford University Hospital and Medical Center）重症监护病房护士。博士毕业后，在美国加州大学旧金山分校护理学院从事护理教学与研究工作，负责该校生理学系（Department of Physiology）的内外科护理学教学，并负责实现行业间共识、评估和评价的方法项目（achieving methods of intra-professional consensus, assessment and evaluation project，AMICAE Project）研究。目前是美国加州大学旧金山分校护理学院生理系教授，卡内基国际和平基金会（Carnegie Endowment for International Peace）全国护理教育教学进展研究（advancement of teaching national nursing education study）项目主任，参与卡内基工程、法律、医学专业项目研究。

　　本纳拥有 35 年的护理教育经验，研究重点是临床推理和判断、从新手到临床专家的专业知识发展，在护理临床实践、护理教育、护理伦理和定性研究方法等领域具有一定影响力。本纳共出版 9 部专著，并发表多篇学术论文。本纳在国际学术会议上做过众多演讲，分享了她在护理领域的研究成果和见解，涉及护理教育的创新、专业发展的路径、临床决策的重要性等多个方面，为全球护理领域的发展和进步作出重要贡献。现将本纳的重要学术成果介绍如下：

1982 年在《美国护理杂志》（*America Journal of Nursing*）发表了《从新手到专家》（*From novice to expert*）的学术论文，该论文首次提出进阶理论。

1984 年出版著作《从新手到专家：临床护理实践中的卓越与力量》（*From Novice to Expert: Excellence and Power in Clinical Nursing Practice*），该书在护理教育和实践领域中被广泛引用和研究，并对护理专业人士的职业发展产生了深远的影响。

1988 年出版著作《健康和疾病中护理、压力和应对的重要性》（*The Primacy of Caring, Stress and Coping in Health and Illness*），该书探讨了护理在健康和疾病中的重要性以及应对压力的方法，对护理实践者、教育者和研究人员具有一定启示，提供了一种新的视角来看待护理的本质和价值。

2000 年出版著作《从新手到专家：临床护理实践中的卓越和力量》（*From Novice to Expert: Excellence and Power in Clinical Nursing Practice*）第 2 版，此书被翻译成 5 种语言，用于护士培训及护理专业发展的理论指导。

2009 年至 2011 年分别出版著作《护士教育：呼吁彻底变革》（*Educating Nurses: A Call for Radical Transformation*）、《护理实践中的专业知识：护理、临床判断和伦理》（*Expertise in Nursing Practice: Caring, Clinical Judgment and Ethics*）、《患者安全护理路径》（*Nursing Pathways for Patient Safety*）、《重症护理中的临床智慧和干预措施：思考-行动方法》（*Clinical Wisdom and Interventions in Critical Care: A Thinking-In-Action Approach*）。

本纳于 1994 年荣获美国护理科学院院士称号，1995 年荣获美国加州大学旧金山分校护理学院第 15 届讲座奖，2010 年荣获全美护理联盟-护理教育创造力和创新总统奖。为表彰她在职业生涯中对护理行业作出的非凡贡献，本纳于 2011 年被评为美国护理科学院"传奇人物"，充分展现了她在护理领域的杰出地位。

二、学说的来源

（一）诠释现象学

本纳的研究思想受到法国莫里斯·梅洛庞蒂（Maurice Merleau-Ponty）和德国马丁·海德格尔（Martin Heidegger）两位现象诠释学哲学家的思想影响。从诠释现象学（interpretive phenomenology）的观念来看，认识"现象"的特殊含义就是意识种种经验的存在"本质"，是一种绕过抽象理论的假定来获取事物本质的方法。经验（experience）指人们在与客观事物直接接触的过程中通过感觉器官获得的客观事物的现象与外部联系的认识。依据这一观念，本纳指出在护理临床实践中的经验学习观念，认为护理临床实践是经验及理论知识在临床实践情境中迁移与运用的过程。此迁移包括知识、技能、能力的学习，也包括情感、态度、行为方式的学习。学习迁移是认知结构在新条件下的重新建构。护士在一种情境中获得的技能、知识或态度对另一种情境中技能、知识的获得或态度产生影响。通过迁移，各种经验得以沟通，经验结构得以整合。护士需要调整原有的经验或对新旧经验加以概括，形成一种能包容新旧经验的更高一级的认知结构，才能适应临床情境的变化。护理实践过程主要是护理经验的生成、转化、表达与运用过程。在护理实践中，护士把学到的显性知识运用于各种不同的实际情境中，结合个人的实际体验，创造出新的隐性知识，成为新生知识的起点。护理知识经过转化、传授和创造，形成动态螺旋上升，逐渐提高专业能力。

（二）德莱弗斯技巧获得模式

美国数学家与系统分析师 Stuart Dreyfus 和美国哲学家 Hubert Dreyfus 于 1980 年提出的德莱

笔记栏

弗斯技巧获得模式，认为新学员在学习技能的过程中经历新手、高级新手、合格、熟练和专家五个阶段。从新手到专家的发展过程中，也是学习者从被动接收信息、按步骤执行发展到应对变化、利用策略解决问题的成熟过程，学习者在此过程中建构了知识，积累了经验，学习能力也不断增强。

 历史发展

本纳通过分析护理学专业知识的层级提出进阶学说

本纳认为护理专业是一门应用型学科，为患者提供个性化的最优化的照顾，不仅需要理论性知识（theoretical knowledge），还需要实践性知识（practical knowledge）。随着工作经历和专业经验逐渐丰富，护士的知识形态由浅层次、显性（程序性知识）逐渐向深层次、隐性（反思性知识、策略性知识、情感性知识）发展，实践性知识不断积累，护理能力也逐渐提高。本纳在两所私人医院、两所社区教学医院、一所大学医疗中心和一所市立教学医院，分别对51名富有经验的来自不同临床科室的护士、11名刚毕业的护士和5名高年级护理学生进行访谈和临床观察，深入探究与分析临床护士的实际工作经验和护理技能的熟练程度，于1982年提出临床护士从新手到专家的进阶学说。

三、学说的主要内容

本纳在护理领域提出进阶学说，概述了护士临床能力的五个阶段或级别：新手、进阶新手、胜任者、精通者和专家。该理论模式使护理管理者能合理管理和分配护理人力资源，不仅帮助护士个人成长，同时更促进其发挥潜能，提供优质服务。进阶学说对各阶段护士的实践能力进行了说明（表8-1、图8-1）。这五个阶段代表了护士技能的整体变化，每个阶段都有相应的特征和特点，护士需要通过学习、经验积累和实践，逐渐从一个阶段进阶到下一个阶段，最终达到专家水平。

表8-1 本纳进阶学说中对各阶段护士的实践能力说明及要求

阶段	实践能力说明及要求
新手	没有任何工作经验，缺乏开展安全护理的信心；需要不断进行口头提醒和动作指导；需要进行长时间实践；不能根据不同情境判断和分析问题
进阶新手	有了部分临床经验，能够在部分实践领域内进行高效、熟练的护理；偶尔需要指导；可能需要一段时间来实践，在这一阶段，知识有所拓展
胜任者	一直在相同或相似环境中工作2~3年。能够进行有效的护理，对所实施的护理措施有信心；在对问题进行深思熟虑后可以制订前瞻性计划；处于这个阶段的护士，不再需要指导就可以独立完成护理措施
精通者	能够从整体而不是部分观察情境，关注的是长期护理目标的意义；能识别预期结果是否实现，能够前瞻性地预判患者现存护理问题中的重点
专家	深入地了解工作特征，表现在处理具体的问题时不需要花费过多的时间去考虑诊断和解决方案，并且所采取的措施灵活、流畅且高度熟练。即使面对以往没有出现过的情况，也能游刃有余地处理

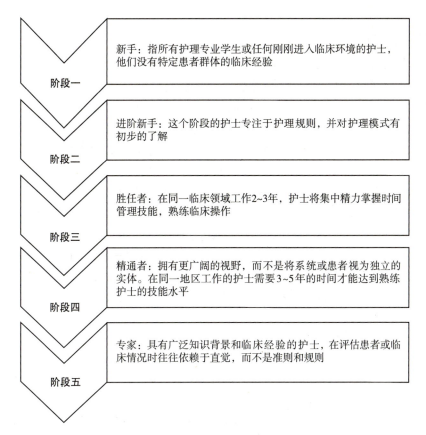

阶段一　新手：指所有护理专业学生或任何刚刚进入临床环境的护士，他们没有特定患者群体的临床经验

阶段二　进阶新手：这个阶段的护士专注于护理规则，并对护理模式有初步的了解

阶段三　胜任者：在同一临床领域工作2~3年，护士将集中精力掌握时间管理技能，熟练临床操作

阶段四　精通者：拥有更广阔的视野，而不是将系统或患者视为独立的实体。在同一地区工作的护士需要3~5年的时间才能达到熟练护士的技能水平

阶段五　专家：具有广泛知识背景和临床经验的护士，在评估患者或临床情况时往往依赖于直觉，而不是准则和规则

图 8-1　护士从新手到专家的进阶过程

其中，新手阶段主要在学校完成；进阶新手阶段要求根据所学的知识和能力处理一般紧急情况；胜任者阶段可以从容地安排各项工作，但缺乏全局上的判断和解决问题的能力；精通者阶段可以从整体上把握，拥有更多的判断和处理问题的能力；专家阶段可以准确判断和反应未知情况，把握全局并影响他人。

1. **新手（novice）**　新手没有工作经验，缺乏判断力，遇到临床实际问题时，不能根据病情变化调整护理方案，须给予具体的操作流程指导，告知所面临情境的特点以及操作的注意事项。

2. **进阶新手（advanced beginner）**　进阶新手往往指刚毕业的护士，能担任最基本的临床护理工作，能认识患者病情变化的特点，运用知识与经验分析问题，识别异常情况。但由于知识与经验不足，不能充分认识事情的重要程度，为了确保患者的安全，需要较年长护士给予指导与帮助，培养识别轻重缓急地处理临床问题的能力。

3. **胜任者（competent）**　本纳认为在相同或相似临床环境中工作 2~3 年的护士为胜任者。对临床工作情景有了整体的了解，遇到异常情况时能适时地作出应对决策，处理临床偶发或突发事件，能妥善安排具体的护理工作，并对干预措施有信心。但需要进一步锻炼其处理各种复杂临床情境的临床决策与判断能力及组织协调的能力。

4. **精通者（proficient）**　精通者能估计可能发生什么情况，具有临床问题分析、判断与决策能力，能认识现存问题的特征及重要方面，根据所发生的情况调整工作方案，评价预期结果。但需要进一步提高处理各种复杂、紧急或突发状况能力。

5. **专家（expert）**　专家经验丰富，具有很强的临床判断与决策力和组织协调能力，能应对各种情况变化，处理突发状况。若出现新的情况或预期结果没有实现时，会进一步分析情况、探讨原因、调整方案。

笔记栏

四、学说的应用

ER8-2
帕特里夏·索
耶·本纳的进
阶学说的应用

本纳于 1982 年指出护士胜任力是在各种变化的临床环境中，护士处理各种临床问题或各类突发或急性临床事件、正确有效完成护理任务、取得满意结果的能力。每一阶段的护士都在以下几方面表现其能力。①帮助性角色（helping role）：帮助性角色功能体现在护士与患者之间建立治疗性人际关系，尊重与保护患者在面对痛苦和极端崩溃时的人格尊严，最大限度地鼓励患者参与康复与治疗过程，提供舒适照顾；及时与患者及家属沟通，提供情感和信息支持；根据患者的心理情感与成长发展特点给予帮助；组织协调并建立治疗护理团队等。②教育和指导功能（teaching-coaching function）：教育和指导功能是指护士需要评估患者的学习成熟度，向患者解释病情及进程变化，帮助患者理解疾病对身体的影响；理解患者对疾病的看法，帮助患者调整生活方式以促进疾病康复。③诊断与监测功能（diagnostic and monitoring function）：诊断与监测功能是指护士可以识别患者出现的病情变化，发现先兆警示征象并及时处理，预见可能出现的问题；考虑患者的需求，评估患者治疗效果和潜在的健康问题等。④有效处理突发状况（effective management of rapidly changing situation）：有效处理突发状况是指护士以娴熟技术参与危及生命的抢救，迅速抓住关键问题，紧急情况下迅速匹配患者需求与资源，确定并处理患者的各种危急状况等。⑤管理与监测治疗干预与方案（administering and monitoring therapeutic interventions and regimens）：管理与监测治疗干预与方案是指降低风险与减少并发症，如准确安全给药、监测药理作用、观察患者反应、治疗效果，以及药理毒性和不相容性等；降低患者因活动受限导致的后果；训练患者最大限度地活动与康复、预防并发症等；建立伤口护理原则，以促进愈合、减轻疼痛等。⑥监测与确保健康照顾的质量（monitoring and ensuring the quality of health care practice）：监测与确保健康照顾的质量是指建立反馈系统以确保安全的医疗与护理服务，评估治疗与护理的效果。⑦组织协调与角色胜任（organizational and work-role competencies）：组织协调与角色胜任是指护士需要协调与满足患者多种需求，关心与尊重患者；设定优先满足的次序，建立与保持治疗团队合作以提供最佳的照顾服务；应对护士紧缺制订应急计划、避免过度倒班或超时工作；保持团队间的社会支持、保持良好的护理工作态度等。

（一）在护理教育中的应用

在护士继续教育方面，进阶学说体现了系统性专业能力培养。新入职护士注重在上级护士指导下完成基本工作、熟悉临床业务、掌握基本护理操作技能的培训。进阶新手护士参与重症患者护理，学习危重症护理的知识与技能。胜任期护士加强突发事件或意外事件处理的培训，如各种急救或突发事件处理、临床问题的分析与讨论。精通期护士加强科研和管理能力培养。鼓励专家护士参与学术交流和经验分享。

（二）在护理管理中的应用

进阶学说指导护理管理者合理管理和分配护理人力资源，推行能级进阶分层管理模式。按照护士的不同能级进行定岗、定责、定级、定薪的分层管理模式，更科学、合理地利用护理人力资源。N4 级护士为护理专家，具有很强的临床问题分析、判断和决策能力，能够为所属学科的其他能级护理人员提供专业指导。N3 级护士具有扎实专业知识，在处理各种护理问题和保持良好护患关系方面有丰富经验，主要负责急危重症患者的所有护理工作，及时发现和处理病情变化，提高救治率和降低病死率；同时，N3 级护士可指导 N2 级护士的工作。N2 级护士具有发现问题和解决问题的能力，能独立开展临床工作。在 N2 级护士的指导与帮助下，N1 级护士完成具体的护理工作。N0 级护士一般为刚入职的新手护士，需要通过分层培训不断进阶。这种分层管理模式充分发挥了不同能力水平护士的潜能，使护士有更多的时间与患者互动，及早发现病情变化，提供预见性护理，促进护士发挥潜能提供优质护理服务。研究表明，不同能级的护士在临床问题管理及突发或紧急事件处理等方面的能力、人际沟通、组织协调、教育与研究等方面均有差异。

笔记栏

能级进阶分层管理模式的实施，能满足不同患者、不同疾病及病情的需要，确保护理质量与安全；不仅能提升整体的护理质量，还能鼓励护理人员的不断晋级，促进护士个人专业能力发展。

依据进阶学说，我国将各层级护士的能力标准制定如下：

1. N0 级新手护士　掌握各项护理规章制度、工作职责与程序；掌握各项基础护理技术操作，照顾病情轻且稳定的患者；须在责任护士指导下完成临床护理工作。

2. N1 级进阶新手护士　掌握相关专科的理论知识、护理技术；掌握急危重症患者的抢救配合及护理；胜任本病房临床工作，独立对患者进行入院评估、护理干预、健康教育、出院指导。

3. N2 级胜任期护士　熟练掌握专科护理理论与技能、危重症患者抢救知识与技能。综合运用知识为重症或病情较复杂的患者提供护理服务；具备指导低年资护士工作并监督护理质量的素质和能力，承担临床护理教学工作。

4. N3 级精通期护士　具有全面的专科理论知识，掌握专科的新技术；有丰富的临床护理实践经验，能迅速准确分析处理病情变化；指导下级护士处理工作中遇到的疑难问题；具备教学、管理及科研能力。

5. N4 级护理专家　具有丰富的专业理论知识，在专科或专病领域具有较高业务水平和专长；能运用革新的方法对患者进行切实有效的护理；指导临床护士开展相关工作，对专科护理提出改进建议。

每一能级护士经过相应的教育或培训获得相应的资格认证或通过相应能级考核后，才能认可其具备相应的护理能力，开展相应能级的护理工作。处于胜任期、精通期或专家型的临床护士指导者有着丰富的工作经验，起着角色榜样作用。他们将实践经验经过语言、图表等表达转化成可传授的知识，通过护理技术操作演示、注意事项讲解、临床突发事件分析与处理等方式传授给新手和进阶新手，也可将各种护理经验与理论整合，总结成系统的知识，撰写成论文、专著、教材、实习方案等用以指导新手和进阶新手，帮助他们理解各种现象，解决现实中的各种问题，使他们不仅学习护理专业知识和操作技能，而且学习应对各种突发情况的思维方式与处理方法。

本纳指出护士的层级体系实为一个连续体，不能将各级护士的能力截然分开。护士能力的提升是一个不间断的螺旋式的上升过程，加强护士的临床护理能力培养，可促使他们早日进入精通和专家的阶段。

 应用实例

基于本纳进阶学说的专科护士等级测评管理系统构建

为进一步优化专科护士管理流程，促进专科护士的职业发展，某医院将信息技术与卫生健康服务深度融合，基于本纳进阶学说，开发了"专科护士等级测评管理系统"。以专科护士（specialist nurses）英文单词的首字母"S"代指专科护士，将专科护士分为 5 个层级：S0 级为技术能手，S1 级为初级专科护士，S2 级为中级专科护士，S3 级为高级专科护士，S4 级为护理专家。管理系统设置信息档案管理、选拔培养、继续教育、考核晋级管理 4 个模块，专科护士根据晋级标准提出晋级申请，专科组长、护理部完成审核晋级。同时，系统生成专科护士年度评价表，对每条考核细则进行汇总分析。

结果显示，该管理系统使用后专科护士考评效率显著提高，专科护士与专科护理组长对系统总体评价较好。这表明基于进阶学说的专科护士等级测评管理系统能够实现规范化、系统化、科学化的管理，进一步健全专科护士岗位信息化管理机制，规范专科护士等级评测管理路径，提高专科护士针对性的工作效能和投入水平。

来源：莫兰，朱晓丹，毛雷音，等. 基于 Benner 理论的专科护士等级评测管理系统的设计和可用性评价［J］. 护士进修杂志，2023，38（21）：1966-1970.

笔记栏

五、学说的分析与评判

1. 重要性（importance） 进阶学说对构建临床护理实践方案、明确护士能级、进行护士分层管理与继续教育培训等具有重要的指导作用。护士通过实践经验、继续教育进阶和动机激励机制从新手发展成专家。

2. 清晰性（clarity） 进阶学说清晰地阐述了各能级护士的能力特点，对每个基本概念都有明确阐述，各个概念间的相关性也作出了明确说明。

3. 简单性（simplicity） 进阶学说指出临床护士的护理专业知识与技能的发展过程，即从新手、进阶新手、胜任者、精通者到专家这五个阶段，随着临床经验逐渐丰富，护士的护理能力也逐渐提高，其理论阐述简明、易理解。

4. 普遍性（universality） 进阶学说指出每一能级的护士都在帮助性角色、教育和指导功能、诊断与监测功能、有效处理突发状况、管理与监测治疗干预与方案、监测与确保健康照顾的质量、组织协调与角色胜任等方面均有不同的表现。这一现象在护理管理领域是普遍存在的现象，并不是暂时的、局部的、表面的或终将消失的现象，因此，该学说具有普遍性。

5. 可推广性（generality） 进阶学说被翻译成多国语言，应用于不同文化的临床实践，适用于各种健康卫生场所。在我国的护理管理领域，进阶学说也得到了广泛应用，根据进阶有序的基本内容，开展护理人员分级管理。

（范宇莹）

小 结

本章介绍了本纳的进阶学说。该学说以诠释现象学和德莱弗斯技巧获得模式为理论基础，阐明了护士从新手到专家的进阶过程和护士的能力范围。根据进阶学说，我国制定了不同层级护士的能力标准，对该学说的主要内容进行了深化和推广。

• • • • 思考题 • • • •

1. 请结合护理领域的实际案例思考不同层级护士的进阶时间。
2. 如何判断护士是否达到了进阶的标准或要求？
3. 请根据进阶学说，制订一份护理人员的分层培训计划。

笔记栏

第三篇

护理模式

第九章

多萝西·约翰逊的行为系统模式

ER9-1
多萝西·约翰
逊的行为系统
模式

 导入

　　行为是人类活动的总称，是个体心理活动的外显形式，也是人与外界交流的重要方式。如何从行为的角度理解健康与疾病？人的行为包含哪些方面？护士如何通过系统分析患者行为来发现并解决临床问题？多萝西·约翰逊（Dorothy E. Johnson）是最早将观点呈现为概念模型的护理理论家之一，她强调护理在卫生保健中具有独特而独立的贡献，提出护理学与医学及其他健康科学的区别在于护理学将服务对象视为一个行为系统，护理关注重点应由患者的健康或疾病转到患者的全部行为。约翰逊将健康视为整个行为系统的平衡、稳定和高效运行，护理是在系统失衡或需要达到更高层次平衡时提供帮助的主要力量。约翰逊的行为系统模式在护理实践、教育和科研领域得到广泛应用，对护理理论基础的发展起到重要推动作用，为护理学成为独立的学科作出了贡献。

一、理论家简介

　　约翰逊于 1919 年 8 月 21 日出生于美国佐治亚州的萨凡纳市（Savannah）。她于 1938 年获得阿姆斯特朗专科学院（Armstrong Junior College）的准学士学位，1942 年获得范德比尔特大学（Vanderbilt University）护理学学士学位。其后，她在查塔姆 – 萨凡纳市健康委员会（Chatham-Savannah Health Council）短期担任护士，之后前往哈佛大学攻读公共卫生硕士学位，1948 年顺利毕业取得学位。

　　约翰逊的职业生涯主要围绕护理教育领域，其护理教师生涯始于范德比尔特大学护理学院，担任儿科护理学的助理教授。1949 年受加州大学洛杉矶分校（UCLA）护理学院院长的邀请前往任教，先后担任助教、副教授和教授等职务，直至 1978 年退休。约翰逊曾于 1955 年赴印度韦洛尔（Vellare）的医学院护理学院担任为期 1 年的儿科护理顾问，其间为《印度护理杂志》撰写了一系列临床文章。1965—1967 年，约翰逊担任加州护士协会主席，领导协会制定临床专家规范的立场声明。约翰逊于 1999 年 2 月逝世，享年 80 岁。

　　约翰逊一生中获得诸多荣誉：1942 年获得范德比尔特大学的奠基人奖章（Founders Medal），1977 年获得加州护士协会颁发的露露·哈森普拉格（Lulu Hassenplug）杰出贡献奖，以及 1981 年范德比尔特大学护理学院颁发的护理杰出贡献奖等。1997 年，约翰逊成为美国护理科学院荣誉院士。约翰逊一生出版了 4 部著作，发表了 30 多篇期刊论文及数不清的记录、报告和专题文章。

　　约翰逊理论的萌芽体现在其 1959 年发表的文章《护理的哲学》（*A Philosophy of Nursing*）以及 1961 年发表的《护理照护的意义》（*The Significance of Nursing Care*）中。然而，直到 1980 年为《护理实践的概念模式》（*Conceptual Models for Nursing Practice*）一书写作部分章节时她才完整地提出行为系统模式（Behavioral System Model）。在这本书出版之前，仅有的有关该概念模式的资料是约翰逊 1968 年在范德比尔特大学写的一篇文章和 1978 年她在第二届护理教育者年会上的发言。行为系统模式正式提出后，约翰逊继续致力于讨论和研究该模式，分别在 1990 年和

笔记栏

85

1992 年出版了《护理行为系统模式》（*The Behavioral System Model for Nursing*）和《行为系统模式起源》（*The Origins of Behavioral System Model*），但没有对其理论进行大幅度修改。这些出版物明确地表明了她的护理理念，即护理对于卫生保健有其特殊的、完全不同于医疗的独特贡献。约翰逊的理论深受南丁格尔的影响，而她的理论又深深影响了其后的诸多护理理论家和学者。

二、模式的来源

（一）早期护理理论

约翰逊的行为系统模式在早期发展阶段深受南丁格尔的著作《护理札记》的影响。她赞同南丁格尔的观点，即护理的主要关注点应是患者与环境之间的关系，而非患者与疾病之间的关系，护理的目标是帮助个体预防疾病或从疾病或伤害中恢复。约翰逊提出护理是一种对社会福祉作出独特贡献的职业，护理的核心在于针对患者福祉设立明确的行动目标。她通过一段时间的探索，这种初步的观点逐渐发展为更为复杂、理论上更为合理的行为系统模式，并提出了护理对患者的特殊贡献，即"培养人有效的行为功能，既可预防疾病，也利于患病后的康复。"

（二）行为科学理论

约翰逊借鉴了心理学、社会学和民族学中行为科学的研究成果来发展她的理论，所引用的跨学科文献聚焦于可观察的、具有适应性的行为。在其早期著作中特别提到美国社会学家塔尔科特·帕森斯（Talcott Parsons）的社会行动理论（Social Action Theory）的结构功能法，该理论调和了功能主义（认为每一个可观察的社会行为都有一定功能）与结构主义（认为社会行为不是直接的功能性行为，而是社会系统深层结构的表达）。约翰逊在理论中提出，护理是把人作为一个行为系统来看待，社会系统结构组成部分包括目标、定向、选择和行为等，这些观点与帕森斯的理论相一致。

（三）系统理论

约翰逊还深受系统理论的影响，并重点借鉴了贝塔朗菲（Bertalanffy）的一般系统论（General System Theory）。她所提出的理论假设与一般系统论相一致，即系统是由若干相互关联、相互作用的要素所组成的具有特定功能的整体。约翰逊将个体概念转化为一个行为系统，焦点是个体整体的行为及其背后的原因。行为系统模式的优势之一体现在其整合了从一般系统论中提取的行为系统概念和定义，包括整体性、目标追求、相互关系 / 相互依赖、稳定性、子系统、规律性、结构、功能、能量、反馈和适应性等。

（四）生物学等其他理论和专业实践

约翰逊指出行为系统模式是借鉴了哲学观念、理论研究及其自身临床工作经验，经过多年的思考和实践而形成。她的子系统理论体现了生物学理论基础，提出人是一个行为系统的概念与人是一个生物系统的概念相似，即人可以分为一系列生物子系统，如心血管、骨骼、内分泌、消化系统等，行为系统也可分为不同的子系统；生物系统可根据解剖结构而区分，行为系统也可以根据抽象结构而分解等。约翰逊还从哲学的角度发展行为系统模型，并充分引入其他学科的相关概念，如社会学习、动机、感觉刺激、适应、行为矫正、变化过程、紧张和压力等扩展她的理论以适应护理实践。

知识拓展

纳百家之长以厚己——约翰逊对压力概念的引入

约翰逊充分借鉴了多个相关理论，所提出的概念和观点具有充分的文献支持。例如，她在《护理行为系统模式》中提到，她认为紧张会导致个体产生行为变化，且个体因紧张

笔记栏

表现出的反应受到内部和外部因素影响。约翰逊充分借鉴汉斯·塞莱（Hans Selye）等的研究成果来支持她所提出的"特定行为模式是对来自生物学、心理学和社会学等方面压力源的反应"这一观点。在充分借鉴上述学者理论观点基础上，约翰逊还提出她所界定的压力概念与 Selye 有所不同。Selye 将压力描述为机体在受到各种内外环境因素刺激时所表现出的紧张性非特异性反应，可表现为全身适应综合征和局部适应综合征。而约翰逊与 Caudill 的观点更为接近，即压力是各种刺激与机体针对刺激所建立的防御之间相互作用的过程。约翰逊通过借鉴和引入其他学科的经验知识，不断完善了行为系统模式中的关键概念和主要观点。

三、模式的主要内容

（一）主要概念

1. 行为系统（behavioral system） 行为系统包含所有型态的、重复的、有目的的、具有个体生活特征的行为方式，这些行为方式形成了一个有组织的、完整的功能单位，其功能是调节人与环境之间的互动，并在人与环境中的客观事物、事件和情景之间建立联系。通常这些行为可以被描述和解释。人作为一个行为系统，试图通过调整和适应来达到稳定和平衡，以保持个体完好和高效的功能。这个系统往往足够灵活来适应所受到的影响。

2. 子系统（subsystems） 行为系统有许多任务要执行，因此系统的某些部分演变为具有专门任务的子系统。每个子系统都有其各自特定的结构、功能、目标和定向，各子系统之间又互相开放、彼此关联。一个子系统的变化会影响其他子系统，只有各子系统整体协调运作，才能维持整个行为系统的完整和系统的良好运行。所有子系统都有本子系统明确的输入和输出机制。

3. 平衡（equilibrium） 平衡是护理特定目标的关键概念，是一种个体与环境和谐相处的稳定且短暂的休息状态，在这种状态下生物、心理、社会力量达到彼此平衡。约翰逊特别指出，平衡不等同于健康。

（二）主要假说

约翰逊将行为系统模式的假说分为外显假设和内隐假设。

1. 外显假设

（1）行为是一系列生理、生物和社会因素的集合。

（2）在任何一个时刻的个体的行为都是这些因素长期累积的结果和该时间点上各因素的总和。

（3）当规律性和稳定性被破坏时，人的整体性就受到了威胁，相应的功能也不能充分发挥。

（4）人是一个由重复性的、有规律的、可预测的和有目的的行为组成的系统，总是努力达到平衡。

（5）平衡和稳定是分若干层次的，不同时期层次的水平也不同。

（6）平衡对于个体保持完好和高效的功能是必需的（最少的能量消耗、最大的满意度和最长的存活期）。

（7）各行为子系统内或者作为一个整体必须保持平衡，个体才能很好地适应环境。

（8）行为子系统结构或功能的变化与未满足的需求、功能需求的缺乏或者环境条件改变有关。

2. 内隐假设

（1）人作为一个整体可以还原成多个小的组成部分来进行研究。

（2）人作为一个系统是由多个部分（例如子系统）组合而成。

（3）所有的行为都可以通过感觉的数据进行观测。

笔记栏

（三）主要观点

ER9-2
约翰逊行为系
统模式的主要
观点

约翰逊的行为系统模式将服务对象概念化为一个行为系统，只有行为系统达到平衡和稳定，人才能维持健康状态，而行为系统的失衡状态导致其需要护理干预。有效识别引发行为系统失衡的原因并给予适当的处理有助于维持和恢复系统平衡。护理被看成是旨在恢复行为系统平衡的外部调节力量（external regulatory force）。

1. 行为系统　行为系统是由 7 个相互关联和相互依赖的子系统组成的整体，每个子系统都有其各自特定的结构、功能、目标和定向，而各子系统之间又是开放的，彼此相互关联的（图 9-1）。一个子系统的变化会影响其他子系统，只有各子系统整体协调运作，才能维持整个行为系统的完整和系统的良好运行。每个子系统都根据结构和功能需求进行描述和分析。约翰逊指出这 7 个子系统并不一定涵盖人的全部，一旦研究发现新的子系统或最初的系统结构、功能或行为模式发生变化，那么行为系统的构成肯定会改变。这些子系统包括：

（1）从属子系统（affiliative subsystem）：从属子系统的发展始于婴儿时期，是首先发展起来的子系统。该子系统促使社会包容、亲密感以及紧密社会关系的形成和维护，在人类社会系统中形成合作和相互依赖的角色关系，并为个体生存提供安全感。该子系统是构成所有社会组织的基础，可能是最具决定性的子系统。

（2）依赖子系统（dependency subsystem）：依赖子系统的功能是促进他人对养育需求作出反应的帮助行为，如获得赞同、关注、认可和物质援助。从发展上看，最佳的情况是社会中的个体从完全依赖别人逐渐过渡到更多地依靠自己，一定程度的相互依赖是社会团体的生存所必不可少的。

（3）进取子系统（aggressive subsystem）：进取子系统的功能是保护自己或他人免受真实的或想象中的威胁性伤害，识别对自己或他人构成潜在威胁的生物、环境或健康因素，调动资源应对被视为威胁的挑战，保护自己的成就目标以维护自身信念，维持自我概念。

（4）摄取子系统（ingestive subsystem）：摄取子系统和生物的消化系统相似，其功能是从环境中摄取所需的资源以维持机体的完整性或达到愉悦状态。该子系统的行为受社会和心理因素，以及个体对食物和液体的生物需求的支配。需要指出的是，摄取子系统和排泄子系统不应被看作行为系统的输入和输出机制。所有的子系统都有本子系统明确的输入和输出机制。

（5）排泄子系统（eliminative subsystem）：排泄子系统在一定程度上难以和生物排泄系统相区分，但它主要结合了排泄的行为模式，强调何时、怎样、为何，以及在何种情况下个体排泄废物，该行为模式比单纯的生物排泄行为更为重要。

（6）性子系统（sexual subsystem）：性子系统包括生殖和性满足的双重功能，包含但不限于

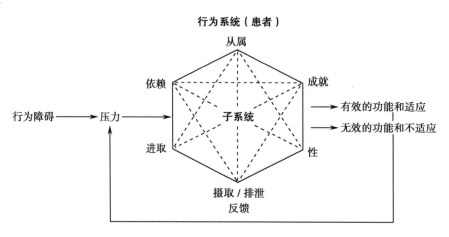

图 9-1　约翰逊行为系统模式示意图

谈情说爱和性交。这个反应系统起源于性别角色认同的发展，包括更广泛的性角色行为。

（7）成就子系统（achievement subsystem）：成就子系统试图掌控环境，通过控制或掌握自我或环境的某个方面，引导行为朝着实现预期目标的方向发展。成就子系统包括智能、身体、创造力、技巧、社交和照顾（子女、配偶和家庭）的技能领域。

2. 行为系统的功能需求　功能需求（functional requirement）是指个人通过自身的努力或外界的帮助才能满足的需求。约翰逊认为，各子系统必须有持续的功能需求，从而得以发展和维持稳定并实现各自功能。每个子系统都有相同的功能需求。要保持这种行为，必须对其进行保护、培养和刺激。如果个体不能提供足够的保护、培养和刺激来完成子系统的功能，这些功能需求就必须通过其他个体或机构来提供。各子系统能否实现其功能，依赖于以下 3 个功能需求的满足程度。

（1）保护（protection）：是指保护行为系统免受其不能应对的恶性刺激的影响。

（2）培养（nurturance）：是指可以通过来自环境的适当输入（例如，食物、友谊和照护）而获得。

（3）刺激（stimulation）：是指通过经历、事件、行为等给予一定的刺激以促进成长和避免停滞。

3. 行为系统的结构要素　结构要素（structural component）是指每个行为子系统共有的结构组成因素，包括 4 个维度，即动机或目标、定向、选择和行为。

（1）动机或目标（drive or goal）：动机或目标是指行为的动力。动机，即刺激行为发生的因素；目标，即行为的期望结果。这个部分是最有意义的组成成分。各子系统的动机或目标，对所有的人大致相同，但个体间的动机强烈的事件或事物、对目标的重视程度、驱动强度会有所不同。子系统的动机或目标不能直接观察，但可从行为或行动中推断出来。

（2）定向（set）：定向是指个体在某种情境下采取特定行为方式的倾向性，代表了对驱动力或刺激作出反应的相对稳定和习惯性的行为模式。通过生理成熟、经验获取、后天学习等因素，个体会逐渐发展并使用一种在特定环境下的习惯性的行为方式。这个要素不能直接观察得到，但可以从行为或动作中观察到。

（3）选择（choice）：选择是指在某种情况下，个人经过自我判断选择自认为最好的行为方式，以最大限度地实现目标或子系统的功能，达到预期的结果。在特定情况下，这些行为方式不起作用时，个体还应有其他行为方式可选。约翰逊指出，人们可以不断接受新的选择并修正原有选择，可供选择的行为方式越多，个体的适应性就越强。

（4）行为（behavior）：行为是指个体的可观察行为，是行为系统中唯一可以直接观察到的结构要素。行为通过动机、经验和学习发展起来，并受生物学、心理学和社会因素的影响。行为系统由所有的有规律、重复和有目的的行为构成，通过适应内部和环境刺激来达成平衡。这些行为表征了个体的生活，并建立了个体与环境中的物体、事件和情境的关系。

（四）对护理学科元范式中核心概念的诠释

1. 人　约翰逊认为人是一个行为系统，通过具有模式化的、重复的和有目的的行为方式将人与环境联系起来。她接受动物行为学理论的观点，即行为模式和动机受到先天性、生物学因素的影响，同时也承认个体先前经验、学习、刺激也会影响行为。应用行为系统模式的先决条件是能够将人视为一个行为系统，观察一系列行为子系统，并了解影响这些子系统运作的生理、心理和社会文化因素。个体不断努力通过调整和适应，以维持行为系统的平衡和稳定状态。当外界刺激影响了行为系统的平衡，那么个体的完整性也受到威胁。个体在试图重新建立平衡时可能需要消耗额外的能量，可能因缺乏能量支持而影响生物学过程及康复。

2. 环境　在约翰逊的理论中，环境由所有不属于个人行为系统、但影响系统的因素组成，包括内环境和外环境。内环境包括生物、心理和发展因素，外环境包括社会文化、家庭、自然因

笔记栏

素。个体的行为系统决定并限制了人与环境的互动，通过调节和适应的过程对环境因素作出反应从而维持平衡。这些行为通常是有序的和可预测的，因其大部分情况下能够有效处理个体和环境的关系而被保留。当这些行为不再有效或个体有更高功能需求时，这些行为可能不被保留。环境也提供了基本功能需求的来源，如保护、培养和刺激。当个体的行为系统发生失衡时，护士需要通过控制或调节环境因素，为患者提供功能需求以帮助患者适应压力源，这些功能需求的类型和数量因个体的年龄、性别、文化、应对能力以及疾病类型和严重程度等因素而异。

3. 健康 约翰逊认为健康是行为系统的平衡和稳定，是系统的高效和有效运行。健康反映了行为系统各子系统的组织性、互动性、互相依赖性和整合性。只要系统内部和外部环境保持有序并可预测、子系统和行为系统的功能需求资源得到满足、子系统之间的相互关系协调一致，子系统和行为系统的平衡就会得以维持和延续。行为系统平衡的结果是个体处于最低限度的能量消耗，即具有更多能量用于维持健康，或用于疾病时康复的生物学过程，持续的生物性和社会性生存得以保证，个体获得一定程度的满足感。

4. 护理 约翰逊将护理定义为：当患者的生理或社会健康遭受威胁或发生疾病时，采取行动来保持其行为系统的最佳组织性和完整性的外部调节力量。这个"外部调节力量"包括3个方面：实施外部监管或控制机制；改变结构组成；满足功能要求。护理的目标（goal of nursing）就是"恢复、保持或达到人的行为系统平衡和动态稳定，使个体达到尽可能理想的水平"。约翰逊还明确地将护理与医疗区分开，指出护理将患者看成是一个行为系统，而医疗将患者看成是一个生物系统。约翰逊始终认为，护理活动不依赖于医学权威，护理和医疗及其他的卫生保健专业是相互补充的关系，同时护理也是对大众健康有着独特贡献的卫生保健力量。

（五）行为系统模式和护理程序

约翰逊没有明确提出护理程序的步骤，但她提到护理作为行为系统的外部调节力量，护士应分析个体行为系统的运转状况并采取相应的措施。因此，行为系统模式的护理程序就是护理的诊断与处理过程（nursing diagnostic and treatment process），即实践方法学（practice methodology），具体包括：①确定问题的存在；②问题的诊断性分类；③护理问题的管理；④行为系统平衡性与稳定性的评价。这与护理程序的步骤（即评估、诊断、干预和评价）较为相近。

1. 评估 在评估阶段应该尽可能准确地描绘患者此时此刻的状态，需要使用不同的信息来源，例如来自患者及其家属的信息，从其他医务人员以及从表格中得到的信息等。评估包括两个层次：初始阶段全面考察患者的行为以及重要变量，有助于护士决定患者是否存在护理问题，如果确实存在问题，则启动二级评估，护士针对患者的内部和外部环境因素，密切分析不稳定的子系统并决定哪些变量可以进行干预。

（1）一级评估（first-level assessment）：目的是通过评估子系统功能和行为表现，判断患者实际的或感受到的威胁，以及患者适应威胁的能力。使用约翰逊行为系统模式进行护理评估时，应系统地收集每个变量和每个子系统的相关资料，包括患者的基本信息，例如年龄、性别等；病史（病理变量），例如目前的疾病、既往史等；健康－疾病反应，例如对疾病或住院的反应、遵医行为等；心理状态（心理变量），例如认知状态和感知水平等；家族史（家族因素），例如家庭结构、家庭成员的健康状况等；文化因素，例如信仰、语言或沟通模式等；社会史（社会因素），包括教育背景、经济状况等；环境史（生态因素），例如居住环境、威胁健康或发展的因素等；发展史，例如与年龄相关的功能水平等。通过一级评估，护士将知晓患者是否存在或预测到不稳定。当这个不稳定与疾病相关联，行为不稳定就成为一个护理问题。

（2）二级评估（second-level assessment）：当护士发现患者确实存在或预测到不稳定，针对内部和外部环境因素启动更深入的二级评估。除了精确地找到问题外，护士还需要收集那些可能对干预阶段有用的信息，包括可观察到的行为（行动），例如语言或非语言的行为；行为的功能（外显的和内隐的），例如该行为预期的或非预期的后果是什么；定向（预备的），例如个体在该情景下关注什么；定向（保持的），例如个体通常的或偏好的行为是什么；选择，包括个体是否使用或知道该情境下的可选择的行为；驱动（方向或力量），例如行为发生的频率，有什么因素阻碍或促进期望的实际行为；必要的支撑，例如，培育、保护或刺激（无论是实际还是期望的）行为的来源是什么；变量，例如该变量是否引起或影响行为，是否能被干预；调节或控制机制，包括生理、社会、文化或心理机制的运行等。通过分析收集到的资料，将呈现出一个综合的事实帮助护士决定护理诊断。

2. 诊断　即确定系统和子系统功能或结构上存在的问题及其起源和性质。但约翰逊本人并没有明确说明如何进行诊断。她的学生 Grubbs 依据行为系统模式理论，将护理诊断分为 4 类：

（1）不足（insufficiency）：不足指单个子系统没有起作用或没有发挥全部功能的状态。例如，一个孤儿的从属子系统功能存在不足。

（2）不一致（discrepancy）：不一致指单个子系统的行为没有达到预期的功能性目标。这个不一致经常发生在子系统的行为和目标之间。例如，一个孤儿被养父母收养，但养父母经常虐待孤儿，即发生了从属子系统功能不一致。

（3）不相容（incompatibility）：不相容指在相同情况下，两个或两个以上的子系统的目标或行为互相冲突，以致对个体造成损害。例如，一个尿失禁的患者为了减少排尿从而严格控制自己的饮水量，即发生了摄取子系统和排泄子系统功能的不相容。

（4）优势（dominance）：优势指个体偏好运用某一子系统的行为而不管情境如何及是否会损害到其他子系统。例如，一个工作狂整天忘记吃饭饮水等，这时成就子系统功能占据优势。

护理诊断的陈述确定了护理问题、诊断分类，同时还需要确定这个问题是功能性的还是结构性的。每个患者都处于一种压力状态，这种压力分为结构性压力和功能性压力。结构性压力是发生于子系统内，而功能性压力常常来自环境。

3. 干预　一个人生病是由于行为系统受到疾病的威胁，他的内在需求超过了他的自身调节能力，从而导致行为失衡。因此，护理干预的总目标就是建立患者行为的规范性从而达到每个子系统的目标。当达到这种状态时，就能观察到经济合理使用的能量、有效的行为、社会交往以及伴随的某种程度个人满足感。对于每个患者来说，更为具体的目标必须基于护理诊断来建立。目标设定后，干预的方法和预期的行为结果也就确立了。可采取的护理干预措施包括：

（1）暂时施加外部调整和控制机制：例如通过允许或制止的方式对行为加以限制；制止无效的行为反应；加强恰当的行为等。

（2）以符合预期的方式修复受损的结构单元：例如通过改变态度重新定向目标；指导患者或提供咨询改变其行为倾向；教给患者新的技能以增加其选择的范围等。

（3）满足子系统的功能需求：例如保护患者不被有害影响压倒；供给合适的必需物质和充足的营养；提供适当的刺激以促进成长，预防迟滞。

在确定护理措施时，约翰逊强调患者参与的重要性，要求护士必须与患者就干预方案进行协商。因此，护士要与患者建立协议，帮助患者理解护理诊断和所推荐的干预措施的意义。如果患者拒绝该护理诊断及护理措施，护士应继续和患者协商直到达成一致。

4. 评价　护理干预的结果就是行为系统的平衡。在评价目标是否实现时，护士需要将执行护理措施后的患者的行为与行为系统平衡和稳定的标准相比较，从而确定系统是否恢复平衡和稳定的状态。

四、模式的应用

（一）在护理实践中的应用

近年来，约翰逊的行为系统模式在护理实践中的应用显示了其广泛的适用性和有效性。这些研究涵盖了慢性病管理、青少年行为问题、心理健康等多个领域。通过深入分析患者的行为系

笔记栏

91

统，行为系统模式帮助护理人员制订更为精确和个性化的护理计划，从而提升护理质量和患者满意度。

在慢性病管理方面，行为系统模式被用于冠心病和糖尿病患者的护理中。在冠心病患者的案例研究中，通过应用行为系统模式来识别和调整破坏患者行为系统平衡的因素，从而设计出能够促进行为改变的护理计划，这对于慢性病患者的健康管理尤为重要。另外，社区糖尿病管理的研究也强调了通过行为系统模式来优化患者自我管理的行为，特别是在生活方式调整和疾病自我监测方面。

在青少年行为问题的探讨中，行为系统模式被用于分析青少年霸凌行为及其对被霸凌者的心理和行为影响。此外，针对南非青少年怀孕问题的研究利用行为系统模式来评估年轻男性的行为和心理特征，揭示了文化和传统在形成这些行为模式中的作用。这种深入的行为系统分析有助于开发出更有效的预防策略和干预措施。

在心理健康领域，行为系统模式应用于精神健康和心理康复的案例中，如一项应用行为系统模式对手腕关节血肿患者进行治疗的研究，通过系统分析患者的行为模式和心理需求，护理人员能够提供更加个性化和细致的护理服务，帮助患者恢复健康。一项研究基于行为系统模式，分析孤独症谱系障碍患者的兄弟姐妹的情绪和行为特征，探讨了这些特征如何影响兄弟关系的各个维度，进一步证明了行为系统模式在分析和解决复杂家庭问题中的应用价值。

📝 前沿进展

应用行为系统模式促进临床实践的系统化与精准化

约翰逊的行为系统模式强调个体行为的系统性和多维度特性，在实际应用中促进了护理策略的系统化和精准化。①多学科协同的系统化治疗护理：行为系统模式认为，健康是多个相互依赖的行为子系统的综合结果，因此需要跨学科团队协作解决临床问题。例如，肿瘤的治疗与护理涉及外科医生、放化疗专家、护理人员、康复治疗师及心理咨询师等，这种协作确保了从多方面综合满足患者的护理需求，维持患者行为系统的平衡和稳定。②技术驱动的预见性精准护理：利用先进的生物传感技术和数据分析工具，医护人员能够在行为系统各个子系统的动态变化中寻找健康问题的早期迹象。例如，基于行为系统模式开展连续的行为数据监测，结合智能算法分析，可以早期识别风险因素或预测不良事件发生，从而允许护理团队提前调整干预方案，开展预见性精准护理。

（二）在护理教育中的应用

约翰逊的行为系统模式在护理教育领域中同样显示了其深远的影响。该模式不仅被用作教学内容，帮助学生理解和分析患者行为，而且也被用于设计教学策略和评估体系。通过将该模式融入课程设计中，教育者能够促进学生实现从理论到实践的转换，培养学生批判性思维，增强解决问题的能力。尤其在培养学生进行全人护理和跨文化护理方面，该模式提供了重要的理论支持和实践框架。

行为系统模式通常作为本科护理理论课程的核心教学框架，帮助学生系统地评估和理解患者的行为系统。该模式强调患者行为的整体性和子系统间的相互作用。课程中经常包括案例分析，学生须通过具体患者情况识别影响行为的各种因素，并据此制订护理计划。此外，在临床实践课程中，学生将理论应用于实际护理场景，如模拟或真实的患者互动，练习如何整合患者的生理、心理需求及社会环境因素，制订全面的护理策略。这种理论与实践的结合不仅增强了学生的临床思维能力，也提升了护理操作技能。

多个院校已将约翰逊的行为系统模式纳入课程中，如加利福尼亚大学洛杉矶分校利用这一模式教育本科生如何评估和干预患者的行为系统，特别强调生物－心理－社会方面的整合。科罗拉多大学在其丹佛分校的护理课程中同样采用此模式，帮助学生从系统的角度理解个体健康，制订患者护理计划。密歇根大学和匹兹堡大学也分别在精神健康和社区健康护理领域中应用该模式，通过理论与实践的结合，使学生能够更好地理解患者的行为表现与健康状况之间的关系，进而有效地制订护理计划和健康干预措施。

（三）在护理研究中的应用

约翰逊的行为系统模式不仅被应用于评估和改善临床护理实践，也被用于理论框架的建立，特别是在处理复杂的护理现象和行为改变时。

定量研究通过使用因素分析和广泛的调查研究，基于行为系统模式与量表发展的相关研究构建了一系列评估工具，例如行为系统模式自我评测量表用于测量患者的子系统行为变化，一级家庭评估工具用于测量慢性病患儿家庭成员的需求等。这些工具帮助护理人员更准确地评估患者的需求和行为表现。通过使用这些工具，研究人员能够量化和分析患者在不同护理环境中的行为反应，从而优化护理方案和干预措施。

定性研究关注于概念的定义和理论模型的构建。通过深入的访谈和案例分析，研究者能够探索和定义健康行为的核心组成，以及影响这些行为的社会和环境因素。这种方法使得理论模型更加贴近实际，能够为护理实践提供更为具体和个性化的指导。例如有研究者针对青少年怀孕的问题，通过现象学研究分析男性对于怀孕的看法和感受，探索了社会环境和行为子系统（如依赖、成就、进取等）对其行为决策的影响。

约翰逊的行为系统模式特别强调行为模式的解释能力，这在护理研究中尤为重要。理论不仅可以解释个别子系统的变化，还可以揭示整个行为系统的运作和影响。这种全面的视角帮助护理人员不仅关注患者的疾病症状，而且更加关注患者的整体健康状态，包括生理、心理、社会和环境方面的健康。

在应用这一理论时，研究人员发现它在处理行为异常显著的疾病和症状中效果尤佳。因此，未来的研究需要在这一领域内继续深化，探索和扩展行为系统模式在具体护理实践中的应用，例如在慢性病管理、精神健康护理和老年护理中的应用。这些研究不仅能够基于已有的实践进一步优化，还能为全球护理实践提供新的理论和方法论支持。

（四）在理论发展中的应用

约翰逊的行为系统模式自20世纪60年代初被提出后，已经激发了多个理论的发展，这些理论在护理领域中广泛应用并且逐渐形成了更具体的子理论。约翰逊的理论强调个体作为一个整体的行为系统，系统中的各子系统相互作用以维持平衡和适应环境。这一模式不仅为护理实践提供了理论基础，也促进了后续理论的发展。

个体行为系统理论（Theory of the Person as a Behavioral System）是直接基于约翰逊的行为系统模式发展的一个理论框架。虽然这一理论仍处于发展阶段，但它提供了一个理解和分析个体行为的系统视角。这种视角侧重于探索个体如何通过各种行为子系统来适应环境和维持生理及心理的平衡。

恢复子系统理论（Theory of Restorative Subsystem）由Grubbs在1974年基于约翰逊的理论提出，该理论专注于恢复子系统的功能，即如何通过其他子系统重建或补充能量来缓解疲劳或恢复平衡。这一理论虽然未被约翰逊纳入官方的子系统，但已被广泛用于护理实践中，特别是在慢性病和康复护理中的应用。

维持必需理论（Theory of Sustenal Imperatives）由Holaday及其同事在1996年提出，是基于行为系统模式，特别是针对慢性病患儿的成就子系统。该理论认为，如果患儿的基本功能需求（如保护、培养和刺激）没有得到满足，他们就面临行为系统失衡的风险。这为护理儿童特别是慢性

笔记栏

病儿童提供了一个重要的理论支持。

随着时间的推移，约翰逊的行为系统模式不仅在理论发展上有所贡献，也在护理实践中得到了广泛的应用。这一模式特别适用于那些行为表现明显和容易观察的人群，如精神病患者和儿童。近年来，该模式也逐渐被应用到更广泛的人群和复杂的护理情境中。此外，国内学者也开始探讨如何将这一模式本土化，以适应中国特有的文化背景和行为特征，进一步推动该理论的实践应用和发展。

应用实例

运用约翰逊行为系统模式制订的护士主导的心力衰竭患者护理计划：
一项随机对照试验

心力衰竭患者伴随多种生理和心理症状，常因症状急性加重入院，这加重了个体和社会的经济负担。Rahmani 等人基于约翰逊行为系统模式制订了护士主导的照护计划，并通过随机对照试验验证干预效果。研究者首先使用行为子系统评估工具，对患者各个子系统进行详细评估，包括各子系统的功能变化、患者感知的变化、变化的重要性及其对行为系统平衡的影响。通过全面评估，护士可确定各子系统的失衡程度，识别患者最需要关注的子系统，并优先解决最严重的问题，通过干预满足子系统的功能需求，帮助患者恢复行为系统的平衡。研究结果显示，基于行为系统模式的护理干预显著改善了试验组患者的多个行为子系统平衡，包括恢复、摄取、排泄、进取、依赖和成就子系统。通过这种模式，护士能更有效地满足患者的整体健康需求，提升护理质量和患者生活质量。

来源：RAHMANI B, AGHEBATI N, ESMAILY H, et al. Nurse-led care program with patients with heart failure using Johnson's Behavioral System Model: a randomized controlled trial[J]. Nurs Sci Q, 2020, 33(3): 204-214.

五、模式的分析与评判

尽管约翰逊行为系统模式完整提出较晚（1980 年），但是约翰逊作为护理理论发展的先行者，对护理学科的发展作出了历史性贡献。行为系统模式对护理知识做的一个实质性的贡献就是把人定义为一个行为系统，这就将护理的关注点集中在人的行为上，而不是他的健康或疾病状态，这样也将护理与医疗区别开来，有利于护理从医学的范畴里独立出来，这对于护理作为一个独立学科的持续发展有着特别重要的意义。

1. 理论的广泛性和抽象性 总体来说，约翰逊理论的内容比较清晰和完整，因其在各种临床环境和不同年龄群体中的应用而显示出其广泛性，应用领域涵盖护理研究、教育、管理和实践等。约翰逊把人描述成一个由 7 个子系统组成的行为系统，护理是一个外部调节力量，然而她没有确切说明行为子系统、子系统的结构要素和功能需求等概念之间的相互关系，也没有清楚说明各子系统的内涵，因此该理论在应用上存在一定困难。尽管该理论提及护理问题和护理治疗的概念，但这些概念高度抽象，很多概念解释由其他研究者进行补充，这增加了理论的复杂性。

2. 理论的逻辑性 约翰逊在界定护理使命的任务时，以历史性、分析性和经验性视角发展了行为系统理论，在此过程中演绎和归纳思维显而易见。约翰逊首先识别了行为系统，然后解释了系统的属性和行为，最后解释了子系统作为系统的一部分或功能的属性和行为。约翰逊行为系统模式的假设明确，并通过对行为系统运行的最终结果的说明，提供了明确的和理想的护理目标。该模式关注干预措施，并可选择出最优措施实施，这有助于对理论进行逻辑上和实践上的检验。

3. 理论对护理学科发展的推动　约翰逊的行为系统模式将护理从关注患者的健康和疾病转向关注患者的全部行为，从而清楚区分了医疗和护理的不同职责。行为系统模式使护理工作者对护理领域的总体概念有了更为清晰的认识，不断针对护理领域的现象及问题开展探索，指导护理实践、教育和科研，产生有关护理的新思想和新知识，逐步累积形成知识体系。因此，行为系统模式对护理作为一个独立学科的持续发展有着非常重要的意义。

4. 理论的局限性　由于对个人行为模式的评估需要持续的时间来了解患者，约翰逊的理论更适用于需要长期照护的患者。行为系统模式本身关注的是个体，因此在运用到群体中时必须借助于其他理论模式的支持。理论的复杂性也需要应用该理论的专业护士有多个学科的理论基础。这些问题均在一定程度上限制了该理论的推广应用。模式中值得进一步探索的问题也很多，例如该模式为护理评估提供了有效的指导，为护理诊断和护理干预提供了框架，但到底什么样的行为模式是需要护士提供照护的，仍有待于确认、定义和发展。约翰逊的理论较少发表，限制了理论的传播。因此，约翰逊自己也认为理论的发展还需要继续进行下去。

（李　昆）

小　结

　　约翰逊行为系统模式提出将人看作具有独立行为系统的整体，包含从属子系统、依赖子系统、进取子系统、摄取子系统、排泄子系统、性子系统和成就子系统7个子系统。健康是行为系统的平衡和稳定，是系统的高效和有效运行，而护理是当个体的生理或社会健康遭受威胁或发生疾病时，采取行动来保持其行为系统最佳组织性和完整性的外部调节力量。约翰逊没有明确提出护理程序的步骤，她所提出的诊断和处理过程与护理程序的步骤相似。约翰逊的行为系统模式在临床护理、护理教育、护理研究以及理论发展等方面都得到了一定的应用。在护理实践环境日益复杂、服务对象特征和需求逐渐多样化的今天，应用行为系统模式有利于更好地评估患者需求，实现以服务对象为中心的高质量护理。

● ● ● ●　**思考题**　● ● ● ●

　　1. 请在临床实践中选择某患者，运用约翰逊行为系统模式评估患者各个子系统是否存在行为系统失衡，并列举有哪些观察结果表明患者存在行为系统失衡。

　　2. 请简述在使用行为系统模式进行评估时，一级评估和二级评估的侧重点各是什么。

　　3. 请使用约翰逊行为系统模式发展一项针对社区居家高血压患者的健康教育方案。

ER10-1
伊莫詹妮·金
的概念系统
模式

第十章

伊莫詹妮·金的概念系统模式

导入

　　伊莫詹妮·金（Imogene King）是首位在提出护理模式的基础上发展出中域理论的护理理论家。金的概念系统模式（Conceptual System Model）着重阐述发生在人与人之间，特别是护患之间的相互作用；强调护理是为全人类健康服务的。金在与多名护理专家的研讨过程中，产生了一系列的疑问。如：基于护士的角色和责任所能作出的护理决策有哪些？在作出护理决策时，有哪些信息是必需的？护士针对患者康复所制订的行动方案是如何得出的？护士做决策需要哪些知识和能力？基于对这些问题的浓厚兴趣，其概念系统模式的构建之路由此展开。该模式解释了每个人作为一个独立的社会个体，有其基本需要，为满足自身的基本需要，必须持续提高自身能力。金的达标理论是在概念系统模式的基础上发展而来，描述了护患之间通过相互作用确立共同目标、最终可通过双方的努力达到目标的过程。金对于理论的应用，也提出了建议。当在护理领域中研究互变过程与健康行为等现象时，或者探讨影响护理行为的一系列变量时，可以应用达标理论开展护理研究与临床护理实践。

一、理论家简介

　　金于 1923 年出生在美国中西部，从小受到良好家庭教育的熏陶，做任何事都能首先确立目标并为之努力，2007 年 12 月辞世。

　　1945 年金在圣路易斯州的圣·约翰医院护士学校（St. John's Hospital School of Nursing）获得初级护理专业文凭，1948 年获得圣路易斯大学（St. Louis University）护理学士学位，1957 年获得圣路易斯大学护理学硕士学位，1961 年获得纽约哥伦比亚大学教育学院教育学博士学位，1980 年被南伊利诺伊大学（Southern Illinois University）授予荣誉博士。

　　金从事护理工作 50 多年，曾担任过各种护士角色，如办公室护士、学校护士、医院护士和家庭护士。1947—1958 年，金担任了圣·约翰医院护士学校的内外科护理临床指导老师以及校长助理。1962—1966 年，她在芝加哥洛约拉大学（Loyola University Chicago）任副教授，并在该校开设了以应用"概念系统"（conceptual system）为基础的护理硕士学位培养项目。1966—1968 年，金担任了美国国家卫生、教育、福利部护理分部科研基金的主管助理。1968—1972 年，她担任了俄亥俄州立大学（The Ohio State University）护士学校校长。1972 年，金被芝加哥洛约拉大学聘为教授，担任该大学医学中心、护理学院等护理研究项目的协调员、国防部防御咨询委员会成员等。1980 年，金移居佛罗里达州中西部的坦帕市（Tampa），被南佛罗里达大学（University of South Florida）聘为教授直至 1990 年退休。退休后，金仍继续从事社区护理教育和发展理论的工作，为各种健康服务机构或组织应用其概念系统模式和达标理论制订护理计划，指导博士生和硕士生从系统结构上发展其模式，并致力于发展测量护士群体能力和患者对护理工作满意度的工具。

笔记栏

96

20 世纪 60 年代以来，护理学是一门专业的观点已逐步被社会接受，护理学需要建立自己独立的理论体系。在这种情况下，金开始思考和寻求护理实践的范畴、护士的角色功能和护理目标的转换等学科的本质问题。金通过其临床护理和教育实践、广泛的文献研究、各种会议和讨论、信息的分析与评价，最终形成了自己的概念系统模式。

1964 年，金出版了《护理理论——问题与前景》（*Nursing Theory: Problems and Prospect*），在该书中首次指出了其概念系统模式的构建基础。

1971 年，金出版了《关于护理理论：人类行为的一般概念》（*Toward A Theory for Nursing: General Concepts of Human Behavior*），提出了她的全部概念，该书获得了 1973 年美国护士杂志年度优秀著作奖。

1976 年，金出版了《健康照护系统：护理干预亚系统》（*The Health Care System: Nursing Intervention Subsystem*），明确提出了健康照护系统中包含护理干预亚系统，也较早地阐述了护士与患者在护理干预过程中的相互作用。

1981 年，金出版了另一部代表性著作《护理理论：系统、概念及过程》（*A Theory for Nursing: Systems, Concepts, Process*）。在这部著作中，金在概念系统模式的基础上构建出了达标理论。金认为护士与患者通过相互作用建立共同的目标，进一步通过双方的努力达到目标；同时着重解释了人际间系统，也就是人与人之间的相互作用机制，由此增强了其概念系统模式的导向和延伸概念。

1987 年，金出版著作《金的达标理论》（*King's Theory of Goal Attainment*）。在这部著作中，金指出，概念系统作为护理理论构建的基础，将会逐步完善，更好地为护理学科服务。

1990 年，金出版著作《金的概念框架与达标理论》（*King's Conceptual Framework and Theory of Goal Attainment*），阐明了金在其概念系统模式的基础上发展达标理论的全过程。

此外，金是美国护士协会会员，国际护理荣誉学会的资深会员，是佛罗里达分会的一名活跃的护理专家。1996 年，金当选为佛罗里达州护理学会的终身委员。1994 年，金当选为美国护理科学院院士。她还是促进传播和应用金的概念系统模式和达标理论的国际性护理机构基金会的成员。1996 年，她在美国护理学会 100 周年纪念大会上获得了杰西·斯科特奖（Jessie Scott Award）。坦帕市大学护理学院还设立了伊莫詹妮·金护理研究奖（Imogene King's Research Award）。由于金为护理事业所作出的杰出贡献，她还被收录于美国妇女名人录和护理名人录中。

二、模式的来源

（一）一般系统论

金通过查阅大量文献，在贝塔朗菲的一般系统论的指导下发展她的概念系统模式，她的理论内容与一般系统论基本一致。在她的阐述中，可以清晰地捕捉到一般系统论的概念，如开放系统、社会系统、能量、相互作用等。其概念系统模式也运用了一般系统论的基本原则，如整体性、关联性、有序性、动态性、目的性等。金本人也认为，在概念系统模式和基于此发展的达标理论中，信息传递系统、目标达成系统与决策系统均借鉴了一般系统论中的部分内容。金认为，一般系统论是概念系统模式的理论出发点，同时也为护理学者研究护理现象、发现并解决护理问题提供了整体而又全面的理论基础。

（二）符号互动论

符号互动论源于美国实用主义哲学。符号互动论认为人的心灵、自我和社会不是分离的结构，而是一个人际符号互动的过程。人通过人际互动学到了有意义的符号，然后用这种符号发展自我和实现社会发展。

金与符号互动论的理论家对于许多概念含义的描述有所重叠，如他们都将人描述为社会的人，是行为的发出者和反应者，通过符号进行交流，不断构建和重构自己对世界的认识。金指出护患之间的互动关系就是在这种认识的构建和重构中建立起来的。护士和患者对于任何情境和时间的描述都是有意义的。另外，金对于角色和个体的阐释，也应用了符号互动论的方法。金认为角色功能观点与社会系统的研究相关，而角色互动理论的观点是建立在将人看作组织中与他人建立一定关系时的个体上的，它与人际间系统密切相关。

（三）多学科范式的影响

20世纪50年代，护理学的专业语言未成体系，护理现象的概念发展也很有限。因此，金的概念系统模式还汲取了许多范式的成分，例如：生长发展理论的范式、应激适应理论的范式、心理分析理论的范式等。

 历史发展

金提出概念系统模式的心路历程

金在1988年指出，她最初提出概念系统模式的目的是为护理硕士研究生学位课程寻找新内容。她的解释是：1963年她作为某护理专业委员会的成员之一，参与护理硕士研究生的课程设置。这时，一位熟悉的哲学教授在谈话中问道："你和你周围的护士是如何定义护理行为的呢？"金在思考并回答这个问题的时候，突然意识到，这是一个典型的哲学问题。于是，金产生了一个想法，当对护理行为不能给予一个很明确的定义时，应该首先界定"人的行为"这一概念的内涵与外延。金认为，这位哲学教授的问题，对促进她的理论的产生与发展具有重要的提示价值。

三、模式的主要内容

金在发展概念系统模式的初期就已经认识到了理论对护理专业知识体系拓展的重要指导意义，并与当时一些存在"理论偏见"的专家进行了多次辩论。金直接指出，护理理论的存在并不违反"护理学知识来源于实践"这一观点，从实践中总结和发展护理理论进一步证实了"理论来源于实践，继而指导实践"的非凡价值。

（一）主要假设

1. 关于开放系统的假设

（1）开放系统中能量与信息的交换是以目标为导向的。

（2）在开放系统中，为实现相似的目标所采取的不同途径具有等效性。

（3）一个系统至少包含五个要素：目标、结构、功能、资源和决策。

（4）系统中的资源作为输入，所采取的行动即为利用资源的过程，行为结果为输出。

（5）一旦输入转换成了输出，则整个系统发生了转变。

（6）当研究护理的整体性时，必须将人看作一个开放系统。

（7）将护理作为系统进行研究时，该系统的目标即为健康。

2. 关于人的假设

（1）每个人都是有个性的、整体的独立个体，在大多数情况下，个体有能力通过独立的理性思考作出决策。

（2）人具有感知能力，在与他人相互作用的过程中通过感知获得社会性。

（3）人的行为具有控制性、目的性、行动导向性和时间导向性。

（4）人通过自身的感知、理性、精神与社会属性控制自身的行为。

（5）人有学习知识、分析问题、作出决策和选择行动路径的能力。

（6）个体的欲望、需求与行动目标会有所不同。

（7）不同个体的价值观决定了其目标不同。

（8）人的价值观受文化背景影响，因此不同个体、不同家庭乃至不同社会制度的价值观均有所不同。

（9）人是一个可以理性思考的、可设定目标并为此选择行动方案的开放系统。

（10）人作为一个开放系统不断地与周围环境发生能量交换。

（11）个体通过感知外界环境获取资源。

（12）个体的内环境与外环境之间不断进行能量交换。

（13）个体通过内、外环境间的交换过程获取信息。

（14）一般来说，个体希望延续生命、趋利避害、拥有安全保障并维系日常生活所必备的能力。

3. 关于护理的假设

（1）护理的关注点是人和人的行为。

（2）人与环境相互作用后形成的健康状态应成为护理的重点。

（3）护士的角色和责任在于支持个体或群体获得、维系与保持健康。

（4）当个体在某一个时间段出现功能丧失或缺如时，护士要予以支持。

（5）护士要理解人在生理、情绪、自我实现等方面存在基本需要。

（6）护理的实施过程受社会系统制约，社会系统包括：护理系统、个体系统、个体与环境的相互作用系统、社会组织形式、社区功能等。

（7）护理的实施过程可依据接受护理的个体情况不同而有所不同。

（8）社会结构体系不同，护理的实施过程可有所不同。

（9）护理过程包含的要素有：护理判断、护理行为、沟通、评价、协调。

（10）护理行为随护理判断的变化而变化。

（11）护理行为的有效性与护理沟通有关。

（12）如果护患双方就护理目标进行沟通并能达成一致，护理行为的效果会更好。

（13）当护理情境改变时，护理判断和行为也要随之改变。

4. 关于护士与服务对象相互作用的假设

（1）护士与服务对象的感知影响互动过程。

（2）护士与服务对象两者的目标、需求和价值观均会影响互动过程。

（3）服务对象及其家庭有权利了解有关其健康状况的真实信息。

（4）卫生从业人员有责任告知服务对象相关健康信息，并协助他们作出决策。

（5）服务对象与其家庭有拒绝接受诊疗与护理的权利。

（6）卫生从业人员与服务对象的目标可能存在不一致性。

（7）卫生从业人员有责任收集与服务对象有关的健康信息，使两者的目标趋于一致。

（8）在互动过程中，护士与服务对象有能力设定共同的目标，并制订出双方均满意的目标实现途径。

（二）主要概念

金的概念系统模式中的唯一核心就是人。金将人视为一个整体，将其定义为个体系统。以此为拓展，金在研究人际间系统和社会系统对个体系统影响的基础上，提出了概念系统模式的基本框架（图10-1）。在其概念系统中，她还关注了护理学的一个核心概念——转变，即在个体系统、人际间系统与社会系统三个系统动态互动（dynamic interacting）的过程中，通过不断地传递信息从而改变他人或世界，同时也在持续地被改变。在金描述的这个动态互动系统中，每一个系统都是开放的，且每一个开放系统都包含特定的概念反映出该系统的特质。

ER10-2
伊莫詹妮·金的概念系统模式的主要概念

笔记栏

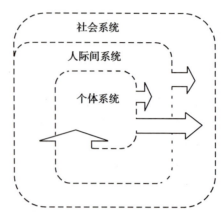

图 10-1　概念系统模式的基本框架

1. 个体系统（personal system） 金认为，无论是健康个体，还是患病个体，都属于个体系统。个体系统具有独特性和复杂性，能够对目标进行感知、思考、评估、分析与决策活动，从而最终确定目标。与个体系统有关的概念有感知、自我、成长和发展、自我形象、时间、空间与学习等，其中感知是个体系统的主要概念。

（1）感知（perception）：感知是个体将感官和记忆所获得的信息加以组织、解释和转化的过程。感知是人与环境的交换过程，它使每个人的经历具有意义，反映了一个人对其生活中的人、事物和事件的真实反应，并影响个体的行为。感知过程包括环境中的能量输入、能量转换、信息传递、信息贮存以及信息输出所产生的行为结果。感知具有两个特征。①普遍性：普遍存在于人和环境的互动过程中，包括信息的输入、转化、储存以及输出。②主观性：在某个特定的情境中每个人都会有自己独特的感知经历。每个人的感知不同，与个体经历、自我概念、社会经济状况、生物遗传以及文化背景等有关。

（2）自我（self）：自我是由思想和情感组成的，是个体对自己认识的总和。自我能使个体意识到自己的存在，进一步明确自我概念，是一个人全部的主观境界，构成了个体的内心世界，以区别于由其他人或事组成的外部世界。自我是动态的、开放的，与独立个体的思想、态度、价值和行为等有关。当个体在思考、决策、评估目标和选择实现目标的途径时，可充分体现出"自我"的独特性。

（3）成长与发展（growth and development）：成长与发展是个体在细胞、分子以及行为活动等方面的持续变化，有益于帮助个体趋向成熟。成长与发展使个人潜能得以发挥，从而达到自我实现的必要过程。成长与发展具有顺序性、预见性等特点，并且存在个体差异，其表现与遗传和个人经历有关。

（4）自我形象（body image）：自我形象是个体对自己外在形象的感知，也是他人对其外在形象的反映。自我形象是人们对自身认知的结果，具有主观性、动态性的特点，随着自我概念的改变和个体成长与发展的不同阶段而发生变化。

（5）时间（time）：时间是个体经历的某一事件和另一事件之间的持续间隔，反映了事件的延续性以及对未来的影响。时间是永恒的，是生命过程中所特有的现象，并且具有个体感知性、普遍性、可测性、单向性、不可逆性和主观性等特点。

（6）空间（space）：空间是个体行为所占有的领地（territory）或物理距离（physical area）。空间普遍存在于相互作用的个体所处的物理环境中的各个方位；空间是可测量的；与时间类似，空间也是基于个体感知存在的，具有普遍性、独特性、主观性和情境性。个体维持自身空间和谐、不受侵犯，有利于维护个体的安全感。然而，不同个体对空间的要求不同，这受个体需求状况、过去经历和文化背景等因素影响。

（7）学习（learning）：学习是个体通过感知、理性判断、评判性分析、对过去经历的回顾等一系列活动后改变自身判断、技能、角色、习惯和价值观的过程。学习过程可以被他人观察和测量，同时其学习效果可以基于日常的学习表现由个人或他人作出推断。总之，学习具有动态性、目标导向性、自律性和可反馈性等特点。

2. 人际间系统（interpersonal system）　人际间系统是由两个或两个以上的个体在特定情境中互动所形成的。参与组成的个体越多，则系统越复杂。与人际间系统有关的概念有互动、沟通、互变、角色、应激等，他们都具有普遍性、情境性、动态性和主观性，受目标、感知、自我、成长与发展、自我形象、时间、空间和学习等个体系统的特性所影响。

（1）互动（interaction）：互动是人与环境、人与人之间为了达成目标而通过语言和非语言的行为方式进行感知和沟通的过程。互动能显示一个人对另一个人或事物的感知、思考和行动的反应。护患之间的互动受双方各自不同的知识背景、需要、目标和过去的经历与感知等影响。在互动过程中，当双方的目标趋于一致时，双方才可能做进一步的沟通与交流。

（2）沟通（communication）：沟通是一个人将信息直接或间接地传递给另一个人的过程，是人类互动中信息作用的结果。沟通可分为语言性沟通和非语言性沟通，具有个体差异性，并随着时间而发生动态的变化，是发展和维系人际关系的媒介。沟通的途径较多，包括面对面、电话、电子媒体或文书等多种媒介，人与人、人与环境通过沟通活动取得联系。

（3）互变（transaction）：互变是为达到目标而有目的的互动过程，包括观察人类与环境相互作用的行为，以及评价人类内部的互动效果。互变具有独特性，是以个体感知为基础，针对一定时间内的经历和事件而产生的相互作用。金将互变解释为个体进行信息编码、传递，并且通过感知或逻辑判断等完成信息处理，最终采取行动的一个连续的行为过程。

（4）角色（role）：角色是指处于一定社会地位的个体或群体，在社会系统中被期望的行为和担负的责任，是人们在现实生活中的社会位置及相应的权利、义务和行为规范。如果一个人的行为与期望的角色不一致，就会出现角色冲突和混乱。角色是可以学习的，具有多重性、相互性、社会性、复杂性和情境性。护士的角色就是护士在他人需要护理的情况下所发生的人际间互动，护士根据所拥有的知识与技能进行专业护理，帮助他人确立和实现护理目标。

（5）应激（stress）：应激是个体与环境在互动过程中维持成长与发展动态平衡的过程。应激包括人与环境之间为了调节和控制应激源所进行的能量与信息的交换。应激具有个体差异性和不同的强度。应激可以是有益的，促进成长的，也可以是破坏性的，损害健康的。

3. 社会系统（social system）　社会系统由社会中有着相同利害关系的群体组织组成，用以维持生命健康和日常活动，包括家庭、社区、社团、政府部门、工作机构等。金在1992年发表的文章中建议护士在评估服务对象的社会系统时，要注意评估个体的成长与发展背景、社会文化状况等多种要素。社会系统包含的概念有组织、权威、权力、地位和决策等。

（1）组织（organization）：组织是根据既定的角色和地位，利用所有条件，以达到个体或组织的目标而组成的一个机构。组织应能委派个体一定的职位，从而安排小组活动，能明确角色、职位以及活动的具体功能，明确目标和达到目标所必需的条件。

（2）权威（authority）：权威是一个人用其背景、感知和价值观去影响他人，并使他人认识、接受、顺从该人的力量。权威可以通过下达命令、指导和对行动负责等行为体现，具有普遍性和合法性。

（3）权力（power）：权力是在组织中为达到目标而利用各种条件的能力，是独立个体或更多的人在一定情境下影响他人的过程，是组织和维护社会秩序的力量。权力具有普遍性、动态性、目标性，可以在互动中或决策中体现。

（4）地位（status）：地位是指个体在组织中的位置，或指某一组织中，某小组相对于其他小组所处的位置及其关系。地位与利益、责任和义务同时存在，与职位有关，具有情境性、可逆性。

笔记栏

（5）决策（decision making）：决策是个体或小组为达到目标而对各种可能进行选择的一个动态的、系统的过程。决策对调整每个人的生活和工作都是必需的，具有普遍性、主观性、情境性、目标性和个体差异性。

（三）对护理学元范式核心概念的诠释

1. 人 金认为人具有社会性，在各种状态中具有感知、控制、判断的能力，并具有目的性、方向性和时间性。人有能力通过语言和其他符号记载历史并保护文化，人是与环境相互作用的开放系统，人是一个独立而具有实际价值的整体，人具有不同的需求和目标。

基于对"人"的定义，金对护患互动这一现象特别指出：护患的感知、目标、需要和价值会影响他们的互动过程。护士有责任提供相关保健知识信息，以帮助每个人作出有关其保健的决定，个人有权接受或拒绝健康保健服务。

2. 健康 健康被认为是生命过程中的一种动态状态，意味着持续地应对内外环境中的应激源，有效地利用各种资源以获得最大限度的日常生活潜能，是卫生保健人员、患者及其他相关人员之间相互作用的结果。疾病是健康状态的偏差，包括个人在生理或心理上发生的失衡，或社会关系上的冲突。理论家在1989年指出健康与疾病之间是线性关系，两者之间存在动态变化过程。

3. 环境 环境是个体与其周围互相作用而达到相互协调、维持健康的场所，是不断变化着的开放系统，包含内环境和外环境。内环境指个体内的细胞、器官、思维方式等或系统内部的组成情况。外环境包括所有影响到个体的外在因素，如空气、饮食、经济状况、职业特点等或直接与系统进行交换的能量和信息。对护理工作而言，环境是护理的基础，开放系统产生于系统与周围环境、个体与环境相互作用的过程中。

4. 护理 护理是护士与患者在护理情境中分享感知信息后进行行动、反应和互动的过程。金认为护理学是一门帮助性的专业，护士与服务对象通过沟通、制定目标、寻求对策以共同达到目标，是可以观察到的行为。护理的目的是帮助服务对象、群体乃至社会维持健康，以使其在社会中实现角色功能。护理的范围包括促进、维持和恢复健康，照顾患者、伤者及濒死者。

四、模式的应用

（一）在理论发展中的应用

金本人在其2001年出版的著作中着重指出，理论家发展出的概念框架与模式不能直接应用于护理实践，护士需要从理论中获取所需知识并用于指导实践。因此，学者们根据金的概念系统模式发展出众多理论用于指导护理实践，包括达标理论（Theory of Goal Attainment）、护理管理理论、社会支持与健康理论、权力结构理论、感性认识理论、个体系统移情理论等，其中最著名的理论为由金本人发展的达标理论。

1. 达标理论的基本内容 金认为不同的个体从相互认识开始，在互动过程中，每个人对彼此会有一定的判断并作出如何行动的决策，根据双方对当时情境的反应，通过共同商讨制订目标，最终实现互变。护士与患者两个原本陌生的人在同一个保健组织内互动，在这个过程中可体现出帮助者与被帮助者的角色功能。与该理论有关的主要概念有：感知、沟通、自我、互动、互变、角色、成长与发展、决策、时间和空间、应激等。护患互动过程和关系见图10-2。

分析护患互动－互变过程（interaction-transaction process）可以看出，护士和患者双方都要通过感知、判断、行动、反应、互动等过程，最后才能达到互变。在护理过程中，护士和患者分别进行感知、判断和行动，然后相互作出反应，产

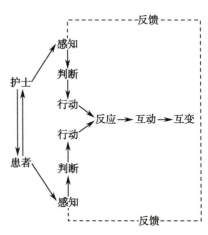

图 10-2 护患互动－互变过程

生互动，若双方能达到感知的统一并能消除阻碍因素，就会促进互变。如果在互变的过程中，出现周而复始的判断、感知，同样也能增进互变的效果。护士的个体系统和患者的个体系统在人际间系统中互动，而他们的人际间系统还受到周围社会系统的影响。在实施护理措施的过程中，金认为以下概念可以诠释她对护理干预过程的认识：

（1）感知：感知（perception）过程发生于互动与互变过程的起始，护士与服务对象（患者、家庭或群体）的认识之初。双方通过感知对自己及对方的想法与价值观进行初步的判断和评估，从而制订出双方基本认可的初步目标。

（2）行动：行动（action）包括一系列的行为反应，是人与人之间相互作用的行为结果，包括：①确认当前条件；②依据现有条件行动；③实施护理干预以期达到既定目标。

（3）反应：在互动－互变过程中，双方都在观察对方在采取行动过程中和采取行动后的反应（reaction），通过评估不断修正目标以采取下一阶段的行动。

（4）互动与互变过程：金指出感知－行动－反应是一个连续的护理过程，在这个过程中护士与服务对象相互作用，彼此都会受到对方的影响，护理能力均有所提升。

2. 达标过程

（1）确定共同目标：护士与患者通过互动确定共同的护理目标，且双方意见达成一致，如患者的意识、年龄等不允许其主动作出决定，则护士要与患者的主要照顾者或监护人共同制订目标。制订目标时，护士必须充分了解患者的关注点、当前问题、症状与体征、护患双方对护理干预的认知及期望程度等内容，在这一过程中，要求护士向患者及其家人分享必要的护理信息。

（2）找到目标达成的途径：护患双方通过评估目标达成的可能性，最终形成实现目标的护理方案，要求双方意见一致。

（3）互变：护士与患者共同实施双方均认同的护理方案，在互动过程中达成目标、实现互变。

（4）目标实现：护士与患者双方共同完成的互动－互变过程的结果，体现在患者健康状态的恢复、自身能力和功能的提升等方面。

3. 达标理论和护理程序

（1）评估：评估是护理程序的第一步，发生在护患互动的过程中。在评估阶段，护士需要收集患者的一般资料和健康史，包括年龄、性别、教育背景、成长与发展水平、社会文化背景、环境因素、生活饮食习惯、自我认识、角色、沟通能力、应激事件、应对技巧等。护士还需要收集患者目前的健康状况（包括诊断和治疗）、用药情况、社会资源及利用状况，包括家庭成员对患者健康的关心程度和照顾能力等。

在评估过程中，护士通过观察、交谈、体格检查、阅读文献等收集健康资料。达标理论中的所有概念均可用于评估阶段。感知是收集资料的基础，影响护士感知的因素有护士的社会经济文化背景、年龄、工作经历、对患者的诊断等。影响患者感知的因素有患者的年龄、感官功能、性别、受教育程度、社会背景、自我认知、既往病史、用药史、饮食史、对健康的态度、对监控保健系统的了解等。沟通则是证实感知准确性所需的行为，没有沟通就没有相互作用。

（2）诊断：在收集资料的基础上通过分析资料，确立患者寻求帮助解决的健康问题，得出护理诊断。这是护患分享彼此评估的结果，体现了在具体情境中护士综合运用自然科学和行为科学的能力。由于应激与功能紊乱密切相关，因此应激是这一过程的重要概念。

（3）计划：计划是在综合分析信息的基础上，针对患者的健康问题，护患彼此交换信息，共同制订护理目标，设计促进达到目标的护理计划或活动，属于互变过程的一部分。在计划过程中，患者有权参与决策，当患者不能参与目标制订时，应鼓励其家庭成员参与，护士与家庭成员这时需要加强沟通。

（4）执行：为了实现共同制订的目标，落实双方的决策，护士和患者之间相互作用，执行各项措施以期达到目标，这就是执行阶段，也属于互变。金强调互动过程中的沟通并非仅限于语言

笔记栏

性沟通，主张患者主动参与实现目标的行动。在这一阶段，应用以目标为导向的护理记录单（the goal-oriented nursing record，GONR）详细记录护理过程中的互动、互变情况。在整个过程中，金强调护士需要随时评价患者的感知变化从而使双方的护理目标趋于一致。

（5）评价：金设计了达标量表用以描述护理结果，评价目标是否实现，同时也评价了护理的有效性。若达到目标，则结束护理程序；若目标未达到，则需要进一步分析没有达到目标的原因。护理程序的任何一个环节受到影响，都有可能导致目标无法达到。

（二）在临床护理和社区护理中的应用

在过去的几十年里，众多护理人员一直在探讨在不同机构和不同人群中应用达标理论的护理体会，如在医院、疗养院、社区和家庭等机构，以及在精神疾病患者、患病儿童、心脏疾病患者等群体中应用的护理体会。通过评估患者的感知、沟通、互动、自我、角色、成长与发展等，确认是否存在需要帮助的问题，共同决策，制订针对问题的目标和计划，通过护士与患者或家属共同执行计划，帮助患者恢复健康。

在临床护理实践的应用中，护理人员肯定了以金的理论为框架设计的、以目标为导向的护理记录单和达标量表对于护理工作的指导作用。以目标为导向的护理记录单可以帮助护理人员收集资料、识别问题、实施护理，促进了共同目标的实现。达标量表的使用则有助于描述护理结果，评价目标是否实现，还可以测量、评价护理的有效性。临床实践证明，应用达标理论，有70%以上的患者达到了目标。

 应用实例

一项体育活动提升计划在缺乏体育锻炼人群中的应用效果研究

调查显示，51.2%的成人很少或基本不进行体育锻炼，这对人口素质的危害很大。该研究主要探讨运用金的达标理论制定的一项体育活动提升计划，并将该计划应用于缺乏体育锻炼的人群中，以验证其干预效果。该研究应用金的达标理论制定了饮食和运动的干预计划，实施了为期4个月的面对面的或基于网络平台的干预措施。金的达标理论指出，在人际间系统中相互作用的双方会通过感知、判断、行动、反应和互动等过程，最终达到相互转变。该研究的设计者根据金的达标理论，认为互动是设定目标的先决条件。因此，研究者和试验参与者共同评估通过该项计划的实施，双方可能的获益以及干预计划实施过程中可能出现的障碍和问题，通过共同评估，建立共同目标，从而开展深度讨论以实现这些目标并达成共识。

来源：XU T, TAO Y X, CHEN R, et al. Effects of a physical activity promotion programme on body composition in emerging adults with physical inactivity: a study protocol of a randomised controlled trial[J]. BMJ Open, 2023, 13(10): e076123.

在社区护理方面，1984年金在北卡罗来纳州召开的第八届社区护理研讨会上，报告了她的概念系统模式和达标理论在社区护理中的应用，此后不断有护士发表这方面的论文。社区护理的对象包括不同社会系统中的各种人群，社区护士应有针对性地应用动态互动过程模式，注重人际间系统，为个体系统提供护理服务。

（三）在护理教育中的应用

自20世纪60年代初开始，金将其达标理论应用于俄亥俄州立大学、休斯敦大学及芝加哥洛约拉大学等护理学的课程设置中，在课堂上着重讲授的是达标理论中的基本概念，对概念的进一步理解则通过临床实际应用。在护理的学位课程（学士和硕士）中，金利用达标理论指导内、外科护理实践。金在其 20 世纪 80 年代出版的《护理课程与教学》中指出，其课程的内涵不是一成不变的，而是随着对理论研究的深入不断发展的，这使得达标理论对于 21 世纪的护理教育仍有十分重要的指导意义。

（四）在护理管理中的应用

概念系统模式与达标理论应用于护理管理领域时，其主要关注点在于护士与患者之间有目的的互动与相互影响，最终使双方目标趋于一致并得以实现。在这一过程中，护理管理者要善用激励方法，帮助护士找准自身定位、提高自身能力（包括理论知识水平、业务技能与执业能力）、加深对护理学科的理解，从而有效地提升护理质量。

五、模式的分析与评判

（一）概念模式起源的解释

金提出概念系统模式的哲学思考来源于对"人的行为"这一概念内涵与外延的界定，并据此提出了"护理的关注点是人和人的行为"这一核心假设。因此，金的概念系统模式有明确的哲学起源，同时，金将护理行为作为关注重点，有着独特的理论发展视角。金的概念系统模式来源于一般系统论、符号互动论和多学科范式，其本人对该模式的哲学起源也做了详细说明。

（二）概念模式内容的全面性

金的概念系统模式中，对护理学元范式的四个核心概念（人、环境、健康和护理）给出了清晰和明确的解释。例如，金提出了关于人的假设，并进一步在个体系统中针对人的独特性和复杂性等特点，从感知、自我、成长与发展等概念的阐述中予以深入剖析。金的概念系统模式对护理学四个核心概念之间的关系也予以明确说明。

金的概念系统模式的内容范围较为广泛，能指导不同情境下的护理实践，并广泛应用于护理研究、护理教育和护理管理等多个领域。金的概念系统模式在促进学科发展方面的作用是毋庸置疑的，但它仍然存在一些不足，主要表现在：①模式主要运用于个体系统和人际间系统，而社会系统与其理论内容的联系较少，因此在群体中运用的机制不够清晰；②对应激的讨论偏向于消极方面；③理论对内环境和外环境的解释稍显苍白，虽然金本人认为她在社会系统中对内、外环境的内涵作出了一定的说明，但事实上这两个概念的清晰性还不够；④用人文学科的概念解释护理现象较多，但对护士应具备的有关医学知识和技能却未加说明。

（三）概念模式的逻辑一致性

金的概念系统模式的内在逻辑性是一致的。模式起源于对"人的行为"这一概念的哲学思考，提出了关于"行为"的基本假设，并进行了深入的概念分析以及概念之间关系的阐释，理论的专业性、哲学信仰与主张和模式内容具有明确的一致性。金的概念系统模式是在参考大量护理学及相关学科的文献基础上建立和发展起来的，与其他已确定的理论、定律和原则是一致的，同时，在对多个世界观进行融合的过程中，始终保持了逻辑一致性。此外，金的理论观点与其他护理理论家的观点有许多相似之处，如奥兰多的观点等。

（四）概念模式的理论延伸

金基于概念系统模式发展了众多中域理论，其中最著名的理论是达标理论。在概念系统模式的基础上，金提出了达标理论的基本假设、基本内容，并清晰地描述了达标过程。护理理论的层级关系在金的概念系统模式和达标理论的发展过程中得以清晰展示，也就是说，金在抽象程度更高的概念系统模式的基础上，发展出了以达标理论为代表的中域理论，从而指导具体的护理实践。

（五）概念模式的合理性

概念系统模式为护理行为提供了实用的范式框架，从模式的应用方面也显示了内容的稳固性和可信性。基于金的概念系统模式发展的达标理论在实际应用方面具有可行性和适用性。根据达标理论设计的众多护理目标评估工具得到了广泛应用，同时，护理科研工作者以达标理论为基

笔记栏

础，开展了实验性研究中的干预方案设计。可见，达标理论为护理从业者提供了充分的指导，在护理管理、护理教育、护理服务方面的应用均体现了该模式的合理性。

（六）概念模式对护理知识和护理学科的贡献

概念系统模式的相关内容已被广泛应用于护理教育、护理研究、临床护理和社区护理中，得到大家公认的是其理论有助于提高护患互动的效果和护理质量。她的护理记录单和达标量表，为护理工作的记录和效果的评价，提供了一种系统的方法和评价的工具。金在概念系统模式和达标理论中提出的假设，大多在后续的临床实践和护理研究中得到了验证。金为了检验其达标理论所设计并进行的研究，也表明当护士和患者共同制订目标后，通过正确的感知、充分的沟通，就能促进达标。

（范宇莹）

小 结

本章介绍了金的概念系统模式和基于该模式发展而来的达标理论。概念系统模式阐明了个体系统、人际间系统和社会系统的概念以及三者之间的关系，同时对3个系统框架下的概念给出了明确的解释。以概念系统模式为基础，金发展了达标理论，由确定共同目标、找到目标达成的途径、互变和目标实现四个阶段构成了达标过程。金指出，护士作为卫生保健系统中与患者互动最为频繁的群体，可在实践中应用其理论，深入理解互动-互变过程，从而促进目标达成。

• • • • 思考题 • • • •

1. 请结合护理领域的实际案例解释金的概念系统模式中的互动-互变过程。
2. 请根据金的达标理论设计一份临床护理路径单。
3. 如果在你的临床工作中使用金的达标理论指导实践，请描述护士与患者可能出现哪些目标不一致的情形。怎样达到护患双方的目标一致性？

第十一章

迈拉·E. 莱温的守恒模式

ER11-1
迈拉·E. 莱温
的守恒模式

 导入

　　守恒是物理学的基本概念，用于解释自然中某些物理变量在特定条件下保持不变的现象。守恒是否可以用于护理学科？如果可以，从守恒视角出发，该如何理解护理的四个基本概念？如何解释护士健康相关活动及过程？早期护理理论先行者、著名护理理论家、教育家迈拉·E. 莱温（Myra E. Levine）从"护理是人际互动过程"立场出发，结合个人丰富的临床与教学经验，借用其他学科，尤其是物理学"守恒"概念，构建了守恒模式。该模式采用不同于临床医学的术语描述护理和健康的过程，体现了早期护理理论家争取学科独立的努力。自 20 世纪中叶提出以来，该模式获得了护理学界的关注，在护理临床、教育、研究等领域广泛应用，并继续在今天发挥着影响力。

一、理论家简介

　　迈拉·E. 莱温 1920 年出生在美国芝加哥。1944 年，她完成了芝加哥库克县护士学校（Cook County School of Nursing）课程，并获得护理毕业文凭。后来，她继续在该校深造，并于 1949 年取得护理学士学位。1962 年，她在韦恩州立大学（Wayne State University）完成硕士课程学习，获护理硕士学位。因其在护理领域的卓越贡献，1992 年莱温被芝加哥洛约拉大学（Loyola University Chicago）授予名誉博士学位。

　　莱温具有丰富的临床护理、教学和管理经验。她曾在加德纳总医院（Gardiner General Hospital）从事护理工作，后来担任芝加哥德雷克塞尔之家（Drexel Home）的护理主任，以及芝加哥大学诊所（the University of Chicago Clinics）和底特律亨利福特医院（Henry Ford Hospital）的外科主管。莱温有着丰富的护理教育背景。她曾在芝加哥洛约拉大学、拉什大学（Rush University）、伊利诺伊大学（University of Illinois）、布莱恩纪念医院（Bryan Memorial Hospital）等机构承担护理教学工作，在库克县护士学校担任临床护理系主任，并在拉什大学协调肿瘤学研究生护理项目。莱温还担任了埃文斯顿医院（Evanston Hospital）继续教育部的主任和顾问。莱温还获得特拉维夫大学（Tel Aviv University）和本–古里安大学（Ben-Gurion University of the Negev）的邀请，担任客座教授。此外，她也是芝加哥大学的名誉退休教授。

　　1966 年，莱温发表文章《适应与评估：护理干预的依据》（*Adaptation and Assessment: A Rationale for Nursing Intervention*），奠定了守恒模式的基础。该文也被认为是守恒模式的雏形。1967 年和 1969 年，莱温分别发表文章《护理的四条守恒原则》（*The Four Conservation Principles of Nursing*）、《追求整体性》（*The Pursuit of Wholeness*），对守恒模式的相关要素进行说明。1969 年，莱温推出了个人首部专著《临床护理导论》（*Introduction to Clinical Nursing*），全面介绍了守恒模式，该书分别在 1973 年和 1989 年进行了再版。从 20 世纪 70 年代开始，莱温在各种会议和专访中对守恒模式及其特点进行阐述。1989—1991 年，莱温参与编写了多部护理理论专著，专门介绍了守恒模式。特别是 1989 年，她在一本著作中撰稿《护理守恒原则：二十年再述》（*The*

笔记栏

Conservation Principles of Nursing: Twenty Years Later），对守恒模式进行了全新论述，该文对认识守恒模式具有重要意义。1996年莱温发表文章《守恒原则回顾》（*The Conversation Principles: A Retrospective*），再次对守恒模式中的重要议题进行进一步阐述说明，这也是她生前对守恒模式的最后一次公开论述。

莱温积极参加各类护理学术团体，是美国护士协会及国际护理荣誉学会成员，被美国护理科学院授予院士头衔。同时，为表彰她在护理教育方面的突出贡献，国际护理荣誉学会向莱温授予了伊丽莎白·罗素·贝尔福德奖（Elizabeth Russell Belford Award）。

知识拓展

伊丽莎白·罗素·贝尔福德奖

伊丽莎白·罗素·贝尔福德奖，作为国际护理荣誉学会所设立的六大创始人奖项之一，旨在嘉奖在护理教育领域取得杰出成就的个人，特别是那些推动包容性护理教育理念的实践者。其中包容性护理教育涵盖护理学、跨专业合作、临床实践、社区健康以及提升公众健康意识等方面。该奖项每2年评选一次，申请人需要在以下六个方面表现卓越：

1. 教学卓越。
2. 创建和/或使用创新的教学方法/学习方法。
3. 通过明确、完善和/或扩展护理知识库，推动护理教育发展。
4. 为护理课程和护理实践提供理论/研究基础。
5. 通过教学效果影响护理教育、实践和/或研究的学术发展。
6. 通过卓越教学影响护理专业实践和公众对护理的印象。

自1977年莱温获该奖以来，目前累计已有23名护理学者获得伊丽莎白·罗素·贝尔福德奖表彰。

二、模式的来源

莱温的守恒模式源于自身对临床护理工作的观察和个人对护理教育的浓厚兴趣，同时借鉴了护理及其他学科多位学者的学术思想。

（一）费曼的守恒理论

理查德·菲利普斯·费曼（Richard Phillips Feynman）1965年在《物理定律的特点》（*The Character of Physical Law*）一书中，将守恒视为自然界的重大法则。费曼认为能量守恒定律支配着所有人的生活，人不能脱离自然法则存在。莱温认为护理也是如此，由此将守恒作为核心概念引入护理，并进一步将维护人的能量、结构、个人、社会的整体性与守恒联系起来，认为维护人的健康就是要使人在能量、结构、个人及社会的完整性方面达到守恒。

（二）南丁格尔的护理学说

弗洛伦斯·南丁格尔的护理理论也对莱温的守恒模式产生影响。莱温在守恒模式中引用了南丁格尔对"观察"的论述，强调护理观察的重要性。此外，南丁格尔有关环境的论述使莱温认识到：个体不能脱离环境存在，个体与环境间有交互作用。南丁格尔在《护理札记》（*Notes on nursing*）中对于患者相关经验的描述，进一步为莱温发展社会完整性守恒原则提供了参考。

（三）相互交互世界观

相互交互世界观认为，认识世界需要有整体观，要重视各要素间的相互作用，单纯强调一个要素对探究世界没有意义。相互交互世界观还认为，世界是持续变化的。有学者认为，莱温守恒模式受到相互交互世界观影响。首先，莱温强调人是整体人，人的完整性具有不同的维度，且各维度相互影响。莱温强调护理活动也应该是"整体"的，护士要在整体上促进个体在各维度上维持完整性。其次，莱温守恒模式中各相关概念间是相互作用、相互关联的。再次，莱温守恒模式中体现了变化性和持久性。如莱温认为生命充满改变，适应为应对改变而产生。适应是长期的，其目的是获得动态平衡，达到守恒。

（四）西方传统道德伦理

莱温对护理、护患关系的认识和界定深受西方伦理道德体系中的生命神圣论、减轻痛苦论影响。莱温认为生命神圣论是一切护理活动和护患关系的核心，所有的护理活动都应具有道德性，任何护患互动必须建立在生命神圣的基础上。护士有道德有责任去尊重、关爱、接受患者，认可患者价值，维护患者独立性。同时，莱温认为减轻痛苦论是护理的工作基础，护理有责任减缓患者痛苦，救死扶伤。

（五）其他学者的影响

除上述观点外，莱温在著作中借用埃里克·埃里克森（Erik Erikson）的环境作用观，克洛德·贝尔纳（Claude Bernard）的内环境概念，马斯顿·贝茨（Marston Bates）对外部环境的描述，康拉德·霍尔·瓦丁顿（Conrad Hal Waddington）的动态平衡概念等，去解释个体与内外环境的互动；引用詹姆斯·吉布森（James Gibson）感知理论说明个体的感知性反应；引用斯图尔特·沃尔夫（Stewart Wolf）对疾病的描述，沃尔特·坎农（Walter Cannon）的应激理论，汉斯·塞莱（Hans Selye）的压力理论，勒内·杜博斯（Rene Dubos）的适应理论，诺伯特·维纳（Norbert Wiener）控制论的反馈观点进一步解释守恒模式中的适应过程；引用库尔特·戈尔德斯坦（Kurt Goldstein）有关严重脑损伤士兵维持自我身份的事例和埃里克森的整体观说明什么是个体的整体性。

三、模式的主要内容

（一）主要假说

1. 关于护理的假设 护理干预是守恒活动。护理要促进守恒，维护个体在多维层面的完整。护理的基本原则是守恒。护理的所有活动都需要围绕促进和获得守恒展开。护理活动要以尊重生命、减轻痛苦为基础，必须符合伦理道德规范。

2. 关于患者的假设 人不是身体各部分的简单组合，人是有机的整体。人是有感情的、有思考的，人会反思和展望，其行为反应具有目的性和可预测性。人成为患者仅仅是因为其遭受的痛苦，患者的地位在护患关系中不应被矮化。人受环境的影响，并有能力与环境互动。人与环境的互动受时间和地点的限制。人也会对环境中的事物和情景进行了解和判断。人对环境的反应具有独特性，并趋向于以整体的方式进行。人可以自己决定行为，人的个人意志应该得到尊重。

3. 关于护士的假设 护士有责任创造利于完整性恢复、有利于健康发展的环境。护士有责任将注意力放在患者以及其与内外环境的互动和复杂关系上。

4. 关于护患关系的假设 护患关系建立在以患者为中心的护理基础上。护士不能代替患者做决定。护士需要接受患者个人独特的适应方式。

（二）主要概念

1. 核心概念 莱温守恒模式有3个核心概念：适应、整体性和守恒。3个概念中，适应是实现守恒的过程，守恒是适应的结果，守恒的目的是维持整体性、获得健康。

（1）适应：适应（adaptation）是个体为维持完整性、对环境作出适应性反应的过程。莱温认为，生命的过程就是适应的过程。适应是个体生存的基础，促使个体与环境互动协调。适应是动态变化的，适应的结果有程度上的差异。有的适应是成功的，个体最小程度地动用资源并获得保护，健康得到保障。有的适应不成功，个体疾病进展，健康状况进一步恶化。莱温特别强调，适应本身无好坏之分，将某种适应贴上"适应不良"（maladaptation）的标签没有实际意义。对个体

109

而言，更为重要的是在遇到适应不成功的情况时，能够继续与环境互动，持续寻求成功的适应。

适应具有3个特征。①历史性（historicity）：指人对环境的反应建立在遗传和个人既往经历的基础上。如个体对疼痛的感受和应对，受到遗传和既往疼痛经历的影响。有分娩疼痛经历的经产妇，再次经历分娩疼痛时，其心理准备度可能更高，对疼痛的应对更有经验。②独特性（specificity）：指个体在适应过程中的反应具有其特定的范围，从而表现出反应的多样性和个性化特征。面对相同的刺激，尽管不同个体的反应可能存在一定共性，但在反应的具体范围或强度上，每个个体的独特性仍然十分明显。个体的反应受到遗传、年龄、性别以及个人经历等多种因素的影响。以高血压为例，尽管所有人可能对高血压有类似的生理反应，但不同个体在血压水平、症状出现的时间以及症状的严重程度上存在差异。一些个体可能在高血压早期未表现出任何症状，而另一些个体可能会经历头痛、头晕等症状，甚至有些个体可能会直接出现脑卒中。③冗余性（redundancy）：指当环境出现挑战时，个体体内的各种反馈机制促使机体作出种种反应，这些反应像"瀑布"一样层叠出现，为个体的适应提供了多个选择，即冗余选择，让个体的适应具备灵活性和多重保障。例如肾功能衰竭时，患者身体的各个系统会出现系列代偿，这些代偿构成患者的冗余选择。如果患者的冗余选择多，患者生存概率增大。但当患者拥有的冗余选择少，原有代偿被不断消耗时，个体的生存就变得越来越困难。

（2）整体性：莱温对整体性（wholeness）的界定受埃里克森观点影响。埃里克森提出，整体性强调在一个统一体内部，多样化的功能和组成部分之间存在着一种健康、有机且不断进步的互补关系。这个统一体的界限是开放的、动态的，能够适应和响应变化。莱温高度认同该观念，她认为人是拥有不同功能子系统的开放系统，这些子系统功能各异，但作为一个整体相互协作，使人与环境之间能持续发生相互作用。莱温守恒模式的整体性概念，常作为健康的同义词出现。护理不仅要维持和促进个体的整体性，还要保持和促进个体与环境持续的、开放的互动，促进个体健康。

（3）守恒：守恒（conservation）指适应的结果，是个体与环境的动态平衡。守恒涵盖能量守恒、结构完整性守恒、个人完整性守恒、社会完整性守恒四个方面。个体在适应环境时，首先要调动各种能量供应，使个体的能量供给与机体需求达到动态平衡，获得能量守恒。其次，如果个体的结构、个人及社会完整性因疾病因素发生变化，个体有必要调动各种资源，在护士及其他专业人员的帮助下，重新获得结构、个人和社会完整性的守恒，最终恢复和促进健康。护理的过程，就是促进和达成守恒的过程（图11-1）。

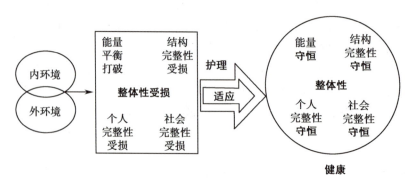

图 11-1 莱温的守恒模式

2. 其他概念 有机体反应（organismic response）指患者在适应环境过程中的行为改变或功能状态的改变。莱温守恒模式中，该概念作为一项重要指标，被用于评估环境对个体的影响以及护理干预的实际效果。有机体反应包括以下4个层面，能帮助机体保护和维持完整性。

（1）战斗或逃跑反应：战斗或逃跑反应（fight-or-flight response）指个体感受到威胁时，个体可能会选择抵抗或逃离。战斗或逃跑反应是机体最原始的反应，住院、疾病和新经历都可能引发该反应。该反应可以使个体保持警觉，从生理与行为上做好准备，从而保障个体安全。如个体遇到紧急情况时，出现心率加快、血压升高、呼吸加快，以及能量的快速释放，为身体提供应对威胁所需的资源，就属于战斗或逃跑反应的体现。

（2）炎症免疫反应：炎症免疫反应（inflammatory-immune response）是机体第二个层面的反应，可帮助机体对抗有害刺激的影响。它是一种自我修复过程，通过动用体内可用的能量，来排除或抵御外来的不必要刺激和病原体。然而，这种反应在时间上有所限制，会消耗个体的能量储备。

（3）应激反应：应激反应（response to stress）是机体第三个层面的反应，适度的应激有利于机体应对外界环境。但随时间进展，患者每一次应激的效应也逐渐累积。应激反应积累到一定程度，可对机体带来损伤。

（4）感知反应：感知反应（perceptual awareness）是机体第四个层面的反应，其目的是收集环境的信息，并将其整合为有意义的体验，例如安全感、尊严感。感知反应是个体发展个人认同的重要方式，包括定位、视觉、听觉、触觉和味觉五个维度的反应。

莱温有机体反应的4个层面不是序列出现的，而是整合出现的。个体整合情况受到其认知能力、既往经验值、相关关系辨识力和个体适应能力影响。

（三）主要观点

莱温守恒模式主要观点体现为四条守恒原则（principles of conservation），这些原则从不同的角度，概括了维护健康的基本要求，可为护理人员开展护理评估、制订护理计划、执行护理措施提供参考。

ER11-2
迈拉·E.莱温
的守恒模式之
守恒原则

1. 能量守恒原则 能量守恒原则（the principle of conservation of energy）强调所有生命过程本质上都依赖于个体能量的输出与消耗，维持正常生命活动，需要维持能量输出与消耗的平衡。能量守恒是个体对疾病的一种自然抵御。例如，个体发生急症时变得嗜睡、活动能力减退，原因正是机体自主下调了对能量的需求，将节省的能量用于调动免疫系统功能。保持能量守恒对危重患者尤为重要。在护理实践中，护士需要综合考虑生命体征、患者的活动情况、一般情况，评估个体能量消耗情况。护士需要认识到，个体即使在休息状态，维持生命所必需的基本活动仍会导致能量的消耗。为减少患者能量消耗，护士可通过采取措施，例如，对急性心肌梗死患者采取活动限制，对重症肝炎患者鼓励其多休息，促进患者能量管理，使其达成能量守恒。

2. 结构完整性守恒原则 结构完整性守恒原则（the principle of conservation of structural integrity）强调个体有必要保持或恢复机体的结构完整，防止机体损伤，促进机体愈合。莱温认为，结构完整性可能会因外伤或慢性病导致的组织或结构的病理生理变化而受损，例如，肝硬化引起肝脏组织质地和功能的改变，一些治疗性外科操作也带来结构完整性改变。个体结构完整性受损，影响个体对疾病因素的抵御，损害个体健康。护士应早期识别影响机体结构完整性的危险因素，采取措施减少机体组织的进一步损伤，促进受损组织和结构愈合。例如，对长期卧床患者，护士应定期帮助他们翻身，鼓励他们床上活动，预防关节畸形和压力性损伤发生，避免结构完整性受损。

3. 个人完整性守恒原则 个人完整性守恒原则（the principle of conservation of personal integrity）要求维持或重建个体的自我认同感和自我价值感（self-worth），认可每个人的独特性。个人完整性（integrity）考虑了个人的独特价值，其核心是自我身份认同（self-identity）和自我尊重（self-respect）。个人完整性与个体与环境的互动相关。疾病本身以及频繁的住院经历可能会对患者的个人完整性产生影响，尤其是当患者在住院期间的个人权利和权益未得到充分保障时。因此，护士有责任采取措施保护患者的基本权利和权益，这包括但不限于患者的自主决策权、隐私权以及对其个人物品的控制权。在特定情况下，考虑到尊重患者安全和文化需要，护士与患者保持适当的

笔记栏

距离，也是促进个人完整性守恒的重要方式。

4. 社会完整性守恒原则 社会完整性守恒原则（the principle conservation of social integrity）要求重视个体的社会性，尊重和认可个体的社会角色和社会关系。莱温认为个体所处的社会环境对其发展具有重要影响。通过与社会环境的互动，个体不仅界定了自己的社会角色，还获得了相应的社会价值。家庭、朋友、职业、教育背景、文化、种族和信仰等因素都在塑造个体的社会完整性方面发挥着关键作用。在护理实践中，护士应致力于促进患者与社会环境的积极互动，尤其是与那些对患者具有重要意义的社会要素之间的联系。这不仅有助于患者感受到社会支持，还能增强他们的社会归属感和认同感，从而维护其社会完整性。护士也需要注意，护患关系是个体与社会环境的一部分，维持良好的护患关系也利于维持个体社会完整性守恒。

（四）对护理学科元范式中核心概念的诠释

1. 人 莱温认为人首先是整体人（holistic being），其内涵包括三个方面。首先，人是由若干子系统构成的复杂系统。其次，人具有整体性，各个子系统之间保持开放流动，通过有序协同适应环境变化。最后，人具有完整性，每个个体都是独立的，具有自我认同和价值感。个体通过与他人和环境的互动，实现自我价值和社会价值。因此，为了维护人的完整性，需要维持个体有意义或有价值的社会生活。

2. 健康 莱温认为，健康和疾病是人适应改变的两种不同方式。健康可简单理解为个体对环境的成功适应，是护理追求的目标。健康概念很复杂，如从社会的角度看，健康可体现为个体具体承担社会角色、发挥社会功能的能力。此外，个人对健康的理解受到所处文化环境的影响，如社会信仰、传统习俗、生活方式等都影响个人对健康的界定。因此，护士应深入理解个体的文化环境背景，以便准确把握其健康观念。

3. 环境 环境是个体实现整体性的因素，个人完整性的威胁来自环境的变化。莱温认为环境包括两方面。

（1）内环境：该概念来自贝尔纳的内环境观。莱温指出内环境是个体生理、病理过程的物质基础，持续受到外环境的挑战，并认为内环境有两个重要的维度。①稳态（homeostasis）：强调个体自身与环境达到的动态平衡。②稳向（homeorrhesis）：即指向稳定的动态过程，用于描述个体在一定的时间跨度内，在变化的环境中为维持健康所采取的动态的适应方式，强调适应在"空间–时间"连续体上的流动性。个体通过稳向，使体内各种反馈机制发生作用，维持身体功能的完整，使机体达到"稳态"。

（2）外环境：莱温借鉴贝茨对环境的描述，将外环境分为3个层面。①感知性环境（perceptual environment）：指个体可通过感觉器官感知掌握和解释的环境，如温度、光线、声音等。感知性环境强调了个体在认识环境中的主观性。②操作性环境（operational environment）：指个体的感官不能直接感知，但却与个体的组织发生相互作用的环境，例如微生物、重力、辐射、污染等。③概念性环境（conceptual environment）：包括语言、理念、象征符号、概念、民俗、文化、价值观、信仰，以及个体从生活经历中习得的心理反应模式。

4. 护理 护理本质上是人与人的互动，发生在个体需要某种程度的照顾时。因此莱温将护理看作"以个体对他人存在依赖性为基础"的学科。护理需要积极介入患者所处环境，为患者适应环境提供支持。

（五）莱温守恒模式与护理程序

莱温守恒模式的护理程序包括类护理诊断、干预、评价三个步骤。

1. 类护理诊断 这是莱温新提出的术语。护士基于四条守恒原则，评估环境对患者的潜在负面影响及患者需求，进而作出初步的判断，这一过程与"护理诊断"相似。基于这些判断，护士发展出干预措施的假设性方案，类似于"护理计划"，旨在为护理干预提供科学的合理性基础。

（1）评估：莱温强调护士要注意收集那些影响护理过程而非医疗过程的资料。护士通过观察个体反应、阅读诊疗报告、咨询患者本人及关系密切者等，收集有关患者及其环境的相关资料。评估要点见表 11-1。

表 11-1　守恒模式的评估要点

守恒原则	评估要点
能量守恒原则	识别与患者本次就诊所患疾病有关的能量消耗及能量摄入情况，评估能量消耗与摄入是否平衡 主要指标：生命体征、一般情况、活动情况、血氧饱和度、血糖、电解质等
结构完整性守恒原则	与受伤和疾病过程有关的信息，包括患者正在发生的病理生理过程、伤口愈合进展、治疗性外科干预的效果等
个人完整性守恒原则	患者生活经历、患者参与决策的兴趣、患者对自我的感受等
社会完整性守恒原则	影响患者自我认同感的社会方面的相关信息，包括与患者有关系的人（如患者家属、师长、同伴、同事等），患者的生活、工作和学习情况，患者的信仰、文化、种族等

（2）假设判断：护士审慎细致地分析资料，对资料中的异常信息保持敏感，对患者所面临的处境，包括环境因素对患者可能产生的不良影响，以及患者的具体需求作出假设判断。

2. **干预**　护士应依据管理规定和护理标准，结合可用资源，根据四条守恒原则制订干预计划。干预措施主要分为两大类：其一，治疗性措施，旨在帮助患者适应并促进其恢复健康。其二，支持性措施。当患者疾病进程无法改变时，护士采取支持性措施，提升患者的舒适度，维持其作为个体的完整性。干预要点见表 11-2。

表 11-2　守恒模式的干预要点

守恒原则	干预要点
能量守恒原则	促进能量摄入与消耗达到平衡，增加能量摄入或减少能量消耗，例如温水降温、加强营养摄入、限制活动
结构完整性守恒原则	维持或者重建机体结构的完整性，避免或减少进一步结构性损伤，例如保持床单平整、使用敷料
个人完整性守恒原则	帮助患者维持其自我认同感、自我价值感和自尊，例如尊重患者的物品选择权、个人决策权
社会完整性守恒原则	认可个人的社会性，包括重视患者家庭、社区的影响因素，促进患者与社会的互动交流等

3. **评价**　护士评价的重点在于判断护理措施在能量守恒、结构完整性守恒、个人完整性守恒和社会完整性守恒这 4 个方面的有效性，必要时修改类护理诊断，重新制订干预措施。

四、模式的应用

（一）在理论发展中的应用

作为一种概念模式，莱温守恒模式可用于发展理论。目前根据守恒模式发展而来的理论主要有：

笔记栏

113

1. **守恒理论（Theory of Conservation）** 是一个广域理论，植根于守恒概念，强调所有护理活动都是守恒原则的运用。

2. **冗余理论（Theory of Redundancy）** 常用于解释人的衰老过程（aging），也可帮助理解适应和改变。

3. **治疗目的性理论（Theory of Therapeutic Intention）** 用于帮助护士针对生命的不同过程和场景开展相应的护理，强调护理的目标应超越生物范畴。它常被视为守恒原则的延伸，在护理实践中有广泛的应用。

4. **早产儿健康促进理论（Theory of Health Promotion for Preterm Infants）** 针对早产儿及其家庭的护理需求设计，用于指导新生儿护理实践。

5. **从童年的失落中痊愈的理论（Theory of Healing From Childhood Loss）** 关注个体在童年期的不良经历，如聚焦于呼吸道疾病大流行对儿童的潜在不良影响，提出根据莱温守恒模式开发策略，及时干预。

（二）在临床护理中的应用

1. **个案照护** 目前在中英文期刊上均可见运用莱温守恒模式照顾各种病患的个案报道，如早产儿、败血症患者、脑梗死患者、腐蚀性食管炎患者、永久性结直肠造口患者等。

2. **特定类型患者的护理** 有学者基于莱温守恒模式开发癌症患者疲劳的能量保存措施，降低癌症患者低能量的耗损，平衡其休息与活动，缓解癌症患者疲劳。有研究发现，莱温守恒模式已被用于多个亚专业患者的照护，如心血管疾病、癌症、烧伤、癫痫、重症监护、慢性疼痛等，涵盖急症、重症、慢性病等，其应用已覆盖人的全生命周期历程，涉及新生儿、婴儿、儿童、青少年、成人、老年人等各个阶段人群，并覆盖多个护理环境，如医院、长期性照护机构和社区等。

3. **健康教育手册编写** 学者艾莉森·尼科尔·克劳福德（Allison Nicole Crawford）根据莱温守恒模式开发《早产儿家长信息手册》，指导初级保健者根据调整后的年龄来评估早产儿的发育，以避免误诊或不必要的转诊。

4. **高级护理实践** 学者易卜拉欣·马哈茂德·阿布马里亚（Ibrahim Mahmoud Abumaria）等根据莱温守恒模式开发了老年护理高级实践框架，用于指导老年护理高级护理具体实践。

📝 **应用实例**

基于莱温守恒模式的护理对接受不孕症治疗妇女生活质量的影响
——一项单盲随机对照试验

有学者采用单盲随机对照研究设计，在土耳其西部一所体外受精中心，将80名接受不孕症治疗的妇女分为对照组（40人）和试验组（40人）。对照组接受常规护理干预。试验组以莱温守恒模式为理论框架，护士从能量守恒、结构完整性守恒、个人完整性守恒、社会完整性守恒4个维度制订护理干预措施，如减轻疲劳和饮食干预指导、预防感染、瑜伽练习和记录经历、社会支持等。同时，研究者基于莱温守恒模式设计结果指标，比较两组干预效果。结果发现：试验组妇女疲劳程度降低，能量水平增加，其结构、个人和社会完整性得以保持。与对照组妇女相比，试验组妇女的生活质量得到了改善（$P < 0.001$）。

来源：ÖZCAN S, KIRCA N. Effects of care given in line with Levine's Conservation Model on the quality of life of women receiving infertility treatment: a single blind randomized controlled trial[J]. Health Care Women Int, 2023, 44(4): 418-439.

（三）在护理教育中的应用

莱温发展守恒模式的初衷之一就是帮助学生系统掌握和应用护理知识，其专著《临床护理导论》已多次再版，为教授护理课程特别是外科护理课程提供了组织框架。一些学者还将莱温守恒模式用于发展特定课程，如重症监护课程、心电图检查中的护士角色课程、护理硕士生课程等，也有学者从适应内外环境角度，将其运用于护理课程改革，助力学生进行整体护理实践。但近几年已鲜见有关莱温守恒模式运用于护理教育领域的报道。

（四）在护理管理中的应用

1. 工作环境管理　我国学者韩圆等基于守恒模式，开发急诊护士健康工作环境影响因素问卷，并对广东省综合医院急诊科护理工作环境影响因素开展调查，为护理管理者探索和改进急诊科护士工作环境提供了有益参考。

2. 辅助护士排班　琳达·C. 梅福德（Linda C. Mefford）与玛莎·R. 阿利古德（Martha R. Alligood）运用莱温守恒模式，探讨护理照护强度和照护一致性对患者健康和经济的影响，建议管理者基于守恒理念，重视护理的连续性与一致性，保持班次和人员的稳定，提高组织效率，改善患者结局。

3. 其他　有学者建议，可将守恒模式中有关个人对外环境的感知内容，用于指导医院病房单元设计。亦有管理者运用守恒模式开发或修订某一类特定患者的临床护理流程。

（五）在护理科研中的应用

莱温守恒模式常作为理论框架广泛应用于各类护理研究中，指导护理科研的设计。

1. 评估工具开发　我国学者胡泽兰等人将伤口愈合过程视为守恒的过程，采用文献回顾法收集了骨科创伤伤口愈合的影响因素，同时以莱温守恒模式为理论框架，将结构完整性、能量完整性、个人完整性、社会完整性作为一级指标，构建了评估伤口局部及患者全身的综合性骨科创伤伤口评估工具，为科学、系统、全面评估骨科创伤伤口愈合过程提供了重要参考。

2. 干预方案设计　有学者基于守恒模式提出研究假设，开展护理干预性研究，或以守恒模式为指导，指导干预方案设计与测量指标设计。如维多利亚·莫克（Victoria Mock）等人以莱温守恒模式为指导，设计针对癌症幸存者的运动干预策略，探讨相关干预对癌症幸存者生活质量的影响。

3. 学位论文设计　学生可将莱温守恒模式作为学术论文的核心理论框架，整体指导论文的设计，如加西亚·罗莎莉·罗伯塔（Garcia Rosalie Roberta）在其充血性心力衰竭患者步行与慢跑的对比研究中，将莱温守恒模式作为理论框架，整体指导充血性心力衰竭患者干预运动方案的设计和实施。也有研究生将守恒模式的部分内容，作为论文相关设计的依据，如德尔莫尔·芭芭拉·安（Delmore Barbara Ann）在探索长期机械通气患者撤机过程中的疲劳和前白蛋白水平时，基于守恒模式能量守恒、结构完整性守恒原则，设计了该论文中纵向描述性研究内容。

4. 其他　莱温守恒模式强调个体的整体性，重视患者自身的理解、感受。因此，有学者建议将其运用于质性研究或者混合研究设计。这类设计将有助于全面了解患者适应环境、努力维持和促进健康的过程，展现护理的科学性和艺术性。

五、模式的分析与评判

1. 概念模式起源的解释　莱温从守恒模式的第一篇文章《适应与评估：护理干预的依据》开始，就明确对模式产生的背景、借鉴的学者及其思想进行了说明。莱温在后续出版的相关专著和文章中，多次反复提及这些学者和思想。特别是在其去世前撰写的最后一篇文章《护理守恒原则：二十年再述》中，莱温再次对其中重要的引用和借鉴进行强调说明。莱温对守恒模式起源的解释明确、清晰、可循。

2. 概念模式的内容全面性　莱温守恒模式对护理学元范式的四个核心概念，守恒模式三个核心概念和其他相关概念的内涵进行了全面的论述和清晰的界定。在陈述相关护理主张时，即陈述模式的关联性命题时，能清晰地说明这些概念间的相互关系。莱温提出的护理程序，可为护理实践提供方法和流程指导。模式中的类护理诊断，可以帮助确定护理对象的健康需要，为制订护理干预措施提供科学合理的依据。更重要的是，莱温守恒模式对个人完整性、社会完整性、护理活动，以及对人的论述等反映了其尊重护理对象的思想，展现了其生理、心理、社会一体的整体护理观，符合当代护理学科实践伦理标准。

3. 概念模式的逻辑一致性　莱温虽然借用了多个学科的相关概念，但她强调护理学科自主，始终坚持"护理是动态互动过程"，使其对相关概念的论述保持了护理学科的特色，对概念间的关联性命题也能始终聚焦护理元范式的基本问题，这让莱温的论述在逻辑上保持了高度的一致性，使守恒模式在整体上表现出一致的整体观、互动观、人文观。例如，莱温认为适应是实现守恒的过程，人不断与环境进行互动，这种互动产生了适应的需求。当环境变化时，人需要进行适应。成功的适应将达到与环境的最佳匹配，获得能量、结构完整性、个人完整性和社会完整性的守恒。守恒的目的是维持个体的完整性，达到健康。

4. 概念模式的理论延伸　如前所述，从莱温守恒模式出发，目前已经延伸出多个理论。这些理论各有其适用的领域和应用，展示了守恒模式的良好理论延伸性。

5. 概念模式的合理性　莱温守恒模式当前已应用于临床护理、护理教育、护理研究、护理管理领域，提示守恒模式具有实践指导意义。对于模式概念测量难、影响应用的问题，学者们正在不断发展和完善各概念的可测量指标，目前已有相对成熟的测量能量守恒的指标，如生命体征、血糖、血压、血氧饱和度等，以及测量结构完整性的指标，如皮肤完整性、肝肾功能等。凯伦·摩尔·谢弗（Karen Moore Schaefer）指出，随着模式可测量指标的不断发展和完善，守恒模式在护理的应用将会越来越广，其社会效用也会增强。

6. 概念模式对护理知识和护理学科的贡献　莱温守恒模式起源于20世纪60年代，当时护理的科学性及护理活动的合理性常常受到其他学科的质疑，而莱温强调护理要摆脱医学模式的束缚，发展自己的学科体系，并由此发展了守恒模式。莱温也在护理程序中提出具有护理学科特色的概念，如类护理诊断，为护理学提供了具有说服力的科学理论基础，让护理干预更有系统性和合理性。莱温守恒模式体现的整体性、人文观、互动性对同期及后期的护理相关理论的发展也有参考价值。

（王　磊）

小　结

　　莱温基于"护理是人与人的互动"观点，借鉴其他学科相关概念，提出护理的守恒模式。该模式包含了三个核心概念和四条守恒原则。三个核心概念分别是适应、整体性和守恒。其中，适应发生在个体内在和外在环境改变时，是实现守恒的动态过程。整体性是守恒的最终目标，是莱温守恒模式中健康的含义所在。守恒是适应的产物。当适应完成、守恒达到时，个体也获得整体性。四条守恒原则包括能量守恒原则、结构完整性守恒原则、个人完整性守恒原则和社会完整性守恒原则。护士在工作中应善用守恒原则，促进个人对环境的适应，促进个人达到能量守恒、结构完整性守恒、个人完整性守恒和社会完整性守恒，促进个体维持和恢复健康。护士也可利用守恒模式发展新的护理理论、制订新的护理策略，开展以患者为中心的护理，促进个体生理、心理、社会全面恢复和发展，提升护理质量。

● ● ● ●　**思考题**　● ● ● ●

1. 如何理解莱温守恒模式中的完整性和整体性，两者有何区别和联系？

2. 莱温守恒模式中的适应与罗伊适应模式中的适应、医学心理学领域的适应三者间有何区别和联系？

3. 在人工智能和"互联网＋护理"时代，如何根据莱温守恒模式开发新的护理干预方案？

ER12-1
贝蒂·纽曼
的系统模式

第十二章

贝蒂·纽曼的系统模式

 导入

纽曼的系统模式（Neuman Systems Model）是贝蒂·纽曼（Betty Neuman）于 1972 年提出的。该模式以开放系统为基础，从整体人的角度探讨了服务对象系统与环境的互动关系。纽曼的系统模式为广域性理论，它以开放系统为基础，着重阐述了服务对象系统对其环境中现存和潜在的应激源的反应以及如何恰当地运用一级预防、二级预防或三级预防的活动来维持或恢复系统的平衡。该模式对护士开展社区护理、护理教育、护理研究等有着重要的指导作用。

一、理论家简介

贝蒂·纽曼于 1924 年出生于美国俄亥俄州一个农场主家庭。1947 年纽曼毕业于俄亥俄州阿可诺（Akron）人民医院护校，获得大专学历，然后在洛杉矶的医院先后担任护士、护士长，并参与了内外科、传染科、重症监护病房的临床教学工作，还担任过学校和工厂的保健护士。在积累了一定的临床经验后，纽曼在加州大学洛杉矶分校继续深造，于 1957 年获得护理学学士学位，1966 年获得公共卫生和精神卫生护理咨询硕士学位，毕业后在加州大学任教。1985 年她获得西太平洋大学（Pacific Western University）临床心理学博士学位。此外，纽曼还获得许多荣誉头衔：1992 年获得了美国宾夕法尼亚州纽曼学院（Newman College）的荣誉文学博士，1993 年成为美国护理科学院院士，1998 年获得美国密歇根州大峡谷州立大学（Grand Valley State University）荣誉博士。作为精神卫生护理领域的先驱，她为公共卫生护理、社区精神心理护理的发展作出了很大的贡献。

1970 年，纽曼在为加州大学硕士研究生设计课程时，为帮助学生理解并整合护理相关概念，构思并提出该模式的基本观点，这一模型的核心是提供一个全面的方法来解决患者问题。经过对该模式近 2 年的评估与探索，1972 年她发表了《一个针对患者问题的整体人的教学模式》（*A Model for Teaching Total Person Approach To Patient Problems*）一文，正式提出了系统模式。这一模式强调了护理实践应以患者为中心，考虑其生理、心理、社会和精神等多方面的需求。1982 年，纽曼的专著《纽曼的系统模式：在护理教育和护理实践中的应用》（*The Neuman Systems Model: Application to Nursing Education and Practice*）出版，这标志着她的系统模型开始得到更广泛的应用和认可。之后纽曼对该模式不断进行修订和完善，并于 1989 年、1995 年、2002 年、2010 年四次更新版本，使得该模式得到不断完善和发展。

纽曼的学术贡献不限于书籍，她通过教育、写作、咨询等多种形式，积极推广她的系统模型。她以教育者、作者和健康顾问的身份，在不同层级的论坛上向护理界的教育者、从业者、管理者和研究者传播这一理论。纽曼的系统模式在家庭护理、教育、实践和研究等多个领域得到应用。

二、模式的来源

纽曼在设计其系统模式时，结合了她在精神卫生护理领域多年的临床实践经验和理论探索，同时借鉴了许多相关理论。

（一）格式塔心理学

格式塔心理学认为整体大于部分之和，个体的知觉、观念或心理反应具有整体性，不能简单地分解为独立元素。纽曼借鉴格式塔心理学的整体领域在人们的感受中呈动态平衡状态的观点，如果某领域出现问题，或处于不平衡状态，便不能满足个体的需求；并且对此在护理领域进行扩展：这种不平衡状态会激发个体与环境相互作用，从而使个体进行动态的、连续的自我调整，如果这一调整或补偿过程不成功，则导致最终的平衡失调，出现疾病，甚至死亡。

（二）一般系统理论

一般系统理论认为系统是由相互关联、相互依赖、相互制约和相互作用的要素所组成的有机整体，按照系统与环境之间物质和能量的交换情况可以分为孤立系统、封闭系统和开放系统。生命系统是开放系统，其内部的所有要素都在一个复杂组织中相互作用，通过输入、互动过程、输出、反馈过程形成系统内各要素的能量交换。纽曼借鉴一般系统理论发展假设：个体系统需要能量来维持较高的功能状态，一个系统中的功能失调会影响其他系统，特别是如果这个功能失调的系统是一个大系统的子系统。

（三）应激理论

应激理论认为应激源是引发个体紧张、并威胁机体原有稳定和平衡状态的所有刺激，应激是机体对应激源所产生的非特异性反应。应激促使个体进行重新调整。当机体产生非特异性反应时，需要通过适应过程解决问题。纽曼借鉴应激适应以及环境影响下的互动观点来发展其理论。

 知识拓展

全身应激反应的时相

研究表明，应激反应并不是一个短暂的、孤立的现象，而是一个由若干非特异性反应所组成的连续性过程。不论是全身应激或局部应激皆然。例如，应激源作用后的全身应激具体表现为以下三个时相：

1. 警觉期 应激源作用的初期，机体适应尚未获得，一方面出现损伤，神经系统抑制，血压下降，体温下降，严重者可致休克、死亡；另一方面则有抗损伤的动员，肾上腺活动加强，血压升高，体温上升，网状内皮系统活跃。

2. 抵抗期 此期是警觉期的继续，应激源所致的损伤与机体抗损伤的斗争达到最高峰，机体适应能全部动员，血压上升，体温上升，肾上腺皮质肥大，分解代谢加剧。若机体战胜致病因子，反应便趋恢复；若机体未能获胜，适应能消耗殆尽，反应便进入衰竭期。

3. 衰竭期 适应功能丧失，肾上腺皮质水肿、充血、坏死，休克重现，代谢下降，机体出现呕吐、腹泻，全身衰竭。

这是应激反应的一般过程，但由于特异反应的干扰，多个应激反应的相互重叠，机体某些器官功能障碍等，使得应激反应实际上错综复杂得多。

（四）整体哲学观

整体哲学观认为生命是整体的，整体影响局部，局部的属性取决于动态的、有组织的整体系统。在生命整体观的理念下，个体整体的型态影响了其对局部的感知。纽曼受整体哲学观影响，

笔记栏

提出将系统作为一个整体，而不是各部分独立工作的观点。

（五）预防层次模式

预防层次模式认为当一个人面临突然或重大生活困境时，他先前的危机处理方式和惯用的支持系统无法应对目前的处境，就会产生暂时的心理失衡，这种暂时性的心理失衡状态就是心理危机。此时，调节者应该帮助他们接受援助，应对心理危机，使他们明白该做什么，同时对其痛苦的心境表示同情和关注。纽曼将心理救助过程中护士行动的三级预防系统的概念引入了她的系统模式。

三、模式的主要内容

（一）主要假说

1. 每个护理对象系统都是独特的，每一个个体系统都是在基本结构或能量源范围内的具有不同程度反应特征所组成的复合体。该基本结构或能量源是个体所需的生存因素和与生俱来的内部或外部特征的综合。

2. 环境中存在着许多已知的、未知的应激源。应激源会对个体系统状态的稳定水平及正常防御线造成不同程度的潜在威胁。

3. 个体系统在生长发育以及与环境持续互动的过程中，经长期积累和发展，建立对内部、外部应激源的正常的、稳定的反应范围，以抵抗各种刺激，保持日常稳定的健康状态，这就是正常防御线或个体正常的稳定状态，它可以被用来作为一个标准来衡量是否存在健康偏差。

4. 个体系统包括5个变量（生理、心理、社会文化、生长和精神），这5个变量之间的相互联系在任何时候都会影响该个体系统应对单个应激源或多个应激源集合体的刺激时，防御线对个体进行的保护程度。

5. 弹性防御线建立在个体正常防御线之外，对正常防御线起缓冲、保护作用，当弹性防御线不足以对抗来自环境的应激源时，应激源就会进入第二道防线——正常防御线。

6. 个体系统中的5个变量之间的相互作用关系决定了个体系统对应激源所产生的反应或可能产生的反应的性质和程度。无论是处在健康状态还是疾病状态，个体系统都是5个变量之间关系的动态复合体。健康状态即是持续动用可得到的能量，来达到或维持个体系统5个变量之间协调和平衡的理想稳定状态。

7. 每个个体系统内部都包含一系列由内部抵抗因素构成的抵抗线，其功能是维持个体系统的稳定性或使个体恢复正常的健康状态，或通过对环境应激源产生相应反应后恢复到稳定的状态。

8. 一级预防（primary prevention）与综合知识有关，发生在当怀疑或发现应激源存在而个体系统尚未对应激源产生反应之前，通过对个体系统进行评估来确定与环境应激源有关的危险因素，识别并采取相应措施减少各种应激源或危险因素的侵害。目的是强化个体弹性防御线，保护正常防御线，避免个体应激反应的发生和预防潜在的不良反应。

9. 二级预防（secondary prevention）与应激源刺激下产生应激反应后所出现的症状有关，发生在应激源已经穿过正常防御线，导致个体系统产生应激反应时，为减轻或消除应激源产生的应激反应而采取的对症处理措施，包括计划和排列干预措施实施的顺序、执行护理干预和治疗措施。目的是强化抵抗线，保护基本结构，减轻或消除应激反应，以减少不良刺激及有害影响，使个体系统恢复稳定性。

10. 三级预防（tertiary prevention）与系统的调整过程有关，发生在基本结构和能量源遭到破坏时，是个体系统开始重建调整，以进一步维持和恢复个体系统的稳定性。个体动用维护因素（maintenance factors），如健康教育和康复锻炼，利用个体的内部和外部资源，促进机体康复和重建，使系统以循环方式又返回一级预防状态。目的是通过内部和外部的资源和力量，加强个体系统的稳定性或实现系统重建。纽曼的三级预防与个体系统的关系模式可用图12-1表示。

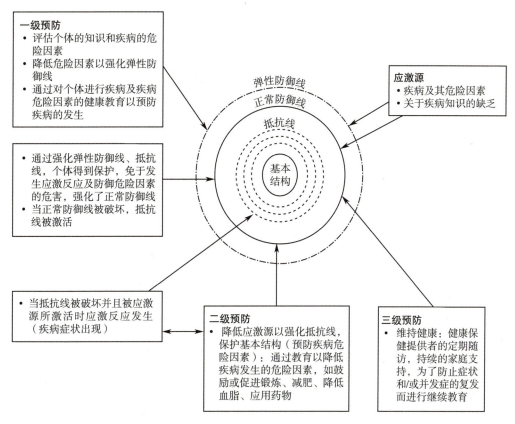

图 12-1   纽曼的三级预防与个体系统的关系模式图

11. 环境是影响个体系统或受个体系统影响的所有因素和力量，因此个体系统和环境之间存在着持续的、动态的能量交换。

（二）对护理学元范式核心概念的诠释

1. 个体 / 个体系统   纽曼的系统模式用个体 / 个体系统（client/client system）取代了其他护理理论或模式中所用的"人（person/man）"的概念。该模式的核心就是应用整体观、系统观的观点来看待个体。所谓整体观是指个体是受 5 个变量及其相互作用影响的具有整体性的系统。所谓系统观是指个体是一个不断与内部、外部的环境力量或应激源相互作用、进行能量和信息交换的开放系统。

纽曼认为个体系统是整体的、多维的，个体系统状态的稳定性及正常防御线都会受到环境中已知、未知应激源不同程度的威胁。个体系统在应对来自内部环境和外部环境的应激源刺激时，其稳定水平是由基本结构、能量源、抵抗线、防御线和相互作用的 5 个变量的状态及它们之间相互协调的程度决定的。纽曼的个体系统模式可用图 12-2 表示。

（1）个体系统的变量（individual system variables）：个体系统的变量由五个部分组成。①生理变量：指机体的结构和功能；②心理变量：指个体的心理过程和关系；③社会文化变量：指社会和文化功能及其相互作用；④发展变量，指生命的成长发展过程；⑤精神变量：指精神信仰和信念。无论个体处于健康还是疾病状态，个体系统都是由这五个相互联系的变量组成的动态复合整体。

精神变量是纽曼后增加的一个变量。个体可能完全未意识到精神变量的存在，甚至否认其存在，也可能意识到精神变量的存在，甚至有意识地发展精神世界以促进健康和保持良好的状态。不管个体是否意识到它的存在，该变量渗透在其他变量之中，是与生俱来的基本结构的组成之一。精神变量对其他变量有着正性或负性的影响，同时其他变量也影响着精神变量，例如，心理变量中的悲伤和丧失的释放，会影响或促发个体的某种信仰。对精神需求的评估，有利于个体更好地理解健

ER12-2
贝蒂·纽曼的
系统模式对护
理学元范式核
心概念的诠释

笔记栏

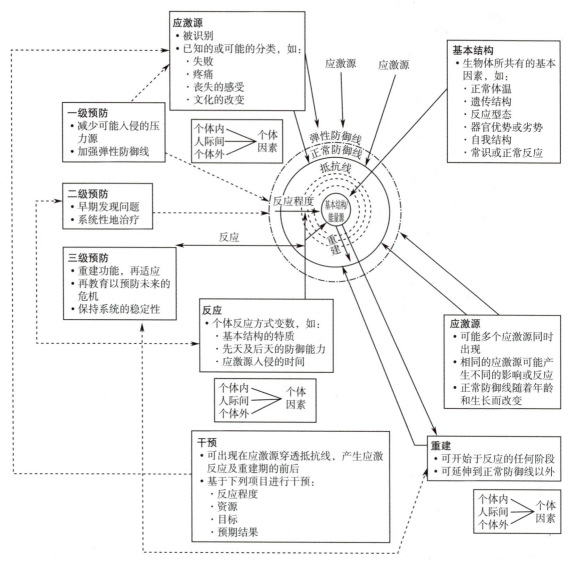

图 12-2 纽曼的个体系统模式图

康, 充分利用能量资源以维持系统平衡或促进系统发生转变, 如促发个体的生存愿望和希望。

（2）基本结构（basic structure）/能量源（energy resources）：纽曼认为所有生命体都有一些共同的特征。在人类, 这些共同的特征有一个核心, 称为基本结构/能量源。它是个体所需的生存因素和其先天的内外部特征的综合, 包括生物体维持生命所需的基本因素, 如解剖结构、生理功能、基因类型、认知能力、自我观念等。基本结构占据同心圆结构的中心部分, 它受个体系统5个变量的功能状态和相互作用的影响。基本结构一旦遭到破坏, 个体便有患病的危险。

（3）弹性防御线（flexible line of defense）：是指正常防御线外围的虚线圈。弹性防御线是个体系统的一个保护性缓冲系统, 可以防止外界应激源的直接入侵, 保护正常防御线, 使个体系统免受应激反应的影响。一般来说, 弹性防御线距正常防御线越远, 其缓冲、保护作用越强。弹性防御线受个体生长发育、身心状况、认知技能、社会文化、精神信仰等影响。失眠、营养不足、生活欠规律、身心应激过大、家庭变故等都可削弱其防御效能。

（4）正常防御线（normal line of defense）：是指抵抗线外围的一层实线圈。正常防御线是个体对内外环境刺激的正常的、稳定的反应范围, 是个体系统在生长发育的过程中, 通过与环境不断互动而逐渐形成的。正常防御线的存在有利于抵抗各种刺激, 维持个体系统较稳定的健康状态。当环境中的应激源作用于机体时，如果弹性防御线不足以抵抗应激源的入侵，应激源作用于正常防御线，机体即产生应激反应，表现为系统的稳定性降低，健康状况下降或出现疾病状态。正常防御线的强弱与个体健康状态或个体系统的稳定程度有关。当个体的健康水平提高时，正常防御线可向外扩展；反之，当健康状态恶化时，正常防御线向内收缩，但与弹性防御线相比相对稳定，变化的速度也相对慢得多。

（5）抵抗线（lines of resistance）：在系统模式图示中，抵抗线是围绕在基本结构外围的若干虚线圈。抵抗线由内部一系列已知或未知的抵抗因素构成，如个体的免疫防御机制、适应行为和适应时的生理机制等。抵抗线的主要功能是保护基本结构和恢复正常防御线，以维持机体内外环境的协调性。当应激源入侵到正常防御线时，抵抗线会被无意识地激活，若其功能正常，可促使个体恢复到正常防御线的水平；若功能失效，可致机体能量源遭到破坏，甚至能量耗竭而死亡。个体抵抗线的强弱程度与个体的生长发育情况、生活方式以及以往自身的经验等有关。

总之，个体系统的防御机制包括先天和后天习得的两种类型。个体对应激源的防御力通过弹性防御线、正常防御线和抵抗线的强度来体现。弹性防御线首先被激活，保护正常防御线，而抵抗线则保护基本结构。应激源入侵时，弹性防御线尝试维持系统稳定；若无效，正常防御线受侵犯，个体出现应激反应。抵抗线激活后，若有效则恢复健康，否则可能导致功能衰竭或死亡。这些防御线相互协作，保护基本结构，与环境互动，促进系统稳定和健康。

2. 环境　环境（environment）是围绕个体或个体系统的所有内部和外部的因素或影响。个体可主动影响环境，也可被环境因素所影响，这种影响可以是正性的，也可以是负性的。个体与环境之间的输入、互动、输出、反馈是循环的过程，个体与环境之间的关系是相辅相成的。纽曼将环境分为内环境、外环境和自生环境3种类型。

（1）内环境（internal environment）：内环境指个体系统内部所有相互作用的影响因素，包括存在于个体内部的因素或个体内部的应激源及相互作用，如疾病、先天缺陷、不良情绪等。内环境是个体系统内部应激源的来源。

（2）外环境（external environment）：外环境指个体系统外部所有相互作用的影响因素。例如：污染、气候、贫穷、人际关系、护患冲突等。外环境是个体系统之外和人际间应激源的来源。

（3）自生环境（created environment）：自生环境是指处于开放系统中的个体应对应激源的威胁，为保护和维持自身稳定性、统一性和整合性，对系统的能量源、防御功能等各种变量进行有意或无意的动员和利用，使能量在内环境和外环境之间相互交换而形成的独特环境。自生环境是纽曼系统模式中的关键概念，代表系统整体性，具有保护和调节功能。它为个体提供安全屏障，改变对压力的反应，类似储水池，随需求增减。自生环境普遍存在于各种规模的系统中，能超越内外环境。

自生环境是个体对应激源反应的关键调节因素，是一个自助的现象，是基于不可见的、潜意识的知识、自尊、信念、能量交换、系统变量与先天遗传特质而来。这一环境能够反映个体在面对压力时的健康状态，并持续进行调整。自生环境作为一种安全机制，通过创建"绝缘环境"，改变个体对应激的反应，帮助个体在生理、心理、发展、社会文化和精神层面有效应对压力，保护自己。同时，它也受系统中所有基本结构的影响。

（4）应激源（stressors）：在纽曼的系统模式中，应激源是指环境中任何能突破机体防线，引发个体紧张，或影响个体稳定与平衡状态的所有刺激。应激源可来自个体系统内部或外部；可为生理因素，也可为心理、社会文化、发展与精神等因素；应激源可独立存在，也可多种因素并存。应激源对个体系统的作用大小取决于应激源的性质、数量和持续时间，同时也受个体所能动用的应对资源、应对能力和既往的应对经验等影响。

纽曼将应激源分为3个类别。①个体内应激源（intrapersonal stressor）：指来自机体内部、与个体的内环境有关的应激源，如患病、愤怒、形象改变、自尊紊乱、疼痛、失眠等。②人际间应激源（interpersonal stressor）：指来自两个或多个个体之间，在近距离内作用的应激源，如夫妻关系、同事关系或护患关系紧张等。③个体外应激源（extrapersonal stressor）：指来自个体系统外、作用距离比人际间应激源更远的应激源，如经济状况欠佳、环境陌生、社会医疗保障体系出现变化等。

3. 健康　纽曼认为健康是个体在一定时间内对应激的正常反应，达到理想稳定和协调状态。健康是连续的，从最佳健康到疾病是一个连续状态。个体健康状态随时间动态变化，受基本结构和对环境应激的适应性影响。纽曼用能量学说解释健康水平的变化，认为健康是促进系统完整性的"活能量"，在个体与环境间流动。能量积累超过消耗时，健康水平提升；反之，则降低，可能导致疾病甚至死亡。康强 – 疾病连续体详见图 12-3。

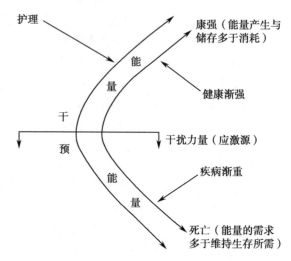

图 12-3　康强 – 疾病连续体示意图

4. 护理　纽曼强调护理的整体性和系统性，护理应从整体的角度来考虑个体系统的问题。她认为"护理是关注影响个体应激反应的所有相关变量的独特的专业"。这一专业与影响个体应激反应的所有变量有关。她用了重建（reconstitution）这一概念来阐述护理活动。重建是指个体对来自环境内部或外部的应激源的应对，以达到适应的过程。重建可出现在应激反应的任何阶段，护理的价值就体现在帮助个体重建后，个体的正常防御线可超越以往的范围。纽曼认为护理应关注所有来自个体内、人际间、个体外的应激源，关注这些应激源与个体在生理、心理、社会文化、生长和精神领域所产生的反应。护理的任务是通过对来自环境的应激源可能产生的反应进行准确评估，并对个体作出有目的的调整，避免或减少应激源及其带来的不良反应，使个体系统尽可能达到或维持理想的健康水平，保持个体系统的稳定性。护理的对象可以是个体、家庭、群体、社区。护理行为即是以三级预防措施作为干预手段，使个体系统保存能量，重建、达到或维持理想的健康状态，以维护系统的稳定性、和谐性以及平衡性。三种不同水平的预防措施包括：

（1）一级预防：是在个体对应激源产生应激反应前进行的干预。一级预防的目的是预防应激反应的发生。一级预防的重点是强化弹性防御线和保护正常防御线。具体措施可通过对个体系统的评估，识别环境中的应激源或危险因素，并采取措施来减少或消除这些危险因素，同时强化个体系统的防御功能以预防应激反应的发生。如加强锻炼、增强体质、勤洗手、注射流感疫苗等。

（2）二级预防：是在应激源已经穿过正常防御线而致机体产生应激反应时的干预。二级预防的目的是减轻或消除应激反应的症状。二级预防的重点是早期发现、早期诊断、早期治疗。具体措施可针对应激反应采取针对性的处理措施，强化抵抗线，保护基本结构，以促进个体系统稳定性的恢复。如患流感后服用药物、多喝水等就属于二级预防措施。

（3）三级预防：是在经过治疗后，个体系统已达相当程度的稳定状态时，为能彻底康复、减少后遗症而进行的干预。三级预防的目的是帮助个体系统重建，促进个体系统获得并维持尽可能高的稳定性和健康状态，防止复发。如脑卒中患者病情好转后，个体通过营养支持、功能锻炼等促进功能恢复，减少后遗症，防止再度卒中。

纽曼的系统模式是一种预防性的护理模式，见表 12-1，在该模式下设计护理过程，见图 12-4，以建立相关的目标，发现个体各种体验的价值、存在的需求与满足需求的资源。纽曼的系统模式以最佳健康状态为护理导向，认为环境中的应激源一直影响着个体 / 个体系统，因此促进健康成为个体与护理者关注的主要部分。概括纽曼对护理的阐述，可用图 12-5 表示。

表 12-1　纽曼的系统模式中护理活动的预防措施的形式

一级预防	二级预防	三级预防
1. 避免接触应激源 2. 识别并减少环境中的应激源 3. 强化个体的弹性防御线 4. 强化个体的抵抗因素 5. 维持最佳健康状态 6. 提供教育 7. 鼓励积极应对	1. 根据健康改变的程度列出护理诊断，排列优先顺序 2. 保护基本结构 3. 促使有目的地操控应激源与对应激源的反应 4. 动员和合理使用内外部资源，保存机体能量，恢复个体系统的稳定性 5. 控制应激源和应激反应 6. 提供恰当的治疗 7. 支持各种有利于健康的因素 8. 必要时提供一级预防措施等	1. 制订渐进目标并对个体迈向更高健康水平提供支持 2. 激发动力 3. 根据需要进行教育、再教育 4. 行为矫正 5. 合理利用内外部资源 6. 必要时提供一、二级预防措施

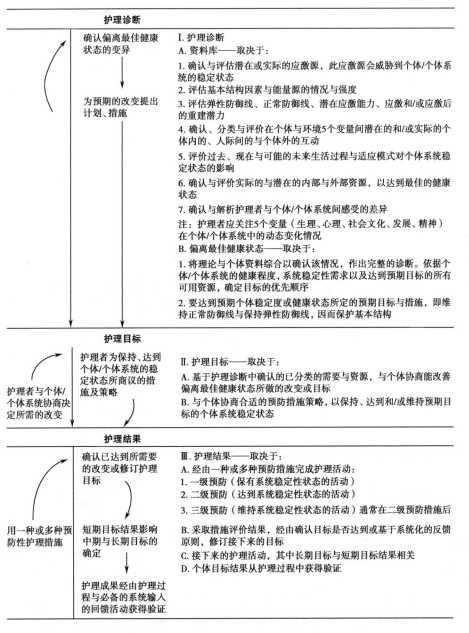

图 12-4　纽曼的系统模式的护理过程

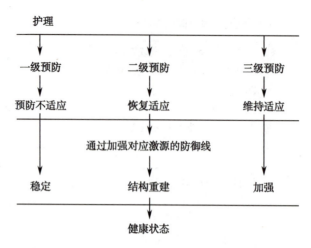

图 12-5　纽曼对护理的阐述示意图

（三）纽曼的系统模式与护理程序

在纽曼的系统模式中，护理程序包括提出护理诊断、制订护理目标、评价护理结果。

1. 提出护理诊断　护士通过收集到的个体 / 个体系统的相关评估资料，对个体系统作出在生理、心理、社会文化、生长和精神方面的护理诊断，并评估这 5 个变量之间的相互作用。一个完整的护理诊断应包括个体 / 个体系统的一般状态或情况、个体 / 个体系统现存或潜在的问题。纽曼的系统模式三级预防评估和干预指南见表 12-2，纽曼的系统模式的评估和干预工具见表 12-3。护士通过以下方面识别护理问题：

（1）评估个体 / 个体系统基本结构和能量源的现状和优势。

（2）评估个体 / 个体系统的三层次防御线的特征。

（3）评估威胁个体 / 个体系统稳定的内外环境应激源。

表 12-2　纽曼的系统模式三级预防评估和干预指南

预防层级	应激源	应激反应	目的	干预
一级预防	隐蔽的或潜在的应激源	尚无具体表现，根据目前的健康状况假设或预估未来可能出现的反应	维持和增进个体系统的稳定性和完整性	预防性干预，重点在： • 避免接触压力源 • 实施对压力源的脱敏治疗 • 强化个体的弹性防御线 • 增强个体的抵抗因素 • 提供教育 • 鼓励积极应对
二级预防	现存的、明显的、已知的压力源	有明确的症状表现	恢复个体的稳定性和完整性	治疗性干预，重点在： • 根据健康改变的程度列出护理诊断，排列优先顺序 • 保护基本结构 • 动员和合理使用内外部资源，保存机体能量，恢复个体系统的稳定性 • 控制压力源和压力反应 • 提供恰当的治疗 • 支持各种有利于健康的因素 • 必要时提供一级预防措施等

续表

预防层级	应激源	应激反应	目的	干预
三级预防	遗留下来的压力源，可以是明显的或隐匿的	可能的或已知的后遗症状	巩固二级预防效果，使个体系统获得并维持尽可能高的健康水平	治疗后康复干预，重点在： • 制订渐进目标并对个体迈向更高健康水平提供支持 • 根据需要进行教育、再教育 • 行为矫正 • 合理利用内外部资源 • 必要时提供一、二级预防措施

表 12-3　纽曼的系统模式的评估和干预工具

评估项目	内容
1. 一般资料	• 姓名 • 年龄 • 性别 • 职业 • 民族 • 婚姻状况 • 其他相关资料和信息
2. 个体所感知到的应激源	• 您认为目前您的主要健康问题及影响您健康的主要应激来自什么方面？（明确主要问题） • 您现在的情形与以往的日常生活方式有何不同？（明确生活型态） • 您以往是否遇到过类似情景？如果遇到过，是怎样的情况？您是如何处理的？是否有效？（明确过去的应对型态） • 根据您目前的状况，您对您的将来做何种期望？（了解个人期望是否具有现实性） • 您目前采取了何种措施，或您能够采取何种方法来进行自助？（了解现在和将来的应对型态） • 您期望医护人员、家属、朋友或其他照顾者为您做些什么？（了解现在和未来可能的应对型态）
3. 照护者所感知到的应激源	• 您认为目前患者的主要健康问题和影响患者健康的主要应激来自什么方面 • 患者以往的日常生活方式和现在有何不同 • 患者以往是否遇到过类似情景？如果有，他是如何处理的？您认为处理得是否有效 • 根据患者目前的状况，患者对将来的期望是什么 • 患者能够采取何种方式来进行自理 • 您认为患者期望医护人员、家属、朋友或其他照顾者为他做些什么 提示：根据上述评估，特别注意患者和护理者对应激源感知的差异和曲解
4. 个体内部因素	• 生理性因素：例如活动性、身体功能等 • 心理社会文化因素：例如态度、价值观、期望、行为特征、应对方式等 • 生长发展因素：例如年龄、认知发展程度等 • 精神信仰因素：例如信仰、人生观等
5. 人际间因素	• 可能或已经对个体内部因素造成影响的家庭成员、朋友、护理者之间的关系

127

续表

评估项目	内容
6. 个体外部因素	• 可能或已经对个体内部因素、人际间因素造成影响的社会政策和设施、经济状况、工作状况等
7. 形成护理诊断/问题	• 根据对患者的感知、护理者的感知以及其他相关资料（如实验室检查等）确定患者的需求，排列需求的优先顺序

（4）通过发现个体/个体系统自生环境的自然特性评估个体/个体系统的自生环境。

（5）评估潜在的或现存的个体内、人际间、个体外的因素与环境的相互作用。

（6）评估个体以往的、现有的或将来可能有的应对方式。

（7）评估个体为达到健康状态可利用的、潜在的或现存的内外部资源。

（8）护士通过将个体数据资料与来源于护理和辅助学科的相关理论进行综合，识别个体的健康程度。

2. 制订护理目标 护士提出的护理目标和干预措施将有助于为个体/个体系统提供最高水平的稳定或健康，如维持正常防御线、保持弹性防御线。

（1）护士通过与个体协商，根据个体的需求和可利用的资源，制订适宜的护理目标，以纠正偏离。

（2）护士的首要护理目标是考虑个体/个体系统的健康水平，个体/个体系统经验的意义，系统的稳定性需求和全部的可获得的资源。

（3）通过和个体协商，采取三级预防中的一个或几个作为护理干预措施，整合理论并评估资料，确定护理目标及其优先顺序，以保持、达到、维持个体系统的稳定性。

3. 评价护理结果 护士评价护理结果的有效性，包括：

（1）评价个体应激源的变化和排序的更改、个体防御线的变化、个体应激反应的缓解程度。

（2）和个体/个体系统确认护理目标是否已经达成。

护士在必要时应进行再评估，以提高护理干预的有效性。再评估应包括以下内容：①应激源的改变或排列顺序的改变。②个体内部因素的改变。③人际间因素的改变。④个体外部因素的改变。经过再评估后，个体的一级预防、二级预防、三级预防的内容和优先顺序要进行适当调整或修改。通过对个体情况进行评估，可以深入分析个体系统的5个变量和环境之间关系的现存状态和变化过程。在必要时，护士与个体/个体系统会重新组织护理目标。

四、模式的应用

纽曼的系统模式在国内外护理学实践领域中应用十分广泛。

（一）在社区护理中的应用

纽曼的系统模式是基于护理实践的，该理论被广泛应用于健康促进和患者的护理，在个人、社区、家庭等不同的健康领域应用广泛。在社区中，纽曼的系统模式被广泛应用于社区健康的指导、社区慢性病（如癌症、精神疾病、慢性疼痛）患者的管理、问题行为（如撒谎）人士的干预、照顾者需求、母乳喂养的指导、急慢性病患者家庭的健康管理、家庭评估的框架的建立、托幼机构的评估工具的研制、无家可归人士的健康需求评定等。纽曼的系统模式被广泛应用于对医院内不同疾病患者的护理，如围产期妇女、心血管疾病患者、HIV 阳性患者、脊髓损伤急性期患者、肾脏病患者、老年关节炎患者、癌症患者等的护理。此外，纽曼的系统模式还被应用于对患者家属的评估和指导，如围手术期患儿的家属、监护室患儿的家属、不接受复苏的预先指示的患者家属、居家护理的老年人家属等。很多学者也将纽曼的系统模式应用于对医院病房护士、社区

笔记栏

护士、公共卫生护士、临终关怀护士、社区护士、护理专业学生的评估以及对护士工作应激、职业倦怠、评判性思维等协同评定和研究中。

（二）在护理教育中的应用

纽曼的系统模式最初是作为一种教育模式提出的，随着纽曼的系统模式的不断完善和发展，它被广泛应用于护理教育实践活动。目前，纽曼的系统模式在护理教育领域的应用主要体现在三个方面。

1. 课程建设　纽曼的系统模式在护理的不同教育层次，如硕士研究生教育、本科生教育、专科生教育、护士的继续教育等方面都有广泛的应用。其整体观、三级预防理念等观点为护理教学提供了有效的概念架构。如在美国的纽曼学院，纽曼的系统模式被成功地用于指导课程建设和用作指导专升本学生课程的框架、指导某些特殊学生的学习，并作为指导校际合作本科教学的框架。此外，纽曼的系统模式在指导护理课程设置、构建护理教学方法、完善和修改学科领域总的课程体系等方面都有广泛的应用。

2. 开发教学评价工具　纽曼的系统模式可被用作开发教学评价工具的理论指导框架，在开发社区教学效果评价工具、临床护理实践评价工具、情景模拟教学效果评价工具中都有广泛的应用。如纽曼学院就以系统模式为理论框架，发展护理评估、干预、评价工具供学生临床实习时应用。这些项目的教师和教学管理者认为，纽曼的理论从整体的视角透彻地看待护理，强调患者的感知，是分析患者健康问题的有效框架。

3. 教学效果评价　纽曼的系统模式在世界上多个国家的护理教育评价中应用广泛，如被用于评估课程设置的科学性、评估学生学习效果和教学效果等。

（三）在护理研究中的应用

纽曼的系统模式被广泛应用于护理研究，在质性研究和量性研究中都具有较好的应用，为护理科研过程中的资料收集、整理和分析提供了理论依据。特别是在评价应对特定应激源患者的护理效果中应用广泛。很多学者以纽曼的系统模式为理论框架，研制临床护理评价及护理教育评量工具，目前已经有百余种护理研究评量工具是基于纽曼的系统模式研制的，经过应用及评价，大部分工具具有较好的适用性。

以下是应用纽曼的系统模式对一位子宫全切除患者进行评估和护理的实例。

1. 个案介绍　许女士，46 岁，农民，以"月经频多 18 个月，自觉下腹部包块半年，乏力"为主诉就诊。患者贫血貌，腹部超声提示子宫前壁和后壁多发肌瘤，最大 9.2cm × 6.9cm × 6.3cm，最小 4.2cm × 3.8cm × 3.3cm。患者血红蛋白 68g/L。活动后心悸、气短。6 年前有阑尾炎手术史。现入院行子宫全切除术。该患者已婚，入院前和丈夫以及 14 岁的女儿住在农村。其母亲经常来看望她。现患者每日服用铁剂。

2. 护理过程

（1）提出护理诊断：首先对患者对应激源的感知进行评估。

您认为目前影响您健康的主要应激和困扰有哪些？

患者：每次月经期间的疼痛、月经量很大，这些情况一直困扰着我，甚至让我无法照顾家人和孩子。我每个月的月经几乎都会持续 3 周。

护理人员评估：经量过多，疼痛，贫血，患者焦虑。

您目前的状况与您以往的日常生活方式有何不同？

患者：现在我无法和往常一样照顾家庭和孩子。平时几乎不敢外出，因为害怕出血太多。经常感到疲劳，这也影响了我和丈夫之间的关系。

护理人员评估：乏力，社会活动和个人活动受限。

您以往是否遇到过类似情况？如遇到过，是怎样的情况？您是如何处理的？是否有效？

患者：6 年前我曾经入院做阑尾炎手术，所以我知道住院是怎么回事，对手术也不是很担心。住院期间我母亲会帮我照顾孩子。不过我还是很担心我的孩子和丈夫，不知道我住院后他们的生

笔记栏

活是不是会受到影响?

护理人员评估:对医院有较好的了解,家庭已做好安排,思念家人。

根据您目前的状况,您对您的将来有什么期望?

患者:我希望不再疼痛和月经量过多,希望能恢复以往正常的生活。我知道手术以后我必须注意静养,不能负重,但我相信自己会很快恢复的。我想这次手术和上次是不同的吧。

护理人员评估:对康复速度的期望过高,对此次手术的理解有限。

您目前采取了什么措施,或您能够用什么方法来进行自助?

患者:目前我还能够自理,我现在每日服用铁剂治疗贫血,疼痛时也服用一些解热镇痛药。多卧床休息就好一些,我希望自己能自理。

护理人员评估:手术后数日内需要护理人员对其日常生活进行照顾,或许会对护理人员照护其起居生活感到不适应。

您期望医护人员、家属、朋友或其他人为您做些什么?

患者:我母亲会尽可能在我家多待一段时间。我丈夫也希望我能够恢复以往的状态,我相信医生和护士会很好地照顾我,但回家后我不希望别人再照顾我。

护理人员评估:有良好的家庭支持,丈夫对其病情担心。估计出院后一段时间内仍然需要护理人员的指导和帮助。

通过上述评估,总结患者的应激源 / 护理问题为:

1)个体内部

生理方面:经量多,因贫血而乏力。

心理社会文化方面:对康复速度和预后过于乐观。

生长方面:对其在家庭中的角色感到满意,希望重新回到以往的角色中。

2)人际间

生理方面:无法像往常一样照顾家庭,夫妻生活受到影响。

心理社会文化方面:因月经量过多和乏力而影响其参加社会活动。

生长方面:在其手术和康复期间得到家庭支持并能够保持独立。

3)个体外部

生理方面:手术后数日内日常起居需要照顾。

心理社会文化方面:无经济上的问题,家庭支持好。

生长方面:对失去生育功能没有顾虑。

(2)制订护理目标:患者的护理目标见表 12-4。

表 12-4 应用纽曼的系统模式制订患者的护理计划

护理问题	护理目标	一级预防	二级预防	三级预防
1. 对手术及预后缺乏了解	1. 住院期间能够解释其手术的意义、治疗配合要点 2. 对康复所需时间有正确的认识		1. 用图谱解释手术过程、手术的必要性和安全性、手术医生的技术水平及麻醉方式 2. 详细介绍术前和术后护理,术后身体的状况,术后可能遇到的问题及应对措施 3. 和患者讨论出院后家庭安排	1. 与患者及其家属商量出院日期 2. 讨论如何使其恢复至正常的生活 3. 出院后 2 周随访其家庭支持状况

护理问题	护理目标	一级预防	二级预防	三级预防
2. 对与其家人的暂时分离有些焦虑	能与家人保持至少每日1次的联系	允许家属护理及探视	与患者的家属讨论访视安排、告知电话联系的方式	
3. 因贫血导致疲乏	患者能维持日常活动而不感到乏力		1. 解释疲劳的原因 2. 解释并做好术前输血护理，输血时按要求巡视	指导如何从饮食中补充铁元素
4. 疼痛	术后第2日患者疼痛评定在5分以下	向患者讲解疼痛的分级、疼痛数字评定量表评定其疼痛的方法；向患者说明疼痛的原因、可能持续的时间	每2小时进行疼痛评定一次，评估疼痛的部位、性质和程度；根据疼痛程度，按医嘱给予镇痛药；指导患者用深呼吸、听音乐的方式转移注意力以缓解不适	
5. 术后的潜在并发症：出血	手术残端无出血	向患者讲解术后早期下床（12小时内下床）、早期用力排便（24～48小时内增加腹压的动作）、早期性生活（术后3个月内）可引起残端出血	观察阴道流血的量、色、性状；严密监测患者术后生命体征的变化；患者术后下床活动和排便均须有人陪同及协助；评估患者有无头晕、眼花、面色苍白等症状	做好出院指导，讲解术后过早性生活的不利，以预防术后残端出血
6. 潜在并发症：下肢深静脉血栓形成	下肢无肿胀、疼痛及活动受限	鼓励患者多饮水；避免经由下肢进行静脉输液；使用弹力袜；指导患者下肢被动及主动运动；告知早期离床活动的益处	每日检查下肢状况，督促患者术后早期活动，在患者完全恢复活动之前督促患者持续使用弹力袜	出现下肢深静脉血栓，应严格卧床休息，患肢抬高并制动，不再使用弹力袜，不要被动活动及按摩肿胀的肢体，配合进行抗凝治疗
7. 潜在并发症：尿路感染	尿液颜色、量正常，拔除尿管后排尿通畅，无尿频、尿急、尿痛、尿潴留、发热	鼓励患者多饮水；保持会阴清洁	缩短尿管留置时间；留置尿管期间，每天使用0.02%碘伏溶液会阴消毒2次	
8. 潜在并发症：手术切口愈合不良	手术切口无红肿、缝合线裂开、渗血、渗液	避免用力咳嗽、便秘及剧烈活动；加强营养；教会患者手术切口的保护方法	术后72小时内每6小时测体温1次；按时换药并检查手术切口是否有感染及愈合情况	

（3）评价护理结果：护理结果的评价重点在于应激反应的症状，即焦虑、疼痛、月经频多、疲乏、术后并发症等。评价方法是将干预后该患者在知识缺乏、焦虑、疼痛、贫血、疲乏等方面的变化情况与护理目标中制订的相应目标进行比较，以检查目标实现的情况，再根据评价结果修订护理目标和干预措施。

（四）在护理管理中的应用

纽曼的系统模式被作为社区卫生管理和对医院护理部门的结构和功能进行重组的指导框架，也被作为护理管理者在教育和实践中的管理和领导角色的指导框架。现阶段，纽曼的系统模式在综合性医院、慢性病院、社区护理机构、临终关怀机构、家庭健康护理机构、养老院、心理医院、儿童医院的护理管理中都有应用。

 应用实例

纽曼的系统模式在我国护理领域的应用分析

2022 年，李雪纯等学者使用信息可视化软件对 2001—2021 年间纽曼的系统模式在我国护理领域的研究情况进行分析。该研究指出，20 年间纽曼的系统模式领域的研究在我国呈现出引进调试、多元发展、深入探索 3 个阶段的演化路径。研究热点聚焦护理实践，体现个体系统多维健康和全人健康新理念，重视慢病护理在社区的延伸。但对护理教育及管理的应用关注较少，测量工具尚较缺乏。研究的重心多集中在对临床护理的指导，对护理研究中的其他领域涉猎较少，且尚未构建出较成熟的基于纽曼的系统模式的临床护理路径。纽曼的系统模式在我国护理领域的研究尚处于探索阶段，发文数量虽一直呈上升趋势，但研究的质量还有待进一步提升。因此未来的研究，应在把握研究热点的同时结合社会发展动态，让纽曼的系统模式更好地指导我国护理领域的发展。

来源：李雪纯，李佩佩，于晴，等. 纽曼系统模式在我国护理领域相关研究的可视化分析［J］. 护士进修杂志，2022，37（19）：1805-1809.

五、模式的分析与评判

纽曼的系统模式在全球应用中展现了跨文化和跨学科的适应性，其结构灵活，持久适用。模型以个体系统与内外环境的 5 个变量的相互作用及三个防御水平为个体健康提供方向，满足护理发展需求。主要特点包括：

1. 纽曼的系统模式的起源明确清晰　纽曼的系统模式的哲学主张明确，作者在其著作中指出了对于该模式的构建思维产生影响的其他学者的思想理论的出处。由于该模式借鉴了一般系统理论、应激理论、整体哲学观等成熟的理论和学说，故其概念和术语容易理解，没有生僻的名词和术语。

2. 纽曼的系统模式的内容较为全面　纽曼在构建系统模式时，深入阐释了护理学的四个核心概念：人、环境、健康和护理，以及它们之间的相互关系。该模式是一个宏观理论，适用于分析护理现象，对实践具有广泛的指导作用。模式的应用范围广泛，可从个体扩展至家庭、群体、社区，适用于医院、家庭、社区、学校等多种环境。纽曼的系统模式因其全面性和适应性，在多种护理情境中得到应用。其中，"个体 / 个体系统"概念具有广泛性，可指单个人或更大的系统。同时，模式中其他概念明确，如一级预防，为护理行动提供了具体指导。纽曼的系统模式的系统性和广泛性使其成为医疗保健领域支持个人、家庭、群体和社区的重要工具。

3. 纽曼的系统模式具有逻辑一致性　纽曼的系统模式采用了复杂且系统化的整理方法，概念间存在多重相互关系，变量间也有重叠，这可能影响其内容的清晰性和易用性。尽管如此，许多护理人员认为它易于理解，并能跨文化及在不同实践环境中应用。模式本身虽然复杂，但理论观点逻辑清晰，虽然不简单，但可以认为是一个中等清晰度的理论。

4. 纽曼的系统模式具有可延伸性　纽曼的系统模式可以产生护理理论，如最优学生系统稳定性理论、预防干预理论等。该模式可满足社会对一致性、重要性和实用性的要求。该模式还具备广泛性和系统性。其有助于为护士评估证据和应对复杂多变的医疗保健需求提供全面的理论指导。

5. 纽曼的系统模式具有合理性　纽曼的系统模式是护理实践中的实用指导工具，强调整体和系统评估以识别风险因素。它鼓励个体参与护理并共同制订目标，三级预防措施促进护理的全面性和深度。模式提供结构化应用和护理行为方向，同时保持灵活性以适应个体需求。在强调整体护理和健康促进的现代护理中，根据该模式设计的护理评估和护理干预工具（表12-3）以及护理程序中的综合性指南均具有较高的实践应用价值。

6. 纽曼的系统模式对护理知识和护理学科具有一定的贡献　纽曼的系统模式在护理界得到了广泛认可，自创立以来已在多个国家的临床护理、教育、研究和管理等领域得到应用。纽曼系统模式研究所积极推动中域理论的发展，整合资源，明确概念及其关系，并基于该模式综合研究。研究所提供资金支持和咨询服务，促进模式的应用和中域理论的生成。两年一度的国际纽曼的系统模式研讨会（Neuman Systems Model Symposia）也反映了该模式取得的持续发展和普遍吸引力。该研讨会为护理人员、临床医生、教育工作者、研究人员和学生提供了交流平台，可供他们分享使用该模式的信息。

和任何理论一样，纽曼的系统模式也受到学术界的挑战。例如一些学者认为该模式的某些概念过于抽象、复杂和宏观，该理论在发展和提炼过程方面缺乏研究证据，该模式不完全合乎逻辑等。这些局限性限制了它在发展中域理论中的应用。尽管如此，纽曼的系统模式仍在持续发展和完善中，针对质疑的问题正在逐步进行修正和阐释。为了证明其有效性，该模式需要更多的应用证据。尽管存在挑战，纽曼的系统模式因其广域性、综合性和灵活性而获得了广泛的肯定和支持。这些特性为中域理论的发展和护理理论框架的进一步构建提供了广阔空间，符合纽曼创立该模式的初衷。

（臧　爽）

小　结

纽曼的系统模式强调了个体/个体系统的三重防御机制：弹性防御线、正常防御线和抵抗线，这些防御机制共同保护个体的基本结构，维持健康状态。纽曼的系统模式不仅为护理提供了一个全面的理论框架，也为护理人员在实践中提供了实用的指导工具，有助于促进个体化护理计划的制订和实施。纽曼的系统模式经过几十年的发展，在全球范围内显示出良好的跨文化适用性和跨学科应用性。尽管面临一些挑战和争议，以及对理论发展的证据支持的需求，但该模式仍在不断发展中，其广域性、综合性和灵活性为护理领域的理论和实践作出了宝贵的贡献。

●　●　●　●　**思考题**　●　●　●　●

1. 如何理解纽曼的系统模式中"个体/个体系统"的多维性？

2. 三级预防是纽曼的系统模式中的一个独特的概念，请举例说明什么是三级预防。

3. 社区护士为辖区中的精神分裂症患者提供用药依从性指导以稳定患者的病情。根据纽曼的系统模式，该社区护士使用的是哪个层次的预防措施？

笔记栏

ER13-1
多萝西亚·E.
奥瑞姆的自护
模式

第十三章

多萝西亚·E. 奥瑞姆的自护模式

> **导入**
>
> 在个体的健康照护过程中，个体本人和护理人员分别应该承担怎样的责任以及进行何种程度的参与？基于对此现象的思考和探究，多萝西亚·E.奥瑞姆（Dorothea Elizabeth Orem）构建了自护模式。该模式认为个体应对自身健康负责，提出自我护理是人类个体为保证生存、维持和增进健康与安宁而创造和采取的行为，强调护理的最终目标是恢复和增强个体乃至整个社会的自护能力。奥瑞姆的自护模式主要由自护理论、自护缺陷理论和护理系统理论组成，其中，自护缺陷理论是该模式的核心。自护模式对当前护理实践工作有着重要而现实的指导意义，并能从个体、家庭、群体及社会等各个层次进行综合考虑和运用。

一、理论家简介

奥瑞姆于 1914 年出生于美国马里兰州巴尔的摩市一个建筑工人的家庭。1930 年奥瑞姆毕业于华盛顿特区普罗维登斯医院护士学校，获大专学历；先后在儿科、内外科、急诊室工作过。1939 年在美国天主教大学（The Catholic University of America）获护理学学士学位后，于普罗维登斯医院护士学校任教。1945 年获美国天主教大学护理教育硕士学位，之后任普罗维登斯医院护士学校校长。1949 年在印第安纳州卫生局医院分部工作。1957 年在华盛顿州卫生教育福利部教育司任职，主管护师培训工作。1959 年到美国天主教大学任教并担任护理系主任。1970 年离开天主教大学，开办自己的咨询公司，1984 年退休。奥瑞姆工作经历丰富，先后担任过临床护士、护士长、实习带教老师、护理部主任、护理教育咨询专家、护理研究者等多重角色，对临床护理、护理教育、护理科研等领域的工作有着深刻的体验和感受，为其理论发展打下了坚实的实践基础。

正是这种执着的探索和不懈的追求，使奥瑞姆成为当代美国著名的护理理论学家之一，其自护模式也对护理学科的发展作出了重大贡献。因此奥瑞姆也获得了若干荣誉学位和奖励，包括华盛顿特区乔治城大学（Georgetown University）的理学博士（1976）、得克萨斯州圣道大学（University of the Incarnate Word）的理学博士（1980）、伊利诺伊卫斯理大学（Illinois Wesleyan University）的文学博士（1988）、天主教大学的校友成就奖（Alumni Achievement Award，1980）、美国护理联盟的琳达·理查兹奖（Linda Richards Award，1991）、美国护理科学院"传奇人物"（1992）、国际护理荣誉学会的杰出创新奖（1997）。

二、模式的来源

为了建立其学说，奥瑞姆曾对逻辑学及弦理论进行了研究，并阅读了大量有关哲学、心理学、物理学和社会学的文献。此外，奥瑞姆的自护模式也借鉴了部分理论家，如马斯洛的需要层次理论、埃里克森的心理社会发展理论、汉斯·塞莱（Hans Selye）的应激理论等理论的观点或思想。奥瑞姆谈到自护是以需要为基础的同时，也再三强调了理解护士和患者的角色的重要性。

因此可以说，奥瑞姆的自护模式是根据其丰富的个人护理经验以及结合哲学、心理学、物理学、社会学、逻辑学等综合学科的多角度、多层面的思考而形成的。在形成理论的过程中，奥瑞姆十分注重科学与艺术的意义，强调其学说是护理学发展的基本框架，而艺术是护理学本质的体现，因此，奥瑞姆的学说也具有现象学基础和人文精神导向。

与其他理论总是或多或少起源于某些学说有所不同，奥瑞姆的学说受其个人专业经历的影响更大，包括其在从事内外科护理、小儿科护理，担任医院护理部主任以及护理教育者的工作经验。例如，自护模式的研究始于1958年，当时奥瑞姆在华盛顿州卫生教育福利部教育司担任护理咨询顾问，参加了一项旨在改进护士培训的计划，在研讨中，激发了其对"护理是什么？护士应该做些什么？护士的工作成效是什么？""人们为什么需要护理？一个人处于怎样的情况下，需要与其他人一起决定是否应该接受护理照顾？"等问题的兴趣，进而积极寻求答案，其学说就是基于对以上问题的探索而形成和发展起来的。

1959年，奥瑞姆出版了《职业护理教育课程设置指南》(*Guidelines for Developing Curricula for Education of Practical Nurses*)，并指出当人们因健康问题无法自我照护时，就产生了对于外来照护的需求，而护理则是为人们提供照护的职业。该书被认为是自护模式的雏形。1971年正式出版的《护理：实践的概念》(*Nursing: Concepts of Practice*)一书则被认为是奥瑞姆自护模式的精髓和结晶，融入了她丰富的个人工作经验，以及结合了哲学、心理学、物理学、社会学、逻辑学等方面的思考。该书于1980、1985、1991、1995及2001年五次再版。第1版主要针对自护模式在个人照护中的应用，阐述了个体的自护、自护需要和自护能力；第2版则延伸到家庭、团体及社会，阐述了人群的自护概念；第3版将自护模式进一步发展成为自护理论、自护缺陷理论和护理系统理论；第4版重点阐明自护缺陷理论，并强化了在儿童、团体和社会应用方面的内容；第5版从个体、家庭、群体和社会方面综合阐明了自护模式在临床护理、护理管理、护理教育和护理科研等领域的应用；第6版进一步强调了人际间护理，增加了对心理健康的重视。在自护模式的发展历程中，除奥瑞姆本人进行了相关修改外，也融入了同期不同护理专业人士在不同情境下对自护模式进行的应用研究。

三、模式的主要内容

（一）主要假说

20世纪70年代初，医学发展和疾病谱的变化，社会价值、社会文化以及公众对健康态度的转变，导致社会对护理需求的增长，这些都为自护模式的发展提供了时代背景。为此，奥瑞姆确立了自护模式的基本假说。

1. 外显假设

（1）护理是护士为他人度过某一特殊时期而提供的审慎的、有目的的护理服务。

（2）人能够并且愿意为自己或其家庭的其他成员提供照护。

（3）自我护理是生命过程中的重要组成部分，是维护健康、发展和幸福所必不可少的。

（4）教育和文化可对个体产生影响。

（5）自我护理可通过彼此间的交流沟通获得。

（6）自我护理包含审慎地、有计划地和有步骤地满足实际存在的需求。

2. 隐含假设

（1）人的照护能力在不断挖掘中发展，在相互传递中得到体现和提高。

（2）正常的成人有责任和义务为家庭中那些自我护理能力不足的人提供帮助。

（3）人是独立的个体，不同于环境中的其他客观物体，人可以发现、发展和传递满足不同需要的途径。

（4）人都会经历自护活动受限，或生活承受力和功能调节力的缺乏；当人的自我照护能力不

笔记栏

能满足自护需要、无法照顾自己时，就产生了自护不足，就需要他人的照顾。

（5）社会团体有义务和责任为自护不足的人提供照护。

（二）主要概念

ER13-2
多萝西亚·E.
奥瑞姆的自护
模式的主要
概念

为了更清晰地阐明自护模式，奥瑞姆提出了其理论概念框架图，如图 13-1 所示。图中明确地展示了其主要概念，下文将详细介绍这些概念的定义和内涵。

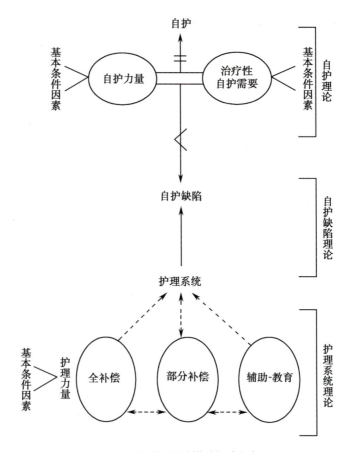

图 13-1 奥瑞姆自护模式概念框架图

1. **自护（self-care）** 自护又称为自我护理，是个体为维持生命、个体功能、自身发展和精神状态完好而采取的一系列活动。

自护是一种通过学习或经他人指导和帮助而获得的、连续的、有意识的行为。人的自护能力从日常生活中得到发展，人成长的过程就是自护能力逐渐形成的过程。自护行为包括调查、判断、决策以及调控与生存和发展有关的行为，其基本职能包括：①维持健康；②预防疾病；③自我诊断、自我用药、自我治疗；④参加康复活动。完成自护活动需要智慧、经验和他人的帮助。当个体能有效进行自护时，则有助于维护人的整体性并促进个体功能的发展。一般来说，人都具有适应外界环境变化的能力，因此有健康状态下的自护和疾病状态下的自护两类行为。健康成人不需要别人的帮助，具有进行自护的能力。而一旦健康状态发生变化，以致必须依赖他人才能生活或维持生命时，就由自我护理者变为护理接受者。护理就是要帮助患者通过自护活动，弥补体力、意志、知识的不足，逐步恢复自主生活的能力，适应社会需要。

与自护相对应的概念是依赖性照护（dependent care），指个体为帮助其负责的依赖者（即被照顾者）维持生命、健康和精神完好，以及管理和发展自护能力而采取的一系列活动。

2. **自护力量（self-care agency）** 自护力量又称自我护理能力，是一个身心发展趋于成熟或已成熟的人后天获得的一种综合能力，用于使个体能够意识到并满足其维持正常功能和发展的需求。

与自护力量相对应的是依赖性照护力量（dependent care agency），指个体意识到并满足其所负责的依赖者的自护需要，并管理和发展依赖者的自护能力的能力。个体、家庭以及各种形式的集体都具有依赖性照护力量。

3. 能力组成成分（power components）　为便于更好地认识和评价个体的自护能力，奥瑞姆提出了能力组成成分的概念，并将其定义为个体能发动并完成自护活动的能力构成部分。奥瑞姆将其归为10种：①意识到并不断实践如下认知的能力，自己应承担自护的责任，并应对各种内外影响因素对于自护的影响；②对发起和维系自护行动的身体能量的控制能力；③对发起和完成自护行动的身体姿势的控制能力；④有自己的自护参照框架，可依据此框架推理出应采取何种自护行为的能力；⑤具备发动自我照护行为的动机；⑥作出并执行自护决策的能力；⑦获得、保持并运用有关自护所需要的技巧性知识的能力；⑧在自理活动中运用认知、感知、操作、沟通、人际交往等技巧的能力；⑨为完成自我照护，能按照轻重缓急来安排各项自理活动先后次序的能力；⑩保持自理活动的连续性，并能将其与个人、家庭或社区生活相整合的能力。

4. 自护需要（self-care requisites）　自护需要指那些公认的或是假设的、为管理个体的功能、发展和精神完好而必须被执行的活动需求。奥瑞姆指出为帮助个体选择合适的自护行为，自护需要的表述中应包括以下两个方面：一是应执行什么活动，二是执行该活动的目的。例如，摄入平衡膳食的需要，考虑到个体的能量需求和环境的影响，目的在于满足个体的代谢需要，以及应注意避免过量以预防肥胖。奥瑞姆将人的自护需要分为以下几类：

（1）一般的自护需要（universal self-care requisite）：奥瑞姆认为一般的自护需要是人在生命周期各个发展阶段必不可少、与维持人的结构和功能的完整性及生命过程息息相关的需要，具体包括：①摄取足够的空气、水分和食物；②提供与排泄和分泌有关的照护；③维持活动和休息的平衡；④维持独处和社会交往的平衡；⑤避免危害生命、功能和精神完好的因素；⑥满足个体符合社会期望的渴求。

（2）发展的自护需要（developmental self-care requisite）：发展的自护需要即与人的生长、发育，发生于人生各个发育阶段的事件，以及可能影响个体发展的事件有关的需要，具体包括三部分。①提供促进发展的条件：主要指为保证婴幼儿或生理/心理异常者的生理、心理、精神社会发展，照顾者应向其提供各种条件（如水、食物等具体物资，安全的环境，情感的支持，适当的教育等）；②积极参与自我发展：主要指个体应主动、有意识地参与自身的发展，如认清自我，明晰自我与他人的关系，明确自己的社会角色及社会责任，促进精神和心理发展；③针对干扰发展的因素：在人的各个发育阶段，会有各种各样的事件、情境或问题可能会干扰个体的发展，应予以重视并及时采取适当的应对。

（3）健康欠佳的自护需要（health-deviation self-care requisite）：健康欠佳的自护需要与遗传和体质上的缺陷、人体结构和功能异常及诊断治疗措施有关，是个体在遭受疾病、损伤、残疾和特殊病理变化等情况下，以及诊疗过程中产生的自护需要。具体包括：①寻求病理状态下所需的、恰当的医疗性帮助；②认识并应对疾病状态的影响和后果，包括对发展的影响；③有效地遵循诊断、治疗和康复措施，以应对目前的病理状态，预防病情恶化，调整机体功能的完整性和矫正畸形等；④意识到治疗措施所引起的不适或不良反应并进行相应的调整及护理；⑤接受当前因健康不佳而需要治疗、护理的情境，并修正自我概念以适应；⑥在患病或接受治疗时，学会调整生活方式以促进个人的发展。

5. 基本条件因素（basic conditioning factors）　基本条件因素是指反映个体的生活状况特征及其生活条件的一些因素，可影响个体的自护需要和自护能力。奥瑞姆将基本条件因素归纳为以下10个：①年龄；②性别；③发展状态；④健康状态；⑤社会文化背景；⑥健康因素（如医疗诊断、治疗措施）；⑦家庭因素；⑧生活方式；⑨环境因素；⑩可得到的资源及其充分性。这10个基本条件因素限定了患者自身的特点和他们的生活情景的特征，从而能对患者的自护力量、自护需要进行定性、定量的分析。

决定护士护理力量的因素除基本条件因素，如年龄、行为、种族、健康状况、家庭或社会角色之外，还包括护士受教育的形式、程度、个人经验、信念和成熟度等。这些综合因素决定了护士的基本能力，进而关系到护士在工作中自身的护理力量是否充分。

要评估个体的自护力量或依赖性照护力量，必须对以上10个基本条件因素和10个能力组成成分进行系统评价。同时，要充分认识到不同时期个体有不同的自护需要，护理人员应以严谨的态度，对收集到的资料反复予以核实，并作出综合分析，开展有个体特征的自护活动，才能取得自护的满意效果。

6. 自护缺陷（self-care deficit） 自护缺陷是指自护力量不足以满足自护需要，该概念为奥瑞姆的自护模式的核心。存在与健康有关的自护能力缺陷是确定患者需要专业护理的标准。

与之相对应的是依赖性照护缺陷（dependent self-care deficit），即护理或照顾他人的能力不能满足他人的自护需要。一般出现于父母或抚养人未能满足婴幼儿或无法独立生存者的持续自护需要时，以及在进行需要特殊技术和科学知识的护理时。如果自护力量或依赖性照护力量不足以满足治疗性自护需要，表明存在着自护缺陷或依赖性照护缺陷，必须寻求专业护理作为必要的补充，以满足治疗性自护需要。自护缺陷或依赖性照护缺陷与自护需要的关系如下：

自护力量＜自护需要＝自护缺陷 —寻求→ 护理力量

依赖性照护力量＜自护需要＝依赖性照护缺陷 —寻求→ 护理力量

7. 护理力量（nursing agency） 护理力量是受过专业教育或培训的护士必备的综合素质，包括护士在行为上和智力上的双重能力以及应用专业知识的技能和经验，即了解患者的自护需要及自护力量，并采取行动帮助患者，通过替代执行或提高患者的自护力量来满足其治疗性自护需要。护理力量的结构成分与自护力量的成分相同，另外还包括执行护理程序所必需的知识和技能，即进行护理诊断、评估、管理并掌握护理规则。

8. 护理系统（nursing system） 护理系统是指由护士为患者所提供的护理行为和患者自身的行为所构成的行为系统。其结构阐述了为满足患者的治疗性自护需要，护士与患者各自需要承担和实施的护理内容及护理措施的作用。奥瑞姆提出了以下几个护理系统：

（1）全补偿系统（wholly compensatory system）：该系统适用于那些没有能力进行自护活动，需要给予全面护理帮助的患者，即由护士负责照顾患者以满足其全部需要。护士必须"替"这类患者做所有的事，方能满足其治疗性自护需要、代偿患者在自护上的无能为力，并支持和保护患者。该系统适用于以下患者：①患者在神志及体力上均无能力进行自护，如昏迷、全麻未醒的患者。②患者神志清楚，知道自己的自护需要，但体力上没有能力去完成，如重症肌无力以及瘫痪的患者；或医嘱限制其活动，如心肌梗死急性期的患者。③患者虽然具有肢体运动能力，但有精神障碍无法对自己的自护需要作出判断和决定，如智力缺陷患者。

（2）部分补偿系统（partly compensatory system）：该系统中的护士和患者共同参与满足治疗性自护需要，护士主要是"帮"患者完成自护活动，弥补患者自护方面的不足，根据患者需要予以帮助、调整其自护能力。患者则尽力完成本人所能独立完成的部分，调整自护能力，满足自护需要，接受护士的帮助。临床上患者无法独立完成自护的主要原因是：①因病情或治疗需要，限制了其活动能力；②缺乏自护所需的知识和技能；③心理上没有做好去学习或履行某些自护行为的准备，如刚经历过手术的患者需要协助其生活护理等。

（3）辅助－教育系统（supportive-educative system）：该系统中的患者有能力完成自我照护活动，但患者需要进行学习并且能够学会如何自护，护士所提供的帮助仅仅是心理上的支持、技术上的指导及提供一个合适的环境。在这个系统中，护士的职责从前两个系统中的"替他做""帮他做"，过渡为"教育、支持他做"。具体表现为帮助患者制订决策、控制行为、获取知识和技术、提高自护能力，如帮助糖尿病患者学会监控自己的血糖水平等。

奥瑞姆指出，在运用这3种系统时应持发展、开放的观点，充分估计患者的自护能力，判断患者的治疗性自护需要，然后根据不同的病程阶段选择与之相适应的护理系统，切忌将这3种系统视为静态的、彼此孤立的。如对一个常规手术患者，入院时可选择辅助–教育系统，术前准备期可选择部分补偿系统，出院前选择辅助–教育系统，并且在护理系统运行过程中，根据患者的具体情况不断加以调整。总之，奥瑞姆认为护理系统是一个动态的行为系统，由一系列行为构成，选择有效护理系统的目的就是选择最佳的护理方法，以帮助患者满足自护需要。护理的终极目标就是恢复和提高患者的自护能力。不同护理系统中护士和患者的角色与行为可用下图进行展示（图13-2）。

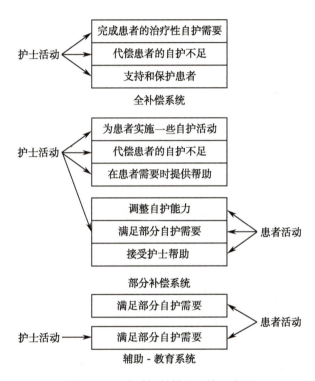

图 13-2　奥瑞姆的护理系统示意图

（三）主要观点

奥瑞姆通过对自护模式中的主要概念的内涵及概念间的联系的阐述，表明了该学说的主要观点。在自护模式中，一旦个体的自护力量被激发去有意识地了解和满足自护需要，这些行为就被称为自护。在某段时间内一系列的自护行为就组成了自护系统。由于受到疾病的影响，患者的自护能力常常无法满足他们的自护需要。自护缺陷是患者的自护力量小于自护需要时的产物，可通俗地理解为两者的差值。为了克服、代替或补偿患者的自护缺陷，护士通过发挥自身的力量，根据患者自护缺陷的主要原因和性质，选择并实施相应的帮助办法，达到满足患者自护需要的目的。护士所采取的帮助方法以及患者与护士之间的协作、互补性质的关系构成了护理系统。

（四）对护理学科元范式中核心概念的诠释

奥瑞姆自护模式对人、健康、护理、环境这四个护理学科元范式的核心概念的解释中，所体现的护理理念与整体护理的指导思想完全符合。

1. 人　奥瑞姆相信人有学习和发展的能力，并且人不是通过直觉而是通过学习行为来满足自我护理需要的，且其学习可受到年龄、文化、社会和情感状态等因素影响。奥瑞姆自护模式中

笔记栏

的人是指接受护士帮助和照护的人，包括个人、家庭、社区和社会群体，因而护士对患者进行健康教育是促进患者自身能力发展的必要途径。自护能力的培养和发挥是尊重人的尊严、调动人的主观能动性、尊重人的权利的表现。

2. 环境 奥瑞姆虽未明确针对这个概念提出定义，但通过对其学说中多处相关描述的解析可发现，奥瑞姆认为环境是人的所有外部因素，包括物理、心理、社会方面。奥瑞姆较为关注发育环境（developmental environment），认为其是可促进与自护相关的个体发育的环境因素，并指出可通过提供一个合适的发育环境来帮助或协助他人，进一步可将其引申为临床的护理措施之一。

3. 健康 奥瑞姆赞同 WHO 提出的健康的定义，即健康不仅指没有疾病或虚弱，而且是一种生理、心理和社会文化的安适状态。人的身体的、心理的、人际关系的和社会方面的健康是不可分割的；人的健康与疾病状况是动态的，在不同的时间里有不同的状态，可以从一种状态过渡到另一种状态；保持内外环境的稳定与健康密切相关。此外，她还指出健康应以预防保健为基础，并采用三级预防概念，即促进和维持健康（初级预防）、治疗疾病（二级预防）和预防并发症的发生（三级预防），这一观点为强化社会保健服务提供了理论基础。

4. 护理 奥瑞姆指出护理是一种服务，是预防自护缺陷进一步加重，并为不能自护的人提供治疗性自护的活动，是帮助人的一种方式。护理是经过护士慎重选择及执行对个人或集体健康有帮助的行为而产生的，在护士照护下，个人或集体得以维持或改变他们自身或周围的环境。她强调护理不但需要审慎，更是一门艺术，要以护理学、自然科学、人文科学和艺术科学等为理论基础，综合护理过程中的各种变量和因素，进行创造性研究，以达到护理目标。此外，护理还包括社会和人际交往技术，以及调整的技术（包括维持和促进生命过程、调整对健康与疾病起作用的身心状态、促进生长发展、调整体位与动作等），把这两方面的技术有效地结合起来可有效提高护理质量。此外，奥瑞姆认为随着个体自护力量的恢复，对护理的需要会逐渐减少直至消失。

（五）奥瑞姆自护模式与护理程序

奥瑞姆对护理程序所下的定义是：决定人为什么需要护理，选择一个护理系统，为提供特殊护理而制订计划，执行护理措施并对其结果进行评价。奥瑞姆认为，一个专业护士应对整个护理程序负责，并且还应充分争取和整合其他各种专业人员的援助。奥瑞姆将护理程序分为 3 个步骤。

1. 评估与诊断 在收集资料的基础上确定患者为何需要护理以及需要何种护理，即在对收集到的资料进行分析和描述的基础上，确定和判断患者有无自护缺陷。这包括 2 个部分：①收集资料。主要包括患者的自护需要是什么？患者的自护力量如何？有哪些因素（即基本条件因素）可能会影响患者的自护需要和自护力量？②分析和判断。主要是将患者的自护需要和自护力量进行对照分析，判断有无自护缺陷，并在此基础上考虑这些自护缺陷是什么性质的，产生的原因是什么？患者在自护力量方面有哪些局限性和潜力？患者目前和今后一段时间内的护理需要是什么？在强化自护知识、学习护理技能、培养自护愿望方面，应如何有效地、持续地将主要的自护措施纳入日常生活与自护计划中？

2. 选择与计划 依据患者的健康状况和自护缺陷，从全补偿、部分补偿或辅助 – 教育系统中选择一种，并就具体护理措施进行规划。

3. 实施和评价 实施上述护理计划过程中，应注意不断将护理后的结果与所制订的目标进行比较与评价，并调整所选择的护理系统，及时修改护理方案。

四、模式的应用

尽管奥瑞姆的自护概念最早出现于 1959 年出版的《职业护理教育课程设置指南》一书中，但直到 20 世纪 70 年代末期，随着医学模式的转变，自我护理才逐渐得到护理界的重视，并在以后数十年的分化和整合循环中日臻完善，显示出较强的可操作性和广泛的应用价值。20世纪80年代后，自护模式迎来了发展的黄金时期，为许多大学和医院所采纳，成为护理教学和临床护理的指导模式，为护理学科的发展作出了重大贡献。

（一）在理论发展中的应用

自护模式属于概念框架，奥瑞姆在其基础上，进一步发展提炼出了以下3个护理理论：

1. 自护理论　自护理论解答"什么是自护，人有哪些自护需要"的问题，强调以自我照护为中心，最终目标是使个体担负起自我照护的责任，包括以下核心概念：自护、依赖性照护、自护力量、依赖性照护力量、能力组成成分、自护需要、基本条件因素。

2. 自护缺陷理论　包括以下核心概念：自护缺陷、依赖性照护缺陷、护理力量。通过对这些概念间的联系的阐述，解答了"什么时候需要护理"的问题，即当个体出现自护缺陷时，则需要护理人员运用护理力量提供专业照护。据此可推断，护理人员对于个体的评估重点应为判断其有无自护缺陷。

3. 护理系统理论　主要包括以下核心概念：全补偿系统、部分补偿系统、辅助–教育系统。通过对这些概念间的联系的阐述，解答了"如何通过护理系统帮助个体满足其治疗性自护需要"的问题，即在系统全面的个体评估以及理解各系统内涵的基础之上，选择并执行适合目前情境的护理系统，为患者提供适当的护理。

上述3个理论之间有着层层递进的关系，具体如图13-3所示。

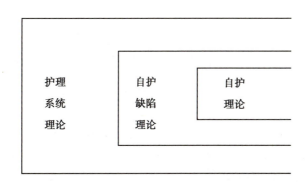

图13-3　自护理论、自护缺陷理论、护理系统理论之间的关系

（二）在临床和社区护理中的应用

自护模式的理念适用于多类患者人群，特别是慢性病，因其具有长期性、反复性、预后及疗效不确定性，影响日常生活、需要多种护理服务、消耗一定的费用等特点，患者有必要明确自我照护的意识，调整生活方式，以适应社会、家庭和个人发展的需要。自20世纪70年代以来，国际上和国内相继发表了大量的临床运用自护模式的文章，涉及对各科患者自护能力的评估、对接受放化疗的癌症患者自护行为的描述，以及将自护理念运用于康复患者、肾移植患者、精神障碍患者、慢性病患者（尤其是糖尿病患者）、危重症患者、急诊患者、术前和术后患者、社区老年人等所取得的成效。这些文章不仅证实了自护模式的实用性和可行性，也为该学说的充实和完善提供了第一手资料。可以说，自护模式拓展了护理临床实践的领域，是目前临床实践中应用最广泛的护理理论。

（三）在护理教育中的应用

奥瑞姆的自护模式是围绕护理而组织的，在临床上可用作护理患者的理论框架，在教学中则可作为学习知识的理论框架。因此该模式在护理教育中已成为课程设置的重要指导思想，引导各个层次的护理教育。据国际奥瑞姆协会统计，目前全球有多个护理学院，包括美国华盛顿地区的乔治城大学、俄亥俄州俄亥俄医学院、南密苏里州立大学和澳大利亚墨尔本教育学院等

笔记栏

在内的护理学院，都将奥瑞姆的自护模式作为课程设置的理论框架，具体包括基于自护力量、自护需要、自护缺陷等基本概念的内涵，并结合现代合格的护理人员的核心能力，选择教学知识和技能、制订教学大纲，并要求学生在自护理念的指导下进行护理评估和计划、健康教育和日常的护理活动。

（四）在护理科研中的应用

奥瑞姆的自护模式已被广泛应用于护理科研，主要包括：

1. 对于单个概念的研究 ①根据此模式中概念的定义和内涵，发展研究工具，为后续的量性研究奠定基础，较为成功的研究成果有：丹尼斯自护能力测量工具（Denyes' self-care agency instrument，DSCAI）和丹尼斯自护实践测量工具（Denyes' self-care practice instrument，DSCPI），凯尔尼和弗雷舍的运动自护能力测量工具（Kearney and Fleisher's exercise of self-care agency instrument，ESCAI），汉松和比克凯尔感知自护能力测量工具（Hanson and Bickel's perception of self-care agency scale，HBPSAI），梅尤蒂克自护能力维度量表（Maieutic dimensions of self-care agency scale，MDSCAS）等。②对于不同人群中不同概念的现状及其影响因素进行量性或质性研究，如 COVID-19 大流行期间非正式男性工人的自护需要的质性研究（见下文应用实例）；国内的护理专业人员也以奥瑞姆的自护模式为理论框架对各类慢性病（如糖尿病、冠心病、类风湿性关节炎、肺结核、慢性阻塞性肺疾病等）、心理障碍性疾病、脑卒中康复期、术后康复期、癌症化疗期等患者的自护能力或自护行为及其影响因素进行了研究。

应用实例

COVID-19 大流行期间非正式男性工人的自护需要

该研究以自护模式为指导，采用质性研究方法，探究 COVID-19 大流行期间非正式男性工人的自护需要。作者首先基于自护模式和文献回顾设计了访谈提纲，内容包括一般的自护需要、发展的自护需要和健康欠佳的自护需要三个方面。10 名外卖员及互联网从业人员参与了访谈。结果显示在一般的自护需要方面，研究对象认为不良饮食、久坐不动的生活方式、心理状态的变化等对他们的健康产生了负面影响。关于发展的和健康欠佳的自护需要，这些工人多反映自身存在着肌肉骨骼疼痛以及其他仍未确诊的不适。该研究的结果有助于了解该人群在 COVID-19 大流行期间面临的自护问题，并为日后针对该人群的护理干预提供了方向。

来源：GUERRA K M P, CORRÊA Á C P, OLIVEIRA J C A X, et al. Self-care of informal male workers during the COVID-19 pandemic in the light of Orem's theory[J]. Rev Gaucha Enferm. 2023, 44: e20220351.

2. 对于多个概念及其相关性的研究 此类临床研究更是不胜枚举，例如：有研究在伊朗 341 名 2 型糖尿病患者中验证了自我护理、自我效能以及健康欠佳的自护需要之间的联系，也有研究发现心力衰竭患者躯体症状的严重程度是自我护理管理行为的重要驱动因素，Iovino 等探索了造口患者及照顾者的抑郁对于患者自我护理和照顾者贡献的相互影响，Abdollahi 等在乳腺癌人群中验证了自护行为在心理弹性与生活质量关系中的中介作用，而 Alp Dal 等则通过对 819 名已婚妇女的研究明确了自护力量与妇科癌症意识之间的关联。此类研究不仅验证了自护模式中主要概念间的联系，更进一步探究了自护模式中的主要概念与其他健康领域相关概念之间的相关性，可以说对于奥瑞姆自护模式既进行了验证又进行了非常有临床启示作用的拓展和探索。

应用实例

2型糖尿病患者自护行为、自我效能感和自护需要的相关性研究

　　该研究以自护模式为概念框架，旨在探讨2型糖尿病患者的自我效能感和自护需要对自护行为的影响。作者采用描述性调查研究设计，选用糖尿病自我管理活动量表、自我效能感问卷以及奥瑞姆自护需要问卷，调查了伊朗341名2型糖尿病患者。研究发现患者的自护行为、自我效能感和自护需要均处于中等水平，单因素分析显示自护行为与自我效能感成正相关（$r=0.689$），与自护需要成负相关（$r=-0.545$），回归分析结果显示自我效能感和自护需要可解释自护行为变异的54.2%。该研究为2型糖尿病患者的自护行为、自我效能感和自护需要之间的复杂关系提供了科学观点，并为改善2型糖尿病患者的自护行为提供了重要依据。

　　来源：FEREIDOONI G J, GHOFRANIPOUR F, ZAREI F. Interplay of self-care, self-efficacy, and health deviation self-care requisites: a study on type 2 diabetes patients through the lens of Orem's self-care theory[J]. BMC Prim Care, 2024, 25(1): 48.

　　3. 干预性研究　　相关专家以奥瑞姆的自护模式为理论基础，针对不同人群设计并验证了各种干预方案，如Sultan等在心肌梗死患者人群中检验了奥瑞姆的自护模式的有效性，Bal等发现一个基于自护模式设计的健康促进培训计划可显著提高土耳其脑卒中患者的自护能力和生活质量，Changsieng等证实了基于自护模式的自护缺陷评估和支持性教育计划在泰国2型糖尿病患者自护行为干预中的有效性，Li等明确了基于自护模式的护理干预可显著改善骨癌患者的疼痛水平和生活质量，而Rostami等则验证了基于奥瑞姆的自护模式的电话咨询可在一定程度上提高冠状动脉成形术后患者的治疗依从性和心理弹性。

 前沿进展

基于奥瑞姆自护模式的关怀项目在成人慢性病患者中的应用效果

　　该研究旨在探索基于自护模式的干预措施在成人慢性病患者中的实施效果。截至2022年3月30日，通过检索8个数据库和国际临床试验注册平台，筛选纳入符合条件的46项随机对照研究和11项研究登记项目。采用系统回顾和剂量-反应荟萃分析方法，对结果进行提取和整合。结果显示，与对照组相比，实施基于自护模式的干预可以显著改善患者的生活质量、自我护理和自我效能感，并显著减少焦虑和抑郁。剂量-反应荟萃分析的结果表明，干预剂量和时间的增加可能大幅改善生活质量和自我护理。该研究验证了基于自护模式的干预的有效性，为改善成人慢性病患者的健康提供了重要的临床启示。

　　来源：NASIRI M, JAFARI Z, RAKHSHAN M, et al. Application of Orem's theory-based caring programs among chronically ill adults: a systematic review and dose-response meta-analysis[J]. Int Nurs Rev, 2023, 70(1), 59-77.

（五）在护理管理中的应用

　　相较而言，奥瑞姆的自护模式在管理方面的应用十分少见。我国学者周雪贞等将该学说应用于儿科护理人力资源管理中，从一个新颖的角度去领会并应用自护模式的主要概念以及这些概念间的联系，为护理理论在护理管理方面的应用提供了一个切实可操作且具有创新性的思路。

笔记栏

综上所述，自护模式在护理实践、护理教育和护理研究中均显示出巨大的潜力和实用性，已经并将继续深刻地影响、推动、促进护理学科的发展。

五、模式的分析与评判

奥瑞姆的自护模式促进了现代护理观的形成，明确了专业护理的概念和范畴，描述了怎样识别护士角色，阐明了护士与患者之间的协作关系，对与护士、患者、护理活动参与者有关的知识进行了组织，为回顾和评价护理行为设计了一个系统方法，为安排预算和配备人员提供了独特的计划方法，因而极大地丰富了护理学理论体系。从患者角度而言，自护模式帮助患者调整其生活行为向健康转变，强调在疾病状态下自我管理，有助于患者在医院、家庭、社会中的角色适应，保持良好的心态。从护士角度而言，自护模式是护理患者的理论框架，扩大了护士在治疗、预防和保健中的作用，强调了护士的业务水平，丰富了护士的职业内涵。从家庭和社会角度而言，由于患者住院期间的治疗和护理是短暂的，而出院后的治疗和护理是长期的，因此，强调患者出院后的自护以及在此期间家庭和社会应提供的帮助，对巩固疗效、防止复发、促进康复均有重要意义。因此，奥瑞姆自护模式的强大生命力不仅表现在对当前的护理实践具有重要的指导意义，而且表现在与21世纪的护理发展趋势的高度吻合上。正如WHO所指出的"下个世纪，个体、家庭和社会在决定和满足其健康需求方面将扮演重要的角色，自我护理正成为一个发展的趋势"。

1. 概念模式起源的解释　自护模式的哲学主张为有机论（Organicism）和延续性（persistence）的世界观，支持人的主动性和整体性，同时也强调维持自护能力的意义。奥瑞姆基于其丰富的个人护理经历，总结凝练出自护模式的概念和观点，同时也借鉴了哲学、心理学、物理学、社会学、逻辑学等学科理论的观点和理念，在其著作中也明确标注了这些思想理论的出处。

2. 概念模式内容的全面性　自护模式充分阐述了护理学科元范式中的4个核心概念，并清晰概括了这些概念间的相互联系。该模式明确定义了以自护为核心的系列概念，并对这些概念间的联系进行了深入全面的分析、推导和阐明，如认为护理是预防自护缺陷进一步加重，并为不能自护的人提供治疗性自护的活动，引导人们以不同的方式看待人与健康，以及指导护理人员从不同的角度、用不同的方法来观察和分析特定的护理现象。

3. 概念模式的逻辑一致性　从总体上看，奥瑞姆的理论逻辑性较强，目前许多测试其理论的护理研究结果也验证了其理论的逻辑性。但对应用于健康人、婴幼儿、群体时的适用性阐述不够。该模式强调患者本人的积极学习、主动参与，对不愿意自护的人该怎么办，在不强调、不鼓励患者自我护理的文化环境里，该模式的适用性如何等，尚无解释。此外，理论重点在于患者的躯体部分，而对人类在情感方面的自护需要则讨论得很少。

4. 概念模式的理论延伸　奥瑞姆在自护模式的基础上，进一步提炼出了自护理论、自护缺陷理论、护理系统理论。每个理论分别包含不同的概念和观点，分别从不同角度、对个体在自我健康照护中所承担的责任进行了阐述，对于自护模式的概念和观点进行了有效的拓展和延伸。

5. 概念模式的合理性　如前文所述，自护模式在护理实践、研究、教育、管理等领域均有一定的实践应用价值。该模式的3个理论及其核心概念、概念定义及概念间的关系总体来说较为清晰，且大多数概念和观念都是护理人员所熟悉的专业用语，相对简单明了，便于应用。但也有一些概念，如治疗性自护需要、自护缺陷等的描述不够清晰，从而限制了它们的进一步应用。

6. 概念模式对护理知识和护理学科的贡献　自护模式强调了个体的责任，强调了护理的艺术性，护士应具有的素质、技术，以及指出何时需要护理活动和如何判断并提供最佳的护理方案。自护模式是当代应用最广泛的护理理论之一，其核心概念较为具体清晰，在大多数护理情境中都可应用，因而受到广大护理专业人员的接受与认可。

笔记栏

（颜　君）

小 结

奥瑞姆的自护模式的基本概念有自护、自护力量、自护需要和自护缺陷。自护是个体为维持生命、个体功能、自身发展和精神完好状态而采取的一系列活动，自护力量是个体后天获得的一种综合能力，自护需要指为管理个体的功能、发展和精神完好而必须被执行的活动需求，而自护缺陷则是个体的自护力量小于自护需要时的产物。自护模式强调护理的最终目标是恢复和增强个体的自护能力，在此过程中护士所采取的帮助方法以及患者与护士之间的协作、互补性质的关系构成了护理系统。护理系统由一系列行为构成，以了解和满足患者的治疗性自护需要为出发点，达到保护、调控患者的自护力量，并使其发挥最大功效的目的。

思考题

1. 如果要在临床实施自护模式，对于护患双方有什么要求？
2. 尝试以自护模式为概念框架，结合你目前的工作、学习领域，提出一个科研选题。
3. 选择某个临床护理病例，将自护模式中的某个概念或观点应用于该情境，并评析其在应用过程中的优缺点。

笔记栏

145

ER14-1
玛莎·E.罗
杰斯的整体
人科学模式

第十四章

玛莎·E.罗杰斯的整体人科学模式

 导入

  人与环境之间到底是一种怎样的关系？这是长久以来护理学科一直关注的重要议题。玛莎·E. 罗杰斯（Martha E. Rogers）的整体人科学模式（the Science of Unitary Human Beings）从一种抽象的角度来审视人与环境的本质，并探讨这两者之间的关系。该模式认为人与环境都是动态的能量场，且两者形成一个整体，持续不断地进行能量交换，人的生命发展过程表现为型态的持续、创新的变化，并运用同质动态原则解释了人类与环境互动的本质。基于上述观点，罗杰斯进一步提出护理的目标是通过参与变化过程来促进人体能量场与环境能量场的和谐互动，实现个体可能达到的最好的健康状态。该模式为护士提供了一个全新的视角来看待人类和环境，为护理学科的发展提供了宝贵的理论依据。

一、理论家简介

  罗杰斯于 1914 年 5 月 12 日出生于得克萨斯州的达拉斯（Dallas，Texas），1931—1933 年在田纳西州诺克斯维尔市（Knoxville）的田纳西大学（University of Tennessee）研读文理科学专业。2 年后罗杰斯转入诺克斯维尔综合医院（Knoxville General Hospital）攻读护理学专业，1936 年获得护理学初级教育文凭。1937 年她在田纳西州纳什维尔（Nashville，Tennessee）的乔治皮博迪学院（George Peabody College）主修公共卫生护理并获得学士学位，1945 年在纽约哥伦比亚大学师范学院（Teachers College，Columbia University）获得公共卫生护理学硕士学位。此后，罗杰斯到马里兰州的约翰·霍普金斯大学（Johns Hopkins University）继续学习深造，并于 1954 年获得科学博士学位。

  罗杰斯从事了多年的社区护理工作，而后转向高等教育领域，曾担任过讲师、助理研究员。她在纽约大学护理系（the Division of Nursing at New York University）担任了 21 年的教授和系主任，1979 年从该校退休并获荣誉博士学位。罗杰斯一生著述颇丰，并积极参与各项护理活动。1974 年，罗杰斯和她的同事们成立了高级护理社团（the Society for Advancement in Nursing），起草并修改了纽约州的教育法，提议给有学士学位的护士发放独立工作的护士执照，要求根据护士的不同教育背景区分护理工作。由于罗杰斯为护理学科作出的杰出贡献和所享有的声誉，她曾先后被 8 所大学授予理学、文学和人类学荣誉博士，并多次获得各种奖励。其晚年仍活跃于护理界。罗杰斯于 1994 年 3 月 13 日去世，享年 80 岁。

  罗杰斯长期致力于护理理论的构建工作，一生发表了 200 多篇文章和 3 部著作。她对护理理论的最大贡献是将整体人的观念引入了护理学。她的学说最初发端于她的第一部著作《护理的教育革命》（*Educational Revolution in Nursing*，1961）中，并在她的第二部著作《觉醒的护理》（*Reveille in Nursing*，1964）、第三部著作《护理理论基础导论》（*An Introduction to the Theoretical Basis of Nursing*，1970）中得到进一步发展。该系列书籍引起了巨大反响，她本人也被认为是护理界最卓越的理论家之一。在此之后，罗杰斯通过发表文章，不断丰富和完善了她的学说。正如

笔记栏

南丁格尔一样，罗杰斯同样认为只有在护理人员获得足够的教育后，护理知识才能发展，才能谈到发展护理理论和研究，达到增进护理专业科学性的目的。也只有如此，才能使护理学脱离完全依赖于其他科学的状态。因此，所有护理人员都应接受高等教育。该学说的最终目标在于使护理拥有其专业的独特知识及科学体系，并且成为一个独立的学科。目前有一些组织团体仍在积极研究该模式，例如纽约大学研究护理科学的玛莎·E.罗杰斯中心（Martha E. Rogers Center for the Study of Nursing Science）、罗杰斯学者协会（Society of Rogerian Scholars）和玛莎·E.罗杰斯学者基金会（Martha E. Rogers Scholars Fund）都在发展整体人科学模式，而学术期刊 *Visions: The Journal of Rogerian Nursing Science* 则专门刊登与该模式研究有关的论文，以探讨其在护理研究、护理教育以及临床护理中的应用。罗杰斯虽然已经去世，但是其本人及其学说仍将继续影响和贡献于护理学科。

二、模式的来源

深受其早期教育背景的影响，罗杰斯的学说综合了许多不同来源的知识，包括哲学、物理学、数学、历史学、心理学、社会学、天文学、人类学、生物学、机械学和文学等。例如她引入了生命电力学理论（the Electrodynamic Theory of Life），用其来解释护理的物理现象和人类生命过程之间的关系；运用达尔文的进化论的原则，解释了人类和环境之间的差异性及复杂性；以贝塔朗菲的一般系统论来解释有关能量的原理，说明生命系统是开放系统，与环境之间存在着持续的相互作用和物质、信息、能量的交换。此外，爱因斯坦关于空间时间的相对论也被罗杰斯用以建立其学说。在护理领域，罗杰斯的学说可以追溯到南丁格尔的观点，如提倡将人类置于自然界的框架中。

三、模式的主要内容

（一）主要假说

罗杰斯指出其发展整体人科学模式的目的就是为了明确护理学科的科学性，以下假说为该模式提供了理论前提：

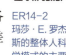

ER14-2
玛莎·E.罗杰斯的整体人科学模式的主要内容

1. 人是一个统一的整体　个体具有整体性，其表现特征不同于各局部的总和，但是大于各局部的总和。个体生命过程是一个持续的、更新的、进化的、不固定的动态过程，导致了高度差异和不断变化的模式。

2. 人体与环境之间不断进行着物质和能量的交换　人体能量场与环境能量场以开放系统的特性，永无止境地进行物质与能量的交换。

3. 人的生命过程是沿着时空统一体不可逆、单向进行的　人类在时空持续状态下，其生命过程是向前行的，永远无法折回，其结果是个体永远不能回到以前的他或她。

4. 反映个体的整体性并具有个体特征的是生命的型态　型态可用来辨认个人，并且反映出个体不断创新的整体。

5. 人具有抽象、想象、语言、思维、感觉和情绪的特征　在所有的生命型态中，只有人才具有感觉，可以思维。人能观察和探索广阔无限的宇宙。

基于以上 5 个假设，罗杰斯认为人类的生命过程是一个整体现象，并发生持续的、动态的、创新的改变。这个过程具有自身的整体性，并独立于环境，产生于四维空间。由于个体是护理服务的对象，人类的生命过程就是护理的核心。

（二）主要概念

罗杰斯的整体人科学模式是一个抽象的概念系统，其理念主要是探讨整体人的护理照护，其目的在于确认护理是独特的整体和系统的知识，并描述及解释护理学科。整体人科学模式的概念框架可用图 14-1 表示。

笔记栏

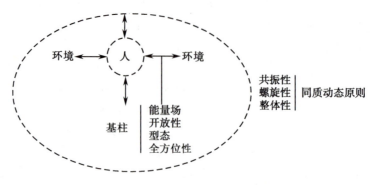

图 14-1 罗杰斯的整体人科学模式

罗杰斯整体人科学模式的主要概念可分为以下两类：

1. 能量场及其特征 罗杰斯提出人和环境是护理实践的焦点，而这两者的本质都是能量场（energy field），且都具备开放性、型态和全方位性三个特征。因该类概念在整体人科学模式中的重要性，罗杰斯将其称为该学说的 4 个基柱（building block）。

（1）能量场（energy field）：能量场指所有有生命和无生命物质的基本单位。罗杰斯认为，能量场是看不见的、开放的、多维的、动态的、不可复位的。能量场可分为人场和环境场，人场可以被理解为个人、小组、家庭或社区。人场和环境场相互独立又不能分割，两者之间不断有能量流动，因此两者都在进行持续创新的变化，这些变化是不可预测的，非线性的。

（2）开放性（openness）：开放性指能量场是没有边界的，可以无限扩展的，因此，人场与环境场都是开放的，两者之间在持续不断地进行着能量的交换。

（3）型态（pattern）：型态是能量场的另一个特征，在人场与环境场之间的相互作用中表现出来。每个人的能量场的型态都是独特的，而且与其独有的环境场型态集成在一起。不同的能量场可以通过不同型态来识别。能量场的型态是抽象的，可以被感知为持续不断变化的单波，变化的朝向是不可预测和越来越多样化。

（4）全方位性（pandimensionality）：罗杰斯在她 1990 年出版的著作中将原来的四维性（four dimensionality）改为全方位，指能量场是没有时间和空间限制的非线性领域，能量场之间的相互交换和相互作用可以发生在不同的维度。

2. 人与环境间互动的特征 / 同质动态原则 罗杰斯认为人场与环境场这两个能量场之间持续存在着互动，因而选择了"同质动态（homeodynamics）"这个概念来表达生活和世界的动态的和永远变化的状态，并用以下 3 个同质动态原则来描述该过程的本质和特征：

（1）共振性（resonancy）：共振性是指人场与环境场互动过程中从低频波型态向高频波型态的持续变化。共振性描述了能量场型态改变的方向。人场和环境场的型态变化是由波来传递的，由低频长波向高频短波移动。人的生命过程就是由一组不同频率、有节律的振动形成的"交响乐"。

（2）螺旋性（helicity）：螺旋性是指人场和环境场型态具备持续的、革新的、不可预测的和逐渐增加的多样性，即人场与环境场的变化以不断创新为特征。由于生命过程是一系列持续的变化，旧的模式整合于其中，新的模式从中产生，因此就成为一个不断改变的、逐渐复杂化的、单向的、朝向达到目的的过程。

（3）整体性（integrality）：整体性指人场和环境场是作为一个整体在持续不断改变。由于人类与环境是不可分割的，所以人类与环境相互作用中所出现的不断修正就是生命过程中的一系列变化。两者构成的统一整体之间存在着不断的相互作用和相互变化，由此形成了两者同时发生、同时存在的模式。因而，整体性是人与环境间持续的、同时进行的相互作用。

（三）主要观点

该模式的抽象程度较高，故对概念间联系的阐述相对笼统。整体人科学模式的两类主要概念（能量场及其特征、人与环境间互动的特征/同质动态原则）解释了整体人和环境之间互动的本质和朝向。关于这些模式主要概念间的联系，罗杰斯认为人与环境永远相互影响，且成为一个不可分割的整体。人的生命进展过程每时每刻都在变化，永远都不一样。这种改变是不可恢复的，也不能重复。由于型态不同，因而有不同的节律产生。节律的变化由简单趋向复杂。每个人都有其特殊的型态，因而有你我他之分，由个体的特殊型态可以确认出个体的特征。人和环境的关系只有在和谐完整时，人才是健康的。

（四）对护理学科元范式中核心概念的诠释

1. **人**　人是一个能量场，人场是开放的且持续不断、永无止境地与环境场交换能量。人的生命过程在时空中呈不可逆的、单向的发展，形成一种生命过程模式。每个人有自己独特的型态而与众不同，且表现出与身体各部分不同的特征，因而无法被进一步分解为各部分或亚系统，例如整体人不能被描述为生物–心理–社会文化的个体或身体–心理–精神的个体。整体人的成长有三个原则：共振性、螺旋性和整体性。

2. **环境**　环境是存在于个体外界的全部事物的总和。环境也是一种能量场，也在进行持续的和创新的变化，并与人场整合在一起，持续不断地互动、交换能量、不可回复。环境也有其独特的型态，且表现出与其内各部分不同的特征，因而无法被进一步分解为各部分或亚系统。罗杰斯强调人与环境之间的互动及整体关系，从而解释了护理人员可通过改变环境来协助个体达到健康的目的。

3. **健康**　罗杰斯认为健康是人场和环境场在相互的和同时的彼此作用中呈现出来的特点和行为。健康和疾病不是对立的而是属于同一个连续体，是生命过程的体现。整体人的健康是人场的一种状态，因为人场具有不可分解的特点，因而健康也不能用生物学、物理学或社会学指标来分别衡量。罗杰斯认为健康是一种价值术语，是由个人及其所处的文化来定义的。因此当个体的型态发生改变时，价值术语也要做相应调整。在护理实践过程中，应该由患者自己确定自己的健康目标，护士则帮助患者达到这一目标。

4. **护理**　护理是需要学习的专业。它是为整体人服务的，以整体人的发展本质和发展方向为着眼点，开展维持和促进健康、预防疾病和对患者及残疾者提供照护和康复活动。护理的目标在于运用环境场协助个人型态的重塑，促进人场与环境场相互作用的和谐。考虑到人场的复杂性，罗杰斯建议实施个体化的护理计划、支持人与环境的持续互动以促进整体人的健康。

（五）整体人科学模式和护理程序

罗杰斯的学说强调在护理实践中应关注个人与环境的互动，且提出该互动过程具有3个同质动态原则：共振性、螺旋性及整体性。这些原则侧重的要点各有不同：整体性原则视个人与环境的互动是相互依赖、相互影响的；共振性原则重视两者互动产生的变化状况；而螺旋性原则则注重两者互动对个体产生的型态节律。以下以护理程序为框架，描述和解释整体人科学模式在护理实践的应用。

1. **护理评估**　由于每个人都有自己独特的型态并不断改变，型态反映了个体的健康状态。因此，护理评估的重点是评估个体的型态特征和环境的型态特征，包括正常和谐的状态是怎样的，是否存在不和谐的型态等。

（1）整体性：评估个体与环境进行能量交换的状况，是否相互和谐，是否为一个整体。

（2）共振性：评估个体在生命过程中曾有哪些变化（过去与现在，尤其重要的是现在），哪些因素造成这些变化。

（3）螺旋性：评估个体目前生命的节律是怎样的，这个节律与过去的节律是否相融合。

笔记栏

2. 护理诊断 运用整体人科学模式进行诊断时，并不采用 NANDA 的护理诊断，只是列出患者的人场和环境场中存在的和谐与不和谐的方面，如疲劳、人际关系不协调等。护理人员与患者或其他人进一步交流，确认和谐和不和谐的方面。

3. 护理计划与实施 一旦护士与患者对评估的结果达成共识，则制订护理目标及护理计划。护理行动主要是围绕患者的人场和环境场，与患者共同进行型态的重整，罗杰斯称之为共同塑型（mutual patterning），最终达到改变不和谐的型态，促进和谐型态的形成。

（1）整体性：强调个体能量场与环境能量场的协调及完整。

（2）共振性：着重在如何改善个体及环境或两者之一，使彼此能相互协调，使变化能被个体所适应和接受。此变化不可能返回到从前，但会更加完善。

（3）螺旋性：着重在调整生命的节律。可经由调整个体人生观、生活型态或人生目标，以达到重塑型态（repattern）。

4. 护理评价 通过一系列反复进行的型态评价进行。重点评价经过共同塑型后患者的不和谐型态改变的情况。表 14-1 有助于理解罗杰斯的同质动态原则和护理程序的关系。

表 14-1 同质动态原则和护理程序的关系

护理程序	同质动态原则		
	共振性	螺旋性	整体性
护理评估	个体与环境所发生的变化，包括： 1. 个体过去的生命过程型态变化 2. 个体目前的生命型态 3. 个体过去的型态如何转变到现在的型态 4. 个体目前型态改变是因为本身的原因还是因环境所致 5. 目前型态对个体现在及未来有何影响	检视个体与环境所产生的型态律，包括： 1. 个体一般的型态是怎样的 2. 个体目前型态节律是怎样的 3. 个体过去有哪些经历影响到目前型态节律 4. 个体目前的生长发育水平	个体与环境能量交换状况是否和谐或形成一个整体？包括： 1. 个体如何看待其环境 2. 个体与环境是否相适合 3. 个体与其环境是否和谐 4. 个体与其环境若不和谐，原因何在
护理诊断	重点是环境对个体的生命过程有什么影响和个体生命过程中型态的变化	重点是个体和环境的节律形式	重点是个体与环境的相互作用性质和整体性
护理计划与实施	强调或调适个体生命过程中型态的改变	重塑型态节律使其适合目前状况	针对个体及环境或者其中之一的改变，使之相互和谐而成为一个整体
护理评价	评价个体是否对其生命过程中型态改变进行调适	评价个体型态节律是否重塑，而重塑的型态节律是否合适	评价个体与环境的整体性

依据表 14-1，在应用该原则作为理论框架来指导临床护理工作时，针对具体患者的护理程序与同质动态原则的关系可见表 14-2。

表14-2　针对具体患者的护理程序与同质动态原则的关系

护理程序	同质动态原则		
	共振性	螺旋性	整体性
护理评估	1. 患者的既往史有哪些 2. 与正常相比有什么差异 3. 这些差异与个人还是与环境有关 4. 住院的原因是什么 5. 这对患者的生命过程有何影响	1. 患者的正常行为模式与生活规律是什么 2. 其行为与规律在住院前是否已有变化 3. 患者能从事哪些活动 4. 患者有些什么经历 5. 这些经历对现状有什么影响 6. 患者的发育水平如何 7. 医院环境对推进发展是起支持作用还是起阻碍作用 8. 患者的目的是什么	1. 患者是如何看待自身所处的环境的 2. 患者的家庭与医院有何区别 3. 患者对环境变化的反应是什么 4. 患者的健康情况与环境是如何相互影响的
护理诊断	这次住院对患者的生命过程有什么影响	所表现的节奏形式是什么	患者与医院相互作用的性质是什么
护理计划与实施	1. 如何使患者正常发展 2. 如何缩小干扰的影响	1. 如何在医院内促进患者的正常生活日程 2. 应进行哪些相应的改变 3. 可提供哪些帮助来促进患者的正常生长发育 4. 如何帮助患者在医院环境中发展节奏性行为模式 5. 如何帮助患者达到目标	1. 如何改善医院环境来减少差别 2. 如何帮助患者认识这些差别 3. 如何管理环境以促进患者健康
护理评价	1. 患者的发育正常吗 2. 对患者发育的干扰已减少了吗	1. 发生了何种形式变化 2. 患者的发展得到支持了吗 3. 患者是否正在向目标前进	1. 环境的变化是否改变了患者的行为 2. 现在产生了什么新的反应

四、模式的应用

在强调整体护理的当代护理实践中，罗杰斯的整体人科学模式具有广泛的应用价值。

（一）在理论发展中的应用

基于整体人科学模式，罗杰斯发展了以下广域理论：

1. 加速进化理论（Theory of Accelerating Evolution） 该理论认为进化变化正在加速，生命过程的多样性范围正在扩大。该理论假设变化"朝着更高频场型态的方向发展……其特征是不断增加的多样性"，因而"高频场型态表现出越来越高的多样性，预示着新的规范将与这种加速的变化相协调"。"事实上，随着进化多样性的不断加速，个体之间的差异范围和多样性也在增加；那些多样性更明显的能量场的进化速度更快"。基于螺旋性原理和加速进化理论，罗杰斯提出衰老是一个场型态多样性不断增加的过程。因此，衰老不是一个衰退或衰退的过程。相反，随着年龄的增长，老年人的睡眠减少、人际关系满意度增加、应对压力的能力提高等等，这些都证明人场的型态变得越来越多样化。

2. 超自然现象理论（Theory for Paranormal Phenomena） 罗杰斯认为人场和环境场均为没有时间和空间限制的非线性领域（具备全方位性），该观点为理解超自然现象提供了一个理论视角。在整体人科学模式所提出的全方位性的世界中，没有线性时间，也没有人场和环境场的任何分离，每个人对于此时此刻此地的感受都是独特的，而冥想、意象和触摸等替代疗法的疗效也得到了解释。

3. 改变的节奏关联理论（Theory of Rhythmical Correlates of Change） 罗杰斯发现随着环境内物质运动的加快、宇宙复杂性的增加、科技水平的提高和太空社区的发展，人类出现了人口爆炸和寿命延长。基于类似的事实证据，罗杰斯提出了改变的节奏关联理论，认为"人场的节奏加快是与更高频率的环境场的型态相协调的，人类及其环境共同进化和变化"，即人场与环境场的型态呈现出同样的加速进化和日益多样性的变化趋势。

另外，罗杰斯的学说也促进了许多护理理论家的理论发展，如纽曼（Newman）的健康意识扩展理论（the Theory of Health as Expanding Consciousness）、帕斯（Parse）的人类适转理论（the Human becoming Theory）等广域理论都是从整体人科学模式发展而来。整体人科学模式更是衍生出很多中域理论，如感知的不和谐理论（the Theory of Perceived Dissonance）、健康赋能理论（Health Empowerment Theory）等。

（二）在临床护理中的应用

罗杰斯指出，21世纪的护理实践将以非侵入性方式（non-invasive modalities）的护理为方向。事实上，目前的护理实践趋势正是如此。护士使用治疗性触摸和按摩、针灸、芳香治疗、冥想、暗示疗法、反省、催眠、饮食调节、音乐和幽默等非侵入式的护理方法来增进个体健康和减轻痛苦。例如，有学者发现触摸治疗（touch therapy）对生理性焦虑和主观焦虑都有很好的效果，可以使人的压力减轻并更加放松。而以上这些非侵入性方式，正是罗杰斯理论所强调的环境场。当人场与环境场交换时，借助改变环境场，人的型态也就被改变，从而达到健康的目的。通过接受多样性、认同型态、积极看待改变以及接受生命的连续性，护士在人类健康的经历中扮演促进者和教育者、拥护者、评价者、计划者、协调者和合作者等多重角色。这些角色要求护士能够放下时间、空间和结果的传统观念。

许多护理人员将整体人科学模式以护理程序的形式运用于临床护理中。例如，Joseph将该学说运用于对慢性疼痛控制的护理过程，包括首先对护理人员传授整体的观念，使之认识到患者是一个整体，而此整体不同于部分的总和，并给予型态及型态重塑的观念。而Anderson和Smereck应用整体人科学模式设计了个体化护理过程模式（Personalized Nursing Process Model）指导护理实践。此模式包含2个阶段：型态评估期和审慎的共同塑型期。前一阶段强调护理人员评估个体的型态特征，后一阶段则是基于个体不同型态，给予适合的护理以改善型态和健康，达到幸福安宁状态。与此同时，他们鼓励护理人员通过这个互动程序，学习如何改善自己的健康。另外，研究者们还发展了一些实践工具，以帮助护士应用整体人科学模式指导护理实践，例如，Tettero、Jackson和Wilson的产后母亲评估工具（Assessment Tool for Postpartum Mothers）、Garon的慢性疼痛患者整体评估工具（Holistic Assessment of the Chronic Pain Client）和Johnston的与家庭合作评价指南（An Assessment Guideline for Work with Families）。

应用实例

基于罗杰斯整体人科学模式的远程干预研究

研究者认为整体人科学模式为帮助个体增强能量场以及构建新型态提供了理论依据，因此在COVID-19流行期间基于该模式设计了远程干预方案。研究通过某社交平台招募了

笔记栏

25名参与者，在线上接受两次由护士实施的远程干预（强调觉知和正念等），每次30分钟，两次间隔24～36小时。在干预前后测量参与者感知焦虑和压力的情况，同时进行访谈，询问关于焦虑、压力的经历以及参与远程干预的体验。量性和质性的研究结果均表明，在远程干预后，参与者的型态发生变化，表现为感知的焦虑和压力显著减少。该研究结果验证了基于整体人科学模式的远程干预的有效性，表明护士可以通过关注个体的人场和环境场，促进其和谐型态的形成。

来源：DIBENEDETTO J. Experiences with a distant reiki intervention during the COVID-19 pandemic using the science of unitary human beings framework[J]. ANS Adv Nurs Sci, 2022, 45(4): E145−E160.

（三）在护理教育中的应用

罗杰斯研究了如何把护理学作为一门科学和专业来进行教授，强调护士的教育应以护理科学和为人类服务为宗旨。在她看来，罗杰斯认为专业护士必须知识全面，并接受人文、科学和护理方面的教育，专业护士教育项目的主修科目应该包括语言、数学、逻辑、哲学、心理、社会、音乐、艺术、生物、微生物、物理和化学等基础教育内容，选修课应包括经济、伦理、政治、人类学和计算机科学等。在研究课程方面，罗杰斯指出，"本科生需要能够发现问题，获得调查工具，并且开展能够让他们运用知识来促进实践的研究，而且他们应该能够明智地阅读文献。硕士学位的护士应该能够开展应用研究……理论研究是基本的基础研究，它应该出自把护理看作是学术专业方向的博士项目"。部分学校，如美国纽约大学（New York University）、沃什伯恩大学（Washburn University）、多米尼加学院（Dominican College）、默西学院（Mercy College）、蒙特圣文森学院（College of Mount Saint Vincent）和菲尔莱狄更斯大学（Fairleigh Dickinson University）等，以整体人科学模式作为哲学观和概念框架指导护理课程设置和创新教学方式，为传统的教学模式引入了新的理念和实施方式。

（四）在护理研究中的应用

罗杰斯认为护理研究必须把人和环境当作一个整体来研究。因此，护理研究的目的是检验和理解一个现象，并且通过对这个现象的理解来设计促进健康的塑型活动。为了获得对体验的清晰理解，人们的感知和对正在发生事情的清醒意识就非常重要。目前以整体人科学模式指导护理研究或验证其理论的研究非常多，研究设计包含各种量性研究和质性研究。其中，质性研究（例如胡塞尔现象学、焦点小组）以及量性研究中的描述性（descriptive）研究和相关性（correlational）研究被认为是合适的研究方法。

与横断面研究相比，注重识别人场和环境场型态表现的个案研究和纵向研究更适合，因为整体人科学模式强调整体人的独特性。整体人科学模式被认为并不适用于严格的实验性研究，因为罗杰斯不支持因果关系的说法，但近年来亦有一些在该领域的尝试。由于现有的研究方法不能满足罗杰斯理论研究的需要，因此一些新的研究方法陆续出现，例如罗杰斯调查程序法（Rogerian Process of Inquiry，Carboni）、整体型态评价个案研究方法（Unitary Pattern Appreciation Case Method，Cowling）和图片–揭示方法（Photo-Disclosure Methodology，Bultemeier）等。为了量化理论中的概念，研究者发展了众多相关的研究工具，如Ference的人场运动测试（the Human Field Motion Test）、Barrett的认知参与改变的动能量表（Power as Knowing Participation in Change Tool）和Hastings-Tolsma的人场型态多样性量表（Diversity of Human Field Pattern Scale）等。

笔记栏

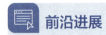 **前沿进展**

分娩早期的支持：基于罗杰斯整体人科学模式的范围综述

该研究以整体人科学模式为概念框架，对调查首次分娩夫妇在家中度过分娩早期体验的文献进行综述。在研究中，人场是指首次分娩的夫妇。环境场包括：生活和工作的地方、家人、朋友、医疗保健提供者，以及接受产前护理和分娩的场所。型态指首次分娩夫妇在家中度过分娩早期的经历和体验。通过检索 4 个数据库，筛选纳入了来自高收入国家的 34 篇文献。基于罗杰斯对健康的诠释，通过分析得出一个概念"幸福（well-being）"，其包含的 4 个维度涵盖了首次分娩的夫妇在家中度过分娩早期时的需求，分别是：了解分娩过程及应对疼痛的技巧、对产程的不确定感和焦虑、享有分娩决策的自主权以及专业人员提供的安全保障。

来源：HEELAN-FANCHER L, EDMONDS J K, SIMAS T M, et al. Early labor support: a scoping review guided by Rogers' Science of Unitary Human Beings[J]. Visions: The Journal of Rogerian Nursing Science, 2021, 27(2): 1–29.

五、模式的分析与评判

罗杰斯的整体人科学模式自 1970 年正式发表以来，经过多年的实践验证、修改和扩展而不断完善。罗杰斯在其学说中试图回答"护理关注的是什么？""什么知识让护理与众不同？""护理的服务对象是谁？""人和环境是什么关系？""护理关注的现象是什么？""发展护理科学需要什么知识？"等学科本质问题。从以下方面对其进行评价：

1. 概念模式起源的解释 整体人科学模式的哲学主张为有机论（Organicism）和变化（change）的世界观，即认为人是活的有机体、是主动的，其行为是可改变的，且焦点在整体。罗杰斯在构建其整体人科学模式的过程中运用了生物学、化学、数学、物理学等多学科的理论为基础，并在其著作中明确了这些思想理论的出处。

2. 概念模式内容的全面性 整体人科学模式对于护理学科元范式中核心概念进行了充分的诠释，并概括了这些概念间的相互联系。该模式能通过对各种概念间联系的阐明，如认为护理就是应用同质动态原则为人类服务的理论陈述，帮助人们能以不同的方式看待护理学科，以及指导护理人员从不同的角度、用不同的方法来观察和分析特定的护理现象。

3. 概念模式的逻辑一致性 整体人科学模式的主要结构是符合逻辑的。罗杰斯的概念系统直接来源于她的哲学思想，而她对人和环境的独特理解也贯穿于整个概念体系中。通过建立和定义同质动态、整体性、共振性和螺旋性等概念，形成了该学说的基本构成要素，然后通过对这些概念间联系的探究和陈述，构建了整个概念体系。

4. 概念模式的理论延伸 如前文所述，罗杰斯从自己的整体人科学模式中发展出了三个广域理论，即加速进化理论、超自然现象理论和改变的节奏关联理论。这三个理论分别从不同的角度对于人 – 环境能量场的特征及其互动过程进行了剖析和讨论，并对护理学科在其间的地位和作用进行了有效的探究和拓展。

5. 概念模式的合理性 如前文所述，整体人科学模式在护理实践、研究、教育等领域均有一定的实践应用价值。但该模式的概念抽象程度较高，缺乏明确定义，不易理解和测量，加之罗杰斯运用了生物学、化学、数学、物理学等多学科的理论为基础，使得缺乏上述学科知识基础的人更认为该理论过于复杂而难以应用。例如，罗杰斯虽然清晰地指出了核心现象，但并未定义人 – 环境互动的不同型态或能量场表现。然而整体人科学模式不局限于某些特定场所，而是面向所有人和环境，使其具有极大的推广价值，几乎可以运用于任何护理情境。

6. 概念模式对护理知识和护理学科的贡献　整体人科学模式中的概念定义、内涵及其间的联系可引出大量科学问题，通过研究可进一步证实学说的正确性，同时进一步完善学说，丰富护理学科的知识体系。当该模式的理念应用于护理实践时，护理人员必须以全新的角度和衡量标准去识别、理解、评估患者行为，可有效拓宽护理学科的实践范围和角度。而基于该模式的研究已验证了一些特别的护理措施，如治疗性触摸，对光、颜色、音乐、运动等的运用等，可有效促进人场与环境场互动的和谐性，为临床提供了新的照护思路和手段。

（颜　君）

小　结

　　罗杰斯的整体人科学模式认为人和环境的本质都是具备开放性、型态和全方位性三个特征的能量场，并且人与环境之间持续不断地进行能量交换。该模式构建了同质动态这个概念来表达生活和世界的动态的和永远变化的状态，并用共振性、螺旋性、整体性这3个同质动态原则来描述该过程的本质和特征。关于模式主要概念间的联系，罗杰斯认为人与环境永远相互影响，且构成一个不可分割的整体。人的生命进展过程每时每刻都在变化，永远都不一样。这种改变是不可恢复的，也不能重复。每个人都有其特殊的型态。人和环境的关系只有在和谐完整时，人才是健康的。

● ● ● ●　**思考题**　● ● ● ●

　　1. 请用罗杰斯的整体人科学模式来解释为何非侵入性方式会成为当今护理实践的趋势之一。

　　2. 罗杰斯的整体人科学模式与纽曼的健康意识扩展理论有何区别和联系？

　　3. 选择一个你感兴趣的临床现象，设想如果基于罗杰斯的整体人科学模式开展科学研究，您可以凝练出哪些研究选题？

笔记栏

第十五章

卡利斯塔·罗伊的适应模式

> ### 📑 导入
>
>   "适者生存"。适应是人类保存和发展自我最基本的功能，也是衡量个体健康的重要标准。那么，从适应的视角来看，人是什么？人对内外界环境变化的应对机制、适应水平如何？人的适应方式、适应行为有哪些？健康、环境、护理又如何定义？著名护理理论家、教育家、研究者 Sister Callista Roy（卡利斯塔·罗伊）倾其毕生精力创造性地运用系统论、整体论、人性论、赫尔森适应理论的哲学与理论观点，探讨了人作为一个适应系统，面对内外环境中各种刺激的应对机制、适应方式与适应过程，发展了其著名的罗伊适应模式。该理论一提出，便获得了护理学界的广泛关注与极大兴趣，在护理临床、教育、研究等领域广泛应用，并在应用中得以丰富完善。

一、理论家简介

    卡利斯塔·罗伊是一位闻名世界的护理理论家、作家和教授，也是最为活跃的护理思想家与社会活动家。罗伊 1939 年 10 月 14 日生于美国洛杉矶，1963 年获加州洛杉矶蒙特·圣玛丽学院（Mount Saint Mary's College）护理学学士学位；1966 年获加州大学洛杉矶分校护理学硕士学位；1973 年、1977 年先后获加州大学洛杉矶分校社会学硕士学位和博士学位；并于 1983—1985 年获加州大学旧金山分校约翰逊基金资助，在该校从事神经护理学和临床护理决策博士后研究。

    罗伊不仅有强大的教育背景，也具有丰富的实践经验。她 14 岁开始在医院工作，做过供餐员、助理护士、注册护士；1966 年，成为蒙特·圣玛丽学院教师，讲授儿科护理学和妇产科护理学；1971 年，就任蒙特·圣玛丽学院护理系主任，同时兼任俄勒冈州波特兰大学（Portland University）护理学院副教授、亚利桑那州图森市圣玛丽医院（Saint Mary's Hospital, Tucson）护理总监；1987 年后，罗伊在波士顿学院（Boston College）护理学院任教授、博士生导师，担任研究生课程——护理认识论课程负责人。

    在其 30 多年的学术生涯中，罗伊教授成果颇丰。1976 年，她出版《护理导论：适应模式》（*Introduction to Nursing: An Adaptation Model*），并于 1998、2008 年先后出版《罗伊适应模式》第 2 版和第 3 版（*The Roy Adaptation Model*, 2nd edition, 3rd edition）；1981 年，与罗伯茨（Roberts）合著出版《护理理论构建：适应模式》（*Theory Construction in Nursing: An Adaptation Model*）；1991 年，与安德鲁斯（Andrews）合著出版《罗伊适应模式：明确声明》（*The Roy Adaptation Model: The Definitive Statement*）；1997 年，发表专著《适应模式的未来：对适应及其知识作为宇宙普遍需求进行重新界定面临的挑战》（*Future of the Roy Model: Challenge to Redefine Adaptation and Knowledge as Universal Cosmic Imperative*）；1999 年，出版专著《基于适应模式的研究：对护理科学的 25 年贡献》（*The Roy Adaptation Model-based Research: Twenty-five Years of Contributions to Nursing Science*）。该书纳入 163 项研究报告，源自 44 种学术期刊、学术讲演和学位论文，是罗伊对其适应模式相关研究成果的全面总结和评判性分析。她的著作先后被译成 12 种语言，

在世界各国广为传播。罗伊还在波士顿学院组织成立了波士顿护理适应研究学会（the Boston Based Adaptation Research in Nursing Society，BBARNS），现更名为罗伊适应协会（Roy Adaptation Association，RAA）。从1996年开始，学会每年举行罗伊适应模式学术研讨会，为适应模式的研究、应用、传播与不断完善营造良好的学术环境。

罗伊一生获得许多荣誉，被多所大学授予荣誉博士，其中最重要的是美国护理科学院院士，美国护理联盟颁发的玛莎·罗杰斯护理科学进步奖，国际荣誉护士会颁发的护理专业发展杰出奠基人奖，2007年被授予美国护理科学院"传奇人物"，以表彰她为护理学发展的不懈努力和卓越贡献。

罗伊还是著名的社会活动家，活跃于多个社会组织，如国际荣誉护士会、北美护理诊断学会等。她也是杰出的演讲家，以极大的热情在国际上传播自己的思想、理论、学说，曾应邀到30多个国家做有关适应模式、护理理论、护理研究、护理课程设置、护理临床实践和护理专业未来趋势等演讲报告，赢得广泛赞誉。

二、模式的来源

罗伊适应模式的雏形形成于20世纪60年代。1964—1966年在加州大学洛杉矶分校攻读护理学硕士学位期间，有感于住院儿童强大的生命恢复能力和对自身身心变化的适应潜能，罗伊在其导师多萝西·约翰逊（Dorothy Johnson）的鼓励和指导下发展适应模式，后经不断完善，于1970年正式发表于《护理瞭望杂志》（Nursing Outlook）。适应模式发展过程中，罗伊将源自护理范畴外的概念赋予新的内涵并创造性地整合运用于护理领域。

首先，罗伊的导师约翰逊对她的理论形成影响颇深。约翰逊的行为系统模式将人描述为具有七个亚系统的行为系统，罗伊则认为人是具有两对应对机制亚系统和四种适应方式的整体性适应系统，两者有相似之处。其他相似性还体现在护理目标（建立稳态、促进完整）、强调重点（调节机制）和患者（适应不良或有适应不良潜在危险的人）等概念上。

同时，罗伊分析并创造性地运用了贝塔朗菲的一般系统论、塞莉（Selye）的压力理论、拉扎勒斯（Lazarus）的压力与应对模式、赫尔松（Helson）的适应水平理论的有关系统、整体、刺激、适应水平、应对方式等概念与观点构建其适应模式的核心内容，如人是一个整体性适应系统、三种刺激、三种适应水平、两对应对机制。罗伊还提到，马斯洛、莱温（Levine）、韩德森（Henderson）、南丁格尔等理论家有关人、健康、环境、护理的论述也是其理论范式的形成来源。

此外，罗伊适应模式的发展还受到社会学理论的影响。正是罗伊社会学博士的教育背景以及她与社会学家拉尔夫·特纳（Ralph Turner）的共事经历，促使她萌发了将詹姆斯（James）的自我概念、特纳（Turner）的角色理论、斯特里克列的（Strickler）丧失理论中有关自我概念、角色功能、相互依存等社会学概念引入适应模式。

三、模式的主要内容

（一）理论的主要假说

罗伊适应模式的假说主要源于系统论、整体论、人性论和赫尔森适应理论的哲学观点。在对21世纪护理发展预期的评估分析基础上，罗伊于1997年对适应模式的理论假设进行了重新界定。

1. 人是具有生物、心理、社会属性的整体的人。
2. 人具有创造力。
3. 人的行为受思维和感知的调节。
4. 人的行为并不是随意的，而具有较强的目的性。
5. 人处于对环境变化不断反应的状态，人与环境互动与整合的结果就是适应。
6. 为了达到生存、成长、繁衍、自主和自我实现，人必须适应。

ER15-2
卡利斯塔·罗伊的适应模式主要内容

笔记栏

7. 适应是人对内外界环境变化作出的积极反应。

8. 适应行为是适应功能的反映，亦即主要刺激、相关刺激和固有刺激的总和效应。

9. 人所能承受或应对的刺激源范围与强度构成其适应水平。

10. 适应水平具有个体差异性和动态变化性。

11. 人们通过运用先天和后天获得的生理、心理、社会应对机制适应不断变化的世界。

12. 人有四种适应方式，即生理/物理方式、自我概念/群体身份方式、角色功能方式和相互依存方式。

13. 人际关系对于适应具有非常重要的意义。

（二）理论的主要概念

1. **刺激（stimuli）** 能激发个体/群体反应的任何信息、物质、能量单位。

2. **主要刺激（focal stimuli）** 是个体/群体当前面临的、必须对其作出反应的刺激，也是促使行为发生、引起个体/群体最大程度变化的刺激。

3. **相关刺激（contextual stimuli）** 所有可对主要刺激所致个体/群体的行为与变化产生正性或负性影响的其他刺激。

4. **固有刺激（residual stimuli）** 可能对个体/群体的当前行为与变化有影响，但其影响作用不确切或未得到证实的刺激。

5. **适应水平（adaptation level）** 个体/群体所能承受或应对的刺激源范围与强度。

6. **应对机制（coping mechanism）** 人作为一个适应系统面临刺激时的内在控制过程。

7. **调节者亚系统（regulator subsystem）** 人先天具备的应对机制，通过神经、化学、内分泌过程调控个体对刺激的自主性反应。

8. **认知者亚系统（cognator subsystem）** 人后天习得的应对机制，通过大脑的高级功能，包括感知与加工信息、学习、判断、情感控制等过程调控个体对刺激的认知与情感反应。

9. **稳定者亚系统（stabilizer subsystem）** 指维持群体稳定与完整的群体结构与调控过程。

10. **变革者亚系统（innovator subsystem）** 指促进群体变化与成长的群体结构与调控过程。

11. **适应方式（adaptive mode）或效应器（effector）** 为应对机制的具体适应活动与表现形式，包括生理/物理方式、自我概念/群体身份方式、角色功能方式、相互依存方式。

12. **适应反应（adaptive response）** 个体/群体对刺激的调节与控制所产生的对人的生存、成长、繁衍、自主、自我实现以及群体的稳定与成长起促进作用的行为反应。

13. **无效反应（ineffective response）** 个体/群体对刺激的调节与控制所产生的对人的生存、成长、繁衍、自主、自我实现以及群体的稳定与成长起威胁和阻碍作用的行为反应。

（三）模式的基本构架

罗伊认为，适应是个体或群体通过感知与思考，运用有意识的行为选择建立人与环境之间整合的过程与结果。人作为一个整体性适应系统，其结构上包括五部分，即输入、控制、效应器、输出和反馈（图15-1）。输入由刺激和人的适应水平两部分组成。适应系统的内在控制过程，也就是通常所称的应对机制，含两对应对亚系统，即调节者/认知者亚系统、稳定者/变革者亚系统。这两对亚系统作用于效应器形成四种适应方式，即生理/物理方式、自我概念/群体身份方式、角色功能方式和相互依存方式。最后，个体/群体对所受到刺激以这四方面的适应反应和/或无效反应表现出来，也称有效行为/无效行为。

1. 刺激与适应水平

（1）刺激：罗伊将凡能激发个体/群体反应的任何信息、物质、能量单位均列为刺激。这些刺激可来自系统外，如气温、电流、光线、声音；也可来自系统内，如体温、疼痛、血氧分压、激素水平变化等。总体上，罗伊将可对个体/群体产生影响的内、外界环境中的刺激分为三类。

①主要刺激：是个体/群体当前面临的、必须对其作出反应的刺激，也是促使行为发生、引起个

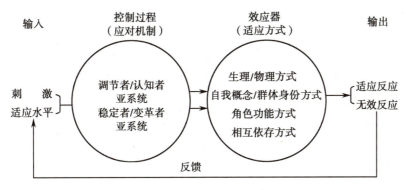

图 15-1　罗伊适应模式：人（个体 / 群体）是一个整体性适应系统

体 / 群体最大程度变化的刺激；②相关刺激：是所有可对主要刺激所致行为产生正性或负性影响的其他刺激，通常可观察和测量；③固有刺激：又称剩余刺激，指可能对当前行为有影响，但其影响作用不确切或未得到证实的刺激，多系人的性格、态度、信念、文化、价值观等，通常不易观察和测量。以上三种刺激并非恒定不变，会在人与环境互动过程中相互转化。

（2）适应水平：个体 / 群体所能承受或应对的刺激源范围与强度构成其适应水平。若把适应水平比作一条水平直线，则其适应区在该线上下两条虚线之间，这就是个体 / 群体的适应范围（图 15-2）。当全部刺激作用于适应范围以内，输出的是适应反应，反之，输出的将是无效反应。适应水平主要受个体 / 群体的应对机制制约，它因人而异并处于动态变化中。罗伊将人的适应水平分为三类：①完整性适应（integrated adaptation），指个体 / 群体结构完整、功能完好，整体协调工作以满足人类需求所达到的适应水平；②补偿性适应（compensatory adaptation），指个体 / 群体的完整性受到刺激因素影响，激活应对机制后达到的适应水平；③妥协性适应（compromised adaptation），为不充分的完整性适应和补偿性适应，常导致适应问题。这些适应问题是护士在护理处于妥协性适应水平的患者时所要审慎考虑与解决的。

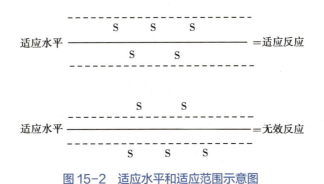

图 15-2　适应水平和适应范围示意图

2. 应对机制　罗伊用应对机制来说明人作为一个适应系统面临刺激时的内部控制过程。罗伊认为，人的应对机制可先天获得，如白细胞对细菌入侵的抵抗；也可后天习得，如用消毒剂清洗伤口。对个体而言，其应对机制有两种，调节者亚系统（regulator subsystem）和认知者亚系统（cognator subsystem）；对群体而言，则为稳定者亚系统（stabilizer subsystem）和变革者亚系统（innovator subsystem）。

（1）调节者与认知者亚系统：调节者亚系统是人先天具备的应对机制，它通过神经、化学、内分泌机制调控个体对刺激的自主性反应，由输入、内部过程、输出三部分构成（图 15-3）。输入为个体内外部的刺激。调节介质有化学性、神经性。输出反应包括：①脑干与脊髓神经产生的

笔记栏

自主神经反射；②内分泌腺及其靶器官和靶组织产生的反应；③中枢神经系统的精神运动反应；④其他生理反应，如血 CO_2 分压增高反射性刺激延髓化学感受器使呼吸频率加快，外界恶性刺激通过视神经传导到大脑高级中枢刺激交感神经细胞引起多种脏器反应，如血压升高、心率加快、恶心、呕吐等。

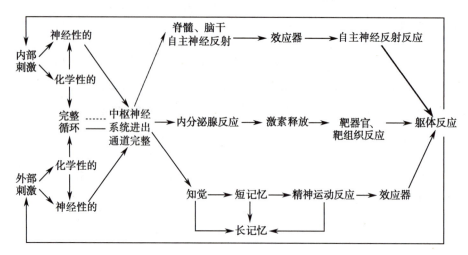

图 15-3　调节者亚系统作用过程示意图

认知者亚系统则是人后天习得的应对机制，主要通过大脑的高级功能，包括感知和处理信息、学习、判断、情感控制等四个认知－情感途径调控个体对刺激的认知情感反应（图 15-4）。感知和处理信息与选择性注意、编码、记忆等内部过程有关；学习与模仿、强化、洞察过程相关；分析问题并作出解决问题的决策则是判断的内在过程；情感控制包括情感宣泄、寻求慰藉、感情寄托和依恋等。

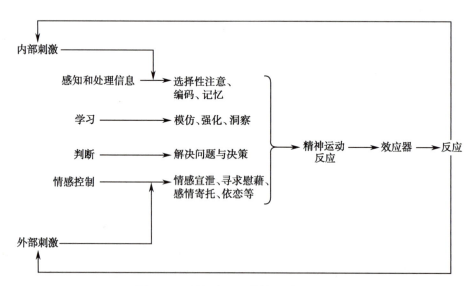

图 15-4　认知者亚系统作用过程示意图

2000 年，罗伊提出认知者亚系统作用过程的四个步骤，对该概念进行了完善。①自我感知：指个体通过自我意识对其认知、情感状态进行评价，获得对自身的控制感，从而帮助个体更清楚地识别刺激源，产生选择特定方法解决其问题的动机与需求。②明确问题：指个体对面临的问题进行客观分析和思考，找准症结所在、提出应对策略的过程。这一步有助于个体明确需要解决的问题，选择应对策略，权衡行为利弊。③确定行为方式：指个体经过系统思考后，确定最佳的应对策略，明确应该采取的适应行为。④自我调节定位：指个体充分利用可及的应对资源，借鉴自己或他人成功应对的经验，选择实施一种或多种适应行为，并根据效果实时调节，以缩小理想自我与现实自我的差距。罗伊特别强调，为了增进适应和维护人的完整性，认知者亚系统与调节者亚系统常需协调一致，共同作用。

（2）稳定者与变革者亚系统：在阐明个体的应对机制后，罗伊提出应对机制也是群体功能发挥所固有的。对于人类社会系统而言，群体应对机制是其有效运转的保证。由此，罗伊对适应模式做了重要补充，提出群体的两种应对机制，即稳定者和变革者亚系统。这两个概念也提示了群体作为一个适应系统的目标，即稳定与成长。

稳定者亚系统指维持群体稳定与完整的群体结构与调控过程，包括既有的群体结构、健全的群体成员、紧密的联系纽带、共同的价值观、有序的行为活动、稳定的资源基础等。群体成员借此实现群体基本目标，并贡献于社会共同目标。变革者亚系统则指那些促进群体变化与成长的群体结构与调控过程，如某单位成立改革小组，通过制订实施各种改革策略达成新的组织目标。变革者亚系统运行正常、控制过程完善，就会促进群体成长并达到更高的控制水平。

3. 适应方式　适应方式，又称效应器，是个体/群体应对机制的具体活动与表现形式，包括生理/物理方式、自我概念/群体身份方式、角色功能方式和相互依存方式四种。

 历史发展

罗伊适应方式的由来

适应方式是罗伊适应模式的核心内容之一，是个体或群体应对刺激源的具体活动与表现形式。罗伊适应方式的发展借鉴了其他相关理论，基于个人经验总结，还源于实证研究。罗伊在她1970年发表于《护理瞭望杂志》的文章"适应模式：护理实践的基础"中做了说明。为了深入了解个体患病后的适应活动，罗伊和她的学生以詹姆斯的自我概念、特纳的角色理论以及斯特里克列的丧失理论为概念架构，用了近1年的时间对涵盖各临床专科的患者进行跟踪观察与访谈，通过内容分析法提炼出500多种患者适应活动，在此基础上进一步筛选、归类，发现个体患病后的适应活动主要表现在生理功能、自我概念、角色功能、相互依存四个方面，以此为基础提出罗伊适应模式的四种适应方式。

来源：ROY C. Adaptation: a basis for nursing practice[J]. Nurs Outlook, 1971, 19(4): 254-257.

（1）生理/物理方式：生理方式涵盖与氧合、营养、排泄、水电解质酸碱平衡、免疫、休息与活动、神经、内分泌等需求和功能相关的适应活动，反映个体的生理完整性，即生理健康水平。个体对刺激的生理反应可只限于一个主要方面，但以多方面反应并存常见。物理方式，指群体通过适应其成员、设施、财政等基本资源的变化，维持群体功能与完整性。

（2）自我概念/群体身份方式：自我概念是人们在某一特定时间对自己的情感、信心与评价，由躯体自我和本体自我组成。躯体自我是个体对自己的外形、外貌、身体功能的感知与评价；本体自我则是人们对自己的智力、能力、性情、伦理道德、精神自我以及社会地位等方面的感知与评价。自我概念反映个体的心理与精神完整性，即心理与精神健康状况。1999年，罗伊提出自我一致性概念，进一步丰富、拓展了自我概念的内涵。自我一致性指个体面对刺激时，通过自我感知明晰自我、定位自我，缩小理想自我与现实自我的差距，努力维持自我一致，从而获得自身控制感。自我意识、社会焦虑、自尊等因素可影响自我一致性。高水平的自我一致或在一定范围内的适度应变有助于形成积极的自我概念，维持内心平衡。

在群体水平，罗伊用群体身份这一术语描述第二种适应方式。群体身份由群体氛围、群体文化、群体形象、群体自我概念、群体关系等构成。忠诚于群体，保持集体荣誉感、归属感，共享群体目标与价值观是群体身份完整性的重要表现形式，只有这样才能创造有利于群体成长的环境与文化，促进群体健康发展。

（3）角色功能方式：与角色相关的适应活动类型称为角色功能方式，同时适用于个体和群体。就个体而言，角色功能指其履行所承担角色以及满足社会对所承担角色的行为期待的情况，即个体对其承担角色应尽职责的表现。个体承担的角色总体上分为三类：①基本角色，是由年龄和性别决定的角色，如儿童角色、妇女角色、老年人角色等，决定个体的主体行为；②一般角色，是个体为完成每个生长发育阶段的特定任务，由所处社会情形所确定的角色，如母亲角色、护士角色等；③独立角色，是为完成某些暂时性发展任务而临时承担的角色，如患者角色、学术团体会员等。角色功能反映个体的社会完整性，即社会健康状况。

在群体中，角色是社会系统目标达成的媒介，角色的设计是为完成群体任务或群体相关功能服务。群体角色功能的基本要求是角色澄清，包括群体成员的功能、信息管理、决策系统、维持系统秩序、群体成员对其应履行责任的理解与承诺等，从而有助于群体目标的实现。

（4）相互依存方式：同样适用于个体和群体。就个体而言，相互依存指个体与其重要关系人和各种支持系统间的相互依赖关系，包括爱、尊重、彼此看重与在乎的付出与拥有。就群体来看，相互依存为一种跨越群体内外，或公开或私密的支持、互助性社会关系。罗伊甚至设想通过全球护士间的相互联系，构建一个文化富裕、资源共享、满足世界各族人民健康需求和社会共同利益、具有高度适应性的全球一体化社会。该适应方式反映了罗伊对人本主义价值观的推崇。相互依存是个体/群体社会关系完整性的表现，与人的社会健康密切相关。

面临内外环境的刺激时，个体或群体正是在其应对机制的调控下，通过以上四种适应方式完成与环境的互动与整合，以促进适应反应，输出适应行为，维持和提高系统完整性（图15-5）。

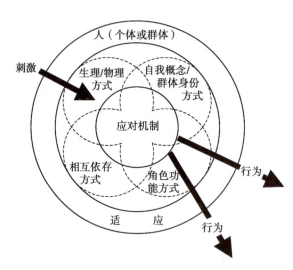

图15-5 人（个体/群体）适应系统与适应方式作用过程示意图

4. 行为 行为是个体/群体作为一个整体性适应系统的输出部分，这些输出性行为会以适应反应和无效反应两种形式出现，表现为适应行为和无效行为。适应反应/适应行为可促进个体/群体与环境的互动与整合，使人得以生存、成长、繁衍、自主和自我实现，使群体保持完整、功能得以维持并获得新的成长。无效反应/无效行为则不能达到上述目的，甚至起威胁和阻碍作用。护理的主要目的就是要通过促进个体/群体与环境的互动和整合，处理刺激源所致的适应问题，强化适应反应，消除无效反应，以提高个体/群体的完整性，使其迈向更高水平的健康。

（四）对护理学元范式核心概念的诠释

1. 人　罗伊认为，人可指个人，也包括家庭、群体、社区或者社会，而每个人、每个群体、每个家庭、每个社区甚至社会都是一个整体性的适应系统。其中，罗伊重点阐述了人这个整体性适应系统。罗伊将人视为整体性适应系统的观点结合了适应、系统、整体三大概念。一般系统论所论述的系统的输入、输出、控制、反馈特征构成了罗伊阐述人作为一个适应系统的基本概念架构。同时，罗伊认为，人是具有生物、心理、社会属性的有机整体，其整体功能超越各部分功能的总和。此外，罗伊还认为，人是一个有生命的整体系统，处于与外界环境持续互动，不断进行物质、信息、能量交换的状态。人与环境间的这种互动不仅可引起内在改变，还可导致外部变化，人必须在这千变万化的世界里保持完整，故每个人都需要适应。鉴此，罗伊将人界定为一个由刺激、适应水平、应对机制、适应方式、适应反应等部分构成的整体性适应系统，对这些组成成分的诠释构成了罗伊适应模式的核心内容。

2. 环境　罗伊认为，人体内、外的刺激是构成环境的主要成分，并将环境定义为围绕并影响个人或群体行为与发展的所有情况、事件和影响。环境被罗伊视为人作为一个适应系统的输入（刺激因素）。环境因素可以是积极的，也可以是消极的。任何环境因素的变化都需要个体/群体付出更多的精力和能量去适应。

3. 健康　基于适应是一个生理、心理、社会完整性的促进过程的观点，罗伊将健康定义为一个完整而又全面的人/群体的状态或成为一个完整而又全面的人/群体的过程。完整性表现为个体有能力达到生存、成长、繁衍、自主和自我实现以及群体的完整、稳定与成长。罗伊认为，健康和疾病是人生命历程中的两个必然方面，应对无效，就会产生疾病；有效适应，即会保持健康。所以，罗伊认为健康是适应的反映，是人与环境积极互动的结果，丧失完整性、全面性就意味着失去健康。

4. 护理　罗伊认为护理是一门应用性学科，通过促进人与环境的互动与整合来增进个体或群体的整体性适应。罗伊特别强调，护理的目标在于运用护理程序促进个体/群体在生理/物理方式、自我概念/群体身份方式、角色功能方式及相互依存方式这四方面的适应反应，以达到促进健康、提高生存质量、维护有尊严死亡的目的。罗伊将护理活动规划为三个方面：①控制个体/群体面临的主要、相关和固有刺激，使其作用于适应范围之内；②强化适应方式，拓展适应水平，增强对刺激的耐受力；③鼓励和支持个体/群体创造性地运用应对机制，维持和增进适应反应。此外，罗伊还发展了其独特的六步骤护理程序作为临床护理工作的具体指南。

（五）罗伊的护理程序

罗伊的护理程序分为六个步骤，即一级评估、二级评估、护理诊断、制订目标、干预和评价。

1. 一级评估　又称行为评估（behavior assessment），主要收集与生理/物理方式、自我概念/群体身份方式、角色功能方式、相互依存方式这四种适应方式有关的行为。评估过程中，护士应注意分析这些行为能否促进个体/群体的完整性，是否有助于健康，明确无效行为。根据对个体/群体的影响大小，可将四种适应方式的相关行为分为：①威胁个体/群体生存的行为；②影响个体/群体稳定的行为；③影响种族或社会延续的行为；④影响个体/群体潜能充分发挥的行为。符合以上标准之一可判断为无效行为。

2. 二级评估　又称刺激评估（stimuli assessment），是对影响行为的主要刺激、相关刺激和固有刺激的评估与分析，以识别无效行为的内部和外部刺激因素。影响个体适应的刺激因素包括遗传、性别、生长发育、药物、烟草、乙醇、自我概念、角色功能、相互依存、生活方式、社会交往、应对方式、身心压力、文化导向、信仰以及自然环境等，可作为个体刺激评估的参考。

3. 护理诊断　是对个体/群体适应状态的陈述或诊断。罗伊提出三种诊断方法：①按四种适应方式表现出的不良或无效行为确定护理诊断并进行分类。表15-1列举了个体常见适应问题。

②直接叙述观察到的无效行为及其影响最大的刺激。③综合同一刺激所致的一个或多个适应方式的行为紊乱。

表 15-1　常见适应问题

刺激因素	适应方式	常见适应问题
生理功能	1. 氧合	缺氧、休克、循环负荷过重
	2. 营养	营养不良、营养过剩、低蛋白血症、恶心、呕吐
	3. 水电解质酸碱平衡	体液过多或过少、电解质（钾、钠、钙、镁）紊乱酸中毒、碱中毒
	4. 排泄	便秘、腹泻、腹胀、失禁、尿潴留
	5. 活动与休息	缺乏活动、废用性功能障碍、休息不足、睡眠剥夺、休息（睡眠）过度
	6. 皮肤完整性	瘙痒、干燥、皮疹、压力性损伤、烧伤、冻伤、切割伤
	7. 内分泌	发育障碍、性功能障碍、甲状腺功能减退或亢进、血糖异常、体温调节无效
	8. 神经功能	意识障碍、神经性运动功能障碍、神经性五官功能（视觉、听觉、嗅觉、触觉、味觉）障碍
自我概念	1. 躯体自我	身体外形改变、身体功能低下、精力不足、性行为紊乱、体像紊乱
	2. 本体自我	焦虑、无能为力、内疚、自尊低下、自我认同紊乱
角色功能		角色转换、角色模糊、角色冲突、角色差距、角色失败、角色负荷过重
相互依存		分离性焦虑、孤独、无助

4. 制订目标　目标是对干预后个体 / 群体应达到的行为结果的陈述，包括长期目标和短期目标。前者应反映个体 / 群体适应性问题的解决和利用自身力量达到生存、成长、繁衍、自主和自我实现的情况；后者应表明调节者亚系统 / 认知者亚系统、稳定者亚系统 / 变革者亚系统的应对效果以及控制主要、相关和固有刺激后个体 / 群体的预期行为。需要注意的是，目标制订应建立在尊重个人 / 群体权益的基础上，尽可能与服务对象商定。目标陈述应包括预期行为、预期变化及时间范围，且所制订的目标具有可及性。

5. 干预　包括护理措施的制订与落实。常用措施有：①改变或控制作用于人类系统的各种刺激，使其作用于适应范围之内；②调节个体 / 群体的应对机制，改变适应方式，提高适应水平，减少无效反应。罗伊指出，控制刺激的方式包括改变刺激、增强刺激、减弱刺激、消除刺激、维持刺激等，应视服务对象情况灵活运用。她还强调，鉴于调控刺激、强化应对机制、改变适应方式、提高应对能力的措施众多，可采用麦克唐纳（McDonald）和哈姆斯（Harms）1966 年制定的护理措施评价方法，或根据预期行为达成的可能性（高、中、低）及其价值（期望的或不被期望的）筛选护理措施，确定措施实行的优先顺序。

6. 评价　评价过程中，首先将干预后个体 / 群体的行为改变与目标行为相比较，判断护理目标是否达到；然后根据评价结果及新增问题再调整，并进一步计划和采取措施。

四、模式的应用

（一）在理论发展中的应用

首先，罗伊本人在其适应模式基础上延伸发展了与四种适应方式相关的理论，包括生理方式理论（Theory of Physiological Mode）、自我概念方式理论（Theory of Self-Concept Mode）、角色功能方式理论（Theory of Role Function Mode），以及相互依存方式理论（Theory of Interdependence Mode）。

同时，国内外多名学者将罗伊适应模式用于构建更具有针对性和实践指导意义的中域理论。1991年，格雷（Grey）等借鉴罗伊适应模式和波洛克（Pollock）慢性病适应模型，发展了1型糖尿病儿童青少年患者疾病适应理论；杜恩（Dunn）2004年以罗伊适应模式为指导，发展了慢性疼痛适应理论；多布拉茨（Dobratz）2011年参考罗伊适应模式，发展了临终患者心理适应理论。我国学者郭佳等2011年对格雷等的1型糖尿病儿童青少年患者疾病适应理论进行了修订、完善和本土化研究，构建了中国1型糖尿病儿童青少年患者的疾病适应理论；王喜益等2020年基于罗伊适应模式构建了更具实践指导意义的本土文化下慢性病适应中域理论。

（二）在临床护理中的应用

为方便临床应用，罗伊等国内外学者以适应模式为概念框架，先后发展了37种普适性或针对特定专科患者的护理实践工具，如罗伊护理程序操作手册（Roy Nursing Process Manual）、适应评估表（Adaptation Assessment Form）、罗伊患者评估表（Roy Patient Assessment Form）、尿失禁评估工具（Joseph Continence Assessment Tool）、罗伊护理诊断分类（Roy Nursing Diagnostic Categories）、心肌梗死患者护理诊断（Nursing Diagnosis for MI Patients）、罗伊护理计划表（Roy Nursing Care Plan Form）等。

自问世以来，适应模式已用于指导多种急慢性病患者的护理，包括哮喘、慢性阻塞性肺疾病、心绞痛、心肌梗死、心力衰竭、脑卒中、脑梗死、肝肾疾病、糖尿病、糖尿病足、甲状腺功能亢进、腹膜透析、血液透析、高位截瘫、癌症、老年抑郁、酗酒、手术患者等。运用的核心方法与原则是按照罗伊适应模式的六步骤护理程序组织护理活动，即评估四种适应方式的无效反应，根据无效行为收集并分析刺激源，调控刺激源并强化患者的身心应对机制，调整适应方式，以提高其适应水平和应对能力，恢复、维持、促进健康。同时，罗伊还特别强调，护理工作不仅要着眼于强化个体自身的适应系统，还应充分调动其支持系统如家庭、社区，从而形成合力对个体内、外环境中的不利刺激源进行有效调控，以稳定个体的内环境，减少或消除无效反应。虽然国内有个别文献报道将罗伊适应模式用于损伤、感染性休克、有机磷农药中毒等患者的护理，由于适应模式的护理程序相对复杂、费时，其在危重症患者急性期以及护理人力资源不足的科室的应用尚有待商榷。

罗伊在其后期著作中，特别强调护理对象不仅仅局限于个体，还应包括家庭、组织、社区等群体，并创造性地提出了有别于个体的两种群体应对机制和四种群体适应方式，使得适应模式具备群体护理应用基础。面对群体性、区域性健康问题时，应积极评估与调控影响群体健康的刺激源，充分调动群体应对机制，利用群体内外环境中一切可及的健康促进变量，调控群体适应方式，改善群体适应行为，提高群体健康水平。

（三）在护理教育中的应用

适应模式首先被用于指导美国蒙特·圣玛丽学院护理学学士学位课程设置。该课程设置的概念构架是：护理程序、学生的适应与领导能力为两条横轴，适应模式、健康疾病连续相、护理实践为三条纵轴。罗伊认为，该课程设置模式有三大优点：①使学生明确护理的目的就是要促进和改善不同健康疾病状态下的人在生理/物理方式、自我概念/群体身份方式、角色功能方式、相互依存方式四方面的适应能力与适应反应；②体现有别于医学的护理学课程特色，便于分析护理课程与医学课程的区别与联系；③有利于学生验证理论，发展对理论价值的分析与洞悉能力。

1976 年，美国迈阿密大学首次将适应模式用于发展护理开业者培训课程。课程目标旨在培养学生：①识别不同场所（医院、家庭、社区）不同健康疾病状况下的人的适应问题；②鉴别有效和无效应对机制、适应方式；③发展帮助不同场所（医院、家庭、社区）不同健康疾病状况下的人提高适应能力、促进适应反应的能力。课程开发者认为，适应模式指导下的教学不仅使课程的培养目标更明确，且可减轻学生的紧张与焦虑。1987 年，卡维斯（Carveth）等将适应模式应用于助产士培训，发现该模式有益于助产士系统学习、交流、定义和描述他们与产妇之间的相互依存关系与角色。

20 世纪 70—90 年代，适应模式被美国、加拿大、英国、葡萄牙、法国、德国等北美和欧洲国家以及部分亚洲国家和地区，如日本、韩国、菲律宾等的护理院系用作护理准学士学位课程、高级文凭课程、本科课程的课程设置理论框架。同时，罗伊和她的同事被邀请为全世界 30 多所护理院校的课程设置与改革提供咨询。近年我国有罗伊适应模式在护理教育中运用的文献报道，均是将适应模式作为概念框架评估护生实习期间在生理功能、自我概念、角色功能、相互依存方面的无效行为及其相关原因，在评估基础上制订实施有针对性的适应促进措施，帮助学生纠正实习各阶段的无效行为，改善实习效果，受到师生好评。

（四）在护理研究中的应用

首先，国内外学者们以罗伊适应模式为概念框架开发了十余种量表，包括适应水平评估量表（Self-Perceived Adaptation Level Scale）、认知适应过程评估量表（Cognitive Adaptation Processing Scale）、自我一致性评估量表（Self-Consistency Scale）、相互依存评估问卷（Interdependence Questionnaire）、住院患者决策评估量表（Hospitalized Patient Decision Making Scale）、产前功能评估问卷（Inventory of Functional Status-Antepartum Period）、产后功能评估问卷（Inventory of Functional Status After Childbirth）、父亲功能评估问卷（Inventory of Functional Status-Fathers）、父母角色问卷（Parental Roles Questionnaire）、母乳喂养适应评估量表（Breast-feeding Adaptation Inventory）等。其中，最具代表性的是罗伊本人发展的适应水平评估量表、认知适应过程评估量表、自我一致性评估量表、相互依存评估问卷等。Kenneth 等通过文献分析与访谈提取艾滋病患者心理问题核心要素，结合罗伊适应模式的自我概念哲学理念，发展了艾滋病患者内在自卑感评估量表。这些量表的开发为罗伊适应模式在护理研究领域的应用奠定了工具学基础。

自面世以来，罗伊适应模式已被用于众多研究，被证实是非常有价值的护理研究概念框架。1999 年，罗伊和她的同事对 1970—1994 年有关适应模式的研究文献进行了系统分析，从各类数据库中共检索出 163 篇研究报告，含 51 篇博士学位论文、25 篇硕士学位论文、87 篇研究型论文，其中刺激源研究 19 篇、应对过程与机制研究 36 篇、生理适应方式研究 21 篇、自我概念适应方式研究 18 篇、相互依存适应方式研究 20 篇、干预研究 28 篇。她们发现，163 篇研究报告中，116 项是验证罗伊适应模式的理论假说。2003 年，罗伊进一步对 1995—2001 年基于其适应模式发表的研究文献进行了回顾与分析，共纳入 54 篇研究报告，含 28 篇期刊论文、25 篇博士学位论文、1 篇硕士学位论文。其中，22 项研究聚焦适应过程与适应方式，另有 7 项生理适应方式研究、7 项自我概念适应方式研究、3 项相互依存适应方式研究、5 项刺激源研究和 5 项干预性研究。罗伊及其同事的两次系统文献综述反映了罗伊适应模式在护理研究中应用的广度与深度，既有量表发展，也涉及量性、质性研究，研究对象涵盖各年龄阶段处于不同健康疾病状态的个体和群体。

我国有关罗伊适应模式的文献主要集中在临床应用，研究型文章由 2018 年的不超过 20 篇增至 79 篇。其中，干预性研究文章增加 46 篇，研究对象包括肿瘤、糖尿病、慢性阻塞性肺疾病、血液透析等慢性病患者，也包括手术、烧伤、损伤患者及早产儿父母等。另有关于老年残疾人家庭照顾者角色适应质性研究、基于罗伊适应模式的慢性病适应中域理论构建等研究报道。总体上，我国对适应模式的应用性研究正处于蓬勃发展阶段，研究类型逐渐丰富，设计不断完善。

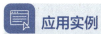

应用实例

基于罗伊适应模式的教育干预对改善血液透析患者液体管理、症状控制以及生活质量的效果研究

土耳其学者（2024）基于罗伊适应模式设计了一个促进血液透析患者生理功能、自我概念、角色功能、相互依存四种适应方式的教育性干预方案，并通过临床随机对照试验验证其效果。研究对象为符合抽样标准并自愿参与的维持性血液透析患者。干预方案以罗伊适应模式为框架设计，包括对生理功能、自我概念、角色功能、相互依存四个方面不良适应行为的评估、针对性训练，辅以问题解答、提供教育手册自学强化等，干预时间为2个月。研究发现，试验组患者液体管理、症状控制、生活质量得分显著高于对照组。研究提示基于适应模式通过训练生理功能、自我概念、角色功能、相互依存方面的有效适应有助于改善该人群的临床结局。

来源：OZDEMIR O, UNSAR S. The effect of education given to hemodialysis patients based on the Roy Adaptation Model on fluid management, symptom control, and quality of life[J]. Nurs Health Sci, 2024, 26(2): e13118.

五、模式的分析与评判

罗伊适应模式是护理理论体系中相对成熟的理论之一。罗伊将人视为一个整体性适应系统，深入探讨了个体/群体面对刺激的应对机制、适应方式与适应过程，提出护理的目的就是要促进人类的适应反应。概括起来，罗伊适应模式具有如下特征：

1. 起源与发展阐述清晰　罗伊对其适应模式的起源与发展阐述清晰，简洁明了。她以时间顺序为主线将适应模式的构建、发展、完善过程完整地呈现给读者，并特别说明了发展适应模式的初衷与动机，高度认可其他学者对其模式发展的贡献，对模式基于的哲学主张阐述明确、充分肯定，以方便读者基于时代背景理解模式的内涵与价值，洞悉其发展源头与脉络。

2. 内容完整，逻辑一致　人是一个整体性适应系统是罗伊适应模式的核心。围绕整体、适应两大主题，罗伊提出了若干概念，包括刺激、适应水平、应对机制、适应方式、适应反应等。罗伊对每个概念均予以明确界定，并通过概念阐述、逻辑推导使之环环相扣，经由实证研究验证模式的理论假设及概念间的逻辑关系，从而帮助读者理解模式各构成成分，把握概念间的内在联系，领会模式的核心思想与理论精髓。

3. 模式延伸性较强　罗伊本人及国内外多个学者将罗伊适应模式用于构建更具有针对性和实践指导意义的中域理论，包括罗伊自己发展的与四种适应方式相关的理论，以及格雷1型糖尿病儿童青少年患者疾病适应理论、邓恩慢性疼痛适应理论、多布拉茨临终患者心理适应理论，以及我国郭佳等的中国1型糖尿病儿童青少年患者的疾病适应理论、王喜益等的慢性病适应中域理论等。这些理论的发展说明了罗伊适应模式有较强的理论延伸性。

4. 提供了诠释护理的全新视角　适应这一概念并非罗伊最先提出，但她的适应模式是独特的。罗伊适应模式详尽阐述了人作为一个整体性适应系统的适应过程、适应机制、适应层面。刺激作为人类系统的输入，经由应对机制调控，以四种适应方式的有效或无效适应反应输出。护理的根本目的在于促进人的整体性适应。适应模式提供了一种以适应、完整为核心理解人类行为，评估护理对象，明晰护理问题，确定护理目标，规划护理行动，评价护理效果的全新视角。

5. 易于理解，应用广泛　除后续补充的有关群体应对机制、群体应对方式中的部分概念，如稳定者亚系统、变革者亚系统、物理适应方式、群体身份方式等有些费解外，适应模式对其主要概念以及概念之间的关系阐述充分、具体。其发展过程中所借鉴的其他学科的理论，如贝塔朗

笔记栏

菲的一般系统论、塞莉的压力理论、拉扎勒斯的压力与应对模式、赫尔松的适应水平理论、约翰逊的行为系统模式以及马斯洛的人类基本需要理论等为护理人员所熟知，因此理解适应模式相对容易。此外，罗伊和她的同事发展了大量的研究测评工具和护理实践工具，极大地提高了模式的实用性。适应模式一经提出，在理论发展及护理临床、教育、研究等领域应用广泛，但纵观国内外文献，在群体护理中的应用报道相对少，也许与模式对群体适应机制、群体适应方式等阐述不够清晰详尽有关。

（蒋晓莲）

小 结

罗伊适应模式围绕整体与适应两大主题，深入探讨了个体/群体面对刺激的应对机制、适应方式与适应过程，提出护理的目标就是要提升人类的适应水平、改善适应反应，进而恢复、维持和促进健康。模式一经提出便博得护理界的广泛关注，是较为成熟的护理理论之一，在理论发展及护理临床、教育、研究等领域应用广泛。但是，罗伊适应模式也存在一些局限性，如模式对群体适应机制、适应方式的阐述不清，以及所界定护理程序的复杂性使其用于群体护理、急危重症患者护理以及工作量大与护理人力不足的临床情景受限，有待进一步完善。

思考题

1. 请分析个体和群体的应对机制、适应方式有何异同，并举例说明。
2. 纵观文献，罗伊适应模式多用于个体护理，请分析适应模式在群体护理中应用不多的原因，并举例说明适应模式在群体护理中的应用。
3. 请分析罗伊适应模式指导护理研究的优势与劣势。

笔记栏

第四篇

护理理论

第十六章

娜勒 · 潘德的健康促进模式

ER16-1
娜勒 · 潘德的
健康促进理论

 导入

　　世界卫生组织认为健康促进是促使人们维护和提高其自身健康的过程，是协调人类与环境的战略，它规定了个人与社会对健康各自所担负的责任。个体的健康促进行为是如何形成的？个体的认知、先前的经验等对其健康促进行为会产生哪些影响？1982 年美国护理学家娜勒·潘德（Nolar Pender）基于期望价值理论及社会认知理论首次提出健康促进模式（Health Promotion Model，HPM），尽管称作模式，但属于中域理论，可直接用于指导研究者探索激励个体参与健康促进行为的生物 – 心理 – 社会过程，并作为研究框架预测个体促进健康的生活方式。该模式一经提出，便得到学界的广泛关注，在护理临床、教育、研究等领域广泛应用，其内涵在护理实践过程中不断得到发展与完善。

ER16-2
健康促进理论

一、理论家简介

　　娜勒·潘德 1941 年 8 月 16 日出生于美国密歇根州兰辛市；1962 年毕业于伊利诺伊州橡树公园西郊医院的护理学院；1964 年获得密歇根州立大学护理学学士学位；1965 年获得密歇根州立大学 "人类生长与发育" 硕士学位；1969 年获得西北大学心理学和教育学博士学位。

　　1962 年潘德在密歇根州一家医院的内、外科病房工作，随后又在该医院儿科病房工作。1985—1987 年，潘德担任中西部护理研究协会主席，同时担任美国护士协会护理研究中心主席。1990—2001 年，潘德担任密歇根州立大学护理学院副院长，她积极为教师争取科研经费，支持学院建设有研究潜力的中心，促进跨学科领域研究的开展，并努力将研究成果应用于实践中，影响健康政策的制定。1991 年在潘德的努力下密歇根州立大学成立了儿童和青少年健康行为研究中心，旨在通过了解个体青少年时期健康行为建立的机制，研究健康促进行为的影响因素，并对其实施干预。1998 年潘德被任命为美国预防服务工作组成员，该工作组的主要任务是针对不同年龄和疾病风险提出具体的临床预防服务建议。退休后她仍担任美国国内和国际健康研究的顾问，分享其知识和经验，进一步提升护理专业的地位。

　　1975 年潘德发表了《预防健康行为的概念模式》（*A Conceptual Model for Preventive Health Behavior*），为研究个体在护理环境中如何进行关于自身健康照护的决策奠定了基础。这篇文章明确了早期研究中所发现的影响个体疾病预防决策和行为的因素。1982 年，潘德出版《护理实践中的健康促进》（*Health Promotion in Nursing Practice*），首次提出了健康促进模式（Health Promotion Model，HPM），书中描述了个体复杂的生理 – 心理 – 社会过程激励其参与促进健康的行为。随后在相关研究的基础上，潘德对 HPM 进行了修订，并于 1987 年出版了第 2 版，1996 年出版了第 3 版。2002 年出版的第 4 版中去除了健康重要性、感知到的健康控制、行动的提示 3 个因素，将对健康的定义、感知到的健康状况、人种及生物学特征 3 个因素共同归类于 "个人因素" 中，加入了 3 个新变量，即行为相关情绪、允诺行动计划、即刻竞争性需求和偏好，并对主要概念间的关系进行了阐述。2006 年出版的第 5 版在循证实践的基础

笔记栏

上强调了 HPM 在不同人群中，特别是弱势群体中的应用，并关注了人们对健康促进项目或资源的获取情况。

潘德对美国护理研究的发展作出了巨大贡献，正是在她的支持下美国国家卫生研究院成立了国家护理研究中心。潘德在其学术生涯中获得了较多认可和奖项。1992 年获得威德纳大学的荣誉理学博士学位。1997 年美国心理学会授予她奖章，表彰她在护理和心理健康领域中的杰出贡献。次年，密歇根州立大学护理学院授予她梅·埃德娜·道尔奖（Mae Edna Doyle Award），奖励她杰出的教学能力。2005 年，她获得了中西部护理研究协会颁发的终身成就奖。2012 年潘德获得美国护理科学院"传奇人物"。目前她仍然是密歇根州立大学的名誉教授，芝加哥洛约拉大学护理学院的杰出教授。

二、理论的来源

潘德在护理、人类发展、实验心理学的教育背景促使她从整体护理的视角，使用社会认知理论和期望价值理论构建 HPM，模式的核心是阿尔伯特·班杜拉（Albert Bandura）的社会认知理论，该理论阐述了认知过程在行为改变中的重要性。

（一）期望价值理论

期望价值理论由美国著名心理学家维克托·弗鲁姆（Victor H. Vroom）于 1964 年首次提出，是探究人类动机的核心理论之一，该理论认为行为个体的目标价值和实现目标的期望值对行为动机起着决定作用，个体的动机强度＝期望值 × 效价，即个体对某项任务的动机取决于成功期望（对能够成功完成该任务的期望）和任务价值（完成该任务所带来的回报）。只有个体认为，如果努力就能获得成功，其成功对个体很有价值时，其动机是最强烈的。期望价值理论强调人类的动机是以一系列的预期、判断、选择和朝向目标的认知为基础而产生的期望，进而得到或企图避开某些事物。当人们有了需要并看到可以满足需要的目标时，就会受到需要的驱使在内心产生一种期望，其本身对人类行为就是一种激励力量。潘德将人们对特定行为的认知是动机的基础引入理论框架中。

（二）社会认知理论

1986 年美国心理学家班杜拉基于社会学习和行为主义理论，首次提出"社会认知理论"，解释了人类行为的形成和维系机制。该理论认为个体、环境和行为相互依赖、相互决定和相互影响。个体对行为起主导作用，个体对以往经验产生的反思会影响行为的发生，同时行为的结果会反馈给个体，并促使其进行自我调节。环境作为外部条件会影响行为发生的强度，为了满足自身需求，个体会有目的地改变环境；环境影响个体人格特征的形成，同时个体自身的认知也会影响环境。该理论认为个人因素除了包括个人客观特征外，还包括自我效能、结果预期等认知因素，且这些认知因素影响个体周围环境及行为。潘德将个体、环境和行为三者间的交互影响关系引入其理论框架中，并将此作为 HPM 的理论核心。

三、理论的主要内容

HPM 的主要内容包括个体特征及经验、特定行为认知及情绪、行为结果三个部分。该模式指出，每个个体独特的个人特征及经验影响其行为，个体对特定行为的认知及情绪对行为的发生具有重要的动机意义，且这一变量可以通过护理行为进行干预，促进个体作出促进健康的行为。

（一）主要假说

1. 人们寻求并创造生活条件，进而发挥其独特的人类健康潜能。

2. 人们有反思自我意识的能力，包括评估自己的能力。

3. 人们重视在被视为积极方向上的成长，并试图在变化和稳定之间实现个人可接受的平衡。

4. 个体寻求积极地规范自己的行为。

5. 个体所有的生理、心理、社会复杂性都与环境相互作用，逐渐改变环境，并随着时间的推移而被环境所改变。

6. 卫生专业人员是构成人际环境的一部分，对人们的一生都有影响。

7. 个体自发地对人与环境互动模式的重组对行为改变至关重要。

（二）主要概念

1. 个人特征及经验　包括先前相关行为和个人因素。

（1）先前相关行为：指过去相同或相似的行为，以及这些行为的特征，可作为预测当前行为的指标。先前相关行为既可以通过形成习惯直接影响现在的健康促进行为（因每次行为出现后可增加习惯的力量），也可以通过感知到的自我效能感、行为益处、行为障碍、行为相关情绪等间接影响健康促进行为。

（2）个人因素：包括生理、心理和社会文化因素，可以预测特定行为，其中生理因素包括年龄、性别、体重指数、青春期状态、绝经状态、开展有氧运动的能力、力量、敏捷性和平衡等变量。心理因素包括自尊、自我激励、个人能力、自觉健康状况、对健康的定义等变量。社会文化因素包括种族、民族、文化适应、教育和社会经济地位等变量。个人因素中部分是可改变的，部分是不可改变的。

2. 特定行为认知及情绪　是模式中最主要的激励部分，可以通过护理行为进行干预。

（1）感知到的行为益处：预期健康行为所带来的积极结果。

（2）感知到的行为障碍：是预期、想象或真实的障碍，以及采取特定行为的个人成本。

（3）感知到的自我效能感：是对个人组织和执行健康促进行为能力的判断。感知到的自我效能感影响感知到的行为障碍，也就是说更高的自我效能感可降低个体感知到的行为障碍。

（4）行为相关情绪：描述了行为发生前、中、后个体的主观积极或消极情绪，这种情绪反应是个体基于行为本身的刺激属性而产生。行为相关情绪影响感知到的自我效能感，个体主观感受的积极情绪可以增加其自我效能感，这又会刺激个体产生更多积极的行为。

（5）人际关系的影响：是他人对个体健康行为、信念或态度等的影响，主要来源包括家庭、同事、朋友和医护人员等。这些影响包括规范（对重要他人的期望）、社会支持（重要的或情感上的鼓励）和榜样（通过观察他人从事特定行为进行替代学习）。

（6）情境影响：是指个人对任何能够促进或阻碍行为的特定情境或背景的感知和认知，包括对特定健康促进行为发生环境中的现有选择的认知，以及环境中的需求特征和审美特点等。

3. 行为结果　即出现某种行为，行为由个体的行为承诺发起，当个体存在无法避免的竞争性需求或无法抗拒的竞争偏好时，可阻止行为的发生。

（1）允诺行动计划：指个体承诺采取某种健康行为并作出计划，包括行动时间、地点等内容的承诺。

（2）即刻竞争性需求和偏好：竞争性需求是个体因在工作或照顾家庭等过程中发生的突发事件，出现无法控制的替代行为。竞争性偏好是个体可以对可选择的行为施加相对较高的控制，例如是选择冰淇淋还是苹果当零食，个体通常无法抵抗竞争偏好。

（3）健康促进行为：是一个终点或行为结果，旨在获得积极的健康结果，如最佳健康状况、自我实现和富有成效的生活，具体包括健康饮食、规律锻炼、管理压力、适当休息、精神成长和建立积极关系等。

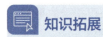 **知识拓展**

健康行为、健康促进行为、促进健康行为概念的区别

健康行为最早于1966年由美国学者提出，是指个体为了预防疾病或在疾病发生的早期能够及时发现并阻止疾病发展所采取的行为。随后，研究者进一步将其扩展为个体为了预防疾病、保持自身健康所采取的行为，包括改变危险行为（如吸烟、酗酒、不良饮食以及无保护性行为等），采取积极健康行为（如经常锻炼、定期体检等），以及遵医行为。

健康促进行为是个体为了维持和提升自身的健康水平，达到自我实现而自愿发起的、多维度长期性行为。

促进健康行为从行为改变的角度考虑健康问题，关注如何鼓励或引导个体采取健康行为或健康促进行为，涵盖了一系列的策略和方法，如健康教育、激励措施、环境改变等。

三个概念的区别在于：健康行为是一个广义的概念，涵盖了一切与健康相关的行为。健康促进行为是健康行为的子集，更强调积极地改善或维护健康，而促进健康行为则更关注如何鼓励或促使个体进行健康行为。

（三）主要观点

HPM描述了个体在追求健康时与环境互动的多方面属性。个体复杂的生物－心理－社会过程会激励其参与促进健康的行为，个体实施健康促进行为的动机是改善其健康状态和实现潜能。潘德提出了HPM的14个命题，具体如下：

1. 先前相关行为以及遗传和后天的特征会影响个体健康促进行为的信念、情绪和实施。

2. 个体承诺从事他们预期从中获得个人价值收益的行为。

3. 感知到的行为障碍可以阻碍个体对行为的承诺或调节个体的实际行动。

4. 个体感知到执行特定行为的能力或自我效能感会增加个体对该行为的承诺或付出行动的可能性。

5. 对于特定健康行为，个体所感知到的自我效能感越强烈，则其感知到的行为障碍越少。

6. 对某一行为的积极情绪会导致个体产生更强烈的自我效能感，这又会增加个体对该行为的积极情绪体验。

7. 当某种行为的发生伴随积极情绪或情感时，个体对该行为所作的承诺或所付出实际行动的可能性就会增加。

8. 当重要他人为健康促进行为树立榜样，期望该行为发生，并为实现该行为提供帮助和支持时，个体更有可能承诺并实施健康促进行为。

9. 家庭、同伴和健康照护提供者是影响人际关系的重要因素，可以增加或减少个体对健康促进行为的承诺和参与。

10. 外部环境中的情境影响可以增加或减少个体对健康促进行为的承诺或参与。

11. 对具体行为计划的承诺越强烈，促进健康的行为就越有可能长期保持下去。

12. 当个体无法控制的竞争性需求未被立即关注时，对行为计划的承诺不太可能导致期望的行为。

13. 当其他行为更有吸引力，比目标行为更受欢迎时，对行为计划的承诺不太可能导致期望的行为。

14. 人们可以改变认知、情绪以及人际和物理环境，以便为健康行为创造更多的奖励措施。

（四）对护理学科元范式中核心概念的诠释

1. **人** 主要指个体。每个个体都有其独特的个人特征和经历，进而影响其随后的健康促进行为。个人在家庭和社区环境中习得健康行为，个人、家庭和社区都被视为健康促进的积极参与者，这解释了为什么 HPM 评估了个人、家庭和社区层面的影响因素和干预措施。

2. 环境 包括个体生活的物理、人际和经济环境。环境质量取决于是否存在有毒物质、是否有恢复健康的体验，以及健康生活所需的人力和经济资源的可及性。环境健康表现为平衡人类与其周围环境之间的相互关系。

3. 健康 HPM 将健康视为一种积极的、高水平的状态。潘德认为个体自身对健康的定义比任何关于健康的一般定义更重要。健康包括促进健康和预防疾病，前者是期望改善健康状况和利用人类健康潜能而作出的行为，后者是期望积极避免疾病、及早发现疾病或在疾病约束下保持功能完整时作出的行为。

4. 护理 HPM 中护士的主要职责包括提高与健康促进行为相关的意识、提高自我效能、增强变革的益处、控制环境以支持行为变革以及管理变革的障碍等方面。高级实践护士的主要功能之一是促进健康，HPM 为高级实践护士鼓励患者实施健康促进行为以及强调变革的益处提供了非常实用的过程参考。

（五）HPM 与护理程序

在护理实践中，潘德的健康促进模式与护理程序可以相互融合，形成更加完善的护理服务体系。

1. HPM 与护理评估 HPM 强调认知因素在调节健康行为中的作用，为护理评估提供了一个全面、系统的框架。通过评估认知因素、修正因素和提示线索，护理人员可以全面了解患者的健康行为及其影响因素，为制订有效的护理计划提供科学依据，具体如下：

（1）收集资料：评估个体的基本健康信息，包括年龄、性别、职业、生活习惯等；了解个体的健康状况，包括既往史、家族史、当前健康问题等。

（2）分析影响因素：评估个体的先前相关行为（如既往健康行为、生活方式等）和个人因素（如年龄、性别、文化背景等）。分析个体对特定健康行为的认知（如感知到的行为益处、感知到的行为障碍、感知到的自我效能感）和情感（如行为相关情绪、人际关系的影响、情境影响）。评估行为可能带来的结果，包括允诺行动计划、即刻竞争性需求和偏好等。

2. HPM 与护理诊断 HPM 综合了人类行为的生物学、心理、社会和环境各方面的因素，这与护理诊断在评估患者健康状况时需要考虑的多个维度（如生理、心理、社会等）相呼应。HPM 为护理诊断提供了理论框架，护理诊断则利用 HPM 的理论框架，对患者的健康状况进行准确判断。

3. HPM 与护理计划 HPM 为护理计划的制订提供了理论基础，使护理计划能够基于患者的认知、感知和行为特点来设计和实施。HPM 鼓励护理人员通过改善患者的认知、感知水平，促进其养成良好的健康行为习惯。这一原则直接指导了护理计划的制订，使护理计划的目标更加明确，即帮助患者树立正确的健康观念，并自愿采纳有利于健康的行为和生活方式。另外，基于 HPM 的评估结果和护理诊断，护理人员可以针对患者的具体健康问题和行为障碍制订个性化的护理计划，提出个性化的护理措施和目标，进而促进其健康行为。

4. HPM 与护理实施 HPM 强调对患者健康行为的持续监测和评估，为护理人员实施护理计划提供了科学依据。在护理实施过程中，护理人员需要密切关注患者的健康行为和改变情况，并根据评估结果和反馈意见，及时调整护理措施和方案。HPM 的灵活性和适应性有助于确保护理实施的有效性和针对性。另外，HPM 强调患者的主动参与和自我管理能力。护理人员可以通过引导患者参与护理决策、制订健康目标、执行健康计划等方式，提高患者的参与度和自我管理能力。这有助于患者更好地理解和接受护理措施，提高护理效果。

5. HPM 与护理评价 HPM 强调认知因素在调节健康行为中的作用，并指出改善个体的认知、感知水平是有效促进健康行为的关键。这一理念贯穿于护理评价的全过程，指导护理人员采

笔记栏

用适当的评价方法和标准。HPM 涵盖了多个方面的评价内容，包括患者的先前相关行为和个人因素等。这些内容为护理评价提供了具体的评价维度和指标，可能包括患者的健康知识掌握程度、健康行为改变情况、自我效能提升程度、健康状况改善程度等。通过这些指标的评价，可以全面了解患者的健康促进效果，为后续的护理决策提供依据。

四、理论的应用

（一）在护理实践中的应用

HPM 被广泛应用于预测健康促进行为的有利和阻碍因素，评估健康促进行为干预措施的效果，明确健康促进行为与生活质量的关系，并阻止影响健康促进行为的因素。HPM 与其他模式的区别在于 HPM 能够全面评估个体或群体采取健康行为的影响因素，重视提升健康促进过程中个体的自觉性，同时鼓励个体发现自身存在的不利于健康的因素，并主动寻求可替代的方法。

潘德认为临床实践中对健康行为的关注代表了一种哲学上的转变，即在拯救生命的同时强调生活质量。健康促进行为可以增强个体的功能，改善其生活质量，这可以使个人和整个社会受益。

HPM 的目标不仅是帮助患者通过自身行为预防疾病，还帮助患者寻找达到理想健康状态的方法，是评估患者健康行为并促进健康生活方式的基础。HPM 可以帮助医护人员了解健康行为的主要决定因素，并提供激励患者实现个人健康的具体方法，为卫生政策制定和卫生保健改革提供护理解决方案。另外，将 HPM 用于分析、预测或解释健康促进生活方式的实施，有助于卫生保健人员制订适宜行为的干预措施，预防不良健康行为的发生和疾病危险因素，现已被用于多个国家的护理实践。例如，Karatas 等制订基于 HPM 的护理干预，促进冠心病患者参与并坚持锻炼行为；Yıldız 等根据 HPM 制订护理支持计划，旨在帮助减肥手术后的患者恢复体重，结果表明该计划对患者的一般自我效能感、饮食行为、健康生活方式和体重指数都产生了积极影响。医护人员可以根据患者特定的目标基于 HPM 制订护理计划，实施个性化护理干预，或根据参与者的行为和偏好对健康相关应用程序进行个性化设置。如 Chrysi 等创建了一个以网络应用程序为基础的健康促进计划，该应用程序包括两个健康相关知识游戏和基于患者需求的个性化教育材料，肥胖或糖尿病患者在使用该程序后，其焦虑和抑郁水平显著降低，社会关系得到了明显改善，有效促进了患者的身体健康和心理健康。

（二）在护理教育中的应用

护士在健康促进方面应具有丰富的知识储备，能够胜任岗位的技能和积极的态度，应扮演健康生活方式倡导者的角色。这一角色要求他们在护理培训中获得促进健康的能力，并在整个职业生涯中持续培养该能力。护理教育应将健康促进相关内容纳入护理课程中，并在课程内容中增加支持和改善患者健康生活方式的内容。在美国，HPM 被广泛应用于本科和研究生教育，并作为健康评估、社区护理等课程的重要组成部分。O'hara 等人以 HPM 作为教学框架开发培养学生健康促进能力的相关课程，帮助学生掌握健康促进相关知识，使其成长为更好的卫生保健提供者。

（三）在护理研究中的应用

潘德的健康促进模式已被广泛应用于护理科研，研究人群主要包括老年人、产妇、青少年以及社区一般人群等；研究的疾病类型有乳腺癌、慢性阻塞性肺疾病、冠心病等；研究以 HPM 作为理论框架，旨在改善患者戒烟、体重管理、运动和压力管理等健康行为，或进行疾病预防的研究。此外，研究者基于 HPM 发展了系列工具，帮助护士指导实践。例如健康促进生活方式量表（Health Promoting Lifestyle Scale，HPLS）、青少年生活方式特征量表（Adolescent Lifestyle Profile Scale，ALPS）、健康饮食障碍量表（Barriers to Healthy Eating Scale，BHES）、运动益处 - 障碍量表（Exercise Benefits-barriers Scale，EBBS）、多囊卵巢综合征患者健康促进生活方式量表。一些研究还将潘德的理论与跨理论模型、社会认知理论和健康信念模式进行了比较，这些研究支持了潘德的模式，并表明该理论在促进健康行为方面的有效性。

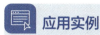

应用实例

健康促进模式在老年健康教育信息化中的应用

　　Diniz 等基于 HPM 通过使用游戏设计元素开发和测试了一款预防社区老年人跌倒的棋盘游戏，将其作为工具应用于老年人健康教育中。该棋盘游戏由 7 个项目组成，每个项目对应一个房间（包括车库、客厅、餐厅、卧室、浴室、厨房和服务区），每个房间都有不同导致跌倒的危险因素，如地毯、电线、散落在地板上的物体等，房间的不同颜色代表对应的跌倒风险程度。游戏以在线情景体验的形式开展，主要包括 3 部分。

　　1. 游戏前　根据个人特征及经验设置引导问题，例如"您曾经跌倒过吗？""您在哪里跌倒的？""您怎么跌倒的？""您是在房子里面还是外面跌倒？""您见过跌倒受伤的人吗？""您接受过关于跌倒的教育吗？"

　　2. 游戏中　根据特定行为的认知及情绪设置，老年人被要求在游戏过程中确定哪些因素可能导致其在家中发生跌倒，以及应该采取哪些安全方法防止跌倒。

　　3. 游戏后　与老年人讨论理想的健康促进行为和态度，以便在家中实现最佳的预防跌倒做法。该游戏以愉快的方式鼓励老年人学习关于预防跌倒的知识，以减少跌倒造成的损害，是 HPM 在护理领域的开创性应用，为 HPM 与信息技术的结合提供了参考的范式。

　　来源：DINIZ J L, COUTINHO J F V, MARQUES M B, et al. Development and testing of the Prev' Quedas game for older adults in the community: a descriptive study[J]. Rev Bras Enferm, 2022, 75Suppl 4 (Suppl 4): e20220098.

五、理论的分析与评判

　　HPM 指导卫生保健者在评估患者健康需求时应多方面了解影响其健康促进行为的相关因素并对复杂的健康行为作出较为全面的分析，其主要优点可以归纳为以下几个方面：

　　1. 理论可以有效解释健康行为　与健康信念模式类似，HPM 被广泛应用于预测健康行为的促进或阻碍因素或改善不良健康行为。两个模式的不同之处在于：健康信念模式认为，个体采取特定行为预防疾病的主要原因是个体受到疾病的威胁，包括疾病的严重性和个体对该疾病的易感性，该模式对个体健康行为的解释力度弱，且将复杂的健康行为简单化。HPM 认为健康促进行为受个体对自身健康认识和感知的影响，包括感知到的自我效能感、感知到的行为益处、感知到的行为障碍等，这比健康信念模式更全面，且对复杂健康行为的解释力度更强，适用于完整的生命周期。

　　2. 理论具有逻辑性　HPM 的核心概念及概念间关系清晰度高，逻辑性较强，每一组影响因素在逻辑上都紧密联系，并在理论框架中澄清了因素之间的关系。在可视化的概念框架图中（图16-1），直接或间接影响因素之间的关联清晰可见，虽然每个因素是独立的，但各因素间又相互作用最终共同导致健康行为的发生。

　　3. 理论具有普遍性　该模式属于中域理论，容易被卫生专业人员理解，不需要专门的培训。潘德和其他研究者通过实证研究、验证支持该模式，并将其作为解释健康促进行为的框架，应用于健康促进策略的制订中，有效改善了社区人群的健康行为。该模式考虑了文化的多样性，适用于一系列照护情况，具有高度的普遍性。

笔记栏

个人特征及经验　　　　　　特定行为认知及情绪　　　　　　　行为结果

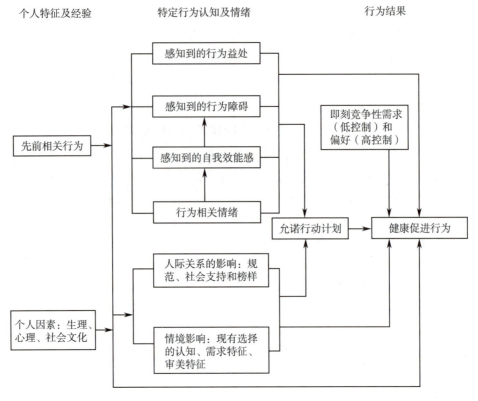

图 16-1　健康促进模式示意图

4. 理论促进了护理学科的发展　该模式描述了护士和患者之间的互动，促进了电子健康记录等先进技术在护理中的使用，丰富了护理领域实现健康促进的方式。HPM 考虑了环境在健康促进中的作用，指导护理实践者不断改进和促进护理学科的发展，对护理研究和护理实践也产生了深远影响。

潘德的健康促进模式对临床实践、理论发展和科学研究各领域具有重要意义，但该理论也有一定的局限性，如模式中包含了诸多影响健康促进行为的因素，这些因素彼此间又会直接或间接相互影响，这表明个体健康促进行为的实施受到多重因素的交互影响，这种复杂关系为 HPM 在护理实践与研究中的应用带来了挑战。另外，HPM 未能很好地解释坚持健康促进行为的社会环境因素。

（王艳红）

小　结

　　1982 年潘德基于社会认知理论和期望价值理论，提出了健康促进模式，该模式包括个体特征及经验、特定行为认知及情绪、行为结果三个部分，被广泛应用于预测个体健康行为的促进或阻碍因素，并作为理论框架指导研究者设计干预方案以改善个体不良的健康行为。HPM 概念清晰，逻辑性强，在慢性病人群、老年人、妇女及青少年等多个群体中均得到了验证，具有广泛的实证基础。未来护理工作者可在 HPM 的基础上制订适合我国国情的健康促进模式以指导不同人群实施健康促进行为，提高人们的生活质量。

● ● ● ● **思考题** ● ● ● ●

1. 根据健康促进模式，分析你所居住的社区患心血管疾病的老年人健康促进行为的促进因素和阻碍因素。

2. 尝试以健康促进模式为框架，结合临床实践，制订改善慢性阻塞性肺疾病患者健康促进行为的干预方案。

ER17-1
玛格瑞特·A.
纽曼的健康意
识扩展理论

第十七章

玛格瑞特·A. 纽曼的健康意识扩展理论

导入

　　当个体原有的健康平衡状态被打破，疾病可能随之而来。那么，从意识扩展的角度看，健康与疾病是对立的两极吗？两者之间的关系又是如何？护士的任务是什么？护患关系如何？玛格瑞特·A. 纽曼（Margaret A. Newman）突破了传统观念，融合了哲学、心理学、物理学及量子力学等多学科思想，提出了健康意识扩展理论，认为健康与疾病并非对立的两极，而是一个整体的两个方面，共同构成了意识扩展的连续过程，这一过程使人变得更加独特，并主动找寻更有意义的生活。这一理论为健康与疾病的理解提供了全新的视角和工具，为护理实践、教育和科研提供了丰富的思想资源，得到了广泛的关注与应用。

一、理论家简介

　　纽曼 1933 年 10 月 10 日出生于美国田纳西州孟菲斯市，是一位杰出的护理学者和教育家。1954 年她在得克萨斯州贝勒大学获学士学位，主修家庭经济学。1959 年，纽曼进入田纳西大学孟菲斯分校，开始学习护理。这一阶段，她不仅发现了自己对护理的真正热情，更坚定了将护理作为终身职业追求的决心，并于 1962 年获得了护理学学士学位。之后，纽曼又前往加州大学旧金山分校深造，1964 年获护理学硕士学位。纽曼于 1971 年在纽约大学获得护理学博士学位，其间她与护理理论家玛莎·E. 罗杰斯共同学习，这段经历极大地丰富了她的学术视野，并对她后来的理论发展提供了重要的学术支持。

　　纽曼的职业生涯经历了多个阶段，每个阶段都为其理论的发展提供了宝贵的经验。她在获得护理学学士学位后留校担任临床指导教师，1964 年硕士毕业后又回到孟菲斯成为临床研究中心主任。在 1971 年获得博士学位后，纽曼加入了纽约大学任教，继续发展她的护理理论。1977 年秋，纽曼担任宾夕法尼亚州立大学研究生的主管教授。1984 年，她在明尼苏达大学担任护理理论家，继续发展她的理论和相关研究，直到 1996 年退休。

　　纽曼在 1978 年的护理理论会议上首次明确阐述了她的健康观，并将其定义为健康意识扩展（health as expanding consciousness），这一概念在 1979 年出版的《护理理论发展》（*Theory Development in Nursing*）一书中正式提出，随后逐渐发展成为广为人知的健康意识扩展理论（Theory of Health as Expanding Consciousness）。1986 年，纽曼在《健康意识扩展》（*Health as Expanding Consciousness*）一书中对理论进行了深入的阐述，引起了国际上的广泛关注。1994 年该著作第 2 版及后续发表的相关论文对这一理论的研究 / 实践方法进行持续优化发展，使其达到一个新的高度。到了 2008 年，纽曼在《变革的存在：护理所起的不同作用》（*Transforming Presence: The Difference that Nursing Makes*）一书中对健康意识扩展理论进行了更新，深入探讨护理的本质和该理论在护理教育和实践中的应用，进一步丰富和深化了她的护理理论体系。

笔记栏

纽曼是护理学界的杰出人物。除美国外，她还曾在澳大利亚、巴西、加拿大、捷克斯洛伐克、法国、芬兰、德国、日本、新西兰、波兰和英国等世界各地举办研讨会和会议并担任顾问。纽曼当选美国护理科学院院士，并被田纳西大学和纽约大学评为杰出校友，获得纽约大学颁发的杰出护理学者奖、国际护理荣誉学会的杰出护理研究创始人奖和明尼苏达大学颁发的卓越护理奖。纽曼在 1983 年被列入美国妇女名人录，并于 1996 年被选入美国名人录，2008 年获美国护理科学院"传奇人物"。纽曼于 2018 年 12 月 18 日逝世。

二、理论的来源

纽曼没有特意创建一种理论，她进入护理的动力是想理解健康与疾病的关系，正如她自己所述："在进入护理专业以前，照料母亲的生活经历奠定了我关于护理理论的基础"。她长时间关注疾病与护理实践的意义，把部分瘫痪患者的移动、时间和空间与最终意识作为健康参数进行研究。纽曼一直坚持护理理论需要有哲学的指导，因此她阅读许多有关哲学、心理学、物理学及量子力学的文献。

读书期间，纽曼被罗杰斯的"健康和疾病只是生命过程的简单表达——一个并不比另一个更重要"的说法"吸引和困扰"，并和罗杰斯进行了讨论，经过深思熟虑，纽曼认识到健康和疾病是统一的过程。她把这个过程比作节律现象（rhythmic phenomena），"表现为起起落落，高峰和低谷，经历不同程度的阻滞和混乱，但都是一个统一的过程"。纽曼将这种健康和疾病的统一过程称之为"整体模式（pattern of the whole）"，也称为意识扩展。纽曼声称她的健康意识扩展理论来源于罗杰斯的整体人科学模式。罗杰斯关于人与环境相互作用模式的假设是纽曼观点的基础，纽曼认为意识是人与环境相互作用演变模式的表现。

班托弗（Itzhak Bentov）的"生活是意识扩展理论"为纽曼的健康意识扩展观点提供了逻辑解释。同时，国际著名思想家皮埃尔·泰亚尔·德·夏尔丹（Pierre Teilhard de Chardin）认为一个人的意识会在物质生命结束后继续发展，成为普遍意识的一部分，启发了纽曼对健康的深入理解。戴维·玻姆（David Bohm）提出的"隐缠序理论（Theory of Implicate Order）"帮助纽曼将她的健康理论构建为一种基于潜在不可见模式的观点，该模式通过包括疾病在内的多种形式自我展现，并体现了生命中一切事物的相互关联性与无所不在的特性。

伊里亚·普里戈金（Ilya Prigogine）的耗散结构理论促使纽曼理解意识进化（图 17-1）。普里戈金的耗散结构理论支持这样一个观点：即使是看似负面的事件，如疾病，也是扩展意识过程的一部分。耗散结构理论适用于开放的系统，这个系统通过不断与环境进行能量和物质交换，以有序的方式波动，直到发生一个破坏性的事件（内部和/或外部的），此时系统会以自我组织但看似随机、无序的方式移动，直到在更高级别的组织层面选择一个新的方向。正常人体正是一个开放的系统，人既有生物属性也有社会属性，所以人体能够形成和保持耗散结构，从混乱无序状态转变为规律有序状态。

阿瑟·M.扬（Arthur M. Young）提出的人类进化理论（Theory of Human Evolution）强调了模式识别或洞察力在意识扩展过程中的关键重要性。阿瑟·M.扬指出人需要经过潜在自由、捆绑、中心化、选择、去中心化、去捆绑到最后真正的自由等 7 个阶段，牺牲一部分自由才能来到确定的物理世界。这一理论为纽曼提供了动力，促使她将移动、空间、时间和意识等基本概念整合到对健康和生命的动态描述中（图 17-2）。

理查德·莫斯（Richard Moss）关于"爱是最高层级意识（love as the highest level of consciousness）"的描述为纽曼提供了对她"关于健康本质的直觉"的"肯定与阐述"。纽曼把意识扩展过程与健康过程等同起来，也把意识进化过程的最后阶段——绝对意识与爱等同起来。

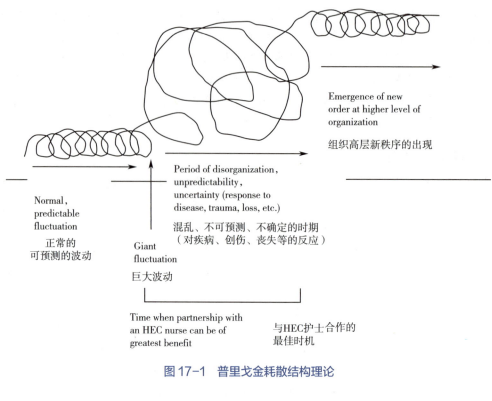

图 17-1　普里戈金耗散结构理论

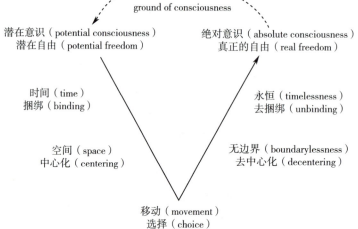

图 17-2　纽曼的健康意识扩展理论与阿瑟·M. 扬的人类进化阶段的一致性

三、理论的主要内容

纽曼的健康意识扩展理论是以哲学主张为基础，植根于相对论和量子理论、神秘主义和早期希腊哲学。因此理解这一理论需要一定的哲学、物理学基础。纽曼坚持理解自己的健康观点"需要一个非零碎的世界观"。更具体地说，该理论反映了"模式化的、不可预测的、统一的、直观和创新的"世界观。

（一）主要假说

1. 健康不仅包含目前医学领域所定义的疾病状态，也涵盖了医学术语中的病理学现象。
2. 这些病理状态可以看作是个体整体模式的外在表现。
3. 表现为病理状态的个体模式是初始阶段，它先于结构或功能的改变。

4. 单纯消除病理现象本身，并不会根本改变个体的模式。

5. 如果疾病是个人模式表现出来的唯一方式，那么疾病就是健康。

6. 健康是意识的扩展。

（二）主要概念

1. 健康范式（paradigm of health）　健康与疾病是同一整体进化模式的两个方面，它们共同构成了一个不可分割的统一体。正如硬币的正反两面，健康与疾病同时存在，只是在不同时间以不同形式表现。纽曼通过引入玻姆的"隐缠序理论"来阐释这一观点。该理论提出内隐秩序和外显秩序，内隐秩序看不见，外显秩序是能够直接观察到的。纽曼认为健康范式中，我们通常所见事物的秩序是一种显现（explicate），即揭开的秩序；但我们同样不能忽略一种潜藏的秩序，即玻姆所称的暗含的（implicate）或覆盖的秩序。这种覆盖的秩序包含我们的实在界，类似于细胞核中的 DNA，它主导潜在生命的本质。纽曼进一步指出，健康与疾病看似是两种截然不同的状态，是因为我们没有看到更大的整体。因此，健康和疾病实际上是同一个情形的不同状态。

在讨论健康范式的转变时，纽曼引用了弗格森（Ferguson）的范式转换理论，提出健康范式转换发生在 4 个方面：①从治疗症状到转变模式；②从将疼痛、疾病视为消极体验，到将其视为一种信息；③从将人作为"能修好"或"不能修好"的机器，到将人体视为与更大能量场连续不断动态交互的能量场；④从将疾病视为一个实体，到将其视为一个过程。纽曼强调，传统的健康范式基于医疗模式，而新的健康模式则基于护理模式，根植于整体模式。这种新的健康范式包含了一个内在关系不断变化的整体模式，对护理专业发展具有深远的影响。

2. 整体模式（pattern of the whole）　理解纽曼的健康意识扩展理论，首先要接受健康与疾病是一个整体的观点。我们不应将健康与疾病视为相对独立的部分，而是不可分割的整体。疾病不是外来实体的入侵，而是人与环境相互作用的表现。整体模式通过疾病（或无疾病）表现出来。生理上的疾病或内在情绪活动可以看作是能量流动受阻的结果。尽管我们无法直接观察到能量，但必须承认它是人类领域的重要特征。疾病是能量表现模式的一种，例如高血压可能暗示能量抑制，甲状腺功能亢进则表现为能量的多方向扩散，而糖尿病则是能量利用效率低下。每个人都有独特的生理结构，因此与环境的相互作用也各不相同。通过疾病，人们可以看到自己与环境（包含家庭社区）的互动模式，并据此进行调整。例如，甲状腺功能亢进患者可能需要减少生活中的高耗能活动（如照顾孩子、工作、社交和大量运动等），以保存能量并促进疾病的好转。健康与疾病的整体模式可以比喻为海中的一座岛屿，岛上有两座山，当海水涨潮时，岛屿被淹没，只剩下两座山尖露出水面，在这种情况下，我们可能会错误地认为有两座岛屿。这个比喻说明时间和空间的变化如何影响我们对同一事物的认知。我们在关注患者的异常状态参数（生命体征、检验结果等）时，也应该关注其他方面的健康状态参数。纽曼强调，护理的任务不是试图将一种模式改变为另一种模式，而是将模式视为体现整体信息的方式，尽量去了解个体的独特模式。

3. 意识（consciousness）　纽曼将意识定义为系统的信息能力，是系统与环境相互作用的能力。意识不仅包括认知和情感信息，也包括神经系统、内分泌系统、免疫系统和基因编码等包含的信息。意识可以通过个体与环境互动的质量和多样性来观察，人类系统的发展程度与其信息处理能力和对环境反应的多样化及数量成正比。意识是能量的一种形式，它连接着所有生命物质。所有物质都在向更高层次意识进化，最终达到绝对意识层面，即爱。

纽曼认为"如果护理工作仅仅是机械的执行，缺乏爱，那么它就是无效的"。她引用普里戈金的耗散结构理论，将意识视为一个不断变化的过程。在这个过程中，护士与患者共同经历从混沌到秩序的转变，护士成为患者在这个过程中的伙伴。当个体遇到生活中的"转折点"，如变故、灾难、结婚、生育等，旧规则可能不再适用，需要学习新规则以适应新的情况，这个过程是生命的关键，需要通过与环境的物质和能量交互才能实现。纽曼认为，混沌和秩序都是意识扩展过程的一部分。即使患者处于混沌状态，如疾病，护士也应该与患者共情和参与，帮助患者与环境不断交互，找到新的秩序，激发患者的内在潜能，使其能够主动进入新的健康意识层面。

4. 意识扩展（expanding consciousness） 健康意识扩展理论中的意识扩展过程与阿瑟·M. 扬的人类进化理论过程有相似之处（表 17-1）。纽曼强调了个人意识扩展过程，这一过程始于潜意识状态，受时间与空间的限制，在寻求独特自我的过程中，当旧有的规则无法解除这些限制时，个体开始通过选择来实现转变，最终超越时间和空间的限制，达到一种完全自由的绝对意识状态。纽曼理论的重点在于"选择点"，通常出现在旧规则失效，需要寻找新的规则时。这时，个体会经历一种断裂分离的体验，熟知的事物不再按预期运作，导致人们陷入混沌状态，这种状态预示着个体需要向更高层次意识的转变。纽曼认为，人的自我发展不可避免受时间、空间的制约，然而，通过移动，人们可以控制所处的环境。例如，当身体失能导致活动受限时，随着科学的发展，电动轮椅、移动电话、飞机和互联网等工具的出现，可以帮助人们在空间和时间上扩展自己的移动范围，摆脱时间和空间的束缚。当身体受限时，人们被迫超越物理自我的限制，实现意识超越，达到更高层次的绝对意识。

表 17-1 阿瑟·M. 扬的人类进化阶段与纽曼的意识扩展阶段比较

阶段 （stage）	阿瑟·M. 扬：人类进化阶段 （Young: evolution of human being）	纽曼：意识扩展阶段 （Newman: expanding consciousness）
1	潜在自由（potential freedom）	潜在意识（potential consciousness）
2	捆绑（binding）	时间（time）
3	中心化（centering）	空间（space）
4	选择（choice）	移动（movement）
5	去中心化（decentering）	无限的空间或无边界（infinite space or boundarylessness）
6	去捆绑（unbinding）	永恒（timelessness）
7	真正的自由（real freedom）	绝对意识（absolute consciousness）

纽曼将意识看作一个动态扩展的过程，而非一个静态的实体。她将这一过程描述为"变得更加自我"的过程，在这一过程中，人们不断发现生活更深层的意义，并与他人及世界建立更紧密的联系。比如，尽管疾病让许多人失去了斗志，但通过意识的扩展，人们能够从失去、死亡和依赖的恐惧中解放出来。在生命的旅程中，他们学会了接受衰老和死亡，在苦难中体会平静和人生的真谛。意识扩展有三个表现形式：移动、时间、空间（图 17-3）。

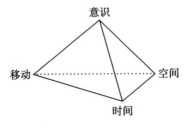

图 17-3 纽曼的健康意识扩展
理论的概念关系示意图

（1）移动：移动（movement）是在两种静止状态之间发生的变化，是"人类意识进化过程中的一个关键选择点"，其任务是发现新的生活规则。移动是意识的体现，是一种自我意识，也是一种交流方式。移动作为意识扩展有两个方面的表现：①空间上的移动。当失能患者被限制活动范围，可以通过电动轮椅来扩展其活动区域。②时间上的移动。身体虽然没有在空间上移动，但因为时间在不断流动，所以从时间维度来说，人也在移动。

（2）时间：时间（time）作为意识扩展有两个方面的表现。①纽曼强调护理措施的安排应当超越传统的时间安排，遵从（考虑）患者的生命节律。护士可以根据患者的个体需求和治疗的最佳方案来安排时间，以实现最佳治疗效果。例如，一位高血压患者，住院前自行服药血压控制尚可，但入院后服用同样药物却无法控制血压。随后责任护士发现，患者在家的习惯是7点起床后服药，但是入院后医院都是安排早上9点统一发药，因此错过最佳服药时间。②时间是意识的测量工具。班托弗在1977年提出，意识指数＝主观时间/客观时间，当这个指数用于衡量人的寿命时，可以解释意识随着年龄增长而扩展。主观时间受个人感知的影响，而客观时间是恒定不变的，通过增加个体的主观时间，可以延长其感知中的寿命。纽曼受到班托弗"时间是意识指数理论"的启发，将这种意识测量方法应用于她的研究。她通过分析研究收集的主观资料和客观资料，论证了意识随着年龄增长而扩展的观点。纽曼进行了一项关于"抑郁是老年人主观时间减少原因"的研究，探讨了随着年龄增长人的主观时间变得不一致的原因，提出感知时间的相对稳定对评估一个人的健康很有帮助。此外，这些研究结果也支持了她的观点，即生命过程是不断向着意识扩展方向进展的。

（3）空间：空间（space）感知在个体间存在差异，且具有多维度特性。每个人的空间感知都是基于大脑中已形成的空间概念。为了实现意识的扩展，个体需要超越自我在空间中的既定定位和限制，进而达到更高层次的意识状态。空间与时间相互补充，当一个人的生活空间在生理或社会层面上受限时，他们对时间的感知往往会相应增加。这种互补性揭示了空间和时间在意识扩展过程中的相互影响和重要性。

5. 模式 模式（pattern）就是关联性（relatedness），是人所呈现出来的整体表现，体现在一个人的动作、言语、交谈以及与他人的互动方式中。模式化的过程是人类能量场相互渗透和转化的过程，随着信息的积累，模式会单向发展，变得更加有条理，朝着更复杂、多样性和高层次意识的方向发展。模式包括三个维度：移动–空间–时间、节律和多样性。

（1）移动–空间–时间：移动–空间–时间（movement-space-time）可以看作整体模式发展的一个维度。移动是生活的本质，是物质的基本属性，也是感知现实和意识到自我的手段。通过移动，人与环境相互作用，并且控制这种互动，使空间和时间成为现实。个人通过移动发现空间–时间的世界，建立个人领域，当移动停止，暗示人与生活发生脱离。时间是移动的功能，世界包含时间和空间，两者有互补关系。例如，当一个人的生活空间减小时，时间就会增加。主观时间传递时间的数量，客观时间是时钟时间。主观时间、客观时间和使用时间与个人空间、内部空间和生活空间密切相关。

（2）节律：节律（rhythm）是移动的基础，移动的节律是经验集成。节律对人际关系有强大的影响，和谐的节律是人际交流满意度的关键，说话声音的节律和停顿、语言和沉默都影响着人际关系。

（3）多样性：模式在不断移动或变化，对每个人来说，模式具有多样性（diversity），移动具有节律性。

6. 模式识别 模式识别（pattern recognition）是对原则的洞察或即时识别，是对真理的领悟，或是对二元对立的调和。模式识别阐明了行动的可能性，是向更高层次意识进化的关键。然而在日常生活中，模式识别是困难的。因为模式具有多样性，处于不断变化中。例如，当我们看到4、8、12、16……这样一组数字时，你可能会推测下一个数字是20，然而事实上真正的数字是4、

8、12、16、18、24、28……此外，模式识别的困难在于我们看到的只是整体事实的一个部分，还应注意每一个模式都可能潜藏于另一个模式中。比如，个体模式潜藏于家庭模式中，家庭模式潜藏于社区模式中。因此，局部理解促进整体理解，整体理解丰富局部理解。护理促进模式识别的发生，通过护士与患者有节奏地连接，用真实的方式来阐明模式并发现更高组织层次的新规则。

纽曼坚持认为模式识别是区分医学和护理的方法，医学范式的焦点是疾病的诊断和治疗，护理范式的焦点是模式识别。护士和患者在模式识别中放弃传统的护患角色，成为合作伙伴，护理被看作护士与患者间的合作关系。

（三）主要概念间的关系

1. 意识是人与环境相互作用进化模式的表现。

2. 人与环境进化模式能够在意识扩展过程中被观察到。

3. 在人类意识进化过程中移动是一个关键选择点。

4. 当我们到达选择点，移动（包括身体和社会）不再是一个选项，我们必须学会超越局限性达到意识的更高层面。

5. 时间是移动的功能，纽曼对不同人群进行研究，发现一个人对时间的感觉与他的移动和步态节奏有关。当个体越是缓慢行走，他感觉到的主观时间就越多，但时钟代表的客观时间并没有改变；当个体越是快速行走，他感觉到的主观时间就越少，但判断的时间比时钟代表的客观时间长。

6. 移动是意识的反应，移动不仅是体验真实的途径，而且也是个体表达自己思想观点和对真实体验的感受途径，个体通过移动来传达自我意识。移动包括语言、姿势或身体在空间、时间的移动等。移动中呈现出来的模式和节律表达个体对世界的观点和感觉。移动提供了一种超越语言传达范畴的信息沟通方式。

7. 时间是测量意识的工具。

8. 移动 - 空间 - 时间的表现是意识的指示器，理解以人的意识为中心的移动 - 空间 - 时间相互关系模式（图17-4）最重要的是理解移动 - 空间 - 时间相互作用的概念，并把它们作为意识进展的整体模式来理解。图中纵横斜线的交叉点代表人即意识的中心，因人而异，因地而异，因时而异。

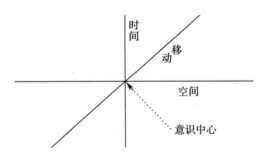

图 17-4　以人的意识为中心的移动 - 空间 -
时间相互关系模式

9. 一个人在身体失去自由时必然在时间和空间找到另一个自己，通过移动发现时空的世界和建立个人领地。当移动受限制，人们就会意识到个人的局限性和旧规则不再有效。当一个人没有移动的力量（物理或社会层面），就有超越自我的必要。当一个人能够认识人类在空间和时间的永恒，他就获得回到意识的自由。

10. 节律存在于生活现象中，并在时空中生动刻画融于物质（意识）中。

（四）对护理学科元范式中核心概念的诠释

1. 人　人是一个开放的系统，与环境有持续不断的互动关系，并从整体中演化出个体模式，这个模式也在不断改变。人是一个整体，不能被分割为几部分，也不能从更大的整体领域中被分割出来；人无论作为个体还是作为一个物种，都能被他们的意识模式所识别；人不能掌控意识，人就是意识；在意识扩展的整体模式中，人就是"意识的中心"，意识扩展就是模式识别。

2. 环境　环境是"开放系统的宇宙（a universe of open system）"，是一个能量场，是所有与个体相互作用的事件、情景及现象。它的优势是可以应用于任何情景，形成护理干预；它的劣势在于其本身是抽象的、多维的、定性的。

3. 健康　健康是意识的扩展，是整个生命演变的模式（这是纽曼理论的核心），是疾病与非疾病的综合，是向更高层次意识转化的过程。

4. 护理　纽曼将护理定义为对人类健康体验的关怀照护，强调没有关怀就没有护理，关怀或爱是护理工作的基本道德精神。她认为，理解她的健康理论的关键任务是能够同时关联移动–空间–时间的概念，并将视其为意识扩展的模式。护理的目标是协助人们利用内在的力量，向更高层次的意识发展。根据纽曼的观点，护理实践的目的是识别人与环境互动的模式，并将其接受为意识演化的过程。护理通过护士与患者之间真实且有节律性的连接促进模式识别，以揭示模式并发现更高层次组织的新规则。

纽曼提倡护理采用一种非干预的伙伴关系模型，其中护理专业人员与服务对象建立基于共同成长和健康目标的伙伴关系，相信在这一关系的发展中，双方都能达到更高意识层次的健康状态。她强调，在意识扩展的过程中，人们需要一个伙伴，尤其是在遭受痛苦和找不到事情意义的时候。护士与患者之间伙伴关系的关键在于相互性，这种相互性在护士协助患者通过模式识别制订和实施选择的过程中体现。当患者面临不知如何处理的情况或旧的生存规则不再适用，需要寻找新的规则时，护士与患者建立联系，不是控制局面，而是与患者互动，分享意识，并帮助识别现有的模式。护士的任务是放下预定的议程，在转变的可能性出现时与患者同在，并支持患者作出决定和选择。

（五）健康意识扩展理论与护理程序

纽曼的健康意识扩展理论提出了一种与传统五步护理程序不同的护理方法。在这一理论中，护理不是通过设定预期目标和衡量结果来进行，因为在意识扩展的过程中，无法预测结果的具体形式。纽曼强调，护理的焦点不在于识别患者的问题、制订计划和采取措施，而在于与患者建立一种基于关怀和信任的伙伴关系。当患者的生活平衡被打破，出现疾病特征时，他们需要学习新规则来建立新的平衡。在这个过程中，患者可能不知道如何表达自己的需求，也不知道如何学习，这时护士作为伙伴的角色就显得尤为重要。护士的任务是提供信息和支持，与患者共同进行模式识别，帮助患者理清自己、确认模式、作出选择、建立新规则，从而达到新的有序状态。

ER17-2
健康意识扩展
理论与护理
程序

在这一过程中，护士与患者之间有五个逐渐递进的步骤：①护士与患者结合的关键点是患者生活中关于意识扩展过程的选择点；②关系中的节律和时间；③寻找关系中的直接需求；④模式识别是过程中的基本要素；⑤个体转变。纽曼强调护理的焦点不是更正患者的错误，不是为患者做什么，而是与患者在一起。

纽曼还引用了全息模型（Holographic Model）来描述护患关系。全息模型强调了事物之间的相互联系性，任何一部分都包含着整体的全部信息。例如，患者的各种疾病表现，如发热、高血压、高血糖等，都是其整体模式的反应。当护士与患者接触时，两者的行为模式会相互干涉，纽曼通过一个生动的比喻来描述护患关系。她将这种关系比作两块鹅卵石被扔进平静的水池，每块鹅卵石的落点产生出一圈圈向外扩散的涟漪，这些涟漪不断向外辐射，直到它们相互遇见，相互作用，最终形成复杂的干涉图案，这些干涉图案不仅扩展了，而且成为了每个原始涟漪图案整体的一部分（图17-5）。护士和患者各自的行为和反应则如同水中的波纹，当两个人相遇时，他们

笔记栏

的个性和行为模式就像这些波纹一样相互碰撞和交织，形成一种交互模式，类似于图中所示的情形。在这种模式中，没有孤立的部分，一切都是作为一个整体。护患关系被视为一个连续的运动流程，其中包含着不断融合和分离的过程。纽曼强调，"护士与患者的关系是有节律地聚在一起和分开"，这种关系是动态的，随着双方的互动而自然发展，就像水面上的波纹一样，时而汇聚，时而分散，但始终是一个整体的、连续的互动过程。

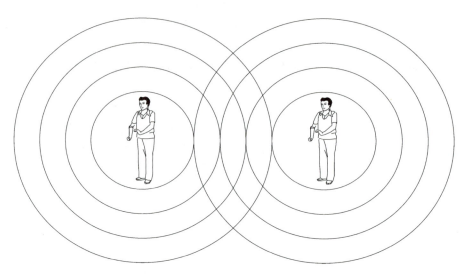

图 17-5　人与人之间干涉的模式图

健康意识扩展理论包括六个阶段：

1. 确定移动、空间、时间及意识之间的基本假设、核心概念及理论关系。

2. 从个体的整体模式中识别出隐含的相关概念。

3. 初始阶段要完成对患者的模式识别，也是就人和环境互动中显现（翻开）和隐藏（折进）的模式。

4. 协助患者作出选择，并看到内在变化。

5. 参与患者意识扩展过程，建立新的模式。

6. 开始新的模式。

将健康意识扩展理论用在临床护理工作中，基于健康疾病整体性，研究者与参与者的整体性，纽曼提出健康意识扩展理论的护理程序为：

1. 建立调查双方的相互关系。

2. 专注于被访问者生活中最有意义的人和事情。

3. 按照时间顺序，组织叙述性数据，排列序列模式。

4. 与面谈者共享访谈信息，获得被访者的意见修改和最终确认。

在纽曼的理论中，疾病被视为个体能量模式的动态表现，这要求护理人员在评估患者状况时，不仅要关注显而易见的疾病症状，还要深入挖掘那些未被患者自觉提及的健康相关因素。假设一位 37 岁的男性患者被诊断为高脂血症，尽管他的早餐习惯包括每天吃两个煎蛋，他可能并未意识到这一饮食习惯与他的疾病有关。在护理实践中，护士通过纽曼的健康意识扩展理论的护理程序，首先与患者建立信任关系，了解其生活习惯和价值观念，也就是不应仅限于显而易见的过度摄入问题，而应全面探究患者的饮食模式，包括他认为健康的行为。其次，护士应当专注于患者生活中最有意义的人和事情，如家庭和孩子，认识到这些因素对其饮食习惯的影响。之后，通过引导患者回顾和叙述其饮食习惯的发展历程，护士帮助患者识别出可能与高脂血症相关的饮食模式。最终，护士与患者共享访谈信息，讨论并确认更健康的饮食习惯，如减少煎蛋摄入并增加全谷物和蔬菜的比例。这一过程不仅增强了患者对自身健康行为的理解，还促进了其生活方式的积极改变，体现了纽曼的理论中护理的全面性和动态性。

 前沿进展

护患关系感知量表的编制与心理测量学评价

　　患者对护患关系作为治愈性转变的感知量表（Patient's Perception of Nurse-Patient Relationship as Healing Transformations Scale，RELATE Scale）是首个基于纽曼健康意识扩展理论构建的工具，专门为衡量门诊成年慢性病患者对其与护士关系转变的感知而设计。通过深入分析18项研究数据，结合5位领域专家的严格评审，RELATE量表在内容效度上得到了充分保证。邀请了311名来自不同种族背景的成年患者参与量表的完成，进一步确保了其广泛的适用性和文化敏感性。经过严格的信度和效度检验，RELATE量表展现出卓越的内部一致性，最终确定了包含体验治愈环境和支持模式识别两个维度的17个条目。该量表不仅反映了成年患者在门诊环境中与护士互动，促进健康转变和生活方式行为改变的复杂过程，也代表了护患关系测量方面的重要理论进展。

　　摘自：ROSA K C. Development and psychometric evaluation of the patient's perception of nurse-patient relationship as healing transformations scale (RELATE Scale) [J]. ANS Adv Nurs Sci, 2023, 46(3): 333-345.

四、理论的应用

　　健康意识扩展理论不同于传统的健康概念，因此被称作一种改革。纽曼对健康的描述以及对这个理论概念的定义和命题都在一个相对抽象的阶段，因此比较难找到具体的测量工具以达到实证科学的要求直接测试，这导致护理学界把她的理论纳入广域理论。

（一）在临床护理中的应用

　　纽曼的健康意识扩展理论为护理实践提供了一种全新的视角，已广泛应用于多种慢性病患者及其家庭的护理中，包括癌症、冠心病、多发性硬化和糖尿病等，其在医院、社区和家庭护理中的有效性得到了广泛认可。

　　在纽曼的健康意识扩展理论中，癌症不仅仅是身体上的疾病表现，而是生活方式不和谐模式的外在表现。通过建立"关怀伙伴关系"（caring partnership），护理人员可以通过对话支持患者识别其生活模式，并从中获得意义，并鼓励他们利用内在的力量进行个人转变，向更和谐的生活方式迈进。这种模式识别不仅帮助患者理解自己的健康状况，也为护士提供了一种更深层次理解患者经历的方法。纽曼的理论强调了在护理过程中应用演化的视角、强调互动过程和建立信任的伙伴关系的重要性，这使得护理人员能够更有效地支持患者参与预先护理计划（advance care planning），特别是在癌症等严重疾病的管理中，帮助患者扩展自我意识，积极参与自己的护理计划。

　　此外，通过研究分析，我们发现教育程度较低、有多种合并症和认知功能障碍的糖尿病患者需要个性化护理，以提高自我意识和依从性。纽曼的理论为护士提供了扩展自我意识和建立关怀伙伴关系的方法，这对于支持患者的自我管理和生活方式改变至关重要。

　　在家庭护理方面，纽曼的理论提供了理解和改善冠状动脉旁路移植术后患者的配偶照顾经验的新视角和方法。通过识别和理解生活模式，照顾者可以获得自我理解和行动的新可能性，这对于提高家庭护理质量具有重要意义。

　　对于临床护士而言，通过反思个人护理经验以及与患者和家庭的互动，培养了模式识别的能力，有助于他们在日常工作中从单纯的技能和任务执行，转变为更深刻地欣赏和理解患者及家庭对他们护理实践的影响和启示。护士通过识别患者生活中的模式，能够提供个性化的护理计划，帮助患者应对健康挑战，并促进他们的整体健康。此外，纽曼的健康意识扩展理论还促进了护士对患者的深刻理解和同情，这对于建立护患关系至关重要。

 应用实例

肌萎缩侧索硬化患者家庭照顾者的生活模式

研究通过应用纽曼的健康意识扩展理论，通过定性访谈，识别了肌萎缩侧索硬化（amyotrophic lateral sclerosis，ALS）患者家庭照顾者经历中的九个主题，具体包括：对ALS症状的初期怀疑与确诊延迟、照顾者获得的支持、支持可能带来的额外压力、对未来的规划、ALS带来的生活适应、照顾角色的障碍、照顾者休息时间的重要性、他人对照顾者的关注点，以及帮助照顾者角色的策略。这些主题描绘了照顾者在ALS患者护理过程中的心路历程，从对疾病早期症状的警觉到面对未来不确定性的规划，再到应对日常生活变化的适应性。这些模式影响照顾者的自我意识和照顾行为，使他们能够更深刻地认识到自己的情感需求、压力点和支持系统。研究结果强调了照顾者在护理过程中的自我成长和意识扩展，以及他们为维持患者尊严和生活质量所做的不懈努力。

来源：SHIPLEY P Z, FALKENSTERN S K. Life patterns of family caregivers of patients with amyotrophic lateral sclerosis[J]. Nurs Sci Q, 2023, 36(4): 356-368.

（二）在护理教育中的应用

纽曼的健康意识扩展理论在护理教育中扮演着至关重要的角色，它不仅丰富了护理学科的理论基础，更对护理实践能力的培养起到了至关重要的作用。在护理教育中，学生不仅要掌握专业知识和技能，更要发展在患者状况变化时进行有效临床推理的能力。面对当前护理教育与实践能力之间的差距，研究人员采用定性研究方法，基于健康意识扩展理论，通过深入的质性访谈，探索了本科护理学生在临床决策过程中的临床推理模式及其发展意义。这为理解护理学生之间的关系建立、认知发展和临床决策制订提供了宝贵的视角，为护理实践和教育带来了深远的影响。

在临床案例研究和项目实践中，学生通过与患者、教师和多学科团队的互动，应用纽曼的健康意识扩展理论来识别生命模式。这种模式识别不仅促进了学生在临床决策中的反思，而且加深了他们对患者需求的理解，帮助他们建立了更深层次的护理关系，并制订更有效的护理计划。

此外，基于健康意识扩展理论，教师通过与学生访谈，观察到学生在转向在线教育过程中经历了从混乱到适应再到意识扩展的心理变化。这一过程涵盖了课程转型（curriculum transformation）、课程适应（curriculum adaptation）和课程扩展（curriculum expansion）三个健康模式阶段。学生最初面对在线教育的挑战时可能感到焦虑和不适应，但随着时间的推移，他们不仅适应了这种新的学习模式，而且学会了更好地管理自己的学习和情绪。

将健康意识扩展理论融入护理教育，教师能够更有效地指导学生在临床互动中识别生命模式，促进他们对患者状况的深入理解，并提供有效护理，这不仅有助于培养学生的批判性思维和临床判断力，还帮助他们在复杂的临床环境中作出明智的决策，实现从学生到专业护士的平稳过渡。通过这种教育方法，学生能够在实践中拓展自己的意识，提高护理服务质量，最终达到优化护理结果的目标。

（三）在护理科研中的应用

纽曼将护理理论、研究与实践视为统一过程，强调护理实践（praxis）是艺术与科学的结合，需要哲学指导和跨学科视角以全面理解。她认为护理研究是实践的素材，通过重塑自我和深入思考，促进理解并指导行动。纽曼提出的研究/实践方法论，专注于意识扩展，已被广泛应用于临床领域，为护理实践提供方向和深刻洞见。

研究者应用纽曼的健康意识扩展理论通过建立关怀伙伴关系和深入对话，帮助患者及其家庭优化预先护理计划，帮助患者识别和表达他们的生活模式和价值观，更好地理解自己的需求和偏好，促进他们对疾病和治疗不确定性的适应和自我实现。也有研究者应用纽曼的健康意识扩展理论，通过定性研究方法，深入分析了儿科护士在与儿童和家庭的互动中发展护理知识，揭示了他们在护理实践中的意识扩展过程（包括调整护理视角，面对挑战和反思，深化对自身角色和护理实践的理解）。这不仅展示了理论在护理研究中的应用，也为护理教育和实践提供了宝贵的洞见，促进了护士专业成长和护理质量的提升。

纽曼强调模式识别在护理实践的核心地位，认为研究应聚焦于实践过程而非仅关注结果，为护理学的发展提供了哲学基础和实践指导，促进了护理专业向更深层次的认知和提升。

五、理论的分析与评判

本部分的评价基于对纽曼的理论以及其他使用或评论此护理理论的出版物的分析的结果。

（一）重要性

纽曼的健康意识扩展理论因其对健康概念的深刻洞察而具有重要的意义。该理论深植于纽曼的作品中，不仅体现了其独特的元范式特征，而且融合了明确的哲学前提。纽曼在构建理论时，虽然借鉴了罗杰斯的模式概念作为发展基础，但也广泛引用了其他学科的研究成果，以支持和完善自己的理论体系。她明确指出，尽管其他学者的见解为她的理论提供了启发，但并非构成理论的根本基础。

该理论的核心焦点在于意识的扩展及其在疾病过程中的演变，但纽曼同样强调，疾病并非意识扩展的必要条件。这一理论为我们理解健康（wellness）、不适（illness）以及疾病（disease）作为个体整体模式的表现提供了独到的视角，挑战了我们对传统健康观念的固有认知。尽管纽曼的理论可能因"健康"一词的传统含义而易被误解，但它实际上提出了一个更深层次的议题：在当今社会，是传统的健康观念还是意识的扩展更值得我们关注？纽曼的理论不仅丰富了我们对健康的认识，也为护理实践提供了新的视角和思考方式。

（二）内部一致性

健康意识扩展理论在一定程度上满足了内部一致性标准。纽曼在构建理论时，借鉴的学者们的哲学观点保持了一致性，尤其是在过程哲学和神秘主义领域。尽管在讨论人类统一性与其对生理结构和功能的描述之间存在潜在不一致性，但通过阐释"精神与物质均源自相同基础实质"的核心概念，这一问题得到了解决。在纽曼的理论中，一切现象均被视为内隐秩序或"绝对意识"的体现。

在概念定义上，纽曼对意识和模式等关键概念提供了清晰的定义，但模式概念的某些维度，如节律、多样性以及移动－空间－时间的具体构成，其定义尚需进一步明确。这通常需要通过深入研究纽曼的多篇出版物来获取全面的理解。此外，纽曼在术语的使用上保持了一致性，从早期的移动、空间和时间到移动、空间－时间，再逐渐演变为移动－空间－时间的表述，反映了她思想的成熟与发展。

纽曼的理论的结构一致性体现在整合了不同文献中的关系命题，而不是依赖单一的出版物来包含所有关系命题。此外，模式概念中的"多样性"维度尚未被纳入这些关系命题之中。这表明，为了全面理解纽曼的理论，需要综合考虑她的多篇作品，因为它们共同构成了理论的完整框架。

（三）简洁性

纽曼的健康意识扩展理论展现了简洁性的特点，其理论框架围绕两个核心概念和一系列关系命题展开。这一理论中，"模式"被赋予独立概念的地位，而非仅仅是"意识"的一个维度，这反映了纽曼对"模式"概念的频繁强调及其在理论中的核心作用。她明确指出，"模式"是构成理论的基石。同时，纽曼的理论中并未将"健康"作为一个独立概念，这是因为她认为健康与不断扩展的意识模式在本质上是一致的。此外，纽曼将移动－空间－时间、节律和多样性视为"模式"概念的不同维度，这一分类也得到了她本人观点的支持。

（四）可测试性

纽曼的健康意识扩展理论在可测试性方面的优势，得益于其创新的研究／实践方法论。该方法论旨在发展护理学特定的知识体系，通过解释学和辩证法的过程，专注于探索意义和促进理解。它采用定性研究和归纳推理的方式，与理论的哲学主张完美契合。该方法论综合了访谈法、叙事研究法、随访研究等多种研究技术，特别强调与患者的深入互动和模式识别，以揭示健康意识扩展的模式。虽然这一方法论并未配备特定的工具，但已经形成了一系列问题体系和评判性思维框架，旨在引导访谈深入进行和数据的高效收集。研究／实践方法论旨在详尽地描述个人经历，捕捉代表健康意识扩展模式的本质。研究／实践方法论的核心目标是细致入微地描述个人经历，捕捉那些能够代表健康意识扩展模式的本质特征。在这一过程中，护士携带理论视角进入护理实践，逐渐融入并成为这一过程的组成部分。随着患者的生命模式与护士的理论理解相互交织，转变便在双方的互动中发生，这不仅重塑了患者的健康观念，也加深了护士对理论的深入理解。该理论通过阐明经历的意义，进一步通过实际经历的数据得到具体阐释。这一过程不仅直接而且迅速适用于护理实践，给参与研究的患者和进行研究的护士都带来了深刻的启发，促进了护理实践与理论研究的有机结合，为护理学的发展开辟了新的视角和路径。

（五）经验性

健康意识扩展理论已经获得实证研究的支持，这一点通过对基于该理论的研究、硕士和博士学位论文的回顾得到了证实。纽曼本人也曾指出，不同的理论视角可以由相同的数据支持，这表明理论的实证充分性并非绝对。随着时间的推移，研究方法已经从早期的定量研究方法演进到近期采用的多种定性研究方法。纽曼的研究路径也经历了转变，从最初尝试使研究适应理论框架，到后来让理论本身引导研究方法的选择。她的研究启示展现了一种发展轨迹，从最初关注单一概念的验证，到识别人与环境之间的相互模式，再到重视护士与患者之间的对话和关系。尽管已有研究在理解健康作为扩展意识的理论和实践方面取得了一定的进展，但为了更深入地掌握其过程和模式，仍需要开展更多基于纽曼研究／实践方法论的研究。

（六）务实性

健康意识扩展理论不仅满足了实用充分性的标准，而且在护理实践中显示出了广泛的适用性和有效性。纽曼特别强调，在应用该理论之前，进行特定的培训是必要的，这确保了理论的深入理解和正确应用。她明确提出了"研究即实践"的观点，将理论研究与实际应用紧密结合，强调了理论在实践中的应用价值。该理论不受特定的个人特征或特定环境条件的限制，具有高度的灵活性和适应性，证明了其跨个体和环境的普遍适用性。该理论已经在个体、家庭和社区等多个层面的护理实践中得到了应用，可以推广到不同的人群和不同的地区，为各种护理情境提供理论指导。

（吴彩琴）

小 结

　　纽曼的健康意识扩展理论为护理学领域提供了一个全面的理论框架。该理论起源于对个体健康体验的深入研究，基于个体与环境互动的基本假说，强调健康作为整体性存在的概念。理论中的核心概念包括意识和意识拓展、模式和模式识别，它们相互关联，共同构成个体健康体验的表现形式。该理论在分析与评判方面显示出重要性、内部一致性、简洁性、可测试性、经验性和务实性。总而言之，纽曼的健康意识扩展理论是一个具有深远影响的理论，它不仅为理解护理学的核心概念提供了新视角、丰富了护理学的理论基础，而且对护理实践、教育和科研具有重要的指导意义。

· · · · **思考题** · · · ·

　　1. 请基于纽曼的健康意识扩展理论，提出旨在改善患者体验或临床结果的护理方法或干预措施。

　　2. 纽曼的健康意识扩展理论如何在养老院、社区进行运用？

　　3. 某晚期癌症患者已明确表示希望避免任何进一步的侵入性治疗和护理，但其家属坚持要求进行更多的测试和治疗，因为他们无法接受放弃治疗的决定。假如你是患者的责任护士，应如何运用健康意识扩展理论作出伦理决策？

笔记栏

ER18-1
艾达·J. 奥兰
多的护理程序
理论

第十八章

艾达·J. 奥兰多的护理程序理论

📄 导入

　　为了人际关系或现场实际情况需要，人们往往不会通过语言表达自己的真实需要或感受，有些人也缺乏表达自己真实需要的能力，这种"心口不一"的现象在护理领域也常常存在。那么患者到底需要什么？真实想法和要求是什么？什么样的护理干预才能解决真实问题？这对护理专业提出了巨大的挑战，需要护理人员具有高度的责任心，审慎的工作态度，高度的职业敏感性以及专业的"火眼金睛"。因此有合适的理论或框架，作为一种规范化的实践指导非常重要。艾达·J. 奥兰多（Ida Jean Orlando）的护理程序理论不仅为护理实践提供了坚实的指导，更为整个医疗护理行业的发展注入了新的活力。奥兰多的护理程序理论，以其系统性和科学性而著称。它强调以患者为中心，通过全面的评估、制订个性化的护理计划、实施护理措施以及持续的评价与调整，确保患者得到最优质的护理服务。这一理论不仅提高了护理工作的效率和效果，更让患者在治疗过程中感受到了更多的关爱与尊重。该理论在教育和科研等领域也被广泛应用并得以丰富和完善。

一、理论家简介

　　奥兰多是意大利裔美国人，1926 年 8 月 12 日出生于纽约，早年便展现出对护理学的浓厚兴趣与天赋，是一位在护理理论领域有着重要影响的理论家。她的教育背景丰富且多元，一生拥有丰富的职业经历，做过临床实践者、教育者、研究者和顾问；临床工作期间，她在产科、内科、外科和手术室等多个科室工作过，曾担任过临床督导和护理主管。奥兰多还担任多种学术职务，如在波士顿大学护理学院讲授护理理论和指导研究生，担任新英格兰高等教育管理委员会（the New England Board of Higher Education）项目顾问，马萨诸塞州沃尔瑟姆（Waltham）地区州医院（Metropolitan State Hospital）主管教育和科研的护理主任。她还在多家护理学院、卫生部门担任护理管理和护理教育方面的顾问。这些经历为她日后在护理理论上的建树奠定了坚实的基础。

　　奥兰多于 1947 年毕业于纽约医学院劳尔第五大道医院，这为她打开了护理实践的大门。1951 年，她获得纽约市圣约翰大学学士学位，主修公共卫生护理专业。这一学习经历使她对公共卫生和护理学的结合有了更深入的理解。然而，奥兰多的学术追求并未止步于此。1954 年，她进一步获得哥伦比亚大学师范学院硕士学位，主修教育和精神卫生护理专业。这一跨学科的学习背景使她的护理理论更具深度和广度。同年，她就职于耶鲁大学护理学院，担任精神卫生和精神病护理学的副教授和研究生教育项目主任。在这一岗位上，她不仅将自己的学术理念付诸实践，还培养了一大批优秀的护理学者和实践者。当时耶鲁大学护理学院正由本科教育转向研究生教育，开始将精神卫生的基本概念引入课程体系中，奥兰多负责了一项由美国国家精神卫生研究所（National Institute of Mental Health）资助的研究项目——精神卫生原则在护理学基础课程中的整合。正是在这个研究项目的实施过程中，奥兰多发展了她的理论，并于 1961 年出版了第一本著作《动态的护－患关系：功能、程序和基本原则》（*The Dynamic Nurse-Patient Relationship:*

笔记栏

Function，Process，and Principles）。该书多次印刷，有至少5种语言版本，1990年由美国护理联盟再版。该书的出版标志着奥兰多审慎的护理程序理论（Deliberative Nursing Process Theory）的形成。

1962年，奥兰多移居马萨诸塞州，受聘于巴尔的摩一家精神科医院——麦可林医院（McLean Hospital）和一家老兵医院，担任精神卫生临床护理顾问。在麦可林医院，她将自己的理论作为护理实践框架，制订了护士训练计划，并依照理论重新调整了医院的护理服务模式。她还获得了心理卫生学会的基金资助，对该护士训练项目进行评估。1972年，她的第二本著作《护理程序的规范和教学：评价性研究》（*The Discipline and Teaching of Nursing Process: An Evaluative Study*）公布了这一阶段的研究成果。奥兰多的理论贡献主要体现在她对护患关系的深入阐述。她认为，护士对患者的反应可分为机械的反应和审慎的反应。机械的反应指的是护士按照固定的程序和规则来照顾患者，而审慎的反应则要求护士主动了解患者的行为含义，真正理解患者的需求，并与患者建立有效的沟通。这一观点强调了护士在护理过程中的主动性和人文关怀，有助于提高护理质量和患者满意度。此外，奥兰多的护理程序还包括一系列具体的实践步骤。她强调护士要具有主动了解患者行为含义的意识，学会与患者沟通，把彼此间的误会减到最少。同时，她还提倡护士将护患间的解释和求证行为模式化，以促进护理程序的应用，提高护士理解自身和患者行为与反应的能力。这些实践步骤为护士提供了具体的行动指南，有助于提升护理实践的效果。

奥兰多作为一位杰出的护理理论家，她的学术贡献不仅丰富了护理学的理论体系，还为护理实践提供了有力的指导。她的理论强调了护士在护理过程中的主动性和人文关怀，为提升护理质量和患者满意度作出了重要贡献。在未来的护理学发展中，奥兰多的理论将继续发挥重要作用，引领护理学走向更加人性化、科学化的方向。

二、理论的来源

在奥兰多之前有多位学者提出护理理论，但这些理论往往源于其他专业领域，奥兰多的理论是在观察和分析本人记录的护士与患者互动活动的基础上形成并发展起来的，她是第一位基于护理实践总结归纳提出护理理论的学者。她在负责耶鲁大学的研究项目时，用了3年时间观察和记录了2 000次护患沟通过程，在分析护患双方的活动时，奥兰多尝试为所记录的护理活动分类，但她发现最终只能将其分为"好的"护理或"不好的"护理。她对这两类行为进行了定义，然后随机抽取了记录样本，请具有不同经历和教育背景的护士按她的定义对样本进行分类，结果这些护士的分类结果与她自己的结果相同。奥兰多进一步思考，是什么促成了好的或不好的护理行为的发生呢？她在此基础上进行分析，最终提出了审慎的护理程序理论。奥兰多的理论中的一些主要概念，如感知、意图和对意图的评价等，也是20世纪50年代产生于美国实用主义学派的符号互动论（Symbolic Interactionism）的主要概念，奥兰多也运用了符号互动论的有关研究方法。

三、理论的主要内容

奥兰多审慎的护理程序理论关注的是护士与患者的互动关系，她强调在护理程序中患者参与的重要意义。在她看来，护理是一个特殊的、独立的专业，护理的功能是通过观察患者的行为、发现并满足患者的即时需要。护士对患者行为的即时反应（包括感知、想法和情绪）应与患者分享以确认反应是否正确或需要纠正，通过这个审慎的护理程序才能满足患者的即时需要。护士应主动了解患者行为隐含的意思，能够真正理解患者行为的含义，学会与患者沟通，减少彼此间的误解。护士还要学会把护患间的解释和求证行为模式化，促进护理程序的应用，提高护士理解自身和患者行为与反应的能力。奥兰多的理论包括以下4个部分：

笔记栏

基本假设——奥兰多认为护理是一个科学和专业的领域，有其独特的知识体系和技能要求。她提出了4个关于护理的基本假设，包括关于护理的假设、关于患者的假设、关于护士的假设，以及关于护患关系的假设。

主要概念——在她的理论中，奥兰多定义了几个关键概念，包括患者的当前行为、即时反应和审慎的护理程序等。这些概念帮助解释了护理工作的本质和过程。

护理程序——奥兰多强调了护理程序的重要性，这是一个系统性的方法，用于评估、计划、实施和评价护理活动。她认为，通过遵循这个过程，护士能更好地理解和满足患者的需求。

核心概念的诠释——奥兰多对护理学的核心概念进行了独特的诠释，例如她认为护患关系不仅仅是治疗性的关系，而是一种合作和互动的关系。

（一）理论的基本假说

作为早期的理论家，奥兰多在理论中对假设、概念和命题都缺乏系统阐述，因此她的理论只有隐含假设。

1. 关于护理的假设

（1）护理是不同于其他学科的独立的专业：当时的护理学之所以还没有成功确立自己的独立性，是因为护理学与医学及其他学科功能上的区别不够明晰。

（2）专业的护理具有独特的功能并产生独特的效果：护理所特有的功能是所有护理活动共有的特性。专业的护理的核心问题是患者的"即时"体验，当护士执行了护理的特有功能后，会产生特有的结果，而这些结果是患者本人或非专业人员所无法达到的。

（3）非专业的护理与专业的护理是不同的：非专业的护理是一种社会行为，是常识性的，存在于各类人群中，如照顾婴儿、饮食调理、某些保护性措施等。专业的护理是专业的护理人员通过专业性的评估，寻找患者不适的原因，确定缓解这些不适所需要的帮助，设计满足患者需要的护理方案。护理的效果可通过患者的语言和非语言行为表现出来。区分专业的护理和非专业的护理，有利于阐明护理的社会责任。

（4）护理与医疗是合作的关系：早期，奥兰多认为医疗和护理是密切合作的，但两者有区别，医生的职责是预防和治疗疾病，而护士的职责在于帮助患者在接受治疗的过程中保持身心的舒适。后期她则明确指出，护理服务的对象既包括患者，也包括健康人；护理行为可以存在于医疗机构，也可以存在于其他任何地方，即有护理需要的地方就有护理实践。

2. 关于患者的假设

（1）每位患者对帮助的需要都是独特的：因为每位患者都是特殊的、个性化的，护士应针对每一位患者的"即时"需要提供帮助。

（2）患者并不天生具备表达自身需要的能力：护士应明白除非有护士的帮助，或者事先已经建立了一种良好的沟通模式，否则患者很难说清楚自身不适的实质、这些不适对其产生的影响以及需要什么样的帮助。若不能理解这些，护士也就不能及时给予患者有效的帮助，而这又会进一步加重患者的不适。因此护士必须学会根据患者的行为来发现他们的不适或需要。

（3）当患者不能独立地满足自身需要时，他们会感到不适并依赖护士的帮助。换言之，若患者能够独立完成医生指定的行为并能够满足自身的所有需要，那他们就不需要护士的帮助。因此护士要能够准确判断患者是否需要帮助。

（4）患者行为具有"深层含义"：患者行为的内涵往往与其外在表现不同，护士在观察到患者的行为后，需要进一步的沟通才能理解这些行为的真正含义。

（5）患者能够并且愿意与护士进行语言或非语言沟通：奥兰多认为，与能够进行语言沟通的患者的沟通是最有效的。对无法进行语言沟通的患者，如幼儿、昏迷或无法讲话的患者，可鼓励患者家属参与，或者根据患者有声的非语言行为，如抽泣、笑、喊、叹息及其他表现作出判断。

3. 关于护士的假设

（1）护士对每位患者的反应都是独特的：护士对患者行为的反应有赖于本人的护理经验。护士对自己每一次的反应和采取的护理措施都应审慎思考，以确定这些护理措施对患者的独特意义。

（2）护士有责任帮助患者避免和缓解不适：护士必须致力于消除那些对患者生理和心理舒适感产生不良影响的因素，而且不能增加患者的痛苦。

（3）护士的思维能力是帮助患者的主要工具：在临床护理情境中，护士潜意识里的感知和想法并不重要，护士的语言和行为才是护士反应的结果，对患者而言是最重要的。而护士在把自身的感知、想法转化为护理行为的过程中，主要的工具就是自己的思维。

（4）护士对患者行为产生的机械性反应达不到预期的护理效果：如果护士没有预先与患者沟通，所实施的护理往往是无效的，因为患者的感受未受到关注。

（5）护士通过自省来提高护理水平：护士要想提高自身的知识和技术水平，需要不断反思自己说了什么、做了什么，以及这些言行如何影响了患者，为什么有效，为什么无效等。

4. 关于护患关系的假设

（1）护患关系是一个动态的整体：在护患互动的过程中，护士的言行会对患者产生影响，患者的言行反过来也会影响护士。如果护士主动与患者探讨其行为的意义，患者更愿意说出自己关心的问题。而一旦患者获得了帮助，并开始信任护士，护患之间的沟通会变得更加主动和坦率。

（2）通过感官所获得的信息是护理资料的主要来源：护士主要通过自己的直接体验收集主观和客观资料，这些资料包括护士对患者行为的感知，以及继而产生的想法和情绪。

（二）理论中的主要概念

1. 专业护理功能（professional nursing function）——组织原则　奥兰多认为专业护理功能是"发现并提供帮助满足患者的即时需要"，护理是对正在经受或将要经受无助感的个体的反应，护理聚焦于提供满足即时体验的照护过程，护士可为处于任何环境中的个体提供直接的帮助，以避免、缓解、消除或治愈个体的无助感。患者的无助感、压力或需要可源于躯体不适、对环境的不适应及某种需要无法满足的体验。护士的职责就是通过直接提供护理和/或向患者转介其他服务，帮助患者满足即时需要。专业护理实践的核心就是理解在护士与患者之间发生了什么，并为护士提供一个帮助患者满足即时需要的组织原则和框架。

2. 患者的当前行为（patient's present behavior）——问题情境　奥兰多认为，护士要想能够及时发现患者寻求帮助的即时需要，必须首先确认问题情境。患者的当前行为和即时体验的痛苦（或即时需要）是有关系的，通过观察和分析患者的当前行为，护士可以判断患者是否处于问题情境。患者的当前行为可以是语言的，如提出问题、提出要求或表明某件事情；可以是非语言的声音，如呻吟、哭泣、咳嗽、喘息等；还可以是非语言行为，如眼含泪水、肤色变化、步态变化、涨红的脸、紧握的拳头以及血压、脉搏等生理表现。无论患者的当前行为的表现形式如何，都可能提示患者渴望得到帮助。

以上这些患者的当前行为会引起护士的注意，护士应当思考这些行为是否代表患者正在遭受痛苦，或者能够明确患者遭受痛苦的实质是什么。要回答这些问题，护士必须对这些行为所提供的线索做进一步的探究，找出行为背后的真正含义，从而确定患者的即时需要。而在寻找问题和解决问题的过程中，护士和患者双方都必须参与其中。首先，护士必须主动帮助患者表达其行为特定的含义，以确定患者遭受的痛苦究竟是什么；其次，护士必须与患者探讨这些痛苦的原因、影响等，以确定患者所需要的帮助。护士对护理功能的理解和掌握，与其对护理中问题情境的判断能力有关。

3. 即时反应——内部反应　奥兰多在她的理论中非常强调"即时性"（immediacy）。她认为，

笔记栏

护士应对患者的当前行为作出即时反应（immediate reaction），护士的即时反应是一种内部反应，即护士对患者当前行为的感知（perception）、随之而来的想法（thought）和情绪（feeling）。护士若能够观察并判断出患者的即时需要，并提供帮助满足患者在"即时性"体验下的即时需要，若所提供的护理是有效的，则可看到患者的行为发生"即时性"好转，患者能更好地照顾自己，增进健康感。

奥兰多认为，个体对事物的感知和行动过程分为4个阶段：①个体通过五官"感知"一个或多个客体。②这些"感知"自动地引发一些"想法"。③每个想法会自动地引起某种"情绪"。④个体采取行动。这些阶段是在瞬间、自动地（或机械地）按一定次序完成的，其中前3个步骤就是个体的即时反应。

对于每一个问题情境而言，护士的即时反应都是独一无二的。护士对患者当前行为的观察是其即时反应的基础。奥兰多指出，护士对患者行为的"感知"所引起的"想法"，反映了护士对这些"感知"的理解。这种理解可能正确，也可能不正确。护士应批判性地看待自己的即时反应，这样有助于理解患者行为的真正含义。护士区分自身感知、想法和情绪的能力越强，越容易发现患者痛苦的实质。为此，奥兰多提出了审慎的护理，以帮助护士合理运用自己的即时反应。

4. 审慎的护理程序（deliberative nursing process）——反思探究　奥兰多将护理行为分为两类，产生良好结果的护理行为称为审慎的护理程序或审慎的反应（deliberative response），产生不良结果的护理行为称为机械的反应（automatic response）。机械的反应是指护士无视患者的感受和需要，按以往惯例、常规等作出决定；审慎的反应则是护士和患者经过一个共同参与的沟通过程，确定患者的需要后进行的规范的专业反应（discipline professional response）。奥兰多认为，通过审慎的护理程序才能产生良好的护理效果，这是因为，护患关系是一个动态的过程，护士和患者的行为相互影响。理解患者的行为是一个复杂的过程，护士必须关注患者行为背后的意义而非自己的假设。

在沟通过程中，每一方都会产生即时反应，如果不能清晰表达自己的感知、想法和情绪，对方是无法了解的，这就是隐晦的人际交往（图18-1）。如果护士不对患者说出自己的感知、想法和情绪，患者就不会了解护士为什么要这样做或那样做。如果护士未与患者确证自己的感知、想法和情绪，就无法确定所提供的护理行为对患者来说是否是正确的、有帮助的或合适的。奥兰多认为在护患双方没有进行良好沟通的情况下采取护理行动是导致护患冲突的重要原因，因为护士给予的护理未必是患者需要的。反之，如果护患之间建立起一种动态的、"外显"的关系（图18-2），患者就更容易表达自己的需要。如果护士在观察到患者的当前行为后，能够与患者探讨自己的即时反应，将自己的感知、想法和情绪与患者交流并确证，患者的痛苦就可以减轻，对患者提供帮助的护理措施就能够为患者所接受，不易引起护患冲突。因此奥兰多认为护士应用审慎的护理程序比应用机械的反应节约成本。

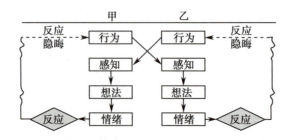

图18-1　隐晦的人际交往

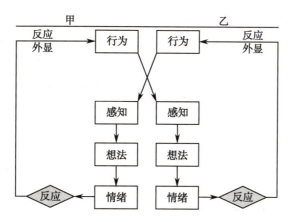

图 18-2　动态－外显的关系

5. 改善——问题解决　奥兰多强调要重视对所采取护理措施效果的评价，但并不是评价护理活动本身，而是评价护士自己的行动如何对患者产生了影响，在提供护理措施后，患者是否真正得到了帮助，患者情境中的问题是否得到了解决。如果患者的即时需要得到了满足，护士减轻或彻底消除了患者的无助感，患者就会出现语言性或非语言性行为的改变，护患情境中的问题就会消失，护患关系变得和谐、统一。奥兰多认为审慎的护理可使患者的行为不断得到改善（improvement），并产生积极的累积效应。

（三）对护理学科元范式中核心概念的诠释

1. 人　奥兰多认为人是具有需要的发展的生物，是具有自我的主观感觉和情绪的个体，而这些主观感觉和情绪未必能直接观察到。

2. 健康　奥兰多并未对健康的概念进行界定，但从她的理论可看出她认同"健康是一种安适感，需要得到满足，舒适感"。

3. 环境　奥兰多的理论也并未定义环境，理论只关注患者个体的即时需要，未提及患者家属及其他群体，也未阐述环境对个体的影响。

4. 护理　奥兰多认为护理是对那些有或将有无助感的人作出的反应。护理的核心是患者"即时性"体验下的照护过程，以避免、缓解、减轻或消除个体的无助感。护士通过自己的反应（包括感知、想法和情绪）发现并帮助患者满足即时需要。护理的目标是增加患者的安适感、自我照护能力和促进患者行为的改善。

（四）审慎的护理程序理论

奥兰多提出的审慎的护理程序与现代护理学的护理程序有所不同（图 18-3），她的护理程序阐述的是护士了解患者的当前行为的含义、发现患者的即时需要并提供帮助满足患者即时需要的

ER18-2
审慎的护理程
序理论

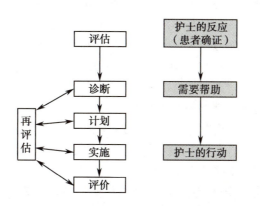

图 18-3　现代护理程序与奥兰多护理程序的对应关系

笔记栏

199

基本过程。对应于现代护理学的护理程序，护士对患者行为的反应相当于评估步骤，对患者问题情境的确证，即判断患者需要的帮助，相当于诊断步骤，而护士的行动即为实施步骤。但总的来说，两种护理程序的总体特征是相似的，都是关于护士与患者交互的过程，都强调护患之间的互动，且将患者视为一个整体，虽然奥兰多在理论中并未提到"整体"（holistic），但她强调为患者提供整体的护理。这两种护理程序都被用于指导和评估护理实践，并且它们描述的都是审慎的专业护理过程。

1. 评估——护士的反应　在奥兰多的护理程序中，评估始于患者的当前行为，患者的当前行为刺激护士作出即时反应，此时护理程序开始。护士的反应包括四个连续部分，即护士正确感知患者的行为、思考所感知的事物、产生相应的情绪并与患者沟通，确认自己的感知、想法和情绪是正确的。评估基于直接的和间接的资料，直接资料包括患者的当前行为（语言或非语言的行为表现），以及该患者或其他患者以往出现过的相似问题情境；间接资料包括患者的医疗护理记录、其他健康保健人员的信息等。奥兰多认为，护士通过感官感知到的患者的任何情况，以及随之产生的想法和情绪（如关心、焦虑等），都应该通过语言或至少部分通过语言对患者表达出来，而且是以一种"我认为……"的方式表达，并向患者询问以确定自己的即时反应正确与否。例如，"我在给您换造口袋时，看到您闭上了眼睛，我想您可能是在担心自己学起来有困难，是吗？"在询问之后，请患者给予证实或纠正，用以判断患者是否处于问题情境。

2. 诊断——需要帮助　奥兰多理论中与护理诊断相对应的步骤是确定患者需要帮助，护士经过与患者沟通后，确认患者需要帮助，当然护理诊断的内容不仅仅是列出需要帮助，还要有帮助的具体指向，并根据患者对需要满足的迫切性确定提供帮助的先后顺序。

3. 实施——护士的行动　护士一旦确认了患者需要即时帮助，就可以通过护理活动完成护理程序。护士的行动有两种方式，一种是机械的行动，例如护士遵医嘱给患者口服安眠药，执行医嘱是活动的目标，而非满足患者即时需要的目的；奥兰多认为在制订护理活动的计划时，患者是一个积极的参与者，因此护士应采取第二种方式，即审慎的行动。审慎的护理活动的判断标准有以下四种：①护理活动是在证实了护士对患者当前行为的反应是正确的基础上采取的。②所采取的护理行动是与满足患者的即时需要相关联的。③护士在完成护理活动后立即能证实活动是有效的。④护士行动时避免采取与满足患者需要无关的行动。

奥兰多在理论中并未提及计划和目标，但从她的阐述中可看出审慎的护理程序的目标就是满足患者的即时需要，避免、缓解、消除或治愈个体的无助感，使患者的行为得以改善。

 应用实例

用奥兰多审慎的护理程序指导护理实践

刘某，35岁，经腹子宫全切术后第1天。15：00时，护士小李走入病室，发现患者生命体征稳定，但稍显烦躁。患者表示怕冷。护士观察环境发现1小时前她所在病室收入1名新患者，该患者是一位70岁妇女，有2位家属陪同，他们说话声音有些大，进来后觉得病室内太热，就将窗户打开了。于是护士将窗户关上了。

【患者的当前行为】患者刘某已经睡醒，表情烦躁。

【护士的即时反应】护士察觉到患者刘某的烦躁，思索造成患者行为改变的原因。护士小李想到的第一个可能是术后疼痛，于是询问患者刘某："您看上去不太舒服，是因为疼痛吗？"患者刘某回答："不，我不疼，我就是想睡觉又睡不着。"这时，小李听到旁边那位新入院患者大声说房间里太热了。小李又低声询问："那您觉得热吗？"患者刘某摇头否认。小李再次低声询问，是否因为旁边这家人的喧闹声吵得她睡不了觉，患者刘某点头称是。

小李检查了止痛药记录，发现护士1小时前给患者刘某用过止痛药。因此确认了患者刘某的烦躁是因为同室人员声音过大造成的。

【护士的行为】小李微笑着对新入院患者及其家属解释了刘某的情况，并告诉他们患者需要安静的环境以利于休息和康复，同时为这家人提供了病区的公共休息区以供他们沟通交流。30分钟后，小李再次巡视，发现患者刘某已经入睡，确定审慎的护理行为起效。

四、理论的应用

（一）在临床护理中的应用

奥兰多的理论在实践中得到了广泛应用。临床实践护士和护理教育者使用她的理论框架来指导临床决策和教学。奥兰多的理论提出后，很快被用于多个护理实践领域。早期主要是用在精神卫生护理领域，如美国中密苏里州精神卫生中心（the Mid-Missouri Mental Health Center）和加拿大新斯科舍（Nova Scotia）省一家综合医院的精神科。奥兰多的学生在当时的波士顿贝丝以色列医院（Boston's Beth Israel Hospital）担任项目顾问，推广奥兰多在护理实践中的应用。1994年，新汉普郡医院（the New Hampshire Hospital）护理部将奥兰多的理论用于护理实践和护理管理。在这些医院中，奥兰多的理论被用作指导护理实践的框架，但最主要的应用目的是促进即时的护患沟通，如1996年罗森塔尔（Rosenthal）将奥兰多的理论用于围手术期护理，通过个案研究提出奥兰多的理论适用于手术室护士与患者之间建立良好的动态关系。近年来该理论在我国护理实践中应用很广泛，引导护理行为更加科学化和人性化。

（二）在护理教育中的应用

奥兰多在她的第一本著作中提及她发展理论的目的是"给护理专业的学生提供一个有效实践的理论"，自1961年以来，她的理论确实为护理教学和培训提供了有用的概念框架。奥兰多发现为护士提供培训促进其对患者行为的理解，对改善护理效果有益，因此她开发了一个护理过程记录单，用于帮助护士判断自己的行为是否属于审慎的护理程序。她将这个工具用于对护生的教学中，发现可促进护生对患者行为的即时反应的表达、对自己即时反应正确与否的确证或纠正。这个工具目前仍然在护理教育中广泛应用。奥兰多的理论在多国的护理院校中均有广泛应用，对护理教育的发展产生着积极的影响。例如，美国南达科塔州立大学（South Dakota State University）应用哈格蒂（Haggerty）基于奥兰多的理论提出的沟通模式培养新生，该校教师还将奥兰多的理论用于提高高年级护生的沟通能力。哈格蒂和阿卜杜利（Abdoli）等以及其他学者探索了护生对处于不同类型困难情境下患者的即时反应，提出在教学中仅强调沟通和心理社会能力并不能有效提高护生的探究能力，建议以奥兰多的理论为框架帮助护生深入理解护患交流的过程及目的，促进护生的沟通能力。我国学者黄潇在2020—2022年进行了基于奥兰护理程序理论的护理干预对行内镜黏膜下剥离术治疗的胃癌前病变患者心理状态的影响的研究，取得了良好效果，该干预能有效改善患者负性情绪和对疾病进展的恐惧程度，对提高其社会心理适应水平发挥了积极作用。

 应用实例

基于奥兰多护理程序理论的护理干预对行内镜黏膜下剥离
术治疗的胃癌前病变患者心理状态的影响

该研究探讨了基于奥兰多护理程序理论的护理干预对行内镜黏膜下剥离术治疗的胃癌前病变患者心理状态的影响。干预后统计干预组和对照组的社会心理适应水平、对疾病进

笔记栏

展的恐惧、焦虑及抑郁程度并分析。结果显示基于奥兰多护理程序理论的护理干预能有效改善行内镜黏膜下剥离术治疗的胃癌前病变患者的负性情绪，并降低患者对疾病进展的恐惧程度。

　　奥兰多护理程序理论认为护理工作的关键在于发现并满足患者的即时需求，这是实现护理功能的基础。该理论注重护理人员感知患者各种形式的语言和非语言反应，认为这些反应代表了患者在寻求某种帮助，基于奥兰多护理程序理论的护理干预要求护理人员在感知到患者的异常反应后不直接依据经验进行机械的反应，而应在采取行动前先了解患者的思想、观念或情绪，进一步明确患者需求后再进行审慎的反应，这有利于护理人员和患者相互了解彼此的真实想法和目的，提高护理工作的针对性和适应性。

　　来源：黄潇. 基于 Orlando 护理程序理论的护理干预对行内镜黏膜下剥离术治疗的胃癌前病变患者心理状态的影响［J］. 医学理论与实践，2023，36（17）：3019-3021.

（三）在护理管理中的应用

　　20 世纪 70 年代初，护理学者施密丁（Schmieding）将奥兰多的理论引入护理管理及护理领导力领域。她将奥兰多的理论作为分析框架，进行了一系列的研究，以了解护理管理者面对护理工作中的问题情境时的反应过程。她发现大部分护理管理者并不认为护士所提出的情况属于问题情境，在与护士的交互过程中，管理者的情绪往往是负面的，并且未经审慎的探究就采取行动。她理论性地分析了管理者与护士的互动、管理者决策和采取行动过程的实质，认为奥兰多的理论有助于改善护理管理效果。此外，包括奥兰多本人在内的多位学者也在护理管理中应用了审慎的护理程序理论。

（四）在护理研究中的应用

　　奥兰多的理论在护理研究领域接受度也较高，已有多项实证研究证实其理论的有效性。护理研究者发现护士应用审慎的护理程序可帮助患者应对疼痛、减轻焦虑、减轻入院初期或术前的应激；帮助母亲掌握更多疾病治疗知识，促进儿科手术患儿的配合和减轻术后并发症；可以促进急诊科护士克服与家庭暴力受害者沟通的障碍。许多研究将奥兰多的理论作为研究的组织框架，如奥尔森（Olson）和汉切特（Hanchett）应用奥兰多的理论作为设计框架，探索护士表达的同理与患者感知到的同理及患者心理不适之间的关系，发现护士表达的同理、患者感知到的同理均与患者心理不适成负相关，而护士表达的同理与患者感知到的同理成中等程度正相关。还有一些研究将包括奥兰多的理论在内的多个理论整合发展出新的理论或模型，如谢尔顿（Sheldon）等将社会信息加工理论与奥兰多的理论相结合，用来解释护士对患者的反应过程，从而进一步发展了理论。

五、理论的分析与评判

　　1. 理论的重要性　奥兰多的理论形成于 20 世纪 60 年代，和其他一些致力于护患关系研究的理论家一样，她的理论推动了人们对护理实践看法的转变，这是一种里程碑式的转变，人们从只注意护理的现象转向关注护患间互动的过程及可能产生的结果。学者们认为奥兰多的理论的最大贡献在于为评估患者即时需要和评价护理活动的结果提供了有效的程序，并提出了护理区别于其他专业的独立性特征。

　　2. 理论的内部一致性　奥兰多在她的两本著作中对理论的描述比较清晰，理解起来并不困难。但作为早期发展的护理理论，对某些护理学核心概念，如环境、健康、护理效果等，并未作出明确的界定；尤其是对有关护理结果的一些变量，如患者行为的改善、痛苦、无助感、对帮助的需要等未作出解释。因此在判断护理活动的效果时，无论对机械的行动还是审慎的行动，其护理效果均难以判断，理论的内部一致性有待提高。

3. 理论的简洁性　奥兰多的理论中所涉及的概念较少，概念间的关系相对简单，容易理解，在阐述有关人际交往的模式和审慎的护理程序时逻辑较为清晰，为临床护理实践提供了基本的思考和执行的框架，用于指导和改进护理实践。但在理论的一些重要概念使用上存在多词替代描述的现象，如对"有效的护理"的描述就包括"规范的专业护理程序""没有无助和痛苦的感觉""满足患者的需要"等，这种同义反复的情况在一定程度上影响了理论的逻辑性。

4. 理论的普适性和可推广性　奥兰多的理论的应用主要集中于临床实践、护理管理和护理教育等领域，虽然系统应用的报道并不多，但理论中的一些概念和思想已广泛应用于许多护理教育和临床实践机构。奥兰多的理论具有较强的实用性，对护理实践和护理研究具有较强的指导性，可用于指导护士与患者的有效互动，从本质上保证了患者得到满足其即时需要的护理。但是奥兰多的理论的普适性有待加强，奥兰多在讨论理论的应用情境时关注的是护士与患者个体间的互动，在她的理论中，护理对象是有意识的、能够沟通的并需要帮助的患者，并且护士只关注患者而不关心患者家属或其他群体的影响。在最初提出理论时，她更关注住院的患者，而后期她将护理对象的范围扩大到任何场合有即时需要的患者。另外，奥兰多的理论强调的是患者的"即时性"体验，缺乏延续性护理的内容，这是理论的可发展之处。此外，理论在假设中把护理的对象限定为接受治疗和不能满足自身需要的患者，可能过于局限，需要与现代护理观念同步发展。

5. 理论的假设基础经受考验　奥兰多本人及其他研究者已开发出基于理论的概念框架及其他测量工具，用于护生和临床护士沟通能力的培训，相关研究报告在一定程度上验证了奥兰多提出的理论假设。

（琚新梅）

小　结

奥兰多的护理程序理论起源于20世纪中叶，围绕护患关系、护理程序的动态性等概念展开，旨在从护患关系建立和护理服务提供的角度提升护理工作的专业性和科学性。该理论强调了护理专业与其他专业的区别，提出了护理的独立性特征。为适应不断变化的护理需求和医疗环境，奥兰多的护理程序理论也在不断发展和完善，尤其是与优质护理服务理念相结合，可进一步提升临床护理实践质量。尽管该理论在护理实践中具有重要价值，但其内部一致性仍有待提高。总的来说，奥兰多的护理程序理论为护理人员提供了一个结构化的框架，以更有效的程序进行护理评估、诊断、实施和评价，从而提高护理质量。

思考题

1. 奥兰多在审慎的护理程序理论中未提及环境因素对护患沟通的影响。请问在实践工作中，如何结合环境因素，综合应用理论指导护理实践？

2. 如果您在临床实践中遇到"充满敌意的"或"不合作的"患者，他拒绝实习护士为他提供护理措施。此时，如何应用审慎的护理程序对患者的行为作出恰当的反应？

3. 您认为能真正理解并在实践中灵活运用奥兰多的护理程序理论的护士应该具备什么样的素质？

笔记栏

第十九章

马德琳·M. 莱宁格的跨文化护理理论

导入

文化影响着人们的世界观、人生观和价值观，文化影响着人们的实践活动、认识活动和思维方式，文化影响着人们生活的方方面面。那么，对于生长在不同国家、不同民族文化背景下的人们对疾病的认识，对护理的需求是否有相同之处？有没有不同之处？为患者提供生理、心理整体护理的同时，如何关注患者的文化和文化背景因素？马德琳·M. 莱宁格（Madeleine M. Leininger）根据基于其对文化和护理的精心研究，跨文化护理实践的经验和思考创立了跨文化护理理论。该理论认为不同文化背景下的人们是用不同的方式来感知、认识和实施照护的，即文化照护的差异性；但世界上各种文化的照护又有一些共同之处，即文化照护的共同性。莱宁格的跨文化护理理论具有非常重要的现实意义。

一、理论家简介

莱宁格（1925—2012 年）是国际著名的护理理论家、研究者、作家、顾问、演说家、教育家、行政管理者、学者。她是跨文化护理、国际跨文化护理学会和《跨文化护理杂志》（*Journal of Transcultural Nursing*）的创始人。莱宁格于 1925 年 7 月 13 日出生于美国中部内布拉斯加州克莱县的萨顿市（Sutton，Clay county，Nebraska）。1948 年，莱宁格在美国科罗拉多州丹佛市圣安东尼护士学校（St. Anthony's School of Nursing）完成初级护理教育；1950 年在堪萨斯州艾奇逊市的贝尼迪克坦学院（Bene-dictine College in Atchison，Kansas）获得护理学学士学位；1954 年在美国天主教大学获得精神病学与心理健康护理硕士学位；1965 年获得华盛顿大学社会和文化人类学博士学位。莱宁格还获得贝尼迪克坦学院、印第安纳州印第安纳波利斯大学（University of Indianapolis）和库奥皮奥大学（University of Kuopio）荣誉博士。2012 年 8 月 10 日莱宁格卒于她的家乡内布拉斯加州奥马哈市（Omaha）。

莱宁格既是跨文化护理理论的创立者，又是一位出色的临床护理专家、护理教育家和管理者。她曾担任过多种管理和学术职务，包括护士长、护理部主任、护理学和人类学教授、华盛顿大学和犹他大学（University of Utah）护理学院的院长。在华盛顿大学和犹他大学，她帮助建立和指导了第一批护理学博士项目，并协助美国和其他国家发展了护理学硕士项目。她也担任过底特律市韦恩州立大学健康研究中心主任和跨文化护理学课程主任、《跨文化护理杂志》（*Journal of Transcultural Nursing*）的主编，并担任美国、澳大利亚、德国、新加坡、俄罗斯、泰国等多个国家多个大学的客座教授。

20 世纪 40 年代，莱宁格就认识到关怀对于护理的重要性，指出患者对于护理照顾的感激使她意识到关怀的价值，并认为关怀是护理的实质和核心。20 世纪 60 年代，莱宁格首先使用了"跨文化护理"（transcultural nursing）、"人种志护理（ethno-nursing）"和"交叉文化护理"（cross-cultural nursing）等术语。1966 年，莱宁格在科罗拉多大学开设第一个跨文化护理课程，这个课程为其他院校开设类似的课程提供了经验。1970 年莱宁格出版了有关跨文化护理的第一本专著

笔记栏

《护理学与人类学：两个世界的融合》（*Nursing and Anthropology: Two Worlds to Blend*），书中主要介绍了护理学与人类学之间的关系。1978年莱宁格出版了她有关跨文化护理的第二本专著《跨文化护理：概念、理论、研究和实践》（*Transcultural Nursing: Concepts，Theories，Research and Practice*）。该书介绍了跨文化护理的核心概念、理论框架和实践。莱宁格于1991年出版的《文化照护的差异性和普遍性：一个护理理论》（*Cultural Care Diversity and University: A Theory of Nursing*）详尽而系统地阐述了跨文化护理理论的主要观点。1995年《跨文化护理：概念、理论、研究和实践》第2版出版，增加了对30多个国家文化知识研究的内容，以及由此提炼出的科研、教学、临床实践和管理办法。2002年《跨文化护理：概念、理论、研究和实践》第3版出版，增加了各国跨文化护理学者对诸多文化的理论研究和基于跨文化护理理论基础的实践研究，从而进一步丰富和完善了跨文化护理理论。莱宁格授权玛丽莲·麦克法兰（Marilyn McFarland）和罗汉伯·韦贝－阿拉迈（Hiba Wehbe-Alamahw）两位博士在她去世后继续发展她的理论、研究方法和出版她的著作，在莱宁格去世后，收录了其生前撰写的最后两本书内容的《文化照护的差异性和普遍性：一个全球性的护理理论》第3版（*Cultural Care Diversity and University: A Worldwide Nursing Theory*，3rd edition）由麦克法兰和韦贝－阿拉迈两位博士发表。

莱宁格出版的其他重要书籍还有《照护：人的基本需要》（*Caring: An Essential Human Need*，1981年）；《照护：护理与健康的本质》（*Care: The Essence of Nursing and Health*，1988年）；《照护：临床和社区护理中的发现和应用》（*Care: Discovery and Uses in Clinical and Community Nursing*，1988年）；《照护的伦理和道德层面》（*Ethical and Moral Dimensions of Care*，1990年）；《一个全球性的护理理论》（*A Worldwide Nursing Theory*，1991年，2006年)；《护理质性研究方法》（*Qualitative Research Methods in Nursing*，1985年，1998年），该书是护理学领域第一部出版的有关质性研究方法的书籍。

1974年，在莱宁格的倡导和组织下成立了跨文化护理学会（Transcultural Nursing Society），作为官方组织的新学科学会，跨文化护理学会为护理人员提供了学习和实践跨文化护理的机会。1983年在跨文化护理学会下设立了"跨文化护理奖"，授予那些在跨文化护理领域作出卓越和创新贡献的学者。1989年，莱宁格又创办了《跨文化护理杂志》，从1989年至1995年一直担任该杂志的主编，为世界各国护理人员研究和探讨跨文化护理提供了交流的平台。她还发起并促进了跨文化护士的全球认证，如今可通过跨文化护理学会认证获得基础（本科生）和高级（研究生）证书。

莱宁格在其50多年的护理生涯中，共出版了35部书，写了大约3 000篇文章，在世界150多个国家进行了5 000多次讲座或公开演讲，培养和指导跨文化护理、护理学和相关专业硕士和博士研究生200余人，对传播和推广跨文化护理作出了卓越贡献，因而也获得了许多荣誉，其中包括美国护理科学院院士、美国人类学研究院院士、杰出的护理领导人，以及被美国妇女名人录、世界妇女名人录、健康保健名人录等收录。1998年，莱宁格被美国护理科学院提名为"传奇人物"。

二、理论的来源

莱宁格的跨文化护理理论是基于她对文化和护理的精心研究，通过创造性思维和对自己过去作为护理专业人员的经验总结，以及对人类学相关知识的洞察而提出的。

（一）理论家的专业经历及思考

20世纪50年代中期，莱宁格作为一名临床护理专家在美国中西部的一个"儿童指导之家"工作期间，通过与患病儿童及其父母的接触，发现不同文化背景下的儿童，其行为、需求、反应和对护理的期望方面存在差异，最终发现这些差异主要是基于文化的不同，缺乏对儿童当地文化知识的了解就会迷失照护对象的许多需求。正是莱宁格跨文化的专业实践，使她发现护士在面对不同文化背景的对象时，仅依赖于护理学的知识是不够的，还需要文化学、人类学和心理学等方面的知识和经验。她相信，跨文化护理可以提供有意义的结果。在她发展这一理论的过程中，她确定了跨文化护理的概念、原则、理论，以指导、挑战和解释护理实践，并提供文化上一致和全面的护理。

（二）人类学相关理论及其研究

莱宁格在华盛顿大学攻读博士学位期间，潜心研究了心理学、文化人类学方面的知识，并与尼加拉瓜东部高原地区的 Gadsup 土著人生活了近 2 年，她在护理学领域首次运用人种志研究方法，以该地区两个村落的村民为对象，进行了人种学和人种护理学的研究。此后在 40 多年的研究生涯中她用该方法研究了 100 多个不同国家的文化。通过研究，莱宁格不仅观察到当地文化特有的内涵，并且注意到西方和非西方文化在健康照护实践方面的差异。正是这些跨文化的实践经验、人类学相关理论的影响及其研究实践，为莱宁格构建跨文化护理理论奠定了基础，并使她成为世界上第一个获得人类学博士学位的专业护士。

三、理论的主要内容

跨文化护理是一个较大的研究和实践领域，主要关注和比较文化照护的相同和不同之处。文化照护是护士在护理过程中，尊重并理解患者的文化背景，从而提供符合患者文化需求的护理服务。跨文化护理的目标是为人们的健康和幸福提供具体的文化照护和普遍的护理照护实践，帮助人们在其文化背景下面对不适、疾病或死亡。

（一）理论的主要假说

莱宁格在发展其理论的过程中形成了一些重要的假说和信念，其中大部分与"文化"和"照护"有关，旨在帮助研究人员探索不同的文化。现将最基本的一些假说列举如下：

1. 关怀是护理的实质和核心。
2. 人文关怀和科学关怀对人类的幸福、健康、成长、生存以及面对死亡和伤残至关重要。
3. 文化照护是指导护理实践较为宽广的整体的理念。
4. 护理的中心目的是为人们的健康、疾病和死亡提供服务。
5. 照护是治疗或痊愈的关键，没有照护就没有治愈。
6. 文化照护的表现形式、意义、模式、过程和结构形式多种多样，但是在不同文化之间存在着一些共性。
7. 每一种文化的民间救治方法、专业知识和专业照护实践是不同的，为了给服务对象提供与其文化一致的护理服务，护士必须小心地识别和重视这些因素。
8. 文化照护的价值观、信念和实践受世界观、社会结构因素（精神、宗教、生活哲学、亲属关系、政治、经济、教育、科技、生物因素和文化价值观）、民族历史和环境背景因素的影响并蕴含其中。
9. 基于有益的、健康的、满意的、文化的护理照护增强了服务对象的幸福感。
10. 与文化一致的照护仅仅发生在提供文化照护的护士已知和熟悉被照护者的文化照护价值观、表达方式和照护方式时。
11. 当其经历的护理照护与其文化价值观和信念不一致时，服务对象就会表现出紧张、文化冲突、不顺从和道德伦理冲突方面的特征。

（二）理论的主要概念

1. **文化（culture）**　文化是指从特定群体中学习到的、共享的和世代延续下来的价值观、信念、规范和生活方式，并以一种特定方式引导这一特定人群的思维、决策和行动。文化可以从人们的行为、语言和规范或规则中及对于特定群体重要的符号特征中被发现。

2. **照顾（care）**　照顾是指对丧失某种能力或有某种需求的人提供支持性的、有效的和方便的帮助，从而满足自己或他人需要，促进健康，改善机体状况或生活方式，从而更好地面对伤残或死亡的一种行为相关现象。

3. **照护（caring）**　照护是帮助或协助他人走向康复和健康的行动、态度和实践。

4. **文化照护（culture care）**　文化照护是指以主观和客观学习到的以及流传下来的价值观、信念和特定的生活方式为基础，来帮助、支持、促进或促使个体或群体提高健康状况和改善生活方式，或应对疾病、残疾或死亡。

5. **文化照护共同性（culture care universality）**　文化照护共同性是指不同文化背景下，人们对照护的意义、模式、准则、生活方式或象征意义具有相同性或相似性。

6. **文化照护差异性（culture care diversity）**　文化照护差异性是指不同文化背景下，人们对照护的意义、模式、准则、生活方式或象征意义具有差异性。

7. **专业照护系统（professional care system）**　专业照护系统指由正规教育、学习和流传下来的专业人员的有关健康、疾病和专业照护方面的知识、技能和实践，主要在专业机构由多学科人员共同服务于消费者。

8. **一般/民俗照护系统（generic/folk care system）**　一般/民俗照护系统指学习和传承的，本土的，传统的或地方的民间知识和实践，用来帮助、支持和促进有明显或预期需要的个体或群体提高健康状态或应对残疾和死亡以及其他人类状况。

9. **世界观（worldview）**　世界观是指人们看待世界或宇宙的方式以及所形成的对生活或周围世界的看法或价值取向。

10. **文化和社会结构（culture and social structure dimensions）**　文化和社会结构指某一特定文化动态的结构和特征或相互联系的结构和组织因素（亚文化和社会），以及这些因素在不同的环境背景下是如何作用以影响人们行为的。这些结构和组织因素包括宗教、亲属关系、政治与法律、经济、教育、生物、技术和文化价值观、人种史学等因素。

11. **环境背景（environment context）**　环境背景是指在特定身体、生态、社会政治和文化环境下，对人类的表达、解释和社会互动所赋予意义的所有事件、情景或特定经历的总和。

12. **文化照护的保存/维持（culture care preservation/maintenance）**　文化照护的保存/维持指帮助、支持、促进性的专业行动和决策，能帮助特定文化的服务对象保存或维持其文化价值观，因而他们能保持幸福、恢复健康或应对残疾和死亡。

13. **文化照护的调适/协商（culture care accommodation/negotiation）**　文化照护的调适/协商指帮助、支持、促进性的或有创造性的专业行动和决策，能帮助特定文化的服务对象适应由专业人员所提供的照护方式或与他人进行协商，以获得有益的或满意的健康结果。

14. **文化照护重整/重建（culture care repatterning/restructuring）**　文化照护重整/重建是指帮助、支持、促进性的专业行动和决策，能帮助服务对象改变其原有的生活方式，建立新的、不同的、更有益的健康照护方式。而在与服务对象共同建立这种照护模式之前，应尊重服务对象的文化价值观和信仰。

15. **与文化一致的照护（culturally congruent care）**　与文化一致的照护指制订和实施一系列符合护理服务对象文化价值、信念、信仰以及生活实践方式的帮助性、支持性、促能性专业决策和行动，以支持或提供一种有益的、有意义的、令人满意的健康照顾。

16. **跨文化护理（transcultural nursing）**　跨文化护理是一个研究和实践学科，主要关注和比较文化的不同和相似性，以帮助人们获得和维持基于文化的有意义的治疗护理实践。

（三）理论的框架结构

莱宁格发展了"日出模式"（Sunrise Model）来表达、解释和支撑其跨文化护理理论及其各部分之间的关系，具体见图 19-1。该模式帮助护理人员研究和理解不同文化背景下理论的组成部分是如何影响个体、家庭、群体、社区或机构的健康及对他们所提供的照护，它为研究者提供了

笔记栏

一个认知指南，帮助研究者思考基于文化的护理可能产生的不同影响。护士可以灵活地从日出模式的任何位置开启护理程序。

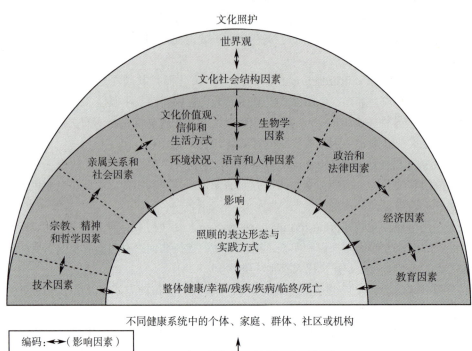

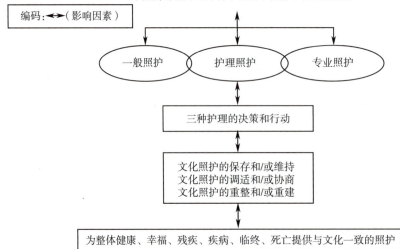

图 19-1 日出模式

从图 19-1 可以看出，"日出模式"犹如太阳升起。环形图的上半部分，描述了文化照护、世界观、文化社会结构因素，这些构成因素影响着人们照护的表达形态与实践方式。环形图的下半部分，是对个体、家庭、群体、社区或机构的健康产生影响的健康系统层，包括一般照护、护理照护和专业照护。护理照护是一般照护和专业照护间连接的桥梁，通过分析健康系统的组成因素可以了解服务对象的文化背景和健康状况，作出文化照护的决策和行动。根据服务对象上述因素的不同，进行文化照护的保存/维持，文化照护的调适/协商，文化照护的重整/重建，达到为服务对象提供与文化一致的护理照护的目的。

"日出模式"分为 4 个层次：世界观与文化社会结构因素层、服务对象层、健康系统层和护理照护决策与行动层。这 4 个层次中，第一层表达最抽象，第四层表达最具体，前三层为实施与文化一致的护理照护提供了知识基础。

笔记栏

208

1. Ⅰ级（最外一层） 世界观与文化社会结构因素层，此层是日出模式的最外层。莱宁格认为不同的文化社会结构层对应的护理照护的形式、观念和意义也不同。该层的构成因素有：

（1）文化价值观、信仰和生活方式（cultural values，beliefs and lifeways）：文化价值观、信仰和生活方式指基于一定的文化和社会结构而形成的对各种文化现象和文化行为的看法和态度，以及日常生活所遵循的、稳定的活动方式。

（2）亲属关系和社会因素（kinship and social factors）：亲属关系和社会因素指基于文化信念、价值观和长期生活方式的家庭血缘关系和社会相互作用因素。

（3）宗教、精神和哲学因素（religion，spiritual and philosophical factors）：宗教、精神和哲学因素指能指导个体或群体的思想和行动向更好的方面发展，或改善其生活方式的信仰和实践。

（4）技术因素（technological factors）：技术因素指用于为人类提供服务的自动的、机械的或物理的物体等因素。

（5）生物因素（biological factors）：生物因素指影响一般和专业护理表达、模式和实践的遗传性、基因性疾病以及文化相关综合征。

（6）政治和法律因素（political and legal factors）：政治和法律因素指影响个体或群体的行动、决策和行为的规范和权利。

（7）经济因素（economic factors）：经济因素指对人有价值的或为人所需要的产品、配给物和可用于流通的材料和消费品等。

（8）教育因素（educational factors）：教育因素指正规或非正规学习或获得的关于特定或不同主题领域的知识。

以上因素是形成具有文化意义的照护的价值观、照护的信念和照护实践的基础，可影响照护表达、照护模式和实践方式，进而影响个体、家庭、群体、社区或机构的整体健康或幸福、残疾、疾病、临终、死亡。个体所需的照护与他们的背景、信仰、价值观和实践方式息息相关。照护者应当重视患者的观点、经验和主诉，而不是将自己的观点强加于患者，即要注意避免"文化强加"。虽然"日出模式"没有将服饰、外貌、身体状况等特点罗列出来，也没有直接描述性别、民族、年龄、社会地位等人口学因素，但莱宁格认为这些因素均包含在文化和社会结构因素之内。

2. Ⅱ级（第二层） 服务对象层，该层次描述了特定文化的人们（包含各种不同健康系统中的个体、家庭、群体、社区或机构）有关照护和健康的型态、特定意义及表达方式。不同文化对健康赋予了不同的含义，只有提供与文化相适应的护理照护、建立促进或维持与文化相适应的健康才是真正意义上的、完整的健康或幸福。

3. Ⅲ级（第三层） 健康系统层，此层包括3个健康系统，即一般照护系统、专业照护系统和护理照护系统。该层的信息包括每一系统的特征以及每一系统独特的照护特色。一般照护是传承于文化内部的，可由非专业人员操作，经过传承和传播等方式获得。而专业照护则来源于特定文化之外的专业人员或机构，由专业人员实施，必须通过正规培养和训练获得。两者都是用来提供帮助性、支持性和促进性照护，帮助人们保持健康，积极面对残疾、疾病、临终和死亡。护理是一门科学的学科和专业，其理论和实践大部分来源于专业照护系统，少部分来源于一般照护系统。此外，一般照护系统、专业照护系统和护理照护系统组成了不同个体、家庭、群体、社区或机构的健康照护系统，并相互关联和制约。

4. Ⅳ级（第四层） 护理照护决策与行动层，该层包括文化照护的保存/维持、文化照护的调适/协商和文化照护的重整/重建3种照护模式。对于与健康状况不相冲突的有利于健康的文化实施维持文化的护理照护；对于部分与现有健康不协调的文化成分，取其有利的方面而改变其不利成分，展开调适或协商文化的护理照护；对于与现有健康相冲突的文化成分，改变既往的文化成分，建立新的、有利于健康的、有效的和促进性的文化照护，即进行文化照护的重整/重建。以服务对象为中心的护理决策和行动在此层展开，以最大限度满足服务对象的需要，为研究对象的整体健康、幸福、残疾、疾病、临终和死亡提供与文化一致的照护服务。莱宁格日出模式的寓意是让太阳进入研究者的心灵，以帮助他们发现与文化价值观和文化照护有关的未知的照护因素。她希望随着日出模式的应用，一些宝贵的、意想不到的、在传统护理中未被护士和医疗服务人员应用的，以及目前护士还未知的护理知识将会被挖掘出来。"日出模式"拓宽了护理人员的视野，提倡护理人员要广开思路，综合考虑到服务对象文化的各个层面，综合宏观与微观，了解其文化观念和行为对健康的影响。

（四）对护理学元范式核心概念的诠释

1. 人（human beings） 人是有爱心，有能力关心他人的需要、幸福和生存的生物。人能够通过自己的能力，根据不同的文化、需要和场合，以不同的方式提供跨文化照护，因此，人是生存于不同文化背景下普遍照护的生物。在跨文化护理理论中，关注的是人们而不是个体，关注个体仅仅发生于与其文化相适宜的情况下。

2. 健康（health） 健康在跨文化护理中是一个重要的概念。健康是由文化所定义、文化所衡量、文化所实践的一种完美状态。它反映了个人（或群体）在文化表达的、有益的、固有的生活方式中执行日常角色活动的能力。健康是普遍和多种多样的，但在不同文化中，健康的定义不同，它反映了该文化的特定价值观、信念和实践方式。

3. 护理（nursing） 护理是一门需要学习的人文和科学的专业和学科，关注人们的健康照护现象和照护活动，帮助、支持、促进个体或群体能够以符合其文化取向和利益的方式保持或恢复健康和安适，面对残疾和死亡。

4. 环境（environment） 莱宁格对环境、社会这些术语没有进行定义，相反她谈到了世界观、社会结构和环境背景。

（五）莱宁格跨文化护理理论和护理程序

"日出模式"与护理程序有许多相似之处，两者都是描述解决问题的程序，服务对象也都是护理照护的接受者，只是日出模式强调护士要具备有关文化的知识，理解服务对象的文化。护士在进入陌生的文化场所，需要花费时间获得知识和理解其他文化，接触一个陌生的护理对象或特殊文化人群时，会因为不了解对方文化而不知所措，即引起文化休克（culture shock）；或将自己的文化价值观信念有意或无意地强加于他人，即造成文化强加（cultural imposition）。根据日出模式应用护理程序可以避免以上问题的发生。

1. 评估 首先评估日出模式的第一层，即服务对象所属世界观、文化社会结构因素。其中包括：①服务对象环境状况、语言和人种因素，技术因素，宗教、精神和哲学因素，亲属关系和社会因素，文化价值观、信仰和生活方式，生物学因素，政治和法律因素，经济因素，教育因素等；②世界观、文化社会结构因素影响对服务对象健康和照护的表达方式与实践方式。

第二层评估：服务对象层，服务对象可为个人、家庭、群体、社区或机构。评估服务对象的健康状况以及对照护的期望，对照护方式、照护含义的理解等。

第三层评估：由于服务对象受其所处的照护系统的影响，因此第三层评估主要是评价一般照护系统、专业照护系统和护理照护系统的价值观、照护信念和照护实践。

为保证评估的正确性和有效性，莱宁格制订了应用日出模式进行文化评估的基本原则。

📖 **知识拓展**

应用"日出模式"进行文化评估的基本原则

1. 评估开始前学习日出模式以便明确评估的内容和范围。

2. 分析自己所属文化的差异、优势。

3. 发现和保持对自己文化偏见的清醒认识。

4. 对评估者表示真诚的兴趣，本着向服务对象学习和尊重的态度进行评估。

5. 向个人、家庭或群体解释和说明所进行的文化和生活方式的评估是为了帮助服务对象。

6. 评估过程中注意性别的差异、交流方式、特殊语言术语、人际关系、空间和物质的利用以及服务对象可能会分享的其他方面的内容。

7. 注意服务对象可能是属于亚文化或特殊的群体，如无家可归者、艾滋病或 HIV 携带者、滥用药物者、同性恋者、听障人士、智力低下者以及其他特殊人群。

8. 根据日出模式所描述的内容逐一进行评估，要用整体的观点看待服务对象的世界观和环境背景。

2. 诊断　在评估过程中，识别被评估对象所处文化与其他文化在照护方面的共同点与特殊点非常重要。识别文化照护共性和差异后，可根据这些照护共同点和不同点中不能达到服务对象文化期望的方面确立护理诊断。

3. 计划和实施　相当于日出模式的第四层。在制订护理计划时，应考虑服务对象在文化上能否接受，然后采用 3 种不同的文化照护模式进行护理，给予服务对象与其文化一致的照护和护理，最大限度地满足服务对象的要求。

4. 评价　莱宁格未提到如何进行评价。但她对采取什么样的照护行为才能满足各种文化个体和群体的需要进行了不少研究，实际上也相当于评价。在护理实践中，可按护理程序的评价进行。

四、理论的应用

（一）在临床护理中的应用

莱宁格的护理理论从问世到 20 世纪 80 年代末期，一直未能在临床或社区护理实践中应用。跨文化护理的文章也一直被拒绝刊登，因为杂志的编辑们尚未认识到人类学和护理学之间的联系或跨文化护理是护理学中的一个新领域。20 世纪 80 年代中期，莱宁格利用她建立的跨文化护理学会，开始培养跨文化临床护理专家，极大地促进了跨文化护理理论在临床的应用和实践。通过理论的应用，护理人员也逐渐认识到通过文化照护的保存或维持，文化照护的调适或协商，文化照护的重整或重建，提供与患者文化一致的护理，能更好地被患者接受，患者就诊率、满意率也相应提高，并能更大限度地利用有限的资源提高整体健康水平。跨文化护理的实践经验报道也逐渐增多。目前跨文化护理理论在世界各国临床实践中得到了广泛应用和传播。

 知识拓展

一般照护系统与专业照护系统的互相关联与制约

慢性疼痛患者面对疾病的时间通常很长，在某些方面具有丰富的经验，但同时往往因文化认知偏差、诊断不足、难治性疼痛、活动受限、医务人员可及性有限、症状阻碍等因素，难以获得足够的护理支持，护士通过预先准备患者疾病相关资料、倾听患者相关诊疗经历、关注护患双方的互相反馈等，帮助护士更有效地与患者建立信任，开展治疗与疾病指导，体现了一般照护系统与专业照护系统之间的互相关联与制约。

笔记栏

（二）在护理教育中的应用

1966 年，莱宁格在科罗拉多大学任护理学和人类学教授时，首次将文化与比较性照护纳入护理本科课程中。1972 年，莱宁格在华盛顿大学任护理学院院长时，建立了跨文化护理系，开设了跨文化护理的课程并积极从事跨文化护理的教学工作。1977 年，犹他大学建立了世界上第一个跨文化护理的硕士和博士项目，并开始培养跨文化护理的硕士和博士研究生。20 世纪 80 年代，美国护理联盟、美国护士协会、美国护理院校联合会等建议在课程中加入跨文化护理内容。许多护理院校开设了跨文化护理课程，同时各种培训项目也应运而生。20 世纪 90 年代以后，护理教育界对跨文化护理理论的重视与应用迅速发展，激发了卫生保健专业人员的兴趣。文化能力培训在许多护理项目以及公共和私人卫生保健系统中开展，促进了在患者文化背景下的护理。至 2015 年，已有加拿大、澳大利亚、芬兰、瑞士、德国等多个国家开设了跨文化护理的课程或应用跨文化护理的相关概念进行课程改革，培养学生的文化敏感性和提供与文化一致的护理照护的能力。近年来，全球各地的护理学校为提升护生的跨文化护理能力积极举办了一系列多样化的活动，包括模拟实践、数字化技术应用、线上教学、海外强化培训以及角色扮演等。通过这些创新性的教学方法，旨在帮助各民族学生更好地适应多元化的护理环境，增强他们的跨文化交流能力，为未来的护理事业培养更多具备国际视野的优秀人才。

（三）在护理研究中的应用

莱宁格对护理研究方面的重要贡献是创立了人种志护理研究方法。这是一种质性研究的方法，有利于人们发现照护知识和与文化有关的照护现象。莱宁格于 1989 年创建的《跨文化护理杂志》，主要发表来自世界各国的跨文化护理研究、实践方面的论文，极大地促进了跨文化护理理论和知识的交流和传播。近 50 年，世界各国从事跨文化护理研究的护士，应用人种志护理研究方法对世界上 187 种文化及亚文化进行了研究，发现了 187 种西方和非西方文化中照护的组成因素。此外，跨文化护理理论及其相关概念还被用于指导临床护理研究，如妇女产前护理、文化与疼痛、急诊护士的文化胜任力和心理授权、慢性病自我护理、围手术期护理等。

五、理论的分析与评判

（一）重要性

莱宁格的跨文化护理理论阐明了人类照护活动的文化特性和跨文化护理的必要性，理论虽然未给予临床护理具体的护理行为指导，但是有助于我们了解和重视不同的文化与不同文化的价值观，特别是健康、疾病等信念，为我们观察和理解不同文化中的护理现象和实施与文化一致的健康照护提供指导原则和框架；该理论有助于护理人员和医疗机构更好地理解和尊重患者的文化差异，促进对文化多样性的尊重和包容，有利于构建更为包容和多元化的护理环境；同时理论为跨文化护理研究提供了重要的理论基础和指导，有助于推动跨文化护理领域的学术研究和实践创新。

（二）内部一致性

莱宁格的理论以文化和照护为核心，提出了若干新概念，如文化照护、文化社会结构和 3 种照护系统等，并运用日出模式详细描述了这些概念之间的内在关联性和相互作用，这些互相关联的概念共同构成了跨文化护理理论的内部框架；理论的基本假说、主要概念和指导文化评估的基本原则是协调一致的，具有内在的逻辑一致性；但是在莱宁格的著作中，一些术语前后不一致，比如她曾用不同的术语"transcultural nursing（1979）"和"ethnocultural care constructs"以及后来的"ethno-nursing care constructs"表达同一概念护理文化照护结构因素，容易造成读者理解困难。

（三）简洁性

莱宁格的理论包括多个概念和原则，且需要综合考虑文化对健康和疾病的影响、文化差异对护理实践的挑战，以及如何在跨文化环境下提供有效的护理服务。尽管理论较为复杂，但是莱宁格对其理论和模式进行了清晰的解释，每个概念都给予了明确的界定，并运用日出模式详细描述了这些概念之间的内在关联性和相互作用，使我们能更好地理解跨文化护理理论中的每个构成成分在不同文化中如何影响人们的健康状态以及是如何为人们提供健康照护指导的，从而使理论变得简洁且容易理解。

（四）可测试性

莱宁格的理论中的众多概念如"文化照护"、3 种文化照护模式等都给予了清晰的定义，理论概念明确且具有可操作性。在理论的发展过程中，已进行的很多研究都验证了该理论的假设，这些研究成果大部分发表在《跨文化护理杂志》上。

（五）经验性

莱宁格的理论是建立在她对全球 100 多个国家不同文化的了解和观察之上，并结合了文化人类学的基本知识，且理论中有关护士必须了解自身文化及护士自身文化对护患关系的影响等论述与金的有关护士了解护理对象和自身感知的观点是基本一致的；该理论的研究成果和理论框架也在不同文化环境下得到了验证和应用。

（六）务实性

莱宁格的理论在临床护理、护理教育和护理研究领域得到了广泛的应用和推广，目前跨文化护理理论相继在美国、黎巴嫩、约旦、沙特阿拉伯、中国、日本和芬兰等国家的许多护理学校进行研究和应用，跨学科的健康专业人员也越来越意识到跨文化护理概念对他们工作的帮助，包括牙科、医学、社会工作、物理治疗和药学在内的多个学科报告使用跨文化护理理论或将其纳入课程中；且理论经过多年的发展和完善能够适应不同的文化环境，在全球范围内具有实际应用的价值；但是正如莱宁格本人所认识到的，具备跨文化护理学术知识并能够实施跨文化护理的护士有限，与跨文化有关的课程学习和训练计划尚缺乏，这限制了理论的广泛应用。

（张爱华）

小　结

　　跨文化护理理论认为，不同文化背景下的人们是用不同的方式来感知、认识和实施照护的，即文化照护的差异性；但世界上各种文化的照护又有一些共同之处，即文化照护的共同性。莱宁格发展了"日出模式"来表达、解释和支撑其跨文化护理理论。跨文化护理的实质是对于护理和健康－疾病照护方面的信念、价值观及与实践有关的文化所进行的比较性研究和分析。其目的是按照人们的文化价值取向和有关健康－疾病的认识，为他们提供与其文化一致的护理照护服务。

• • • • 　思考题　• • • •

1. 简述莱宁格跨文化护理理论的主要内容。
2. 简述莱宁格跨文化护理理论的主要概念。
3. 莱宁格的"日出模式"包含几个层次？分别是什么？
4. 举例说明如何应用"日出模式"护理程序进行患者的护理。

笔记栏

ER20-1
阿法芙·I. 梅
勒斯的转变
理论

第二十章

阿法芙·I. 梅勒斯的转变理论

 导入

　　人的一生，总是在经历着从一个稳定期到另一个稳定期的转变与过渡。如出生后的哺育养护，青少年期的生长发育，长大后成家立业，中年历经沧桑，衰老而后步入临终……时空岁月的穿梭在我们的生命中书写了一个又一个里程碑。经历转变时人会有何种体验和需求？如何帮助经历转变的人顺利渡过难关？著名护理理论家阿法芙·I. 梅勒斯（Afaf I. Meleis）以"转变"作为切入点，探究了转变的前因、属性、条件和结果，发展了护理学中域理论——转变理论。该理论一经提出，就备受关注，广泛应用于临床护理、卫生管理、护理研究与循证实践等领域，以指导护理人员帮助患者、家庭和组织适应和促进转变。"转变"也成为护理学的一个核心概念。

一、理论家简介

　　阿法芙·I. 梅勒斯是一位埃及裔美国护理科学家和医学社会学家。她曾是宾夕法尼亚大学护理学院护理学与社会学教授和荣誉院长，也担任过该校世界卫生组织护理和助产领导合作中心主任。

　　梅勒斯 1942 年 3 月生于埃及亚历山大港，其母亲是埃及大学第一位获得公共卫生硕士学位和哲学博士学位的杰出护士，并在中东地区开设了护理研究生课程项目。受母亲的鼓舞和启发，梅勒斯深刻地领悟到"教育改变人生"的真谛。1961 年，梅勒斯以优异成绩毕业于埃及亚历山大大学，获护理学学士学位。1964 年于美国加州大学获得护理硕士学位；1966 年在美国加州大学获得社会学硕士学位；1968 年获得加州大学医学社会学博士学位。

　　梅勒斯曾先后就职于加州大学洛杉矶分校和旧金山分校。1984 年，梅勒斯在加州大学旧金山分校开设国家首个护理博士教育项目，还在科威特建立了一所护士学校并先后担任副院长和院长，历练了管理能力。她还访学了全球多所大学，为国内和国际许多护理博士教育项目提供咨询和建议。2002 年，宾夕法尼亚大学向她抛出橄榄枝，邀请她担任该校护理学院院长，直至 2014 年卸任。在梅勒斯任职的 13 年里，宾夕法尼亚大学护理学院在"护理改变世界"这一理念的指引下走向辉煌，并在全球享有盛誉。

　　梅勒斯 50 多年的护理学术生涯影响着全球的护理教育、实践与研究。她的研究涉猎甚广，包括全球卫生保健、妇女保健、跨文化护理实践、跨学科教育以及护理学的认识论分析等各方面。梅勒斯在关注女性弱势群体、呼吁性别平等、倡导同工同酬等方面作出了大量研究和贡献，并在全球诸多以妇女健康和平等为主题的国际会议上担任主题发言人。由于护士群体与女性权益密不可分，极富使命感的梅勒斯积极帮助全球各地的护理工作者发展和扩充知识，教会她们面对护理在教育、实践、研究等方面的巨大转变，她指导过的护理师生遍布埃及、泰国、美国、哥伦比亚、韩国等许多国家，被誉为护士的"指路明灯"。梅勒斯发表了 200 多篇学术论文，出版了大量专著和政策草案。1985 年，在加州大学旧金山分校时，她首次出版了《护理理论的形成与发

笔记栏

展》（*Theoretical Nursing: Development and Progress*）一书，分析了护理在实践、教育、研究和管理等各方面的发展，采用各种理论和框架展开分析和知识整合，详细阐明了护理学科的内涵。该书备受广大师生的欢迎，目前第 6 版已出版。很多护理博士和教师都以该书为参考来设计自己的研究项目。她的第一本关于转变理论的著作《转变理论：中域理论和情境特异性理论在研究和实践中的应用》（*Transitions Theory: Middle Range and Situation Specific Theories in Research and Practice*）出版于 2010 年。该书从历史研究和实践的视角对"转变"进行了分析和阐释，汇编了1975—2007 年发表的 50 多篇论文，涵盖了发展型、情境型、健康 / 疾病型和组织型四种类型的转变。

2016 年，梅勒斯正式退休，但她仍然致力于护理理论、科研和政策制定等方面的研究，为女性和护士群体发声呼吁并争取权益。

二、理论的来源

转变理论的衍生主要基于角色理论和生活体验范式。

（一）角色理论

角色理论（Role Theory）是用角色来解释个人行为的社会理论，有三种学派。拉尔夫·林顿（Ralph Linton）的角色学说认为角色是特定文化下的准则（结构角色论）；另一学派认为，角色是社会个体成员的活动和期望值。而转变理论采用的是第三种学派，即拉尔夫·特纳（Ralph Turner）学派的互动角色理论。该角色理论起源于符号互动论。角色被定义为：社会系统下行动者之间的互动，即只有经过与他人互动，个体的角色才能通过其他相关角色得以体现、识别、创造、调整并进一步明确，最终被纳入个体的自我之中，成为自我认同感的核心组成部分。因此，角色理论有助于明确不同角色所面临问题的类型和性质，诸如如何帮助患者和家庭从一个角色转变或过渡到另一个角色，如何承担新的角色，或者如何改变角色中的行为。如果角色出现转变、不足或紊乱，都会对个体产生重要的影响。这些观点为转变理论的衍生和发展提供了契机，并奠定了理论基础。

1. 角色转变（role transition）　角色转变意味着角色关系、期望值和角色能力的变化。角色获取、角色丧失或者两者同时并存是角色转变的内在属性。如婴儿的出生使两口之家变为三口之家属于角色获取；角色丧失则包括失去亲人或角色相异，比如模特被截肢，孕妇失去胎儿，急症患者因病无法履行父亲、员工等职责。事实上，人类在生长发育的发展过程中，会经历多次角色转变。其中，有两次转变与健康相关：由童年过渡到青春期，涉及自我意识、自我认同、药物滥用、性健康、未婚先孕等健康问题；由成年期过渡到老年期，涉及退休、认同感及慢性病等问题。

2. 角色不足（role insufficiency）　角色不足是个体在患病阶段无法满足角色义务和对自我及他人的角色期望值，即在自我和他人的眼中自我概念和角色预期不相符。自我无法履行自身被赋予的各类职责，出现以下任一情形均可视为角色不足：①无法履行社会职责或角色。②自愿或非自愿地终止或增加某角色，伴有或不伴有其他角色改变。③某角色终止，新角色产生。

其原因可概括为以下几种：①意识层面，角色关系与角色定义不足，即对所承担的角色缺乏应有的认知和自省。②知识层面，缺乏角色行为、情感和目标的相关知识。③经济层面，成本收益是否平衡也会影响个体的角色行为，如果成本付出大于收益回报，个体也会拒绝履行某些特定角色。所以，某些角色不足可能是一种自愿自发性的选择，也会因他人的影响而有所强化。非自愿性的角色不足则多表现为焦虑、抑郁、冷漠、挫折感、悲伤、无力感等各类不愉快心理乃至攻击和敌视等行为，从而危害健康和舒适，不利于角色转变和顺利过渡。

3. 角色补充（role supplementation）　角色补充是在识别角色转变和角色不足之后，所实施的一种特定的预防或缓解角色不足的护理行为，是给角色不足的个体传递必要的信息或经验，使

笔记栏

他们充分意识到个体必须完成自身涉及的各种角色的预期行为准则、情感以及各角色之间的动态关系，从而达到角色掌控。通常，角色补充可分为预防性角色补充和治疗性角色补充两种。

（1）预防性角色补充：是向个体阐明预期的角色转变，比如由孕妇角色向母亲角色的转变。

（2）治疗性角色补充：是角色不足出现时采取的辅助措施。如患者出现悲观、抑郁等负性心理时采取的各项心理干预措施。

综上所述，角色理论所期待的结果是个体获得对新角色的掌控感。这对于护理人员来说有至关重要的意义。作为在临床工作中接触病患及各类角色最多的人，护士需要不断评估处于角色转变期的患者与家庭的各种需求，通过帮助他们塑造或预演新角色的行为来实现角色转变，并在此过程中提供支持。

（二）生活体验

生活体验（lived experience）可以将人们感知的观念与实际接受到的事实进行对比。了解不同人群的生活体验是对既往健康和护理实践的补充。这种个人的生活经历或体验，虽然本质上具有主观性，但往往更具有整体性和包罗性，既源自现实生活，又可借鉴其他学者的研究，梅勒斯将其作为转变理论发展的驱动范式，用于了解因转变和对变化产生反应的个体的生活经验与本质。

此外，梅勒斯指出，在人们经历转变的过程中，还应考虑到种族、民族、国籍和性别等因素所导致的资源分配合理性问题，以助于描述和识别影响转变的外在因素和条件。

📱 **历史发展**

转变理论的提出与发展

早在20世纪60年代，一些关注生活体验的著作就已成为转变理论的萌芽。20世纪80年代，梅勒斯受到角色理论的启发，以角色不足和角色补充学说为基础，初步提出"转变"这一概念。她与其学生先对"转变"进行概念分析，初步构建了转变的护理模型。此后，为了从多角度理解转变经历，梅勒斯又从关注女性和弱势群体的权益出发，采用多种方法探索了一些个体或家庭在面临转变和过渡时期的体验与反应。2000年，转变理论作为中域理论被正式提出，为患者、家庭与社区顺利转变、促进健康结局起到重要作用。后期随着大量研究的支持和验证，转变理论又得到了更进一步的充实和完善。

三、理论的主要内容

ER20-2
转变理论的主
要内容解析

（一）主要假说

1. 人类的反应会受与他人和群体的互动所影响。

2. 健康与疾病事件和环境所致的改变，会在事件刚开始或事件开始之前，甚至在事件发生很久之后，引发一个过程。

3. 无论个体或家庭能否意识到，他们都将经历一个因变化而产生的过程，而这个过程会导致不同的反应和结果。

4. 反应和结果受个体经验和特征的影响。

5. 预防和治疗性行为可影响个体的反应和最终结果。

6. 个体有习得和承担新角色的能力。

7. 护理人员能够发现卫生保健系统中存在的明显不公，制订并实施促进公平的策略。

8. 性别、种族、文化、传统是塑造人类体验、健康－疾病事件结局和提供卫生保健的环境因素。

9. 护理由人文主义、整体观、环境、健康、幸福、管理日常活动的能力、同情和关怀所定义。

10. 环境是指生理的、文化的、组织的和社会的环境及其对经历、反应、干预和结果的影响。

11. 个体、家庭和社区是护理过程的合作者。

（二）主要概念

转变（transition）一词源于拉丁语"transire"，意思是"从一种状态、条件或地域过渡到另一种状态、条件或地域"。由于与时空有关，转变也被称为随时间经历而产生的变化，即介于两个相对稳定阶段之间的过渡时期。

在转变理论中，梅勒斯将"转变"定义为：从一个阶段过渡到另一个阶段或从某种环境转向另一种环境，是一个包含过程、时间跨度和感知的多重概念。

1. **过程（process）**　是指转变的阶段和结果。

2. **时间跨度（time span）**　是转变过程中一种持续而有界限的现象。

3. **感知（perception）**　是个体所经历转变时所感受到的意义。

梅勒斯指出，转变是人与环境复杂互动的过程和结果，是个体健康状态、角色关系、期望值或能力等所有人类系统需求的改变。转变理论为描述个体面临、经历和处理某些事件、某个环境或在成长发育的过程中的某一阶段所需要的新技术、情感、目标、行为或功能的体验提供了框架。尤其当个体出现健康问题或者为了应对转变寻求健康相关行为时，就更属于护理干预的范畴。

（三）主要观点

1. **转变的前因**　在早期的理论框架中（图20-1），梅勒斯并没有提及转变的前因，而是根据导致变化事件的不同类型，归纳出四种转变：发展型转变、情境型转变、健康-疾病型转变和组织型转变。所有这些转变都以某种变化为特征。变化与外部事件有关，而转变却是一个内部过程。后期随着理论的发展与完善，转变理论的各组成部分之间的关系逐渐清晰，梅勒斯对理论框架作出修订和调整，转变的四种类型也被视为触发转变的前因（图20-2）。

（1）健康-疾病型转变：指个体或家庭因疾病导致的健康相关行为的转变，可能启动诊断或干预过程，包括由健康向疾病的转变，疾病不同阶段的过渡，疾病痊愈逐步恢复健康的各种转变。特别是那些需要长期诊疗的慢性病，例如癌症、精神分裂症、孤独症、糖尿病或阿尔茨海默病等。每一种疾病在确诊之前，人们都有许多对过程的未知和不确定，也会产生对不良后果的恐惧。因此，转变意味着需要采取新的行为、资源和应对策略，也涉及重新建立、改变或断绝联系。

（2）发展型转变：是指人在生命周期中必经的各类转折性变化，如青春期发育导致的体像改变、结婚、分娩、初为人父/母、绝经等。这些转变会影响人们的健康和幸福感，可能需要也可能不需要就医。处于发展的阶段或角色会对健康行为产生影响，如个体对分娩、哺乳的反应。由于护士在人类的不同发展阶段都应照护这些个体的健康需求，因此这种类型的转变也在护理的关注范围内。

（3）情境型转变：是指个体由于环境的改变而产生的体验与反应。①教育和职业转变，包括入学深造、由护生转变为专业护士、新入职护士的科室轮转、由临床护士转变为护理管理者；②家庭或居住环境转变：如住院治疗、出院回家或入住康复中心、入住养老院、家庭照护者经历的转变、丧偶导致鳏寡独居等；③其他情境型转变：移民、迁居、无家可归等。这种类型的转变会使个体产生人际关系、心理和社会文化方面的变化。

（4）组织型转变：是由社会、政治和经济或组织结构变革所致的转变，而组织机构发生的转变会影响到其所服务的个体和家庭，包括采取新政策、新模式或新技术导致的转变。如新领导上任、新的信息化管理举措、采用磁性护理、将临床护理实践转化到社区。这种类型的转变是相对于个体和家庭而言的整个组织的共同体验。

笔记栏

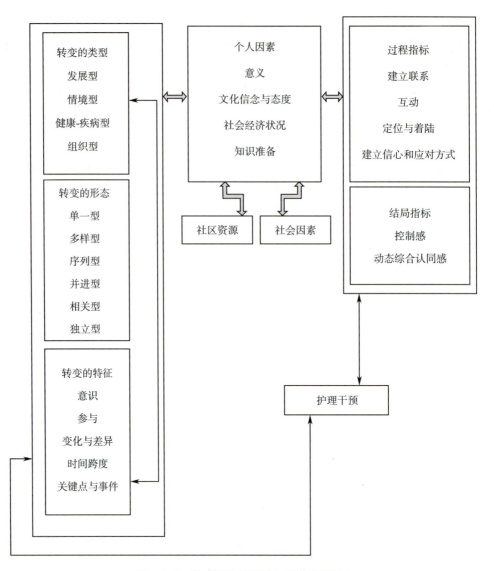

图 20-1　转变理论的理论框架（修订前）

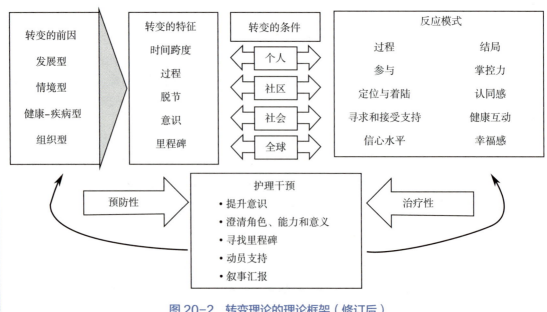

图 20-2　转变理论的理论框架（修订后）

上述各类型转变之间并非孤立存在，而是相互交织。经历转变的个体通常同时经历至少两种类型的转变。梅勒斯认为，虽然不同的个体对转变的体验不尽相同，但还是有些共性。比如，任何转变都遵循进入 – 通过 – 离开这一阶段过程，且各阶段之间也并非独立，而是相互交叉重叠。

2. 转变的特征　包括时间跨度、过程、脱节、意识和里程碑五个方面。

（1）时间跨度（time span）：是指所有的转变都随着时间的推移而流动。人们从开始意识到转变，会经过一系列的变化或不稳定的混乱低落期，最终过渡到新的稳定期，即完成转变。转变始于某个事件或状况进入个人意识的那一刻。它可能是一种症状、一个诊断、一次急诊室就诊、一场变故，或者一个接受手术的决定。转变的结束更具有流动性。当最终目标实现时，如适应新角色，获取某些能力，感受幸福感，或重新获得理想的生活质量时，终点就确定了，可被描述为一种解脱感。所以，转变是一种持续而有界限的现象。

（2）过程（process）：涉及转变的阶段和结果。变化事件的本身是静态的，但随之而来的体验却是动态的、变化的过程。一般先有个结束期，随后会有一段混乱期，或者是一个中立期，然后是一个称为新的开始的时期。随着时间的推移，事件对个体的影响程度和相关行为也会发生变化。如确诊为乳腺癌时，患者会经历一个从情绪波动到勇于面对困境、重建认同并最终与之共存的转变过程。这将有助于护理人员提供与过程中每个阶段/步骤相一致的干预措施。

（3）脱节（disconnectedness）：无论是哪一种类型的转变，都会让人体验到一种联系中断或近似脱节的感觉。这种转变反映了个人因脱离熟悉的环境导致安全感中断，因而产生一种失去熟悉路标和参照物的失落感或偏离期望值的不协调感，以及因体验到常规事物被陌生事物所打断的不连续感。

（4）意识（awareness）：是对变化事件、状态和原因以及转变体验的感知、理解和认识。首先，意识会影响个体对事件意义的理解。比如，对于某些人来说，住院意味着早日痊愈，而有些人会认为住院可能意味着离死亡更近一步。个体、社区乃至社会对促成转变事件的理解均有所不同，从而影响着转变的结局。某些情形下，某些事件尚不足以唤醒个体的意识，如个体处于否定或麻木，那么对于该个体来说就尚未处于转变期，而是处于转变前期（pretransition phase），此时应优先帮助个体识别转变的障碍，才可以促进转变。其次，意识影响个体参与转变的程度。参与表现为寻求信息、采用角色补充、积极准备或主动调整等行为。如果没有意识，便不会参与。如女性在妊娠早期未发现自身机体出现变化，就不会关注饮食和药物对机体的影响。因此，提高对变化事件的意识程度也是一种干预策略，有助于个体和家庭在转变期间获得所需的支持。

（5）里程碑（milestones）：即临界点或转折点的出现，是转变的另一特征。临界点是护理过程中出现特定症状、体征或值得关注问题的关键时间点，如感染、炎症、抑郁、焦虑、不遵医嘱等情况出现的时点，临界点可以是利于治疗、痊愈的时机，也可能是疾病复发的时刻。例如，产妇在产后6周进行体检就是一个被设定的转折点或里程碑，因为这个时间点是子宫复原的关键时机。只是这个转折点属于生物医学领域的范畴。多数转变都会经历若干转折或临界点。确定里程碑对于理解转变体验，提供针对转变不同阶段的干预方案至关重要。

3. 转变的条件　变化会引起个体产生反应。个体的反应模式除受到个人自身条件的影响之外，还会受到社区、社会或全球因素的影响，并贯穿整个转变过程。因此，促进转变离不开人与环境的良好互动。在经历转变的过程中，如缺乏专业支持和交流，患者通常会产生无助、挫败、困惑和冲突等消极体验。此外，转变事件的数量，即是单一转变，还是多重转变，也会对个体的反应起到调节作用。护士应关注这些条件对转变不同程度的影响。

（1）个体因素

1）意义和价值：是个体对转变的主观体验和对生活影响的评价。对转变事件和过程的看法会促进或影响顺利转变。护士应当帮助个体意识到转变所赋予的意义是积极的还是中立的或是消极的，是否是个人的选择，是否在预期之内，从而更好地理解其体验和其赋予的意义，实现顺利转变，促进健康。关于转变意义的研究不应局限于关注患者的负性心理情绪，还应帮助患者从转变为个体成长提供了新机会等积极视野来理解。

2）信念和态度：转变还会受到个体所处的社会习俗和文化的影响。

3）知识和技能水平：转变过程中个体所具有的技术、知识水平会影响健康结局，因此，获取转变的相关知识信息并制订有效计划，充分对将要面临的问题和需求进行综合全面的评估，积极识别社会支持系统，与相关人士做好充分交流，有助于促进转变。

4）计划与准备：经历转变的人有时无法预料事件的结果，且预期和现实并非总是一致，有时即使有相应的知识技术，如果环境陌生，患者还是会存在不确定感，如果事件产生的转变在预期之内，则转变造成的应激就会得到不同程度的缓解。因此，在转变发生之前或转变过程中，能够有预见性地做好计划和准备是促进转变的有利条件，缺乏准备则会阻碍转变。

5）经济状况：经济收入较低的患者会产生更多的心理压力。

（2）社区资源：获取社区资源也是影响转变的重要条件，资源主要包括：①来自家庭和朋友的支持；②从卫生保健人员、相关书籍中获得相关信息；③扮演和练习新角色的机会，以便获得角色补充。

（3）社会准则：某些社会层面的因素也会促进或妨碍转变。比如性别歧视、年龄歧视、民族主义、贫穷、群体边缘化等因素会在转变引起的反应过程中起到调节作用，即如果个体处于弱势或被边缘化，因转变或转型而产生的不良影响可能会比非弱势或非边缘化群体要更加严重。

（4）全球环境：一些国际化组织制定的政策与规定也会影响转变。如 HIV 患者的诊疗一直受到全球研究人员、医务工作者乃至各类组织的广泛关注。

4. 转变的结果和反应模式（patterns of responses） 转变既是过程，也是结果。作为结果，转变表现为一种反应模式。反应模式是指个体、家庭或组织如何应对导致变化的事件。积极的转变，意味着个体从无序到有序，甚至较之前达到了更加稳定的状态。从护理的角度来定义和理解这些反应，需要过程模式和结局模式两套指标体系。

（1）过程模式：是在转变过程中观察或体验的模式，可通过以下几个指标进行测量：

1）参与程度（degree of engagement）：指参与转变或干预计划的程度，可通过问题与反应的类型、处于转变中的个体与给予建议指导的人的行为、情感和目标之间的一致性来判断。衡量参与程度的指标包括：遵循医嘱、感知信息的准确性、护患双方对事件意义的一致性、对转变体验和行动的参与等，参与程度可能会影响转变的最终结局。

2）定位与着陆（location and being situated）：指个体能够识别自己在复杂关系中的位置，能与不同的社会网络联系和互动。作为一种反应模式，定位与着陆有助于了解转变的前因和类型，如个体如何看待确诊癌症、如何寻求和联系卫生专业人员，或者新移民如何看待、适应和联系新环境。这种反应模式意味着通过将转变前后各种处境和环境进行对比，个体在时空和关系上重新寻求着陆点，找到新的归属。面临不同转变的个人、家庭或社区向医护人员寻求支持的时机与方式，是衡量其需求程度和寻求支持是否及时的指标，也体现了他们是否意识到自己在卫生保健体系中的处境。

3）及时跟进（timely follow-up）：指及时随访，听取与转变的原因、过程和干预策略相关的建议，以实现预期效果，促进转变。及时跟进的方式包括：依从健康管理方案，改变生活方式，参与护理方案的制订以及与医务人员保持联系等。

4）信心水平（level of confidence）：指经历转变的个体应对转变事件的信心程度，是衡量个体能否顺利应对转变过程的一项重要指标，会受个体对转变的理解程度、需求识别程度、资源利用程度、自我管理能力等影响。信心需要在转变的轨迹中逐渐发展和形成。

（2）结局模式：是转变过程结束时所测量的指标，包括：

1）掌控感（mastery）：①角色掌控，即将情感、目标和行为内化为个体认同、充满自信、掌握知识和充分发挥自身能力。成功转变意味着：知识水平增加、发展新技能、实现自我认同、重新适应和改变日常活动。例如，成功地转变为一名母亲、接纳临终关怀等。②对环境的掌控，即超出角色掌控之外，对周围环境和条件的掌控。表现为：善于寻求与利用资源和支持性环境，学会居家应对治疗技术并将其纳入日常生活，为重建自我认同奠定基础。

2）认同感（fluid and integrative identity）：转变的最终结局包括重建认同感（identity reformulation）。这种认同重构是动态综合而非静止不变的过程。个体常切换于多种角色、模式或环境之间，需要不断适应并寻求适当的应对方式，学会从多角度看待和解决问题。表现为：具有承载不同存在方式的情感、目标、行动和思想的能力；处理未知和不确定感的能力。该模式的指标是：是一种完全改善的生活质量，而非不断努力复制之前体验的生活质量。

3）健康的互动与联系（healthy interactions，connections）：即维持和发展新的关系和良好互动，患者不仅要与卫生保健人员建立并保持良好的关系，也应关注与照护者之间的内在联系，毕竟疾病对患者的影响越严重，对于照护者或配偶的影响也越大，而后者的需求常常会被忽视，因此在转变期间，照护者也需要强大的社会支持来满足其健康与需求，反过来这又会对患者的健康产生积极影响。

4）善于利用资源（being resourceful）：即能够发现和灵活、适当地使用资源的能力，有助于顺利度过转变或过渡期。如远程医疗既可以满足家庭照护者大量照护需求，又有助于与医务人员建立联系。参与远程医疗的护士可以传递专业的咨询服务并提供支持，从而减轻照护者的负担，促进健康结局。

5）幸福感（perceived well-being）：患者或照护者所体会到的幸福感也是应对转变的结局指标之一。可以通过主观描述，或结合与健康相关的客观指标进行测量。

5. 护理干预框架 转变理论中，干预的目的是启动、促进、支持和激励健康的过程和结果反应。促进转变的护理干预措施众多，可分为预防性和治疗性干预措施两种类型，分别对应以角色理论为基础的预防性和治疗性角色补充。预防性护理干预着眼于对转变前因的干预，治疗性护理干预则针对转变的不同反应模式进行。护理干预措施主要有以下内容：阐明转变的意义、提供专业指导，让患者参与、设定目标、角色模拟、提供信息、激活资源、寻找机会，监督和练习新行为，促进患者与支持性组织和榜样角色的联系，以及确保有充足的时间和资源听取患者的叙事汇报。

（1）增强意识：即提高对转变事件产生的影响和预期结果的认识，以吸引那些在护理过程中面临转变的患者和家庭参与，从而促进痊愈、康复和应对过程。护理人员可将变化事件作为一个过渡、体验或不同阶段的不同反应来和服务对象讨论，有助于提高他们对转变的认知和理解，为促进健康奠定基础。

（2）澄清角色、意义、能力、专业知识、目标并承担角色：护士可通过对话、访谈等互动方式探索患者及家属在经历转变或过渡期的个人价值与信念，以判断他们对转变经历的感知和赋予的意义，了解他们处理转变事件的能力和掌控程度。确保可以拥有轻松自如的行动和积极参与学习和调整的能力，如能够熟练自测血糖、学会给婴儿洗澡、快速适应养老院的生活等。对于出院回家处于过渡期护理的患者，应将患者、家庭和社区资源都纳入在内，帮助服务对象识别影响转变的条件（哪些是有利因素？哪些是阻碍因素？），允许他们表达自身需求，并提供支持。

值得注意的是，在护理评估和实施阶段，护士要及时观察、询问或访谈家人和亲属以确定他们的参与程度和掌控感。充分考虑亲属或参照群体的观点，重塑角色和身份认同。患者与家属的各种角色，无论是新角色、有风险的角色，还是可能失去的角色，将会被重新定义。同样，他们也会与支持系统中的人互动，在教学、学习、排练、塑造和强化的过程习得新的行为能力。

（3）识别里程碑，使用转折点：前面已经提到，识别里程碑和转折点对于护理干预至关重要。比如护理目标是实现自我护理、生活质量、掌控角色和健康管理，就需要从护理的角度来识别相应的转折点或里程碑，以促进转变的过程和结果。但目前在转变理论中关于里程碑和转折点的研究和证据还不足，亟须进一步探索。

（4）动员支持，提供支持性资源：支持性资源包括个人、家庭和社区资源。个人的内在资源意味着适应、坚持、坚强和潜能。家庭资源则涉及机构、经济和文化等因素。社区资源是对家庭资源的补充，比如社区服务机构、养老院或其他能够抚慰心灵的场所。社区资源有助于增加个体的联系感。护理人员应鼓励患者和家庭思考在转变的不同时期可能遇到或感受到的事情；帮助他们寻找经历过类似事件的患者，成立同伴支持小组；让患者参照支持群体，进行角色模拟或角色扮演，通过预演和练习新角色获取相应的知识和能力，促进顺利转变。

（5）叙事汇报（debriefing）：是向他人交流个体或群体遭遇转变事件体验的过程，有助于个体接受转变并获得心理健康。患者讲述自己的故事，描述对事件的认知和情感，解释其意义。故事通常包括发生背景，经历前、中、后的反应，护士与患者就事件进行对话，提出问题，为患者和家庭提供处理事件和后果的机会。例如，产科为新妈妈提供产后叙事服务，让新妈妈们汇报经历，描述感受，使女性能够接受自己的经验，促进心理健康。卫生专业人员则可以确定患者的情感和心理需求，提供信息，必要时将她们转介给其他心理健康专家。除了患者，护士自身和其他医务人员也能从叙事汇报中获益，有利于应对工作中的压力和悲伤，减轻创伤事件的影响，从中获得成长。

（四）对护理学元范式中的核心概念的解释

1. 护理 在转变理论中，护理由人文主义、整体观、环境、健康、幸福、管理日常活动的能力、同情和关怀所定义，帮助患者及其他个体应对转变过程并促进转变。护患双方越早识别不确定和不稳定因素，通过护理干预，就可以越早促进转变和康复。

2. 人 在转变理论中，人是不断经历变化和转折的个体、家庭、组织和社区；既包括处于疾病中的个体家庭，也包括处于生命发展变化中的个体和群体，还包括经历转型的组织和不断变化的社会环境；是护理过程的合作者。

3. 健康 在转变理论中，健康意味着实现顺利转变，包括主观幸福感、和谐的互动关系、善于利用资源以及对新角色的掌控感和认同。

4. 环境 在转变理论中，环境是指生理的、文化的、组织的和社会的环境及其对经历、反应、干预和结果的影响。

（五）转变理论与护理程序

1. 评估和诊断 是护理干预的基础。在转变理论的视角下，评估具有多重性。首先，转变的动态连续性决定了护理评估的连续性，且随着过程事件的发展，评估应贯穿整个过程。其次，评估时应考虑转变的模式和类型，有些评估不仅涉及个体，还应包括家庭评估。再次，评估应采用正式的测量工具，明确转变的关键点，采取相应的过程指标。

2. 计划与实施 梅勒斯在理论框架中已经明确提出了具体的干预措施，可参照上述"主要观点"中的"护理干预框架"部分。

3. 评价 依据理论框架，评价可从过程评价和结果评价两方面进行。前者包括评价患者的参与程度、对环境和需求的认知（定位）、跟进和信心水平；后者包括评价掌控力、认同感、互动、利用资源的程度和幸福感。

四、理论的应用

经过数十年的发展，转变已成为护理学科的核心概念。转变理论既源于实践，也不断被转化为实践。它的衍生激发了研究者们许多的理论思考，也据此产生了与理论相契合的干预模式和研究项目。梅勒斯指出，转变理论既可作为一种理念用于阐明和分析问题，也可以当作理论框架用于指导实践。转变理论不仅广泛应用于护理实践、护理教育、卫生管理中，在社会学和交叉学科等多个领域也多有体现。

（一）在护理研究中应用

1. 作为理论框架指导护理研究 转变理论非常适用于指导不同类型转变给个体、家庭或社区对健康产生影响及促进转变的干预措施的研究。其中以健康 – 疾病型的转变研究最多，如各种慢性病、癌症、痴呆、子宫全切等患者和照护者的转变体验以及相关测量工具的发展。其次是情境型转变和发展型转变，如急性照护期向长期照护转变、步入安宁疗护的照护模式转变等。

2. 帮助衍生情境理论 作为护理中域理论，转变理论除了经历自身的不断发展和完善之外，还对衍生特定人群或条件下的情境特异理论起到了指导性作用。如解释美国社会文化背景下亚洲移民妇女围绝经期症状经历和疼痛体验的情境理论；处于转变过程中的老年人的研究与实践框架。也有将转变理论延伸到文化领域，发展了女性难民生活体验的情境理论。这些理论不仅没有限制转变理论的应用范围，反而使得作为中域理论的转变理论更加丰满翔实，而且在干预策略上也更加综合和多样化。

3. 与其他理论合作，协同发挥作用 将转变理论和文化适应理论相结合，有助于理解移民如何适应新生活；与疾病不确定性理论一起使用，可贯穿慢性病患者整个病程的管理；与人类发展生物生态学理论联合，可以指导护士为青少年顺利迈入成年期做好护理准备。

 应用实例

基于转变理论的过渡期护理模式

在转变理论的基础上，内勒（Naylor）等学者开发了过渡期护理模式（Transitional Care Model，TCM），是一种由高级实践注册护士领导的为老年慢性病患者提供延续性照护的多学科合作护理模式。

过渡期护理是高危人群在转换照护级别、更迭照护者以及照护场所时用于确保护理连续性、避免不良预后的时限性护理服务。1981 年，出于早期出院、节约卫生成本并提高护理质量的考虑，宾夕法尼亚大学护理学院为不断处于医院、家庭、社区等环境转变或过渡的老年慢性病患者开发了由护士领导的过渡期护理多学科模式，该模式通过高级实践注册护士与患者、家庭照顾者、医生和其他卫生团队成员的通力合作，为老年慢性病患者提供综合性出院计划和家庭随访护理计划，以确保护理的连续性。TCM 由 9 部分组成：筛查出院回家的目标人群；人员配备；维持护患联系；患者和照护者参与；评估和管理症状；促进自我管理；促进合作；确保延续性防止中断；医院和社区保健的衔接。三项不同时期的多中心随机临床试验结果一致表明，TCM 能够改善老年急性期疾病患者的护理体验和生活质量，降低再住院率和总医疗花费。

来源：HIRSCHMAN K B, SHAID E, MCCAULEY K, et al. Continuity of care: the transitional care model[J]. Online J Issues Nurs, 2015, 20(3): 1.

（二）在护理实践中的应用

转变理论已被广泛应用于护理实践，指导护理人员帮助患者、家庭和社区做好准备，以适应和顺利度过转变期，促进健康结局。

1. 帮助护士深入理解转变体验，识别影响转变的过程条件 疾病会令患者及其照护者经历压力、角色转换、关系破裂等痛苦，不利于健康。转变理论作为一个理论框架，能指导护理人员

笔记栏

深入理解患者、照顾者的疾病经历、观点、情感、信念和需求，促使护士识别促进和阻碍转变的因素，合理分配资源和制订措施。相关实践涉及了解老年患者照护者的体验、老年人入住养老院后的转变体验、ICU 患者家庭的挣扎与矛盾、围绝经期女性的生命体验、心力衰竭患者自我照护体验、卵巢癌复发患者的感受、髋关节骨折患者的认知与康复、心脏病患者手术后的转变、晚期癌症患者的转变体验、脑卒中患者出院后的心理社会体验等。这些源自临床实践的研究有助于护士理解患者在经历转变后的各类体验，为护理实践指明了方向。

2. 指导护士帮助患者做好准备，促进转变 随着护理实践逐步从医院向社区和家庭拓展，不同类型的患者都会经历从住院到出院、从专业治疗到自我管理，以及不同生长发育时期的过渡期，这些过程涵盖了健康 – 疾病型、发展型、情境型等不同型态的转变体验，因此，转变理论非常适用于处于这些阶段的患者，如成人内外科患者、卒中患者及其照护者、ICU 幸存者、老年慢性病居家患者。再如产妇、新生儿及其父母、哮喘儿童及其家庭、器官移植患儿及其家庭在生长发育、角色转换等方面的转变等。护士应评估患者与家庭在不同照护阶段的准备度，提供相应的知识、技能以及特定的支持环境，让他们学会自我决策，作出最佳选择，顺利度过转变期，体现护理的延续性。

（三）在护理教育中的应用

转变理论还可应用于护理教育之中，调查护理专业学生处于转型期的发展体验。如为改进本科护理教育质量，调查本科护生毕业成为注册护士后所经历的临床角色转变；大中专注册护士接受继续教育获取学士学位的转变、注册护士完成教育后成为开业护士的转型体验等。

此外，卫生保健体系的变化与发展，需要多学科专业人士的协同干预，护理专业人员需要接受跨专业教育才能发展为高质量的护理团队，转变理论为跨专业模拟、促进护理环境的转变提供了理论参照。国外不少院校采用转变理论来指导本科护理教育和研究生护理教育。如美国克莱顿州立大学（Clayton State University）将转变理论作为护理专业的核心理念，指出：成功的转变取决于发展有效的护患关系。今后，在护理教育方面，可借鉴转变的理念，在现有课程设置的基础上，融入跨学科知识和技能，促进学生学习和成长。

（四）在护理管理中的应用

作为转变的类型之一，组织型转变是由社会、政治和经济或组织结构变革所致的转变。这种组织结构的转变与护理管理的关系密不可分。梅勒斯本人就曾经以转变理论为框架评价护士对护理工作的看法和工作满意度。芝加哥儿童纪念医院启动了一项导师计划，将新毕业护生与经验丰富的护士配对，以帮助他们应对照顾生病儿童以及与陷入困境的父母和家人打交道的压力。该计划大大降低了医院新毕业护生的离职率。

五、理论的分析与评判

（一）理论的重要性

转变理论历经数十年的发展、沉淀和凝练，现已日臻完善和清晰，被广泛应用和转化于研究、实践、教育和政策制定的过程中，对于充实护理学科知识、提供高质量的护理实践、丰富循证护理的发展起到了重要的作用。此外，转变理论在社会工作、职业治疗、口腔卫生和跨学科等其他健康相关领域也多有应用。

1. **理论的起源和哲学基础明确** 转变理论的发展源于对真实世界的研究和借鉴其他理论。角色理论、生活体验是转变理论发展的哲学基础。2000 年，转变理论作为中域理论正式提出。后期，转变理论在研究和实践中得到不断修订和完善，成为现有的理论模型（图 20-2）。

2. **理论的内涵全面、宗旨积极** 转变理论通过对个体所经历的转变进行阐述，可从中感悟事件赋予的意义和心路历程。个体在经历重大或转折性事件时，应充分调动主观能动性，通过人与环境的互动获取资源，促进转变。这种积极的健康观，拓宽了护理的视野，尤其在慢病管理、老年护理和临终关怀等领域有着极其重要的意义。

（二）理论的清晰性

理论的清晰性是指理论的内部一致性和语义的清晰性。现有的转变理论清楚地描述了理论的具体概念、理论假说、属性特征、条件、反应模式和涉及的护理干预策略，并对护理学元范式的核心概念有清晰界定。修订前的转变理论提出"转变"具有 2 个属性（过程、脱节）、5 个特征（包括意识、参与、变化与差异、时间跨度、关键点与事件），但理论框架中没有出现"过程"和"脱节"（图 20-1）。修订后的转变理论中描述了转变的 5 个特征，分别是：时间跨度、过程、脱节、意识和里程碑。其中的"里程碑"等同于早期框架中的"关键点与事件"（图 20-2）。理论对这些属性和特征的描述较之前更加简练清晰。

在转变理论的反应模式部分，过程模式和结局模式的调整变动较大，比如在理论发展早期，保持良好的互动与联系既是过程模式也是结局模式的指标，而后期变更为结局指标。又如之前的特征"参与"成为调整后的理论框架中反应模式的一种过程模式。这些概念前后的语义解释基本一致，但有些概念依然读起来较晦涩宽泛，如"动态综合认同感""里程碑""定位与着陆"等词语，需要在研究实践中结合具体情境进行阐述，并将其转化为明确的变量和测量指标，实现可操作化。

总体看来，在不同时期出版的刊物中，转变理论中各概念排列存在较为明显的变动与差异，体现了理论不断经过实践检验并修订的发展过程，但这些差异基本没有影响到语义清晰性或一致性，甚至有些语义和类属之间的关系更易理解，更便于在实践中引导护理行动。

（三）理论的简洁性

理论的简洁性要求理论简约、不复杂但又描述充分，不过于简化。现有的转变理论从前因、特征、条件、反应模式和护理干预等各方面进行了阐述，理论内容丰满，类属明确，但其中概念多达 27 个，如果对理论的各个部分都加以检验，会较为复杂，所以转变理论不能算是一个简约的理论。但从另一方面来看，转变的体验与过程本身就较为复杂，作者能够将各概念清晰归类阐述并厘清概念之间的相互关系，反而使理论更加具体，不过度宽泛或简化，这有助于人们意识到很多转折性事件是对稳态的重新适应，转变后的新角色需要相应的知识与技能，有助于护士针对服务对象制订针对性的护理干预措施，以完成顺利和平稳过渡，促进转变。

（四）理论的可测试性

可测试性主要是评价理论的概念和命题是否可观察或可测量。由于转变的体验具有多样性和复杂性，理论中的有些概念可以转化为研究变量和指标，通过相应的量表和工具进行检验，如可将其中意识、信念与态度、计划和准备水平、社区资源、社会准则、掌控感等包含的理论概念分别转化为知信行、准备度或不确定感、社会支持、病耻感、自信和控制感知等变量，再选取相应的测量工具进行测试，即使是针对较为晦涩的概念"动态综合认同感"，作者也明确了其指标是"一种完全改善的生活质量"，从而使转变的结果变得更加具有可操作性（表 20-1）。有些概念更适合采用质性研究进行描述，如"意义""叙事汇报"这些涉及个人情感和内在体验的概念等。而"定位与着陆""幸福感"则可根据操作性定义结合主客观指标进行测量。因此，为了综合理解转变的过程、体验与结果，采用质性与量性研究结合的混合性方法更为适当。

表 20-1　转变理论的概念及其对应变量与测量工具范例

理论概念	变量和指标	测量工具举例（但不限于）
意识、信念与态度	知信行	相关领域知信行问卷或量表
计划与准备	准备度	1. 出院准备度量表（readiness for hospital discharge scale） 2. 分娩准备度量表（childbirth readiness scale）

笔记栏

续表

理论概念	变量和指标	测量工具举例（但不限于）
脱节	不确定感 焦虑	1. 患者不确定问卷（patient uncertainty questionnaire） 2. 不确定感耐受量表（intolerance of uncertainty scale） 3. 焦虑自评量表（self-rating anxiety scale，SAS）
社区资源 寻求支持	社会支持	1. 社会支持评定量表（肖水源） 2. 领悟社会支持量表（perceived social support scale，PSSS）
社会准则（歧视、 边缘化）	病耻感	1. 伯杰 HIV 病耻感量表（Berger HIV stigma scale） 2. 贬低歧视量表（perceived devaluation and discrimination scale）
获得自信	自信水平	罗森伯格自尊测试量表（Rosenberg self-esteem scale）
掌控感	掌控感或控制 感水平	1. 个人掌控感量表（personal mastery scale，PMS） 2. 知觉行为控制量表（perceived behavioral control scale）
认同感	生活质量水平	健康相关生活质量评估量表（普适性或特异性量表）

（五）理论的经验与实证性

主要是检验理论主张是否与实证数据一致。转变理论从转变的前因、性质、条件和结果等角度为综合理解经历各种转变的患者提供了理论指导，许多学者对转变理论展开了检测、验证和补充。现有研究多以质性研究和量性研究中的描述和分析性研究方法为主，如以扎根理论或现象学方法探究问询个体于转变中、转变后的生活体验，如学者戴维斯（Davies）通过调查入住养老院老年人的家属的体验来验证转变理论，验证出转变理论的三个类属：转变的性质、转变的条件和反应模式，有助于理解影响个人转变的因素和经历的体验。学者韦斯（Weiss）及其同事先后以转变理论为基础，调查了成年内外科患者、产妇分娩后出院准备度的预测因素和结果，其结果均验证了转变理论中转变的条件、特征、反应模式、护理干预之间的关系。

（六）理论的务实性

务实性是指理论在实践中的应用。前面提到，转变理论在护理实践、教育、管理方面甚至其他学科领域都多有应用，尤其在理解和关注患者的疾病体验、调查处于过渡期的个体与家庭的准备度及社会支持等的影响因素的研究极多。而促进转变的护理干预策略探究尚需进一步加强。作者本人也提到，关于转变特征中"里程碑与转折点"的研究不够充分，这可能意味着探究促进转变需要寻找护理干预的关键时点和最佳时机，以达到事半功倍的效果。

（张　姮）

小 结

转变理论历经 40 多年的发展，在国际上备受推崇和广泛使用。它在理论的范围和类型上属于解释性中域理论，目前仍在不断检验、完善和发展的过程中。转变理论适用于指导临床和社区护理实践、教育、管理以及政策制定，有助于护理机构和护理人员理解处于转变期的个体、家庭、组织和社区的经历和反应；护理人员可根据转变的原因、条件和反应制订相应的干预措施，帮助服务对象顺利度过转变期，重塑角色认同，提升幸福感。

笔记栏

●●●● 思考题 ●●●●

1. 请分析下列事件与个案分别属于哪种类型的转变。

（1）张女士，50岁，近期心情烦躁、头晕乏力，月经周期紊乱。

（2）李局长，64岁，退休赋闲在家，情绪低落，不愿外出与人打交道。

（3）王同学，18岁，外语系一年级学生，成绩优异。近期因查出风湿性心脏病、二尖瓣狭窄伴轻度心力衰竭入院。医生建议休学治疗。

（4）李阿姨，68岁，一子一女在外地工作成家。其配偶王大叔患有胃癌，因治疗无效于上月去世。现一人居住，生活能够自理。

（5）某高校护理学院受学习型组织理念的影响，全院教师上下一心，开展各类学习活动和讲座，共同创建学习型护理学院组织。

2. 请解释转变理论在实践中的应用。如在照顾患者时，如何使用转变理论？会遇到哪些问题？哪些因素促进或阻碍转变的发生？理想的转变过程和结局如何？

3. 讨论你感兴趣的概念，谈谈你如何将这些理论概念转化为研究变量，如何选择适当的测量工具？

第二十一章

凯瑟琳·柯卡芭的舒适理论

📑 导入

　　近年来，在生物 – 心理 – 社会医学模式的影响下，人们的健康观念逐渐转变，患者希望各种舒适需求得以满足，以提高其生活质量。那么，舒适是什么？可以分为哪些类型？寻求健康的行为有哪些？基于舒适理论的视角，人、环境、健康、护理又如何定义？著名护理理论家凯瑟琳·柯卡芭（Katharine Kolcaba）在前期理论学家观点的基础上，整合了舒适的类型，提出了舒适的概念和舒适理论。她认为人的舒适包括没有痛苦、轻松自在、超越三种类型，并发展了舒适理论的概念框架。该理论在提出后获得了广泛的关注，将舒适护理作为整体护理过程中的一种思维方法，对拓展学科研究领域及提升临床实践质量起到了积极的促进作用。同时，对护理人员自身舒适的关注也有助于护理专业人员的成长。

一、理论家简介

　　柯卡芭 1944 年出生于俄亥俄州克利夫兰城。1965 年获得美国圣路加医院（St. Luke's Hospital）护理学院护理文凭。1987 年从凯斯西储大学弗朗西斯佩恩博尔顿护理学院（Frances Payne Bolton School of Nursing, Case Western Reserve University）的"注册护士 – 硕士"项目毕业并获得护理学硕士学位，专业为老年学。1997 年，柯卡芭获得凯斯西储大学护理学博士学位。

　　柯卡芭获得护理文凭后，曾多年利用兼职时间从事内外科护理、长期照护、家庭护理等临床工作。硕士学习期间，柯卡芭在一家收留痴呆患者的机构担任护士长，也正是基于这段工作经历，她开始对患者的舒适进行相关理论探索。硕士毕业后，柯卡芭加入阿克伦大学护理学院（University of Akron College of Nursing）担任教职。在博士研究过程中，她发表了舒适的概念分析，用图表表示出舒适的各个层面，定义舒适是实施护理的结果之一，将舒适置于中域护理理论进行研究，并在一项干预研究中对舒适理论进行验证。2007 年，柯卡芭从阿克伦大学退休，成为护理学院名誉副教授。柯卡芭和北卡罗莱纳大学威尔明顿分校（University of North Carolina Wilmington）的比斯 – 布拉斯韦尔（Bice-Braswell）副教授共同运营网站"舒适线"（Comfort Line），该网站包含大量与舒适理论相关的主题及资源，用于支持相关医疗和教学机构对舒适理论的实施和运用。作为顾问，柯卡芭目前仍然与各个层次的学生和护士共同工作，解决他们在使用舒适理论或开展舒适相关研究过程中的问题。

　　柯卡芭的研究专长包括老年学、临终关怀、长期照护、舒适研究、量表开发等，她最主要的著作为《舒适理论与实践：整体健康护理和研究的展望》（*Comfort Theory and Practice: A Vision for Holistic Health Care and Research*）。柯卡芭就舒适理论及其应用发表了几十篇同行评议的文章，经典的文献包括《舒适的概念分析》《舒适概念的分类结构》《护理的整体舒适理论》《融合在整体护理艺术中的舒适》等。

二、理论的来源

柯卡芭的舒适理论研究基于许多护理理论家的早期研究成果，其中包括南丁格尔、韩德森、奥兰多、华生、帕特森（Paterson）和泽拉德（Zderad）等。此外，柯卡芭的舒适理论还受到美国人格心理学家默里（Murray）的"心理需求理论"等的影响。

柯卡芭早在 20 世纪 80 年代攻读硕士学位时就开始了舒适理论的探索。1991 年她将包含患者舒适各方面的内容制成了一个 12 个元素、3×4 格的二维分类结构图表（图 21-1）。其中一维为舒适的三种类型，二维为舒适的四个方面。这个分类结构图表为护士评估患者舒适和制订护理措施提供了强有力的指导。尽管此时舒适有了分类结构，并作为一个整体结果进行了实施，但其一直没有清晰的概念。

图 21-1　舒适理论的二维分类结构图

柯卡芭对于"舒适"的概念分析始于对不同学科大量相关文献的综述，包括护理学、医学、心理学、精神病学、人体工程学和英语语言学，尤其是莎士比亚对"舒适"的使用和牛津大辞典中"舒适"这一单词的起源。柯卡芭在其文章中给出了护理领域有关舒适这一概念的历史性演变，如南丁格尔曾指出："我们永远不要忽视观察的目的，这并不是为了堆积繁杂的信息，而是为了拯救生命，促进健康或舒适"。

1900—1929 年，舒适都是护理学与医学的核心目标，这是因为增强舒适能够促进患者康复，任何与患者舒适有关的细节都不能忽视，患者的舒适是护理人员首要关注的问题。一名优秀的护士应该能够提高患者的舒适感，能否提供舒适的护理是护理人员能力和素质高低的首要关键因素。

哈默（Bertha Harmer）认为护理应该致力于提供一种舒适的氛围，并且对于患者个体化的护理不仅要关注其休息、睡眠、营养、清洁等，还要关注患者的身心健康，是否愉悦、舒适、轻松自在。柯卡芭的同事米琪·古德诺（Miki Goodwin）曾写道：对护理人员能力的评判通常是通过判断其是否能使患者感到舒适。舒适包括生理和心理舒适，护士的职责不能止于满足生理舒适需求，还应通过提供生理上的舒适或为患者改善环境以满足其心理舒适的需求。

在上述这些例子中，舒适是一个具有积极内涵的概念，可以在护理人员的帮助下实现。在一些案例中，舒适指的是患者先前状态的改善或恢复。柯卡芭从舒适概念的来源和人体工程学的角度解释了舒适突出的特征，即舒适与工作绩效直接相关。然而，通常情况下，舒适的内涵隐晦且模糊不清，这一概念在语义上可以作为动词、名词、形容词、副词使用，是一个过程或结果。

（一）南丁格尔的环境学说

南丁格尔环境学说的核心概念是环境。她认为环境是影响生命和有机体发展的所有外界因素

笔记栏

的总和，这些因素能够缓解或加重疾病和死亡的过程。南丁格尔认为人、环境、健康、护理相互影响，但环境是主要因素。环境影响人，同时她认为人有能力对抗疾病，而护理人员有责任改善环境，护理的目标是把患者放在最佳的环境中使健康成为一个自我恢复的过程。柯卡芭借鉴环境学说中环境对患者身心健康的重要作用，提出环境舒适是舒适的一种类型。

（二）奥兰多的护理程序理论

奥兰多的护理程序认为，护理是一个特殊且独立的专业，通过护理能够观察患者的行为、发现并满足患者的即时需要。护士对患者行为的即时反应（包括感知、想法和情绪）应与患者分享以确认反应是否正确或需要纠正，通过这个审慎的护理程序，护士能够满足患者的即时需要。柯卡芭从奥兰多的观点中整合出没有痛苦（relief）这一概念，认为护理能够满足或部分满足患者特定的需求，以减轻或消除不适的状态。

（三）韩德森的护理十四要素学说

韩德森的学说认为，个体的需要包括生理情绪、获得健康／平静死亡、获得知识和能力，护理的任务是满足患者的基本需求。柯卡芭从护理本质模式中整合出轻松自在（ease）这一概念。

（四）华生的人文关怀学说

华生认为关怀照护是护理的本质，若没有关怀照护，人类的健康无法达到。她提出的人性化照护的准则中强调了提供支持性、保护性的身、心、灵及社会环境的重要性，因此，对于护理人员来说，在可能的情况下，可以通过环境干预来促进舒适。在这一点上，华生制订了护理舒适措施，并且将舒适措施这个词作为护理干预的同义词使用。柯卡芭借鉴了华生的观点，整合出"舒适措施"这一概念。

（五）帕特森和泽拉德的人性化护理理论

帕特森和泽拉德认为护理作为生活经历每天都存在，护理现象也非常复杂，从基础护理到护理艺术、科学以及现代技术。护理是护士与照护对象之间有生命的对话。柯卡芭舒适理论中超越（transcendence）这一概念即来源于帕特森和泽拉德的观点，她们认为在护理人员的帮助下，患者能够克服困难。

1994年，柯卡芭正式提出了"舒适"的概念，同时提出了舒适理论（Theory of Comfort），该理论认为舒适护理应作为整体护理的过程和追求的结果。2000年，舒适理论得以分析和完全检验。2001年，柯卡芭对舒适理论进行了完整的中域理论论证，并于2003年将她的思想和舒适理论发展的过程完整呈现在著作《舒适理论与实践：整体健康护理和研究的展望》一书中。

 历史发展

柯卡芭提出舒适理论的过程

柯卡芭舒适理论的提出是基于许多护理理论家的早期研究成果。她长期从事内外科护理、长期照护、家庭护理等临床工作，这样的工作环境让柯卡芭逐渐开始关注患者的舒适需求。在痴呆照护机构工作时，柯卡芭呈现了舒适的理论框架，当时就有学者对舒适理论的概念提出疑问："你是否对舒适进行过概念分析？"柯卡芭回答说："还没有，这正是我下一步要做的工作。"接下来她便开始了对"舒适"概念的长期探索和分析。在此过程中，柯卡芭得到了多位教授的指导，帮助她不断地对理论进行优化。为了让舒适理论得到更好的应用，柯卡芭对理论进行了精炼并最终提出舒适理论。

来源：KOLCABA K Y. A theory of holistic comfort for nursing[J]. J Adv Nurs, 1994, 19 (6)：1178-1184.

三、理论的主要内容

（一）理论的主要假说

1. 人们对复杂刺激会产生整体反应。

2. 舒适是与护理密切相关的理想的整体结局。

3. 人们总是设法去满足他们基本的舒适需求，这是一种积极努力的行为。

4. 舒适感增强会促进患者参与寻求卫生保健行为。

5. 获得授权并积极参与健康寻求行为的患者会对其健康保健服务感到满意。

6. 机构的完整性建立在以患者为导向的价值体系之上。向家庭和护理提供者提供促进健康的整体环境同样重要。

ER21-2
凯瑟琳·柯卡
芭的舒适理论
主要内容

（二）理论的主要概念

1. 健康保健需求（healthcare needs）　健康保健需求指产生于紧张的医疗环境中，传统的医疗支持系统不能满足的患者对于舒适的需求。这些舒适需求包括生理舒适、心理精神舒适、社会文化舒适和环境舒适等，且常需要通过以下方式表现出来：①各项监测以及语言或非语言的报告；②病理生理参数；③教育和支持的需求；④财务咨询和干预的需求。

2. 舒适措施（comfort measures）　舒适措施指旨在满足接受者特定舒适需求（包括生理、社会、经济、心理、精神、环境以及物理等）的意向性护理干预。

3. 干预变量（intervening variables）　干预变量指影响患者对整体舒适感知的相互作用力，包括过去的经历、年龄、态度、情感状态、支持系统、疾病预后、经济情况、教育经历、文化背景以及有关患者体验的所有因素。

4. 舒适（comfort）　舒适指通过舒适措施达到的个体身体处于轻松、满意、自在、没有焦虑、没有疼痛的健康、安宁的状态。柯卡芭认为舒适是一个复杂的、具有整体观的术语。舒适是舒适理论中最核心的概念。舒适的描述有多种，是过程也是结果。患者的舒适包括三种类型。①没有痛苦（relief）：没有痛苦指特定的需求被满足或部分满足，不适减轻或消除的状态，如解除手术切口引起的疼痛。②轻松自在（ease）：轻松自在是一种特定不舒适的解除，是一种安静、平和的状态，如环境的舒适。③超越（transcendence）：超越指从各种问题或病痛中振作。患者得到鼓舞，战胜困难的力量得以增强，潜能得以超常发挥。为达到超越，护理人员可以通过改善环境、增加社会支持等措施，帮助患者和他们的家庭成员感到舒适。

患者的舒适需求分为三个等级。①处于舒适状态的需求：这是患者最理想的一种状态，能够达到轻松自在、平静、满足。②消除不舒适，寻求舒适的需求：这类需求一般存在于患者的疾病状态过程中，包括急、慢性疼痛，心悸，恶心呕吐等。③接受教育、寻求动力和鼓舞的需求：这类需求一般存在于疾病恢复期、打算恢复正常生活的患者之中。

2003 年，柯卡芭结合整体观和文献基础，将舒适定义为以下类型：①生理舒适（physical comfort）：指个体身体上的舒适感觉。②心理精神舒适（psycho-spiritual comfort）：指信仰、信念、自尊、生命价值等精神需要的满足和带来的舒适。③环境舒适（environmental comfort）：指外在物理环境中适宜的声音、光线、颜色、温湿度等方面的舒适。④社会文化舒适（sociocultural comfort）：包括人际关系、家庭、职业、经济状况与社会关系的和谐。

从整体的角度来看，上述四个方面是相互联系、相互影响的，一旦某方面出现问题，个体就会产生不舒适的感觉。而当个体身心健康，上述各种舒适需求得到满足时，则能体验到舒适的感觉。最高水平的舒适表现为：情绪稳定、心情舒畅、精力充沛、感到安全和完全放松。

5. 寻求健康的行为（health-seeking behaviors）　Rozella Schlotfeldt 博士在 1975 年整合出寻求健康的行为这一概念，是指由接受者所定义，与追求健康相关的各种后续结局的行为。这种行为可以是内在寻求健康的行为（包括治愈、免疫功能、T 细胞数量、氧饱和度等），也可以是外

笔记栏

在的行为（包括住院天数、活动能力、功能状态等）或平静的死亡。

6. 机构的完整性（institutional integrity） 凡是具有完整、健全、正直、有吸引力、道德、真诚等品质的企业、社区、学校、医院、地区等都具有机构完整性。与此定义相关的变量包括节省经费，降低发病率和住院率，改善与健康有关的结局，提高服务效率等。

（三）理论的主要观点

舒适理论属于护理理论中的描述性理论。在医疗环境中，刺激性的情境事件使患者产生健康保健需求，需求的存在导致患者处于负性的紧张状态。护理人员要根据患者的状况评估出未被现有支持系统满足的舒适需求，并制订整体干预措施以满足患者各个方面的舒适需求。护士制订干预措施时要考虑干预变量，这些变量通常是护理措施无法控制的因素，如疾病的诊断、经济状况、外在的社会支持等。若恰当的干预措施使患者的需求得到满足，则可以产生即刻效果，如功能状态改善、能量增加、情绪改善等（舒适感增强，患者可感知到干预的效果，即舒适的状态；护理人员可主观或客观地对患者的舒适状况进行评估），或产生寻求健康行为的直接结果。理论上来说，护理人员的干预使患者的舒适感增强，会促进患者健康寻求行为，包括内部、外部的健康寻求行为或平静的死亡；而在实践中，健康寻求行为也能增强患者的舒适感，患者的舒适一旦增强又会促进其健康寻求行为，因此健康寻求行为与舒适之间存在着相互关系。此外，有效解决患者的舒适需求有助于机构完整性的实现，例如提高患者满意度、降低病死率、降低护士流失率、提升医院声誉等。舒适理论的概念框架如图所示（图21-2）。

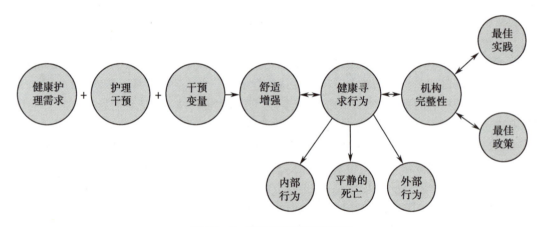

图 21-2　舒适理论的概念框架

（四）对护理学元范式核心概念的诠释

1. 人 人是一个具有生物、心理、社会文化属性的统一体。人包括个人、家庭、机构和社区。

2. 环境 环境是指患者、家庭或机构中可以被护士、家人或机构控制来改善舒适的各个方面。

3. 健康 健康是患者、家庭、机构或社区的一种理想功能状态。

4. 护理 护理是对舒适需求进行评估，通过舒适措施来满足患者的舒适需求，干预后再次评估患者舒适需求的过程。对舒适需求的评估可以是主观的，也可以是客观的，如当护士评估患者是否舒适时，可以观察伤口的恢复情况、实验室指标的变化或者行为上的变化，还可以通过量表进行测量。

四、理论的应用

（一）在临床护理中的应用

柯卡芭的舒适理论提出后，在她本人、学生和其他学者的积极推广下，很快被应用于多个护理实践领域。柯卡芭把舒适理论贯穿融合于整体护理实践中，包括从评估患者的三种类型（没有痛苦、轻松自在和超越）及四个方面（生理、心理精神、社会文化、环境）的舒适需求到制订干预措施，再到患者舒适的增强，最后到患者寻求健康的行为。在舒适理论的指导下，护理实践更加有效率，患者的满意度更高。此外，柯卡芭将舒适理论应用到各种人群，包括个人、家庭及社区。她强调除了要增强患者及家属的舒适外，更要增强护理人员自身的舒适。护理人员的舒适感提高，能更好地服务于医院机构，降低离职率，并且能更有效地工作，提升护理质量。

在舒适理论的指导下，舒适性护理技术不断渗透进护理工作中，主要表现为实践舒适性干预措施以提高患者的舒适度。柯卡芭将舒适措施分为三种类型：技术性干预、指导性干预、"舒适精神食疗"性干预。技术性干预用于保持患者内稳态及处理疼痛等，帮助患者保持或重获生理功能，预防并发症；指导性干预以一种文化敏感性的方式为患者减轻焦虑、提供信息和安慰、给予希望；"舒适精神食疗"性干预包括引导想象、治疗性触摸、改善环境、音乐疗法等。

柯卡芭等人使用引导想象的方法帮助接受放射治疗的早期乳腺癌患者及伴有抑郁、焦虑及压力情绪的抑郁症患者减轻痛苦，缓解焦虑、抑郁，增强舒适，呈现出满意的效果。在治疗性触摸中，手部按摩是较为简单的一种舒适干预措施，很容易纳入护理常规之中。柯卡芭将手部按摩应用于疗养院居民以及临终患者，以此种方式传递关怀，满足其舒适需求，结果发现不仅增强了服务对象的舒适度，同时也提高了他们对护理服务的满意度，促进了护理服务的接受者与提供者之间的情感交流。瓦格纳等为术前患者改善环境，为其提供自控衣物帮助患者保暖，以增强舒适，帮助患者减轻了焦虑，增强了幸福感。舒适护理应用于临床护理的领域还包括心内科、儿科、癌症与临终关怀、老年急症护理、围麻醉期患者护理、妇产科患者、精神病患者（如抑郁症）等。

 应用实例

基于舒适理论的护理方案对减轻日间手术患儿家长焦虑的随机对照试验

来自土耳其的两位研究者 Pazarcikci 和 Efe 基于舒适理论构建了减轻日间手术患儿家长焦虑的护理方案，该方案从生理舒适、心理精神舒适、环境舒适、社会文化舒适四个维度，评估了患儿及家长的相关舒适需求，依据这些舒适需求，研究者准备了相应的"舒适餐"（comfort food）帮助患儿家长达到没有痛苦、轻松自在、超越的舒适状态。以环境舒适为例，患儿及家长的需求包括减少环境刺激、尊重隐私、环境安全、充分知情（医院环境、医护沟通、教育材料的个体化），相对应的"舒适餐"包括以家庭为中心的标准化护理（隐私保护、增加环境舒适性的调控）和手术相关教育（基于游戏的手术相关教育、准备纸质教育材料）。研究结果表明，基于舒适理论的护理方案可以显著降低日间手术患儿家长的焦虑水平，可以引入儿科日间手术的日常护理工作中。

来源：PAZARCIKCI F, EFE E. Effect of care programme based on Comfort Theory on reducing parental anxiety in the paediatric day surgery: randomised controlled trial[J]. J Clin Nurs, 2022, 31(7-8): 922-934.

（二）在护理教育中的应用

舒适理论为护理教学和培训提供了有用的概念框架，在护理教育中得到了一定的运用。古德诺博士就舒适理论在护理教育中的应用这一主题发表了许多文章，并开发了相应的护生舒适度量表。古德诺认为，教师在教育教学的过程中，如何让护理学生在学习过程中感到舒适而不是威胁，是教育的重点。在如何让学生、患者及患者家属感到舒适方面，教师必须是强有力的榜样。

Dowd 等人采取三种护理干预措施来提高护理学生的总体舒适感,降低压力相关事件的发生率;夏立平等人的研究中,对照组采用传统的情景模拟教学法,试验组在情景模拟教学法的基础上融入舒适护理理论,课程结束时评价分析不同教学模式的教学效果,结果发现将舒适护理理论应用于护理学基础实践教学可提高教学效果。

(三)在护理研究中的应用

舒适理论在护理研究领域的可接受性较好,有关舒适的研究也检验了舒适护理实施的有效性。柯卡芭本人及来自全球的护理研究者基于舒适理论开发了十几种用以评估不同研究对象舒适水平的问卷/量表,如一般舒适问卷、预立医嘱舒适问卷、分娩舒适问卷、治疗性触摸舒适问卷、热舒适问卷等。以一般舒适问卷为例,1992 年,柯卡芭根据舒适的分类结构以医院患者和社区居民为研究对象编制了一般舒适问卷,用以评估参与者的整体舒适感。该问卷在每一舒适需求对应的舒适类型中,分别形成一个积极的条目和一个消极的条目。24 个积极条目及 24 个消极条目采用李克特评分模式,积极条目分数越高说明越舒适。目前在国内,该量表主要用于外科患者术后舒适状况的研究,包括普外科术后、胸外科术后、肾移植术后排斥反应等方面以及术后检查患者的舒适状况。

五、理论的分析与评判

患者的舒适是护理实践的目标,而舒适护理理论及模式顺应了这一要求。通过实施舒适护理,患者不仅获得了治疗的需要,而且最大限度地满足了他们的舒适需求。对护理而言,舒适护理既拓展了护理专业的实践范围,完善了整体护理的内涵,同时也培养了更专业的护理人才,体现出护士的专业价值。同时舒适理论的概念非常具体,较容易使用,为临床护理和科研提供了理论框架。理论中的一些概念和思想已广泛应用于许多护理教育和临床实践机构。柯卡芭舒适理论的主要特征可以归纳为以下几方面:

(一)重要性

该理论解释了舒适措施如何对患者及家庭的健康以及机构的完整性产生影响,在以患者为中心的护理实践中具有重要的作用。该理论有较为确切的哲学主张,概念模式起源明确,概念模式在医疗卫生保健的各个学科均可理解且具有相关性。

(二)内部一致性

该理论较为清晰,早期一些有关概念分析的文章虽较为生涩难读,但关于理论中概念的定义、衍生、假说和前提始终保持一致。在柯卡芭后续的一些文章中,她使用较容易理解的学术性语言将理论应用到特定护理实践中,所有的研究概念都给出了理论性和操作性的定义。

(三)简洁性

该理论简单、容易操作,柯卡芭将护理实践回归到为患者提供基础护理,旨在完成护理实践的传统任务,理论中所涉及的变量较少,因此理论较为简单,容易理解。应用时对于技术的要求相对较低,因此具有较强的实用性,对护理实践和护理研究具有较强的指导性。

(四)可测试性

该理论的研究方法学契合中域理论,不同患者的舒适水平可以通过相应的量表予以测量,如一般舒适问卷、预立医嘱舒适问卷、治疗性触摸舒适问卷等。目前的数据分析方法并未限制对该理论命题的测量。

(五)经验性

该理论具有充分的经验性,理论的第一部分预测了长期有效的护理实践能够增强患者的舒适,并且在乳腺癌及尿失禁患者的研究中得到证实。在尿失禁患者的研究中,舒适感增强,患者寻求健康的行为也随之增加,支持了舒适理论第二部分的观点。而舒适感与机构完整性的关系尚未得到验证。根据舒适理论编制的量表心理测量学属性较好,提示研究工具在评估患者的舒适方面具有较好的信度和效度，并且能够呈现舒适随时间的变化情况。这些研究进展支持了舒适理论作为理论基础的价值。

（六）务实性

舒适理论已推广应用到多个研究领域。唯一限制理论应用的因素是护理人员需要承担多少责任以及管理者在多大程度上愿意满足患者的舒适需求，如果护理人员及管理者致力于为患者提供舒适护理，那么此理论就可以指导护理人员进行整体的、个体化的以及有效的舒适护理实践。舒适理论描述了以患者为中心的实践，解释了如何确定舒适措施对于患者及其健康是否有意义，机构对于理论的可使用性如何。理论预测了舒适措施在增强患者的舒适及促进其寻求健康行为方面的效应，致力于加强护理实践，将学科带回到护理最根本的目的中。

柯卡芭在舒适理论中并没有明确提出具体工作程序的步骤，但其护理工作的过程可以包括护理评估、护理诊断、护理计划、护理实施和护理评价五个部分。护理评估主要是评估患者的舒适需求，即生理的、心理精神的、环境的、社会文化的舒适需求，以及患者舒适的三种类型。评估客观资料，如对伤口愈合的观察；评估主观资料，如询问患者是否舒适。根据评估结果列出护理诊断，制订护理计划，目的是满足患者的舒适需求。

（于明明）

小　结

柯卡芭是舒适理论的提出者，一生不遗余力地推广她的舒适理论和哲学理念。舒适理论属于护理中域理论，该理论通过对早期护理理论家的观点追溯及整合，提出了舒适的三种类型，即没有痛苦、轻松自在、超越，并建立了舒适理论的概念框架。舒适理论提出后，在临床护理、护理教育、护理研究中得到了广泛的推广和使用，研究者采用促进舒适的各种措施提升人群的舒适水平、开发适用于各种人群的舒适量表等。舒适护理是整体化护理内涵的延伸，把舒适护理融入以人为本、以患者为中心的整体护理中，对拓展学科研究领域及提升临床实践质量将起到积极的促进作用。

思考题

1. 柯卡芭的舒适理论没有提出具体工作步骤，请思考如何运用该理论来指导护理实践？
2. 如何根据柯卡芭的舒适理论，为患者制订个性化的干预措施？如何判断干预措施是否有效果？
3. 你认为舒适理论会如何影响未来护理政策的变化？

ER22-1
和谐护理理论

第二十二章

和谐护理理论

导入

马克思说"对和谐之美的追求是人类的本能。"这句话深刻揭示了人类内心深处对和谐美的向往和追求。那么，从中国传统文化的视角来看，和谐是什么？人与和谐意识、和谐环境、和谐护理的联系是什么？在和谐视角下，人、健康、环境、护理又如何定义？北京协和医学院护理学院李峥教授牵头成立课题研究小组，在罗杰斯"整体人科学模式"理论基础上，结合中医学养生理论，从东西方文化会通的视角，构建了融合中国传统文化中人际互动的和谐护理理论。该理论以儒、道作为和谐体系的支点，形成有机统一的整体，既重视病患个体的和谐发展，也重视护理人员、护患关系的和谐发展，具有更深层次的内涵和包容性。

一、理论家简介

李峥，1967年4月出生于北京，北京协和医学院恢复护理本科教育后的第一届毕业生。1989年毕业后在北京协和医学院工作，是北京协和医学院护理学院教授，任中华护理学会第27、28届副理事长，中华护理学会护理理论研究专业委员会主任委员。李峥教授于2014年主持了中华护理学会立项的"中国护理理论体系的研究与建设"课题（项目编号：ZHKY201412）。该项目组建了一支跨学科研究团队，经过为期2年的深入探索与实践，成功构建了和谐护理理论框架。该项目成果荣获教育部颁发的国家级教学成果奖二等奖、北京市教育教学成果奖一等奖、中华护理学会科技奖一等奖、北京护理学会科技奖二等奖。

二、理论的来源

（一）和谐意识

中国传统文化的和谐意识，来源于《周易》的阴阳思想，代表一种均衡状态，包含天人关系和谐、人际关系和谐两层意思。

天人关系和谐，提倡"天人合一"，是人与人、人与家庭和社会、人与自然的和谐，是对他人和万物生命的尊重，与西方对自然的征服和对他人的疏离有本质的区别；中国传统文化重视生命的社会价值，将促进个人的幸福和人生意义建立在对家庭和社会的贡献上，个人的幸福与家庭、社会及国家的和谐与秩序密不可分；尤其关注促进个人的幸福、社会及国家的和谐与秩序，认为只有合理的秩序产生的和谐才是健康的、持久的；不以人为中心，而是以"道"为最高原则，强调万物平等，主张人应回归自然，不脱离自然，与自然和谐为一，追求精神的宁静与自由。

人际关系的和谐，提倡"中庸"，也称"中和"，即"和而不同""过犹不及""权变适中"，以此实现整体和谐；实质是要求人类不妄为、不过为、不逆自然而为，正确理解和适度运用现代科技，追求人与自然融合无间的和谐状态；强调通过对事物尺度的把握以获得人际关系的和谐，避免和克服人与人之间的对立和冲突；强调调整自身思想和行为，找到新的解决方案，在"和"的前提下表达自己的观点和想法，创造和谐的交流氛围。

（二）孝悌思想

中国人对人生始终怀着"感恩"的态度，并集中表现在"孝悌"二字之上，孝悌是所有善言、善行、善事、善政，乃至礼仪、文明的基石。"仁"是儒家哲学思想的最高范畴，"仁"的本质是孝悌，千百年来一直作为伦理道德之本、行为规范之首而备受推崇。和谐理论主要借鉴了儒家孝悌思想的以下观点：①儒家学说强调，于处世之道中，家庭占据核心地位，人与人之间相互依存的关系内化为个体对集体的深刻依赖。浓厚的家庭观念，构成了维系中国人生存信念的根基：有家则心安，无家则境危；家国，乃中华民族深植于心的情结，国家命运与个人、家庭之命运紧密相连，息息相关。②儒家思想以"仁爱"为核心理念，主张个体唯有先做到孝亲敬长，方能奠定起尊重他人、爱护他人的基石，进而才有可能去尊重其他生命存在的意义与价值，体现出对生命尊严的广泛认同。③儒家学说崇尚道德为立身之根本，通过"礼"来规范社会中每个成员的行为举止。在践行"礼"的过程中，人们不仅实现了对父母的孝敬、对兄弟的友爱，更将这份情感升华为对家庭的珍视、对国家的热爱，从而构建了和谐有序的社会伦理体系。

（三）罗杰斯的整体人科学模式

整体人科学模式是一个抽象的概念系统，其理念主要是探讨整体人的护理照护，认为人是一个统一的整体，是一个动态的能量场，与外界的环境能量场形成一个整体，持续不断地进行能量的交换。人的生命发展过程是沿着时空统一体不可逆的、单向进行的、持续的、创新的变化；护理是以整体人的发展本质和发展方向为着眼点，护理目标是促进人体能量场与环境能量场的互动和谐，实现个体的最大健康潜能。

三、理论的主要内容

（一）和谐护理理论的主要假说

1. 和谐即健康，和谐护理理念不仅是护理的真谛，更是护患的共同愿景和至高境界。

2. 人与环境是内在于彼此的存在，两者是和谐统一的，即天人合一。

ER22-2
理论的主要
内容

3. 由于个体所处的环境不断改变，当人失去平衡时，个体需要努力通过各种途径达到和谐稳定的状态，若个体无法通过自身努力达到此种状态，就需要专业人员的协助。

4. 人具有自我护理的倾向，体现为自律护理的行为，奥瑞姆将其定义为"个人在维持生命、健康和幸福方面为自己发起和执行的活动"。但并非所有人都能够主动地识得、躬行自我护理行为；如果放纵自我护理，疏于他人管理，整个机体易陷入无序失范状态。

5. 护理不可能独立存在，通过塑造人们对现实的感知和理解，营造其参与现实的行为和形式，个体被呈现在自身的环境或健康里。

6. 护理以仁爱之心对待患者，充分理解、体贴和照顾患者，设身处地地为患者着想，关心和维护患者的身体、生理需求，增强患者（家属）的信任，得到患者和家属的支持，在人心互动的基础上，形成和谐的护患关系。

7. 重视对个体及家属的德育教化，提倡家文化，重视培育人的孝道精神，鼓励父慈子孝、夫和妻柔的家族人伦。

8. 重视对家庭护理者的教育和家庭照顾者知识技能的提升。

9. 无论自我护理、他人护理，都应顺天应人，由"尽心"开始，经过"知性"，最后达到"知天"。"尽心"就是努力发挥仁、义、礼、智；"知性"就是认识自己的本性、潜能；"知天"就是领悟天道与人性。尽心便可以知性，知性便可以知天。

（二）和谐护理理论的构成和主要观点

1. 和谐　和谐指事物协调地生存与发展的状态。首先，任何系统的健康发展强调"谐"，指其组成、功能、机制、制度包括文化配置上的科学合理、比例得当，符合客观规律；其次，要"和"，指营造一种内部氛围，使系统成员间有良好的感受；"谐"与"和"有机结合、互动，从而实现"和谐"。

2. 和谐个体　和谐个体指个体在生理、心理、社会、道德4个要素方面的统一和谐。其中，个体生理、心理要素属于内部环境，指躯体各系统的稳定平衡状态；社会要素则体现的是人作为社会性个体的存在状态，关注个体对他人、对社会的态度、关系和表现，强调人与社会的相关性和协调性；道德要素指"人们通过道德生活，意识到自己的道德责任和道德义务，以及人生的价值和意义，从而自觉地选择自己做人的范式，培育自己的道德品质，丰富和完善自己的内心世界，体现出人区别于动物的内在规定性"。个体在生命过程中的不同时期、不同阶段，面临特定的内外环境，存在特定的和谐（健康）需求。

3. 和谐环境　和谐环境指环绕人体外部的物理、人际、社会和生态环境的和谐完满状态。在孝悌思想影响下，探讨个体与环境互动统合过程中存在的和谐需求时，不能脱离和谐家庭评估。和谐家庭指家庭经济、文化和人格维度的协调稳定状态；其中，经济维度涵盖收入、消费、储蓄、投资、债务管理等多个方面，对每个家庭个体及整个家庭的生活水平起基础性乃至决定性的作用，其核心在于通过经济稳定性和资源分配的合理性，促进家庭功能的有效发挥和社会整体的和谐发展；文化维度指家庭成员的受教育状况和文化知识水平；人格维度指家庭成员的身心特质及其构成状况，主要从"道德人格"的意义上说明。

4. 和谐护理　和谐护理是指病患个体内外和谐、家庭和谐、护患人际和谐、护理高效的动态均衡状态。和谐护理具有中庸的本质，中庸之道的最终目标是追求系统和谐发展，强调在动态中达到平衡与和谐。因此，中庸与和谐护理有非常密切的关系。和谐护理能够促进良好人际关系的建立，能很好地协调人与人之间的冲突，增强护患间合作，促进护患间不同意见和知识的交流，充分调动护患双方的积极性和创造力，促使护理与自理行为的产生，最终达到促进护患双方和谐健康的目的。

（三）和谐护理理论的概念框架（图22-1）

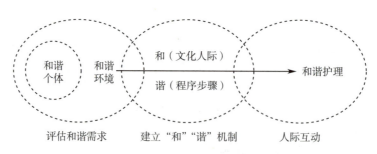

图 22-1　和谐护理理论的概念框架

1. 三个环节　护理不是简单的、独立的静态系统，而是与环境互动的、由护理人员干预的动态系统，该系统包括评估和谐需求、建立"和""谐"机制、人际互动3个环节。

（1）评估和谐需求：当个体出现健康问题就医时，护理人员需要从和谐健康的4个维度，系统评估个体内外环境的和谐需求。

（2）建立"和""谐"机制：识别出个体及家庭的和谐需求后，依据"和""谐"机制，构建护理体系，制订护理计划，注意要兼顾科技、人文和生态3个方面的价值，使护理决策最优化。

（3）人际互动：协同使用多种方法，启动人际互动，满足个体和谐需求。

护理是客观技术手段方法与个体主观能力相结合的动态过程，因此，在护理实践中，可选择环境诱导、文化熏陶、自我修正、家属参与等手段，应对护患人际互动过程中出现的多样性的、难以简单用科学规则把握的方面，主要是个体主观的、行为上及心理上的现象和问题。

2. 两种机制　由于病患在维护个体健康活动中具有一定的独立性和自主性，但个体及家庭成员对健康所承担责任的认知水平具有不确定性，行为表现具有不稳定性，导致临床情景日益复杂，不能单纯应用科学护理原则解决个体面临的健康问题。

（1）"和"机制：和，指一切人的观念、行为的投入，即通过影响个体的认知、情感、行为等文化和人际思考诱导出期望的行为，形成信任合作的护理氛围，充分体现护理的内在人文性和生态自然性。

（2）"谐"机制：谐，指一切物的投入，即通过制度、流程、规范设计，构建完善的护理体系，达到协调和整体优化，注重遵循护理的基础科学性、技术实效性。

该理论认为面对复杂的临床问题，一方面，强调运用护理科学领域积累的大量理论、知识、技能，遵循科学方法解决个体健康问题；另一方面，突出表现在对"和"的强调上，注重通过人际互动，促使患者、家庭成员、护理人员的主动参与，发挥其创造性，体现其成就感。例如，对于患者个体的生理、心理健康，可按照"谐"的机制，从制度、流程等方面，科学规范地提供护理措施，但要充分考虑患者家庭经济状况；对于个体的社会要素、道德要素、家庭和谐，按照"和"的机制，注重发挥患者个体及家庭成员的独立性、自主性和道德人格，引导鼓励家庭成员参与患者照护，成就其道德人格的完善。

（四）对护理学的核心概念的诠释

在和谐护理理论中，"健康""人""环境""护理"4个基本概念相互联系（图22-2）。

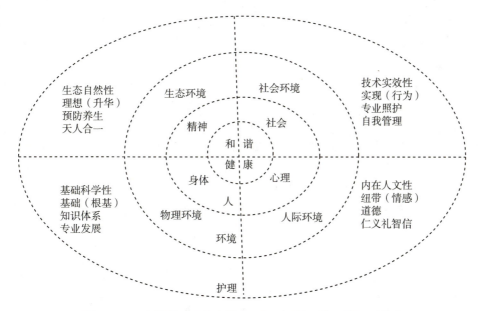

图 22-2　和谐护理理论中健康、人、环境、护理的相互关系

1. 健康　该理论在 WHO 健康定义的基础上，认为健康是一种整体和谐状态，指个体在躯体、心理、社会功能和道德品质方面处于完满、稳定的状态；将 WHO 的心理健康和道德健康融合成一个维度，在此基础上又增加了顺应自然维度，即形体健康、心理道德完善、适应社会、顺应自然。形体健康指个人功能自主、成长适度等生理平衡；心理道德完善指自我接受（接纳自我、悦纳自我）、内心舒适等心理满意；适应社会指环境控制、社会贡献等社会接受；顺应自然指与万物共荣等生态和谐。健康具有文化属性，传统文化中强调健康是适度和中庸、平和与自然，是心灵平和、宁静的状态。

笔记栏

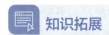知识拓展

功能自主

功能自主，心理学专业术语，由美国人格心理学家奥尔波特（Gordon Willard Allport）提出。他认为，功能自主有两种水平，即持续功能自主和统我功能自主。前者指那些即使可能已经失去了原始功能但仍然重复的活动或行为。例如，一个15岁的女孩，为了反抗父母，开始吸烟，因为她知道这能使自己的父母烦恼。成年后，她可能继续吸烟，而此时离她反抗父母的时期已经很远了。后者指个体的行为和动机不再仅仅由原始需求驱动，而是由内在的兴趣、态度、价值观等高级心理过程自主引导的现象。例如，一个孩子最初为满足父母的期待而练琴，后来因对音乐的热爱和对自我表达的追求而主动练习，参加演出，体现了从外部动机到内在兴趣的统我功能自主。

2. **人**　人是身体、心理、社会和精神4个层面的统一和谐整体，具有主体性、开放性、融合性和人文性。①人是有多种需求的，各种需求是为了达到所有层面维持在平衡状态。②人具有思维、意志和感情，与生物机体合为整体，相互影响、相互作用。③人是不断发展的，在每个阶段都有需要完成的发展任务，不断追求存在的意义，以追求精神上的和谐状态。④人是一个社会人，必须与其他人联系在一起才是一个完整的人，通过人与人之间的交往得到学习和发展。⑤人成长和生活于家庭中，家庭承担着照顾个人的职责，如果家庭中有人患病，其他成员必定会采取家庭内的护理。⑥人是一个履行责任和义务的个体，遵循人与人交往的一系列行为规范，常受社会和他人的影响，具有从众心理，讲和谐，爱面子，守礼仪。⑦人是具有自制、自律与修己能力的主体，可通过自我修养来使自己成为完人，人人应该且可以达到终极和至高至善的完美境界。

3. **环境**　环境是指环绕人体内外部的物理、人际、社会和生态环境，人与环境互动统合，以达到和谐完满状态。①不同地域，地理气候不同，饮食起居习惯不同，造成个体不同的习性和体质。②太阳和月亮的运行通过昼夜节律和潮汐效应对人体产生一定影响，四季变化影响个体的躯体和精神活动。③居住环境除影响人体生理功能外，尚有维护礼仪、伦理道德与社会秩序的功能。④家庭是基本的社会结构，家庭成员角色分工，促成家庭和社会和谐。⑤人际关系上，反对纷争对抗，主张和睦共处，提倡"中庸"与"和而不同"。⑥在社会、政治、道德及理知生活的各个领域中，合理有序的框架之下所培育出的安定环境，可以促发一种健康而持久的状态。

4. **护理**　护理是结合个体需求，运用价值观和责任感，挖掘、发挥个体潜能，维护其内部与家庭、社会、自然间健康和谐的活动，具有基础科学性、内在人文性、技术实效性和生态自然性。①基础科学性：护理是一门自然科学，应遵循科学的理性主义，求真，这是护理的根基。②内在人文性：护理关注维护、巩固、增进人生安宁，应具备伦理道德观，向善，这是护理的情感纽带作用。③技术实效性：护理是维护、促进、恢复个体健康的照顾活动，借助专业行为，以最优方式提供关怀和照顾，实效，这是护理行为的实现。④生态自然性：护理在实现人的康强过程中，要面对科技－人文、物性－人性的诸多选择，在面对不同类型的价值时，要权衡，重视生态自然主义，以成就他人健康的价值取向为目的，要立足于人、社会的和谐；和谐要立足于满足人（家庭）生存发展的需求，既包括物质上的需求，也包括精神上的需求，这是护理的理想升华。

笔记栏

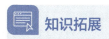 **知识拓展**

护理实践：物性基础与人性关怀的融合

　　迄今为止，学界尚未对人性形成一个公认且比较完整的定义，因为人性是一种变化的、生成的存在。于是通过厘清人性的结构来认识人性便成为一条重要的途径。众多学者认为人性，即人之所以为人的特有属性，是自然属性、社会属性以及精神属性的有机统一。其中，自然属性是社会属性、精神属性得以存在的物质基础；社会属性是人区别于动物的质的规定性，反映了人的现实性本质；精神属性是人的属性中最核心的部分，标识出人的特质，是人由可能性走向现实性的必要条件。物性并非与人性相对，而是涵盖物本身的特性，以及人对物的认知、利用和价值建构。

　　物性通常是指万物固有的性质和规律，是客观存在的，不受人的主观意志影响；人性是指人类所特有的本质属性和行为特征，其核心在于人类的自我意识。在此处，物性指的是与护理操作相关的技术性、物理性方面，包括患者的生理需求、疾病的病理过程、药物的药理作用以及护理操作的技术要求等，是护理工作中必不可少的物质基础和科学依据。人性涉及人的心理、情感和社会层面，强调以患者为中心的护理理念，关注患者的个人感受、心理状态、文化背景、价值观念和社会关系等。在现代护理实践中，物性和人性是相辅相成的。物性是护理的基础，确保患者生理上的安全和治疗效果；人性则是护理的灵魂，通过人文关怀提升患者的心理福祉和生活质量。

（五）和谐护理理论与护理程序

　　在和谐护理理论中，护理程序包括评估护理需求、制订护理计划、护理计划实施。

1. 评估护理需求

　　（1）从形体健康维度评估个体的需求。形体健康涉及患者的生理功能和身体状态，护理人员需要对患者躯体各系统进行检查，如生命体征、疾病症状、日常活动能力和营养状况等，发现患者存在的生理问题，明确其生理需求。

　　（2）从心理道德完善维度评估个体的需求。该维度涉及心理和道德两方面，心理评估包括观察患者的情绪反应、思维模式等；道德评估涉及个人价值观、责任感和行为准则。护理人员可通过评估患者对疾病状态的接受程度及对自我人生意义和生命价值的理解程度来了解其心理道德是否完善。

　　（3）从适应社会维度评估个体的需求。该维度重点评估患者与他人、环境及社会文化的融合能力，护理人员需要评估患者在疾病状态下如何参与社会活动、建立和维持社会关系以及处理、适应社会角色的转变等。

　　（4）从顺应自然维度评估个体的需求。该维度的评估涉及患者的生活节奏、习惯及与自然的和谐相处。评估时护理人员可观察患者的作息是否规律、对季节或天气变化的适应情况。另外，还需要随四时变化、疾病发生发展，评估患者需求的变化。

　　（5）通过分析收集到的相关评估资料，作出护理诊断。

2. 制订护理计划

　　（1）立足于满足人（家庭）生存发展的需求，根据和谐机制制订动态性的护理干预计划。

　　（2）当患者存在形体健康和心理道德完善维度的需求时，基于"谐"机制，充分考虑患者的家庭经济状况，并尊重患者意愿，在与患者达成一致的情况下，为患者制订基于循证的科学规范的护理计划。

　　（3）当患者存在适应社会和顺应自然维度的需求时，基于"和"机制，注重并发挥患者个体及其家庭成员在临床护理活动中的独立性、自主性和道德人格，同时重视家庭照顾者知识技能的提升，并引导患者及家属积极参与护理活动，为患者制订相应的护理计划。

3. 护理计划实施

（1）实施护理计划的过程就是启动人际互动的过程。在人际互动中运用科学理论与方法，促使患者、家庭成员以及护理人员的主动参与。

（2）考虑患者自身及外部环境的基本状况，在兼顾各种方式可实施性的基础上，通过环境诱导、文化熏陶、自我修正、家属参与等多种方法促进人际互动，促使"和"中有"谐"，"谐"中有"和"，"和""谐"互动，最终实现"和谐"护理。

四、理论的应用

和谐护理理论作为临床护理实践和护理教育的指导方法，在我国护理领域得到了一定的应用。

（一）在临床护理中的应用

在临床护理领域，和谐护理理论注重病患个体的和谐发展，因此在患者方面得到了较好的体现。有护理人员将此理论应用于行子宫肌瘤切除术患者的护理，以实现她们的生理、心理、社会与精神和谐。也有学者将该理论作为指导框架，用于初产妇护理干预方案的制订，探讨其对初产妇产后抑郁及母乳喂养状况的影响。同时该理论在解决安宁疗护家庭决策冲突、提高胃癌根治术后患者的睡眠和生活质量、提升鼻咽癌放疗患者的希望水平和家庭弹性、构建安宁疗护患方结局评价指标等方面均得到有效应用。另外，和谐护理理论能够很好地指导患者参与临床决策，有效化解患者参与决策的冲突，值得临床进一步推广应用。

📝 **应用实例**

和谐护理理论在安宁疗护中的应用

张秋会等基于和谐护理理论构建了符合我国文化背景的安宁疗护患方结局评价指标，为客观评价安宁疗护服务质量提供参考。张秋会等采用理论分析法、文献研究法初步拟定安宁疗护患方结局评价指标，结合德尔菲法对20名专家进行函询，最终形成了安宁疗护患方结局评价指标。其中，包括Ⅰ级指标4条（身体和谐、心理和谐、社会和谐、精神和谐），Ⅱ级指标9条，Ⅲ级指标30条。该评价指标具有较高的权威性和科学性，可为相关机构安宁疗护服务质量评价提供客观、可行的依据。

来源：张秋会，李娜，周玉洁，等. 基于和谐护理理论的安宁疗护患方结局评价指标的构建［J］. 护理学杂志，2021，36（9）：92-95.

（二）在护理教育中的应用

和谐护理理论丰富了优质护理服务中传统文化的内涵，其终极目标是促进护患和谐健康，达到机体生理功能的和谐稳定，这与生理学维持机体内环境和谐稳定的意义相一致。因此，有学者将和谐护理理论的相关理念融入高职护理学生生理学课程建设中，如"贵生、保生、尊生"的生命关怀观、"人最为天下贵"的"以人为本"的理念、"仁爱"的人文思想、"诚信"的道德规范和职业责任、"兼爱"的平等施护、"和则同，同则善"的人际和谐理念，以培养学生良好的人文素养，为进入临床开展和谐优质护理奠定基础。

五、理论的分析与评判

和谐护理理论立足于中国传统文化和伦理，以"儒""道"为哲学基础，融合东西方文

笔记栏

化，为真正解决中国护理实践中的现实问题提供了理论基础。和谐护理理论的基本特征可以概括为：

（一）理论丰富了学科的知识基础

和谐护理理论的哲学基础起源于中国传统文化，特别是儒家和道家的思想，基于和谐意识、孝悌思想及罗杰斯的整体人科学模式，充分阐述了人、环境、健康和护理这四个元概念，是一种以促进和维护患者和谐状态为目标的护理理论。该理论强调护理人员在提供照护时应关注患者的生理、心理、社会和道德方面的和谐需求，并采取相应的干预措施协调个体人、人与人、人与环境及人与社会的和谐关系，从而促进患者的整体健康和幸福感。

（二）理论具有逻辑性

和谐护理理论的主要结构是符合逻辑的。这种逻辑从"儒""道"出发，通过建立和定义概念形成该理论的4个基本构成要素，即：和谐、和谐个体、和谐环境、和谐护理，最后形成和谐护理理论。

（三）理论具有简约性

和谐护理理论表达清晰简明，运用4个核心概念与9个理论假设完整地展现了该理论的基本内容，并能解释复杂的临床问题。目前，该理论已应用于临床护理实践与护理教育中，但由于形成较晚，尚未得到广泛应用。该理论融合了中国传统文化，在国内护理实践中具有推广价值，因此未来应进一步推广应用。

（四）理论具有可测试性

目前，和谐护理理论已在构建安宁疗护患方结局评价指标等方面得到了应用，并通过文献研究、质性研究及德尔菲法等进行了科学性和临床适用性的分析。这些研究表明，该理论可以被转化为具体的研究项目，并通过实证研究来验证其效果。

（五）理论具有经验性

和谐护理理论是以经验事实为基础的，和谐作为一种护理理念，不仅仅是护理的手段和真谛，更是护理的共同愿景和至高境界。该理论以存在主义现象学为基础，和存在主义观点"人和世界是始终共存的"是一致的；和现象学理念"外界是由人及其生活经验中的各种事物组成的"也相一致。此外，该理论的"天人合一"与罗杰斯的"人是一个统一的整体，是一个动态的能量场，与外界的环境能量场形成一个整体，持续不断地进行能量的交换"的观点也是一致的。

（六）理论可以指导和改进护理实践

和谐护理理论能应用于实践，提出了在面对复杂临床问题时具体的操作模式。该理论应用于护理实践时，强调护理人员要从和谐健康的4个维度系统评估个体内外环境的和谐需求，并依据"和""谐"机制，兼顾科技、人文和生态3方面的价值，构建护理体系，制订护理计划，最终满足个体的和谐需求。这些理论观点有助于护理人员从一个新的视角来认识护理对象和护理的本质及功能。

（肖洪玲）

小　结

本章讲述了和谐护理理论。该理论强调人的生活态度是委身自然，与环境形成有机的统一整体，达到和谐状态，弥补了罗杰斯的整体人科学模式中的文化"缺位"现象，有利于实现护患关系的和谐发展。同时，和谐护理理论为临床护理实践提供了一种动态发展的护理视野，围绕和谐需求，建立"和""谐"互动的全局思维，体现整体和谐思想。

笔记栏

● ● ● ● **思考题** ● ● ● ●

1. 和谐护理理论还可以应用于哪些情景中？
2. 如何将和谐护理理论应用于护理研究中？
3. 和谐护理理论与罗杰斯的整体人科学模式的区别与联系是什么？

第五篇

交叉学科理论

第二十三章

社会科学相关的理论

ER23-1
社会科学相
关的理论

 导入

　　社会学因素如社会环境、人际网络等对健康有着巨大影响，事关个人、家庭和社会的健康和福祉。因此，理解社会科学相关的理论，有助于护理人员更好地理解个体和社会的相互作用及其对健康服务的影响，尤其在高级护理实践和护理研究中，必须考虑社会学因素对健康行为的影响。但如何基于社会学理论视角理解护理现象，或基于社会学理论发展护理理论或指导护理实践等，均需要通过深入学习社会学相关理论加以回答。因此本章选择性地介绍了与护理实践、科研、管理和教育相关的社会学概念、理论和框架，主要包含社会生态学理论、社会支持网络理论、社会交换理论及互动主义理论。

第一节　社会生态学理论

　　20世纪末，随着生物医学还原主义方法的扩展，人们将疾病视为生物学异常，强调疾病的生物学原因和治疗方法，从而忽视了社会和环境因素对健康和疾病的影响。近年来，随着整体健康观念的日益普及和社会科学研究的发展，现代护理实践越来越倾向于综合考虑个体的社会、心理和生物学因素，将全人健康视为综合性的概念，强调个体与环境之间的互动和相互关系。因此，社会生态学理论等社会科学理论在护理领域的应用正在重新受到关注，并逐渐被重新引入护理实践中。社会生态学理论（Social Ecological Theory）是一种当代应用理论，结合了生物、心理和社会视角，用于研究个体或群体在社会生态背景下对健康或疾病的体验。该理论认为健康是一个综合性的概念，受到个体生物学、心理学和社会环境因素的共同影响。

一、理论的起源

　　1866年德国生物学家欧内斯特·海克尔（Ernst Haeckel）在其著作《一般形态学》（*General Morphology*）中首次提出了"生态学"（ecology）这一术语，将其定义为"研究生物体与环境之间相互作用的科学"，后来这一概念被引入社会科学领域。美国社会生态学家穆雷·布钦（Murray Bookchin）将社会学与生态学结合，在其著作《自由生态学：等级制的出现与消解》（*The Ecology of Freedom: The Emergence and Dissolution of Hierarchy*）中正式提出了"社会生态学"这一概念。1979年，美国发展心理学家尤瑞·布朗芬布伦纳（Urie Bronfenbrenner）结合系统学、社会学、生态学观点提出了社会生态学理论，也称为生态系统理论或布朗芬布伦纳模型，并在其著作《人类发展生态学》（*The Ecology of Human Development*）中系统性地展示了其研究成果和理论观点，对社会生态学理论的发展产生了深远影响。后有多领域学者发展完善该理论，形成了诸多新理论，如查尔斯·扎斯特罗（Charles Zastrow）2004提出了现代社会生态系统理论，该理论打破了个体与环境的对立关系，将个人看成是生态系统的一部分，问题的出现就是生态系统的不和谐导致的。

笔记栏

247

二、理论的主要内容

布朗芬布伦纳认为，人的发展是人与环境系统的复合函数，人在发展过程中与生态系统发生着千丝万缕的联系与互动，这些生态系统以各种方式和途径影响着人的发展。布朗芬布伦纳将生态系统划分为微系统、中系统、外系统、宏系统以及时序系统，构成了生态系统理论的系统模型（图 23-1）。

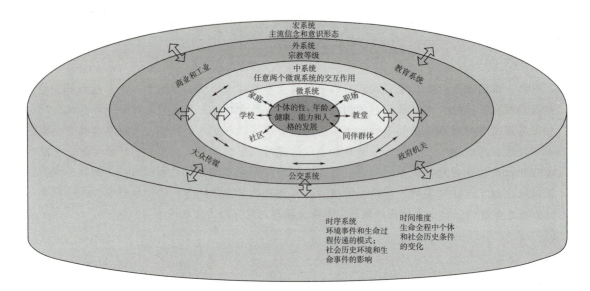

图 23-1 布朗芬布伦纳生态系统理论模型

1. **微系统（microsystem）** 环境层次的最里层是微系统，指个体活动和交往的直接环境，这个环境是不断变化和发展的，是环境系统的最里层，比如家庭、学校、同伴群体等。

2. **中系统（mesosystem）** 第二个环境层次是中系统。中系统是指各微系统之间的联系或相互关系，如家庭和学校、父母和同伴之间的联系与互动。布朗芬布伦纳认为，如果微系统之间有较强的积极的联系，发展可能实现最优化。相反，微系统间的非积极的联系会产生消极的后果，比如儿童在家庭中与兄弟姐妹的相处模式会影响到他在学校中与同学间的相处模式，如果在家庭中儿童处于被溺爱的地位，在玩具和食物的分配上总是优先，那么一旦在学校中享受不到这种待遇则会产生极大的不平衡，既不易于与同学建立和谐、亲密的友谊关系，还会影响到教师对其指导教育的方式。

3. **外系统（exosystem）** 第三个环境层次是外系统，可以被视为中系统的延伸，是指研究对象未直接参与但却对微系统产生影响的系统。例如，父母的工作环境，儿童在家庭中的情感关系可能会受到父母是否喜欢其工作的影响。

4. **宏系统（macrosystem）** 第四个环境系统是宏系统，是指更广泛的社会和文化环境。宏系统实际上是一个广阔的意识形态，它规定了如何对待儿童，教给儿童什么以及儿童应该努力的目标。在不同文化中，这些观念是不同的，但是这些观念存在于微系统、中系统和外系统中，直接或间接地影响儿童知识经验的获得。

5. **时序系统** 指在个体发展中所有的生态系统都会随着时间的变化而变化，强调各生态系统的变迁对个体发展的影响。例如，随着时间的变化，微系统中可能会有弟弟妹妹的出生，父母可能会离异等。

微系统、中系统、外系统和宏系统 4 个系统相互嵌套，宏系统对外系统产生直接影响，外系统对中系统产生直接影响，中系统作用于微系统，微系统则直接影响个体发展，而时序系统则将时间和环境结合起来以动态探索个体发展过程。布朗芬布伦纳根据系统对人的影响程度和方式的差异将系统结构化、具体化，并建立不同系统之间的联系，改进了一般系统理论中过于抽象的系统观，有助于对问题的分析，但是如何利用生态系统理论指导实践工作，如何通过改善系统达到个体问题的解决等，布朗芬布伦纳并没有给出具体方案。

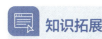 **知识拓展**

现代社会生态系统理论

现代社会生态系统理论最著名的代表性人物之一查尔斯·扎斯特罗在其《理解人类行为与社会环境》（第6版）一书中进一步阐述了人的成长与社会环境的关系，他把个体存在的社会生态系统划分为三种基本类型：微观系统、中观系统以及宏观系统。微观系统指处在生态系统中的个人，认为个人也是一种生物的、心理的、社会的系统类型；中观系统指与个体相关的小规模群体，如邻里社区、学校及公司等；宏观系统指比小规模群体更大一些的社会系统，包括文化组织或机构、制度、风俗。个体的行为与环境互相联系、相互制约和相互影响。现代社会生态系统理论无疑有超越布朗芬布伦纳的生态系统理论的地方，它打破了个体与环境的对立关系，将微观个人系统看成是生态系统的一部分，认为个体出现问题就是生态系统的不和谐导致的，但对系统的划分比较粗略，反而没有布朗芬布伦纳对系统的划分那么有层次和细致。

三、理论在护理领域的应用

护理理念已从以"疾病"为中心的功能护理转变为以"患者"为中心的整体性护理。因此，护理研究的内容和形式应当更加系统和全面，基于系统思想的社会生态学理论为当代护理研究提供了一个系统化、具体化的理论视域，改善了传统护理研究难以满足当代护理观系统化、全面化的需求，对我国护理专业的发展具有重要的理论价值。

1. 在护理研究中的应用　社会生态学理论为护理研究提供了一个综合的框架，帮助护理学者更全面地理解和研究个体健康与环境之间的复杂关系。国内外开展了大量的基于社会生态学理论视角的研究，如毛玲红等学者基于该理论分析住院患者院内转送体系，并据此对各系统进行改进，达到了转送信息的实时共享，有效减少了转送等待时间，提高了转送效率。

2. 在护理教育中的应用　社会生态学理论在护理教育中的应用有助于培养具有系统思维、跨学科合作能力和社会责任意识的护理专业人才，从而提升护理教育的质量和影响力。有学者基于该理论对医学教育学院进行了系统、具体的规划，制订了微系统（主校区教师在每个分校区进行线下授课）、中系统（协助初级教师规划职业生涯、选举分校区优秀教师入主校区进修）、外系统（增加医学院资金支持、采用智慧教学）、宏系统（发扬积极参与活动的学院文化、专注于教学研讨而非单纯教授、对成员成就给予庆祝、让更多成员承担领导工作与职责、鼓励非医师的专业医学教育者参与）、时序系统（主动响应不断变化的需求）层面的干预措施，提高了医学教育者、学院成员（包含护士）的活动参与度。

3. 在护理实践中的应用　社会生态学理论已被广泛应用于护理实践的各个方面，尤其是在慢性病以及传染性疾病的管理中。例如，Swanberg等研究者基于生态系统等理论发展出癌症工作管理框架（cancer-work management framework，CWMF），用于指导护理工作者了解癌症患者在积极治疗期间继续工作时所需的癌症护理和就业支持，以及如何通过资源和策略来促进癌症与工作之间的平衡，实现最佳就业和健康结果。

第二节 社会支持网络理论

社会支持网络理论（Social Support Network Theory）是一个社会学理论，将社会支持和社会系统的概念相结合，主要研究个体如何通过社交网络获取资源、信息和支持以应对生活中的压力和挑战。

一、理论的起源

社会支持网络理论的起源可以追溯到 20 世纪 70 年代，当时美国学者贝克曼（Lisa Berkman）和塞姆（Leonard Syme）在对某社区进行调查研究时，首次提出了社会支持网络理论。他们的研究主要关注社会支持对个体身心健康的影响，强调个体通过社会网络中的各种关系获取支持的重要性。后来随着社交网络分析和社会心理学的发展，其逐渐形成了较完整的理论体系。社会支持网络理论最早引入中国可以追溯到 20 世纪 80 年代末 90 年代初，随着改革开放的深入，人们对社会关系、社会支持和个体身心健康之间的关系日益关注，一些学者开始关注社会支持网络理论在中国的应用，并依据该理论对中国社会现象进行研究。随着时间推移，社会支持网络理论在中国的研究范畴逐渐扩大，涵盖了更广泛的领域，如心理健康、老年护理、社会支持与创业等。

二、理论的主要内容

1. 理论假设　该理论假设个体在社会网络中的位置、网络结构和网络关系等因素会影响其获取社会支持的效果。

（1）个体在社会关系中嵌入：社会支持网络理论假设个体存在于一个由各种社会关系和联系构成的网络之中，这些关系包括家庭、朋友、同事等。个体的社会支持网络可以提供各种形式的支持，包括情感支持、实质性支持和信息支持等。

（2）社会支持对个体健康和福祉的影响：社会支持网络理论认为，社会支持对个体的健康、幸福感和生活质量具有重要影响。一个稳固、多样化的社会支持网络可以提供各种资源和支持，有助于个体应对生活中的挑战和压力。

（3）社会支持网络的结构和功能：社会支持网络理论强调社会支持网络的结构和功能对个体的影响。网络的密度、多样性、强度和稳定性等因素会影响社会支持的获得和效果。不同类型的社会支持（如情感支持、实质性支持、信息支持）在不同情境下发挥着不同的作用。

（4）社会支持网络的动态性：社会支持网络理论认为，社会支持网络是动态变化的，个体的社会支持关系会随着时间、社会环境和个人需求的变化而调整和变化。因此，理解社会支持网络的动态性对于更好地应对个体生活中的变化和挑战至关重要。

2. 基本要素　在网络分析中，社会支持网络理论主要包含 2 个基本要素，见图 23-2。

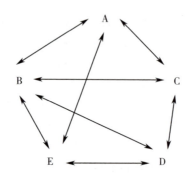

图 23-2　社会支持网络简图（ABCDE 代表节点，箭头代表边）

（1）节点（point）：在社会支持网络理论中，节点指代网络中的个体或实体，即社会支持网络中的每一个成员或参与者都是一个节点。这些节点可以是个人、家庭、组织、社区等，每个节点在网络中具有独特的身份和功能（如健康服务组织网络中的护士、医生、药剂师和管理者等），同时也对网络的整体结构和功能起着重要作用。

（2）边（tie）：在社会支持网络理论中，边指代节点之间的连接或关系，即表示个体之间相互联系或互动的关联。这些边可能是实际的社会联系（如亲属关系、友谊关系、工作关系等），也可以是信息传递、资源共享、支持提供等各种形式的互动关系。边的存在与否、强弱和类型将影响社会支持网络的结构和功能。

三、理论在护理领域的应用

ER23-2
社会支持网络
理论在护理领
域的应用

通过深入研究护理领域中不同层面的社会支持网络，可以帮助我们更好地理解服务对象及护士本身的社会支持体系，为提升护理服务质量、改善工作环境和增强护士个体与团队的幸福感提供更深入的理论基础和实践指导。

1. 在护理管理中的应用 研究护士的社会支持网络，包括家庭、朋友和同事在内的支持资源，有助于了解他们在面对工作压力和挑战时的支持来源和应对策略，有助于提高护士的应对能力，减轻工作压力和避免职业倦怠。例如，刘乐等基于认知行为理论和社会支持网络理论采用小组活动形式对青年护士心理焦虑进行干预，降低了干预对象的整体焦虑水平。

2. 在护理实践中的应用 社会支持网络理论可以帮助护士了解患者及其家属的支持网络，包括家庭成员、朋友和社区资源。这有助于护士更好地与患者及家属沟通、协作，提高患者的护理质量和满意度。例如，唐婷婷等通过梳理和分析脑损伤患者家属目前的社会关系网络，在借鉴国内外相关研究发现和实践经验的基础上，创造性地为患者家属提供了社会支持，并帮助其重构了社会支持网络。

3. 在护理教育中的应用 将社会支持网络理论融入护理教育中，可以帮助护理学生更好地适应学习和实践环境，增强个体的心理韧性和适应能力，改善工作表现和提高生活质量。同时，培养具备团队合作精神和人际交往能力的护理专业人才，为未来的护理工作奠定良好基础。虽然目前国内尚缺少社会支持网络理论在护理教育中的应用实证，但已有不少社会支持网络理论在教育中的应用示例，如张长伟等调查分析了社会支持网络理论在解决高校贫困生问题中的价值，发现支持网络与高校贫困生问题有着内在的逻辑关系。这些示例也将为解决护理教育中的问题提供有用的参考和指导。

📝 **应用实例**

社会支持网络理论在增强癌症患者心理康复中的应用

一名近期被诊断为卵巢癌的患者接受了手术治疗，并即将开始放射治疗和化学治疗。患者情绪非常低落，感到孤立无援和极度焦虑。护理人员可以通过帮助其建立一个有效的社会支持网络，使患者意识到自己不是孤军奋战，从而减少无助感和焦虑感。

1. 家庭和朋友支持 护士询问了患者的家庭和朋友情况，了解了她在家庭中的角色及支持资源。护士鼓励患者的家人积极参与患者的治疗过程，并提供关心和支持，如建议患者的丈夫和孩子能在患者治疗期间多陪伴她，甚至可以带上一些患者喜欢的东西到医院来，帮助她放松。

2. 专业的医疗护理团队支持 护士向患者介绍了医院内的支持团队，包括医生、心理

笔记栏

咨询师、社会工作者和其他专业护理人员，并邀请患者参加治疗说明会和支持小组，让她了解到其他患者也在经历类似的情况，并能够分享治疗经验和心理感受。例如，护士告诉患者："我们每周三下午有一个卵巢癌患者的支持小组，您可以在那儿认识很多同样在奋斗的朋友，他们会分享治疗的心得和应对的方法，我会先陪您去参加第一次。"

3. 社区支持　护士联系了当地的癌症患者支持组织和社区资源，把这些信息传递给患者并鼓励患者利用这些外部资源，增加她的支持网络。比如，护士告诉患者："您居住的社区有一个癌症患者关怀志愿者组织，他们会提供各种帮助，如陪您聊天、协助安排日常生活事务。这是一种很好的额外支持。"

4. 社会支持网络的动态性　持续监测和调整护士与患者之间的联系，评估患者的心理状态和社会支持网络的效果。当发现患者开始积极参与支持小组，并与家人建立了更密切的关系后，护士给予积极的肯定和鼓励。例如，每次访视时，护士都会询问患者的社会支持网络使用情况，并根据她的反馈，建议调整或增加新的支持形式。

第三节　社会交换理论

社会交换理论（Social Exchange Theory）是社会学和社会心理学中的一个重要理论，它试图解释人际交往中的社会行为。这个理论的基本前提是认为人际交往是一种交换过程，个体在交往中旨在最大化自己的利益和奖励，同时最小化成本和损失；人们在决定是否继续一段关系时，会权衡这段关系带来的利益和成本。

一、理论的起源

社会交换理论是社会学中的一个理论框架，强调人们在社会交往中追求成本和利益的平衡。社会交换理论的起源可以追溯到 20 世纪初期，其思想渊源可以在早期经济学和心理学的理论中找到。经济学方面，社会交换理论最初受到经济学家的启发，特别是亚当·斯密（Adam Smith）提出的自利行为对于市场交换的重要性的思想对该理论的形成产生了深远影响。心理学方面，所罗门·阿希（Solomon Asch）和库尔特·莱温（Kurt Lewin）等学者探讨了个体行为和社会互动的动机和影响因素，这些研究为后来社会交换理论的发展提供了一定的启示。交换理论的社会学发展主要是在 20 世纪中叶以后，乔治·霍曼斯（George Homans）被认为是社会交换理论的奠基人之一。在他的著作《社会行为的人类基础》（*Social Behavior: Its Elementary Forms*）中，霍曼斯将经济学中的交换理论引入社会学领域，提出了个体在社会互动中追求成本和利益平衡的理论框架。他认为，人们的行为受到其预期的奖励和惩罚的影响，从而影响其社会互动。彼得·布伯（Peter Blau）在 20 世纪 50 年代对社会交换理论进行了重要的发展。他强调了社会关系中的权力和资源分配的重要性，并提出了"利己主义者"和"合作主义者"的概念，以解释个体在社会交换中的行为。理查德·埃默森（Richard Emerson）在 20 世纪 70 年代对社会交换理论进行了拓展，提出了"互惠性"（reciprocity）的概念，认为个体在交换中的行为受到他人的反应和回报的影响。时至今日，社会交换理论仍在不断发展。近年来，社会学家们开始将社会交换理论应用于更广泛的领域，如组织行为学、家庭关系研究等，并不断丰富和完善这一理论框架。

二、理论的主要内容

（一）社会交换理论的分支

现代社会交换理论强调个体的社会动机和心理动机，主要包含两大分支：个人主义或微观层面的理论视角以及社会／集体主义或宏观层面的理论视角。

1. 个人主义理论　在个人主义社会交换框架内，核心重点是动机，人类的行为动机是自身利益，当各方都认为交换本身是公平和互利的时候，这种交换关系就会被认为是成功的，并且会持续下去。利益或回报关系是需要维护的，当关系中缺乏互惠或回报，或付出超过回报，个体往往会退出进一步的交换。这种关系适用于所有社会群体，包括家庭，如离婚就是夫妻双方或一方退出不尽如人意的交换关系。

2. 集体主义理论　与个人或微观视角相反的是宏观层面的理论，此视角源自传统集体主义，强调了群体或社会需求的重要性。集体主义起源于法国人类学家克洛德·列维－斯特劳斯（Claude Levi-Strauss）的观点，列维认为必须从更大社会的整合功能来看待交换，重要的是交换关系本身而不是用来交换的东西。列维－斯特劳斯还提出了与整合交换相关的三项基本交换原则。首先，个人在所有交换关系中都要付出代价，但交换行为受到社会习俗、规则、法律和价值观的控制，而不是由经济学或心理学对交换的解释中的个人动机造成的。其次，社会规范和价值观调节着所有稀缺和有价值资源的分配。最后，互惠准则支配着所有交换关系。一个典型的受社会习俗控制的交换行为范例是一些文化中的婚礼礼物交换：在一些社会中，婚礼礼物被视为一种重要的社会交往形式，根据社会习俗，来宾需要准备特定类型和数量的礼物，以示尊重和热情，礼物的种类、价值以及交换的时间和方式都受到社会习俗的约束，参与者需要遵循这些规范以维系社会关系和文化传统。

（二）社会交换理论的主要假设及概念

1. 主要假设　社会交换理论是一种解释人际互动和关系形成、维持与终结的理论框架。这一理论认为，人际交往是基于个体对成本与收益的评估和比较的过程。社会交换理论的核心假设主要包括以下几点：

（1）成本收益分析：个体在社会交往中寻求最大化其收益（如快乐、满足感、资源的获得等）并最小化其成本（如时间、金钱、情感投入等）。

（2）比较层次：个体对关系的满意度是通过比较当前收益与过去经验中的"平均"收益（即比较层次）来决定的。比较层次是个体期望的、基于以往经验形成的满意度标准。

（3）比较层次的替代品：个体对是否维持当前关系的决定，不仅取决于比较层次，还取决于认为可获得的最佳替代关系的预期收益。如果认为替代关系的预期收益高于当前关系，个体可能选择放弃当前关系。

（4）互惠性原则：社会交换中的互惠性是维持关系的关键。人们期望在交换中获得等价的回报。长期的不平等可能导致关系的紧张和破裂。

（5）资源的多样性：社会交换不仅仅涉及物质资源的交换，还包括非物质资源，如情感支持、信息、社会地位等。

（6）交换过程中的不确定性和风险：由于交换通常涉及对未来的预期，因此存在不确定性。个体必须评估在特定关系中投入资源的风险和潜在收益。

社会交换理论通过这些假设提供了一个分析和解释人际关系动态的框架，强调了个体行为的理性选择和成本收益分析在社会交往中的作用。该理论广泛应用于社会学、心理学、组织行为学等多个领域，用以研究恋爱关系、友谊、工作关系等多种人际互动形式。

2. 主要概念

（1）个体（agency）：个人主义观点强调主体的能动性。个体积极创造或构建他们的社会世界，塑造他们的社交生活，而不是被动地接受，以求最大限度地发挥他们的优势，且个体通过适应、谈判和改变社会结构来影响自己的生活。

（2）理性（rationality）：个人有进取心，以成功为导向，并有立即获得回报的动机。因此，为了获得最大的利益，个人计算成本和在社交活动中获得奖励或避免惩罚。理性假设每个人都想控制有价值的社会资源，无论是物质上的还是心理上的资源，并以此作为物物交换的工具，并通过增加他们拥有资源的价值来最大限度地提高奖励。

（3）结构（structure）：此概念比较抽象，难以直接观察。社会结构一般指群体和社会中持久和反复出现的行为模式。社会和文化对个人行为和意识的约束和塑造作用通常是无意识的，在物质关系中、神话或语言的象征关系中或持久反复的互动模式中得到体现。

三、理论在护理领域的应用

社会交换理论提供了一个理解和分析护患关系、护理团队合作以及医疗机构内部互动的有效框架。通过将社会交换理论的概念及假设应用于护理实践，可以更深入地理解护理工作中的动态关系，从而提高护理质量、加强团队合作并提升患者满意度。

1. **在护患关系中的应用** 护患关系是一种最常见、最基础的社会交换形式，其中护理人员和患者之间的相互作用基于互惠性原则。护理人员提供关怀、医疗服务和情感支持，以满足患者的健康和情感需求；与之相对应的，患者通过遵守治疗计划、表达感激或提供反馈，满足护理人员的职业成就感和情感需求。通过理解这种交换的成本与收益，护理人员可以更有效地建立信任和理解的关系，促进患者合作和提高满意度。比如有研究采用了社会交换理论来解释养老院护理学生和老年人之间的互惠关系。

2. **在护理团队内部的应用** 护理团队内部的合作关系也可以通过社会交换理论来分析。团队成员之间的有效沟通、资源共享和相互支持是提高护理质量和工作效率的关键。团队内部的每一次互助和支持都是一种社会交换，成员间在知识、技能和情感支持方面寻求互惠平衡。理解这种内部交换的动态性可以帮助护理管理者优化团队配置，增强团队凝聚力和提高工作满意度，进而提升护理服务质量。例如夏锐南等学者以社会交换理论为指导分析了临床护士团队心理安全气氛与职业召唤在谦卑型领导和建言行为间的链式中介作用。

3. **在医疗机构组织文化中的应用** 医疗机构的组织文化对于促进正面的社会交换至关重要。在一个鼓励开放沟通、相互尊重和团队合作的文化环境中，护理人员更有可能体验到正面的交换收益，如职业成就感、认同感和安全感。反之，如果组织文化忽视这些价值，可能使护理人员感受到更多的职业压力导致职业倦怠和工作不满。通过优化组织文化，医疗机构可以促进更健康的社会交换模式，提高员工满意度和留存率。陈红娟等从社会交换理论视角分析了临床护士体面劳动感在组织支持感与敬业度间的中介作用。

4. **在护理人力资源管理中的应用** 护理领域面临的挑战，如护理人员短缺、高压力工作环境以及资源限制，也可以从社会交换的视角进行分析。理解这些挑战如何影响护理人员和患者之间以及团队内部的交换关系，可以帮助医疗机构识别和实施改进措施。例如，通过提供额外的资源、支持和认可来增加护理人员的收益，可以减轻工作压力，增强团队精神等。

第四节　互动主义理论

19世纪末，社会学的重点从宏观结构和过程（如进化、阶级冲突）转移到社会互动过程，强调个体之间以及个体与社会的联系。这一转变导致了一系列不同的互动主义理论，本节将介绍符号互动论和角色理论。

一、符号互动论

符号互动论（Symbolic Interactionism）又称象征互动理论，是社会学中的一个重要理论，主要关注个体之间的互动以及这些互动如何通过社会符号（如语言、手势和其他形式的交流）来构建社会现实。

（一）符号互动论的起源

符号互动论的起源可以追溯到 19 世纪的实用主义，其中三位实用主义哲学家对符号互动论的形成作用较大，分别是乔治·赫伯特·米德（George Herbert Mead）、查尔斯·霍顿·库利（Charles Horton Cooley）和约翰·杜威（John Dewey）。乔治·赫伯特·米德被广泛认为是符号互动论的主要奠基人。他的工作强调个体意识和社会现实是通过社会互动过程形成的。米德认为，个体通过参与社会互动，学习社会的符号（如语言），并通过这些符号来理解他人的行为和期望。米德理论的观点主要在他的著作《心灵、自我与社会》（*Mind, Self, and Society*, 1934 年出版，米德去世后由他的学生根据他讲授社会心理学 30 年的记录整理出版）得到呈现。查尔斯·霍顿·库利是另一位对符号互动论有重要贡献的学者。他最著名的概念是"镜中自我"（the looking-glass self），即个体对自我认识的形成是通过他人的反应和评价。库利强调，他人和个体对自己的看法是相互影响的，人们通过社会互动来构建自己的身份和社会现实。约翰·杜威是一位著名的实用主义哲学家和教育家，他强调了实践和经验在知识形成和认知过程中的重要性。杜威认为，思想（mind）是通过与环境和他人的互动产生的，并且思想只能通过在实践中应用和验证持续得到保持和发展，这一观点为符号互动论提供了哲学基础。在米德和库利的基础上，赫伯特·布鲁默（Herbert Blumer）进一步发展了符号互动论。布鲁默是米德的学生，他在 1937 年正式开始使用"符号互动"这一术语，但是直到 1969 年其代表作《符号互动论的视角与方法》才正式出版，在此著作中布鲁默对这一社会理论和方法进行了详细的介绍，并将其作为一种独特的社会学理论框架。布鲁默强调个体在社会互动中的主动性，以及社会现实是通过个体在特定情境下对符号的解释和行动不断构建的过程。

总的来说，符号互动论的起源和发展是美国社会学和哲学思想相互交织的结果，它强调了社会互动在个体意识和社会结构形成中的核心作用。

（二）符号互动论的主要内容

符号的核心特征在于它们所承载的"共享含义"，而符号互动论的重点在于符号和互动之间的连结。其基本观点包括：

1. 心灵、自我和社会的形成和发展都以符号的使用为先决条件，而符号是指使用具体的事物表示抽象的概念或思想，是经验中的已知部分，是"由此及彼"的过程。

2. 语言交流是心灵和自我认同形成的主要机制，人通过语言认识自我、他人和社会。

3. 心灵是社会过程的内化，就是人的"自我互动"过程，社会的内化过程伴随着个体的外化过程。

4. 行为是个体在行动过程中自己设计的，并不是对外界刺激的机械反应，个体在互动中逐渐学会在社会允许的限度内行动，在这个限度内，个体可以按照自己的目的处世行事。

5. 个体的行为受他自身对情境的定义的影响，表现在他不停地解释所见所闻，给各种事件和物体赋予意义，这个刺激 – 解释 – 反应的过程就是一种符号互动。

6. 个人和他人并不存在于人自身之中，而是存在于互动本身。

在个体面对面的互动中有待于协商的中心对象是身份和身份的意义，而意义是理解人类行为、互动和社会过程的主要因素之一，比如心理咨询师因为一只耳朵听力下降，在咨询时总是侧耳倾听，于是来访者认为咨询师非常关注自己，这更有利于咨询关系的建立。

（三）符号互动论在护理领域的应用

符号互动论强调人们如何通过社会互动中的符号（如语言、手势等）来创建和理解社会现实，在护理领域，这一理论的应用有助于理解患者和医务人员之间的互动方式，以及这些互动如何影响护理实践、患者健康结果和就医体验等。

1. 指导护患沟通　符号互动论强调语言和符号在人际交往中的作用。在护理实践中，有效的沟通是建立患者与护士之间信任关系的关键。通过理解患者使用的语言和符号，护士可以更好地理解患者的需求、恐惧或期望，从而提供更加个性化和具有同理心的护理。例如，有研究以符号互动论为理论基础对 6 名社区精神科护士与 7 例老年抑郁症患者家庭之间的互动过程进行了扎根理论研究，详细阐述了护患之间"构建互动"的过程。

2. 增强护患双方自我认同感 根据符号互动论，个体的自我认同是通过社会互动中的角色扮演和反馈机制构建的。护士可以利用这一理论来理解患者如何看待自己的健康状况和疾病经历，以及这些认知如何影响他们的康复态度和行为。这有助于护士在护理计划中考虑患者的心理和情感需求。例如，研究者们以符号互动论作为扎根理论研究的解释框架，考察了泰国北部农村 HIV 感染 /AIDS 女性患者的疾病体验，描述并解释了参与者所采用的避免歧视的策略与非感染人群所采用的避免感染的保护性措施之间的关系。符号互动论也有助于探讨护理人员的职业认同感，如使用此理论来探索医院护士职业认同发展的经历，有学者在此理论的指导下研究了护理本科实习生"护士"社会化过程。

3. 指导护理团队协作与多学科互动 护理工作往往需要跨专业团队的协作。符号互动论强调团队中不同角色之间的互动和沟通的重要性。理解和尊重每个团队成员的专业语言和符号，可以促进更有效的团队沟通和协作，从而提高护理服务的整体质量。例如，有研究基于符号互动论预测了急诊护士和医生的合作行为。

4. 指导跨文化护理 护理实践中遇到的患者可能来自不同的文化背景，他们的健康观念、疾病理解和沟通方式可能存在差异。符号互动论提示护士应注意到这些文化差异中的符号和语言，通过文化敏感的沟通方式来提供护理，尊重患者的文化价值观和偏好。例如，有研究基于符号互动论来指导提高新近移民的墨西哥青少年的健康相关认知，并以此来鼓励设计与文化和发展相适应的精神健康服务。

符号互动论为护理从业人员提供了一个理解和改进患者与医务人员之间互动的有力框架，通过关注语言、符号和社会互动，护理人员可以更好地满足患者的需求，从而提高护理质量和患者满意度。

二、角色理论

角色理论（Role Theory）是一个社会心理学和社会学的理论，它解释了个体在社会中是如何通过扮演各种角色来进行互动的。这个理论关注了人们在特定社会结构中的行为和期望，以及这些行为和期望如何形成个体的社会身份。

（一）角色理论的起源

角色理论是社会学中解释个体在社会活动中互动和行为方式的一个重要理论。"角色"原本是一个戏剧中的名词，指演员扮演的剧中人物。将"角色"一词引入社会学领域的是美国芝加哥学派的乔治·赫伯特·米德（George Herbert Mead）教授，不过他只是借用"角色"概念来说明不同的人在类似情境中表现出类似行为的现象，并没有给出一个社会学意义上的定义。正式给"角色"下定义的是美国人类学家拉尔夫·林顿（Ralph Linton）教授，他在《人的研究》一书中提出了"地位"和"角色"两个核心概念。早期的角色理论主要集中在社会学领域，主要关注人们在不同社会角色中的行为和互动。社会学家如乔治·赫伯特·米德和厄文·戈夫曼（Erving Goffman）对个体在社会互动中扮演的角色和身份认同进行了探讨，奠定了角色理论的基础。在此阶段，角色被看作是社会交互中的行为要求和期望。后来角色理论逐渐扩展到心理学、组织学和沟通学等领域，研究者开始关注个体内外部角色之间的互动。此时的研究更加注重个体对不同角色的自我认知和行为适应，强调个体在多重角色中的角色冲突和转换。当代角色理论则在跨学科研究的框架下不断发展和拓展，研究者开始关注数字社会和文化动态对角色认同的影响，强调了个体在日常生活和在线社交中的多重社会角色和身份建构。这一阶段的研究不仅关注个体在特定社会角色中的行为，还涉及角色创新、角色转换和跨界角色等新兴主题。

（二）角色理论的主要内容

1. 主要概念

（1）角色（role）："角色"一词来源于戏剧术语，20世纪20年代被引入社会心理学，称为"社会角色"，指与个体的社会地位和身份相一致的行为模式、心理状态以及相应的权利和义务。通过角色的设定，静态的社会地位变得生动起来，角色享有权利的同时也要承担相应的责任和义务，如注册护士有权按时获得报酬，也有义务按时上班。

（2）角色期望（role expectation）：角色期望是社会对个体在特定角色中行为的预期。这些期望可能来自法律、文化习俗、社会规范或个人之间的协议。角色期望指导个体如何行动，并影响他们的社会互动。有些角色是与生俱来的，比如性别、种族或民族；有些角色则可以通过后天的教育和培训而获得，比如教师、医生等。

（3）角色多样性（role diversity）：一种社会地位或身份可能包含多重角色，每个角色都适合特定的社会情景，这些角色定义了个体在特定地位（身份）下应履行的行为和责任。以教师为例，教师身份包含了多重角色，最基本的角色是教育者，负责传授知识和技能，促进学生的学术成长；但在传道授业解惑的同时，常常还要扮演心理辅导者的角色，帮助学生处理成长过程中的情绪和社会问题；也可能是评估者，评估学生的学习进度和成就，安排考试和作业，确保评估公正且有助于学生学习；还可能是榜样，他们的言行对学生会产生深远影响。每个个体在社会中都有不同的身份，扮演不同的角色，在特定情景下，角色行为取决于与之互动个体的身份。

（4）角色扮演（role playing）：角色扮演指个体如何在社会互动中表达和实践其角色，包括个体如何解释角色期望以及如何调整自己的行为以适应这些期望。个体的角色扮演可能受到他们的个性、经验和社会环境的影响。例如，护士可能会用不一样的行为面对患者、同事和患者家属。

（5）角色压力（role strain）：角色压力是指个体在尝试满足特定社会角色的期望时所经历的压力和困难。以下为常见的角色压力类型：

1）角色冲突（role conflict）：当一个人同时扮演多个角色，而这些角色的要求相互冲突时，就会产生角色冲突。例如，一个人可能同时是一位父亲或母亲、一位员工和一个志愿者。如果他需要在同一时间参加孩子的学校活动和一个重要的工作会议，这种情况就会导致角色冲突，从而产生压力。

2）角色超载（role overload）：角色超载发生在个体感觉自己没有足够的时间或资源来满足所有角色的要求时。例如，一个工作繁忙的职场人士同时需要照顾年幼的孩子和处理家庭事务，其可能会感到时间和精力严重不足，从而感受到压力。

3）角色模糊（role ambiguity）：当角色的期望不清晰或不明确时，个体可能不知道应该如何行动，这种不确定性可以导致角色模糊。例如，一个新晋升的经理可能没有明确的职责范围或目标，导致其不确定如何履行职责，从而感受到压力。

4）角色失衡（role imbalance）：角色失衡是指个体在其生活中某些角色占据过多时间和精力，而忽视了其他重要角色。例如，过分专注于职业成功可能会导致家庭和个人生活的忽视，从而产生内疚和压力。

5）个人与角色之间的冲突（person-role conflict）：当个体的价值观、信念或需求与其角色的期望不一致时，可能会经历个人与角色之间的冲突。例如，一个坚信环保的员工可能需要在工作中执行与其个人价值观相悖的任务，如销售环境污染产品，这种情况可能导致心理压力和道德困境。

2. 角色理论的分类

（1）结构角色理论：结构角色理论的形成和发展不是由单一的学者主导的，而是集合了众多学者的研究成果和思想交流，是一个综合性的理论体系。

1）结构角色理论强调个体在社会互动中扮演的角色和遵守的社会规范。结构角色理论家认为，社会是一个由各种各样的相互联系的位置或地位组成的网络，其中个体在这个系统中扮演着各自的角色。在这个理论框架下，个体在社会中的互动被视为一种相似的社会结构，个体行为者在互动中遵守着社会规范或与自身所处地位或位置相关的行为"脚本"。角色指令通常是由有权力或影响力的人所设定，而"演员们"会根据这些指令来调整自己的行为，以适应他们的互动者或"观众"。通过个体的自我概念和角色扮演，个人可以逐渐发展出符合自己个性和偏好的独特互动风格。个体在互动中不断塑造和发展自己的特点和风格，也是结构角色理论重要的研究内容之一。

2）结构角色理论强调社会群体和参照组对个人认知、信念、态度和价值观的塑造。个人在社会中扮演的角色和所处的社会群体会在很大程度上影响其行为和互动方式。参照群体在这一理论中扮演着重要的角色，它们可以帮助个人定义自己的身份和价值观。即使个体远离了参照群体成员，这些群体的影响仍然持续存在，因为个体已经内化了群体的规范和价值观。这些内在化的规范和价值观成为个体评价自己和他人行为的标准，影响着个体的社会互动方式。参照群体可以是积极的，提供值得模仿的榜样；也可以是消极的，警示个体应该避免的行为。以护生的例子来说，专业护士可以是一个积极的参照组，为护生提供了一个可以学习和追求的目标。参照组在个体社会化和行为塑造方面起着重要作用，帮助个体适应社会规范和价值观，形成自己独特的角色认同。

（2）过程角色理论：过程角色理论关注个体在社会互动中如何理解、接受并执行特定的角色，包括角色期望、角色扮演以及角色困境等方面。根据过程角色理论，个体在大多数社会环境中都在协调自己的角色，而角色则被看作是关于行为的一般配置。这意味着角色并非固定和预先确定的，而是随着社会互动过程中的协商和调整而不断塑造和变化的。在大多数社会交往中，个体积极地参与角色的扮演，并与他人协商他们扮演特定角色的权利。赫伯特·布鲁默和拉尔夫·特纳等学者是过程角色理论的重要代表人物，他们认为角色扮演是一个动态的过程，涉及个体的主观能动性和对角色的理解。过程角色理论提出了一种与传统角色理论不同的视角，强调了角色的动态性和互动过程中的灵活度，与传统角色理论的结构化、确定性的观点形成对比。

（三）角色理论在护理领域的应用

角色理论在护理领域的应用非常广泛，角色理论可以帮助护理人员理解和管理他们在多样化的医疗环境中扮演的多重角色。

1. 在护士职业发展中的应用　随着职业生涯的发展，护士可能需要从一个角色转换到另一个角色，且在多元化的医疗环境中，护士的角色不断扩展和变化，护士需要具备高度的角色适应性，角色理论可以帮助护士更好地理解和发展自己的职业角色，促进他们适应复杂和不断变化的医疗环境，实现个人和职业的成长，提升整个护理行业的专业水平和服务质量。比如，采用角色理论和个案分析相结合的方法指导角色适应不良的实习护生完成角色转变；日记作为促进研究生护士角色转变的机制研究；高级临床护士适应和调整他们在初级保健环境中的角色的研究。

2. 在临床护理实践中的应用　角色理论已被广泛用来分析患者及照顾者的角色紧张及干预。例如，使用角色退出理论对延长军队服役期限的人群进行有效的婚姻咨询。在角色理论的指导下制订的某种干预措施有效减轻了军人妻子的角色压力。有研究关注了角色护理对接受癌症治疗的患者家庭的影响，也有研究探索了养老院居民家庭成员自我强加的角色期望，结果表明尊重和支持家庭成员在养老院环境中的角色感和期望，可以增加家庭对护理团队的信任并促进积极的合作关系。此外，角色护理在跨文化护理中也有体现，如有学者探讨了影响当代社会母亲角色的众多影响因素，为个性化护理和文化差异的护理干预提供了指导。

需要注意的是，虽然角色理论可以帮助我们理解个体在社会互动中承担的角色，但它确实缺乏详细的操作指导，无法提供具体的解决方案。在护理教育中，角色理论可以帮助理解护士、护生和教师在教育过程中所扮演的不同角色、任务和相互关系。然而，在处理具体的问题和矛盾时，可能需要结合其他理论和方法来提供更具体的实施建议和解决方案。例如，结合领导力理论、沟通理论或者教学策略等，可以帮助护理教育者更好地解决实际问题，提升教学效果。因此，在实践中我们需要进一步细化和完善角色理论的应用，结合其他理论和具体实践经验，更好地解决实际问题，实现理论的具体落地和应用，从而更好地发挥角色理论在问题解决和工作实践中的指导作用。

（杨　敏）

小　结

　　来自社会科学中的理论在护理学的发展中起着至关重要的作用，社会学理论中的概念和原则几乎在所有的护理情景中都能得到体现。社会学理论丰富多样，本章仅介绍了社会生态学理论、社会支持网络理论、社会交换理论及互动主义理论的部分内容和观点，以及其在护理领域的应用，我们希望读者能够深入学习社会学相关理论，理解其对专业护理的意义，学会从社会学视角解释护理现象并以此来指导和改进护理实践。

• • • • 思考题 • • • •

　　1. 选择本章中介绍的某个理论，查阅公开发表的此理论在护理领域应用的文献，并阐述此理论在此文献中的具体应用，或找出此文献在理论应用方面的不足。

　　2. 选择一位护理理论家，要求其发展的理论根源于社会学理论，回顾他的工作，确定其理论应用了哪些社会科学的概念、原则和理论。

笔记栏

第二十四章

行为科学相关的理论

📄 **导入**

> 行为科学理论是一系列关于人类行为和决策的理论框架,包括行为与认知、压力、心理学相关理论。通过行为科学理论,护理人员可以了解认知、感知、需求、动机等因素对患者健康行为的影响,帮助其设计个性化的护理计划,并选择最适合患者的健康干预措施。但如何将行为科学引入护理实践领域,提升护理实践品质?如何通过行为科学来了解和预测个体的行为?这些问题需要通过行为科学相关理论加以解答。因此,本章重点介绍抑郁认知理论、合理情绪理论、压力与应对理论、心理弹性模型、计划行为理论、健康行动过程取向模型,以揭示行为科学相关的理论在护理领域的广泛应用。

第一节 行为与认知相关理论

行为主义学派认为个性发展并不是一成不变,而是由学习到的行为构成。换言之,如果行为改变了,个性也会随之改变。最初,行为研究关注人类行为而不太关注其内部思维过程。当无法解释行为的复杂性时,学者们便添加了一个新的组成部分,即认知或思维过程。认知行为理论是认知理论和行为理论的整合,认为在认知、情绪和行为三者中,认知扮演着中介和协调的作用;认知对个人行为的解读,将直接影响个体是否最终采取行动。下面重点介绍抑郁认知理论和合理情绪理论。

一、抑郁认知理论

(一)理论的来源

抑郁认知理论(Cognitive Theory of Depression)由美国心理学家亚伦·特姆金·贝克(Aaron Temkin Beck,1921—2021)提出。贝克观察到,患有抑郁症的个体往往存在一种特定的思维模式,倾向于对自己、世界和未来持有消极、扭曲的看法。基于这一观察,贝克提出了认知三角理论(cognitive triad),即抑郁症患者在认知上存在对自己、对世界和对未来的三个负向评价。在此理论框架下,贝克进一步发展了抑郁认知理论,强调个体的认知畸变、自我责备、否定和希望缺失等因素对抑郁症的发展与持续起到重要作用。该理论指出,个体的负向思维模式会导致情绪的负向增强,从而导致抑郁情绪的维持和加深。随着时间推移,该理论被进一步研究和发展,已成为理解和治疗抑郁症的重要理论基础之一。

(二)理论的主要内容

贝克的抑郁认知理论指出,抑郁主要源于认知问题。个体内部的潜在认知图式(cognitive schema),即内部储存的刺激、经验、想法的表示,会影响其对外界负性刺激的编码、组织、储存及提取,决定着个体如何评价当前事件。因此,个体偏向性获取与加工负性信息的过程成为导致抑郁症产生与发展的主要原因。该理论认为早期的负面生活事件、消极认知和人格特点都可能导致自我图式（self-schema）的形成与发展。这些自我图式是个体对自我身份、角色和价值的认知结果，是抑郁的核心信念，以消极的自我参照（即个体对外界刺激的解释与评价）为特征。一旦被激活，个体就会长期处于抑郁状态，表现为功能失调观念（为中间信念），如关于自我和世界过分僵化的观念、对自我不现实，完美主义的标准，或过分要求别人赞美等。这些功能失调观念一般是潜意识的，到了前意识、意识中，能被个体稍作努力觉察的是自动思维。而负性的自动思维往往表现为认知三联征，这三种层次的认知构成了抑郁认知理论的主要框架。

当个体遭遇负性生活事件等应激源时，会激活功能失调观念，从而启动个体消极的、歪曲的认知评价，进而引发其潜在的负性自动思维和自主免疫应答反应，导致抑郁相关症状的产生，包括认知和情感症状（如悲伤、自卑感等）和病症行为反应（如快感缺失，即对平常能够引起愉悦感的事物失去兴趣或不能感受到愉悦的情况等），进而导致消极信念与认知评价的增强，形成恶性循环，并呈螺旋或上升的趋势。如果给予个体现有的支持、参与认知重构或解决问题，可能会逆转上述激活路径，然而，如果个体仍处于反刍思维（即持续重复性地思考、回忆或反省负面经历、情绪或问题的过程）、社会冲突，不仅会维持或加重上述激活路径，更可能进一步使个体产生附加的应激因素（图24-1）。

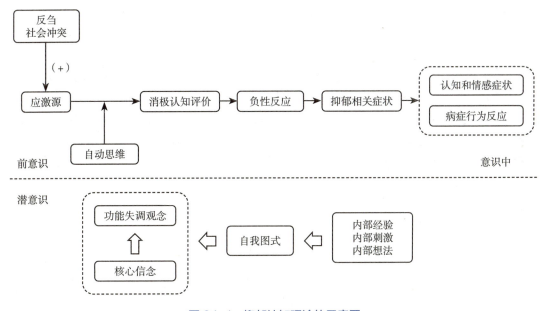

图 24-1　抑郁认知理论的示意图

（三）理论在护理领域的应用

抑郁症的防治一直是护理领域的研究重点。该理论可以更好地帮助护理人员理解不同年龄阶段、疾病状态及抑郁程度人群的认知行为作用机制，从而提供有效的心理护理干预。例如，有学者对首次成功行经皮冠状动脉介入治疗的患者进行研究，了解负性认知加工偏向在 D 型人格与患者抑郁情绪间的中介效应，结果显示，D 型人格冠心病患者的负性认知加工偏向是抑郁发生的重要因素，改善其负性认知加工偏向有利于减少患者抑郁的发生，进而改善预后。

值得指出的是，贝克的认知理论是认知行为疗法（cognitive behavioral therapy，CBT）的重要理论基础，因此，CBT 是一种旨在改变无助的认知扭曲（如思想、信念、态度）和行为，改善情绪调节，为解决当前问题完善个人应对策略的心理治疗方法。研究证据表明，无论是传统面对面

笔记栏

的形式还是网络化的 CBT，均已被广泛应用于护理领域；CBT 能有效减轻患者的身心负担，提高患者的生活质量。例如，某荷兰学者招募 132 名伴有严重疲劳症状的乳腺癌患者进行了 6 个月的随机对照试验，试验组进行康复之路疗法（"康复之路"是以"乳腺癌患者疲劳症状"为主题设计的网络化 CBT 网站）。结果显示，相比于常规护理，网络化 CBT 可改善 73% 的患者的疲劳症状，能显著降低乳腺癌患者的焦虑与抑郁症状，提高其生活质量。

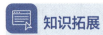 **知识拓展**

从抑郁认知到认知反应

认知反应（cognitive reactivity，CR）是指个体从愉快状态至烦躁不安情绪的功能失调性思维的增加，来源于约翰·蒂斯代尔（John D. Teasdale）等学者在贝克的抑郁认知理论基础上所提出的差别激活假说（differential activation hypothesis，DHA）。该假说认为：在抑郁发病早期，个体特定的信息处理模式已建立，即抑郁心境与负性思维模式间的联系已建立，而这种联系在曾经患过抑郁症者与没有患过抑郁症者间有所差别，且在抑郁康复或缓解后仍持续存在；而康复或缓解个体情绪的微小变化或悲伤心境都可能会重新激活其负性思维模式和负性偏向信息加工过程，从而增加其负性信息的解码与提取。因此，相对于无抑郁者，曾经患过抑郁症者在经历微小悲伤情绪变化时所致的负性认知变化程度更高，即 CR 水平更高，抑郁复发的可能性就越大。诸多国内外研究证据均证实，CR 是一个重要的抑郁易感性指标，也是稳定的抑郁症复发的预测指标。目前，25 个条目的莱顿抑郁敏感指标修订量表（the modified Leiden index of depression sensitivity）是评价个体 CR 水平的主要测评工具，英文原版已被翻译成汉语、西班牙语、法语和德语等多种语言，均取得了较好的心理测量学评价结果。

来源：HUANG F F, CHEN W T, LIN Y A, et al. Cognitive reactivity among high-risk individuals at the first and recurrent episode of depression symptomology: a structural equation modelling analysis[J]. Int J Ment Health Nurs. 2021, 30(1): 334−345.

二、合理情绪理论

（一）理论的来源

合理情绪理论（Rational Emotion Theory，RET）是 20 世纪 50 年代美国心理学阿尔伯特·艾利斯（Albert Ellis，1913—2007）将人本主义、哲学和行为主义的相关理论整合起来所提出的一种行为认知理论。艾利斯认为，人的情绪来自对所遭遇事情的信念、评价、解释或哲学观点，而非来自事情本身。情绪和行为受制于认知，认知是个体心理活动的核心，调整认知观念就像是微调"舵手"的方向一样至关重要。一旦认知观念得到正确引导，情绪和行为的困扰往往会得到显著改善。

（二）理论的主要内容

合理情绪理论，又被称为 ABCDE 理论，旨在改变个体认知，帮助个体以理性思维方式和观念代替不合理的思维方式，以理性治疗非理性，以最大限度地减少不合理的理念给其情绪带来的不良影响，使其心理达到健康的境界。

最初的情绪 ABC 理论认为，个体对事件的情绪和行为反应的结果 C（consequence）不是由某一诱发性事件 A（activating event）直接引起，而是由经历这一事件的个体对这一事件的解释和评价 B（belief）引起的，即 A → B → C。换言之，该理论认为同一事件（A）下，不同个体对这件事的评价与解释不同（B1 和 B2），会得到不同的情绪结果（C1 和 C2）。而人天生具有歪曲现实的倾向，当人们不喜欢 C 时，都会去找 A 的原因，特别是与创造 A 有关的人。但 B 是唯一可以由个体完全掌握和改变的因素，而且引起 C 的并不是 A，而是 B。如果这些不合理的信念长期存在，就会引发情绪障碍。因此，改变情绪或行为要从改变个体的思考着手。

ABC 理论后来又进一步发展，增加了 D 和 E 两个部分。一旦不合理的信念导致不良的情绪反应，个体就应当努力认清自己的不合理信念，并善于用新的信念取代原有的信念，这就是所谓的 D（disputing），即用一个合理的信念驳斥，对抗不合理信念的过程，借以改变原有信念。驳斥成功，认知偏差得以纠正，便能产生有效的治疗效果 E（effect），使个体在认知、情绪和行动上均有所改善。可见，以辩论为主要手段，运用 D 来影响 B，使认知偏差得到纠正，对异常行为的转归起着重要的作用。因此，艾利斯的合理情绪理论就是促使患者认识到自己不合理的信念及这些信念的不良情绪后果，通过修正这些潜在的非理性信念，最终作出理性的选择（图 24-2）。

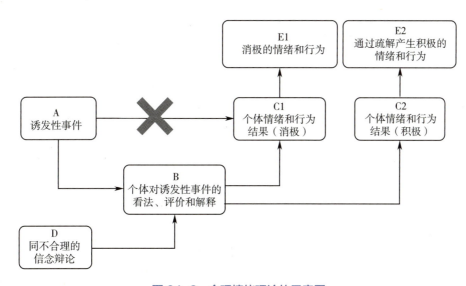

图 24-2　合理情绪理论的示意图

（三）理论在护理领域的应用

目前，合理情绪理论主要应用于心理咨询，医务人员的压力管理，大学生的情绪调节，脑梗死、癌症、肝硬化、疼痛等患者的心理护理等。例如，有学者构建基于合理情绪理论的支持性照护方案，通过随机对照试验证实，该方案能有效减轻甲状腺肿瘤患者的术后疼痛和负性情绪。

根据该理论的观点，护理人员在对患者进行心理护理时，要做到"三个领悟"。第一个领悟（认知重建）：向患者说明他们的某些观念是不合理的，帮助他们理清为什么会这样，讲清楚不合理的信念与其情绪困扰之间的关系，其目的是帮助患者摆脱非理性信念，用理性观念来替代；第二个领悟（重复性思维模式）：向患者说明，使他们了解长期陷于这种情绪障碍中的主要原因是由于他们不断重复地向自己灌输同样的非理性观念；第三个领悟（通过辩论方法改变信念）：通过与不合理的信念辩论为主的治疗技术（如质疑式、价值式、极端式、夸张式、更新式），帮助患者认清其信念的不合理性，进而放弃这些不合理的信念，帮助患者产生某种认知层次改变。

同时，护士要整合运用"三个技巧"：一是认知技巧训练，如阅读治疗、意象和可视化、认知家庭作业、应对性自我陈述等；二是情绪技巧训练，如合理情绪想象、角色扮演、示范作用、强有力的自我对话等；三是行为技巧训练，如放松训练、系统脱敏等。

笔记栏

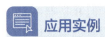

应用实例

合理情绪理论在护患沟通中的应用

有一名被诊断为晚期乳腺癌的患者。她对未来感到极度恐惧和沮丧，认为自己的生命即将结束，并且没有任何治愈的希望。护理人员可以应用合理情绪理论帮助患者更好地理解与应对她的癌症诊断，减轻其恐惧和焦虑，促进其心理健康和治疗效果。

1. 第一个领悟　护士可以使用质疑式方法，直接质疑并询问患者对生命结束的信念是否有足够的事实证据。例如，护士可以问："您认为您的生命即将结束的信念是基于什么事实证据呢？我们是否可以探索一下这种感觉的来源？"通过与患者一起探讨她恐惧和焦虑的根源，帮助患者意识到她的恐惧可能是基于过度担忧和不合理的想法。

2. 第二个领悟　护士可以使用价值式方法，询问患者是否认为在面对癌症挑战时，放弃希望和停止努力有价值。例如，护士可以问："尽管目前面临困境，但您是否认为为了维持生活品质和寻求生活意义而持续奋斗是值得的呢？想象一下，如果您放弃了希望，这会对您和您的家人造成怎样的影响呢？"帮助患者认识到，持续的消极思维模式可能导致她陷入恶性循环，进而影响她的情绪和治疗效果。

3. 第三个领悟　护士可以使用极端式方法，询问患者对癌症治疗失败最坏结果的想法，并鼓励她考虑其他的可能性。例如，护士可以问："如果我们探讨一下最坏的情况，就是癌症治疗失败了，您觉得您还有其他的选择吗？您觉得这种情况真的是无法克服的吗？"通过帮助患者意识到自己的想法可能是夸大了事实的，护士可以促使患者重新评估对未来的看法，并开始寻找积极的应对方式。

第二节　压力相关理论

压力、适应和应对都是生活中自然的部分。压力在每个人的生活中都是不可避免的，且不尽相同，人们必须通过适应来应对压力。个体适应压力则身心平衡，反之则身心失衡，甚至导致身心疾病。压力理论为护理人员理解压力对个体的影响及个体如何对压力或生活事件作出反应提供了一个有效的心理框架。目前，在护理领域应用的压力相关理论较多，包括压力与适应学说、压力与应对理论、潮汐模型、危机模型、心理弹性模型、创伤后成长模型等。以下重点介绍压力与应对理论及心理弹性模型。

一、压力与应对理论

（一）理论的来源

压力与应对理论（Stress and Coping Theory）由美国心理学家理查德·拉扎勒斯（Richard Lazarus，1922—2002）与苏珊·福尔克曼（Susan Folkman，1938—2021）共同提出。从20世纪60年代开始，两位学者开始合作，提出压力与应对理论的基本概念，主要关注个体对应激事件的认知评价与应对机制。从1990年开始，研究者开始对应对策略进行更详细的分类和研究，将应对方式分为聚焦问题应对和聚焦情感应对两种主要类型，并进一步探讨了这些应对策略对个体适应和心理健康的影响。2008年，福尔克曼等学者引入了"意义应对方式"的概念，强调个体通过赋予生活事件更深层次的意义以应对压力的重要性。可见，在整个发展过程中，压力与应对理论不断得到拓展和修订，逐渐形成了一个较为完整和系统的理论框架，为理解个体在面对压力和应激事件时的心理过程提供了重要的理论基础。

笔记栏

（二）理论的主要内容

拉扎勒斯和福尔克曼认为，压力源作用于个体后能否产生压力，主要取决于两个重要的心理学过程，即认知评价（cognitive appraisal）及应对过程（coping process）。该理论阐释了"什么是认知评价""认知评价受哪些因素影响""个体如何应对压力源""压力源会产生哪些结果"四个问题（图24-3）。

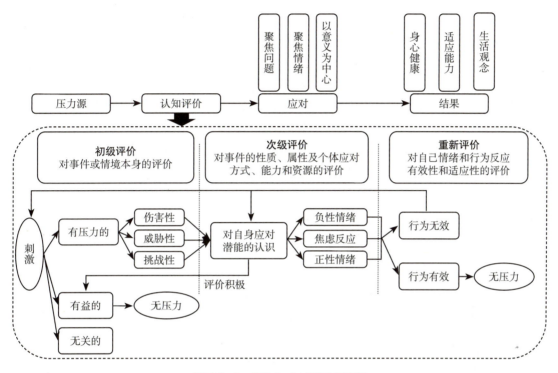

图 24-3　压力与应对理论示意图

1. 认知评价　是指个体觉察到情境对自身是否有影响的认知判断过程，包括对压力源的确定与思考及对自身应对能力的评价。拉扎勒斯认为，认知评价包括初级评价（primary appraisal）、次级评价（secondary appraisal）和重新评价（reappraisal）。

（1）初级评价：发生于个体觉察到自身濒临某种事件或情境时，是对事件或情境本身的评价，它所关注的是所遇到事件的结果对个人是有益还是有害。初级评价所要回答的问题是"我受益了还是受害了？现在还是未来？以何种方式？"评价的结果有三种：无关性事件（irrelevant）、有益的（良性或正性）事件（benign-positive）及有压力的事件（stressful）。当个体感到环境中事件对身体或心理会有伤害时，评价结果即为有压力的，可进一步分为以下三种：伤害/损失性评价、威胁/阻碍性评价和挑战性评价（表24-1）。

表 24-1　初级评价的压力事件评价结果及其产生情境

压力事件评价结果	产生情境
伤害/损失性评价	已经发生并造成消极影响的压力情境
威胁/阻碍性评价	尚未发生但预期会产生伤害/损失的压力情境
挑战性评价	具有收益或内在成长机会的压力情境

（2）次级评价：若评价结果为有益的或有压力的，就需要进行次级评价，即对事件的性质、属性及个体应对方式、能力和资源进行评价。次级评价所要回答的问题是"在这种情况下我能做什么？我有哪些应对方案？这个应对方案能否达到预期结果？"等。次级评价的关键在于个体对自身应对潜能的认识，认为自己应对潜能较高的个体，会对压力源有更为积极的评价与反应，从而改变初级评价结果。此外，次级评价后会产生相应的情绪反应，如伤害/损失性评价会出现负性情绪；威胁性评价会产生焦虑性反应；挑战性评价会出现正性情绪。

（3）重新评价：是指个体对自己情绪和行为反应的有效性及适宜性的评价，是一种反馈性行为。如果重新评价结果表明行为无效或不适宜，人们就会调整自己对刺激事件的次级评价甚至初级评价，并相应地调整自己的情绪和行为反应。

认知评价过程的影响因素包括个体和情境两个方面。个体因素影响个体对压力源的理解，进而影响后续的情绪反应和应对努力。具体而言，个体因素包括承诺和信念。承诺意味着什么事情对个体是重要和有意义的，信念则代表了个体对掌握特定环境的信心。两者共同影响了个体对压力源的评估和应对。此外，同一个体在不同压力情境下的评估和反应也不相同，说明情境是影响认知评价的重要因素。情境因素可以从事件和时间两个角度考察。事件的新颖性、可预测性和不确定性及时间的紧迫性、持久性和不确定性都会对评估过程产生影响。总体而言，情境因素与个体因素相互依赖，共同影响个体对压力源的认知评价。

2. 应对 是指个体为管理超出自身资源的内/外部需求而付出的认知和行为努力。在应对压力源的过程中，个体可以调动自身的特性资源（如疾病因素、价值观和信念、问题解决和社会技能等）、社会支持和物质资源来应对压力。在应对方式上，根据该理论的经典框架，个体可以采取聚焦问题（problem-focused coping）和聚焦情绪（emotion-focused coping）两种应对方式。2008年，福尔克曼在修订此理论时引入"意义应对方式"（meaning-focused coping）的概念。需要指出的是，聚焦问题、聚焦情绪和以意义为中心的应对方式各有效果，没有好坏之分。最后，应对的结果可以分为3类，包括生活观念、适应能力和身心健康。

（1）聚焦问题的应对方式：是指试图通过积极行为降低压力源的影响，既可以从外部入手，努力改变或降低压力源的要求，也可以从内部入手，提升自身应对压力源的能力。当个体认为压力源可控，且通过努力可以改变具有伤害、威胁或挑战性的环境时，倾向于使用此应对方式，包括努力寻找解决方案、积极采取行动、寻求信息及帮助等措施。

（2）聚焦情绪的应对方式：是指通过认知努力减少负面情绪的过程，在不改变客观情况的前提下，调整自己对压力源的解读。当人们评价难以或不可能改变压力的环境条件时，倾向于使用此应对方式，包括采取回避、疏远、选择性注意、从消极事件中寻找积极价值、应用心理防御机制等策略。

（3）以意义为中心的应对方式：是指当个体无法缓解压力时，可以通过赋予生活事件或压力更深层次的意义来应对压力。例如，个体利用自身的信仰、价值观和生存目标等有意义、积极的因素来激励自己应对压力和维持幸福感。意义应对能激发个体产生积极情绪并进行再评价，从而帮助个体提供应对压力所需的动力，以维持对压力的长期应对。

（三）理论在护理领域的应用

1. 指导心理测量学研究 既往研究主要采用个体主观评价方式测量压力与应对理论中的关键构念，包括认知评价、应对方式、应对结局等。例如，有学者基于压力与应对理论，研制创伤后认知评价量表，用于评价意外创伤患者创伤后的认知评价状况，从而为引导患者积极认知，促进其创伤后成长提供测评工具。未来研究可进一步优化这些关键构念的测量，考虑应用现代仪器设备采集客观数据进行标准化测量。例如，测量个体对压力源的认知评价时，可以采用眼动仪追踪、呼吸监测和面部微表情识别等方式反映个体对压力源的真实评估。此外，还可以利用大数据抓取信息测量个体的认知评价和应对方式，如社交平台或医院大数据平台。

2. 指导模型构建　目前学者们多基于压力与应对理论的核心元素，探索变量间关系路径，构建相应的理论模型。例如，某学者基于该理论提出研究假设，通过对 421 名癌症化疗患者的现状调查，验证了癌症化疗患者对癌症的认知评价对抑郁有正向预测作用。值得指出的是，拉扎勒斯认为压力、认知评价和应对之间存在着互动性和变化性，认为它们是动态的、不断变化的过程，而非静态，建议未来研究进一步探索该理论核心元素间的动态作用关系。

3. 指导设计干预方案　目前，以压力与应对理论为基础的慢性病患者及其照顾者的护理干预方案已得到国内外学者们的证实。学者们应用压力与应对理论，评价脑卒中、癌症、痴呆等患者及其照顾者主要的压力源，对压力事件的评价及应对方式，并帮助其找到应对压力的最佳策略。例如，有学者利用压力与应对理论设计解决问题干预措施，将 255 名脑卒中患者随机分为干预组和对照组，探究解决问题应对技能干预对脑卒中照顾者照顾结局的影响，结果显示干预组中照顾者解决问题和应对能力及抑郁明显改善。未来研究可以进一步转换心理关注视角，从积极心理学视角阐述压力与应对反应，如疾病获益感、创伤后成长等，同时充分考虑我国文化情境下的认知评价过程，促进压力与应对理论的本土化应用。

二、心理弹性模型

（一）模型的来源

1999 年，美国心理学家卡罗尔·林恩·坎普弗（Karol Lynn Kumpfer，1942—）提出心理弹性模型（Resilience Framework）。坎普弗在从事青少年问题行为（如药物滥用、违法行为和虐待等）预防和干预研究过程中，注意到有些人能够在压力和逆境中表现出弹性，而其他人则更容易受到负面影响，因而她旨在确定这种差异的原因，并开发出帮助人们增强心理弹性的方法，然而当时尚无心理弹性相关理论。基于此迫切需求，坎普弗在社会生态模型和个体 – 过程 – 情境模型基础上，对处于风险青少年的弹性研究进行了广泛的文献综述，将弹性的预测因素分成不同的类别，并将这些类别组织成一个心理弹性模型。因此，作为因素 – 过程整合模型，坎普弗的心理弹性模型兼顾重点与整合、因素与过程、内源与外源、弹性与非弹性，为心理弹性研究提供了一套机制解释策略的基准框架。

（二）模型的主要内容

坎普弗把已证明具有心理弹性提升功能的因素，贯穿于以人 – 环境交互作用为主线的动态适应过程模型，主要包括：①已有环境特征（如危险和保护因素）。②个体的心理弹性特征。③个体心理弹性的重组或消极生活经历后产生的积极后果，调适个体和环境及个体和结果之间的动力机制。此理论模型具体涉及 6 个关键构念，包括 4 个影响域（严重压力或挑战、环境背景、个体特征、适应结果）及 2 个动态相互作用过程（环境与个体间、个体与适应结果间的作用过程）。

该模型尝试对环境刺激、环境缓冲过程（动态相互作用）、个体内部中介因子（主体特征）、弹性过程（动态相互作用）及心理弹性发展结果进行了厘清。现从图 24-4 依左至右的顺序解释心理弹性的过程机制。

（1）压力源与挑战：涉及生活压力或挑战、打破或破坏机体与外界动态平衡的压力刺激源或事件、可预期的挑战及不可预期的消极经历等。作为输入刺激的压力或挑战，打破或破坏了个体或（各）组织单元（如家庭、群体或社区等）内部的动态平衡，心理弹性过程因此激活。

（2）环境与情境：第一个椭圆描述了环境/情境（如家庭、学校、同伴群体、社区乃至文化）中对个体成长起关键影响的危险因素和保护因素之间的平衡度及相互作用过程。这些因素会因地域、文化和历史时期不同而变化。一般而言，个体在 1~2 个危险因素下尚能适应良好，若超过两个危险因素，其发展功能损伤及适应不良的概率会增加。相反，保护因素发挥缓冲功能，其数量的增加能有效缓冲这些危险因素的影响。

（3）个体 – 环境相互作用过程：第一个椭圆表示个体与环境交互作用的过程，这个过程包括

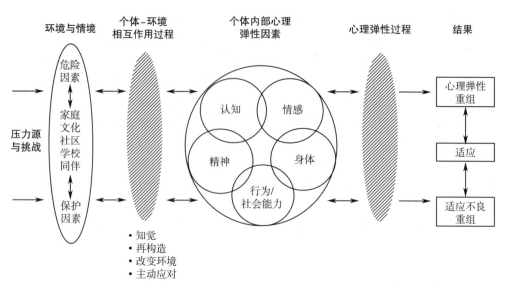

图24-4　心理弹性模型示意图

个体或重要他人（如照顾者）或主动或被动地尝试对面临的威胁、挑战或困难进行认知、解释并加以克服，有意或无意改变其环境或对环境进行有选择的知觉、再构造和主动应对，努力建构一个更具有保护性的环境系统（改变环境）。例如，坎普弗提出这样的观点：居住在犯罪率高的社区内但心理弹性强的孩子，他们通过寻求环境中各种亲社会要素来减少环境的危险因素，如与亲社会的家庭成员保持紧密联系、参加社区的活动等。同时坎普弗指出，心理弹性高的儿童青少年，懂得寻求父母、监护人、老师或其他关键人物的保护与支持。根据坎普弗的研究，这些充满爱心的监护人或关键人物会通过角色示范、教导、给予忠告和建议、照料孩子时给予情感和情绪上的响应、创造有意义活动的机会、有效的监督和训练、合理发展期望、其他的社会支持和帮助等方式，促进儿童、青少年建立并发展心理弹性，使他们能够更好地适应生活中的各种挑战和压力。

（4）个体内部心理弹性因素：环境/情境（危险和保护因素）和内部心理弹性因素之间交互作用的过程，导致心理弹性的过程或结果的产生。坎普弗认为个体的内部心理弹性因素包括以下5个特征：认知方面（如学习技能、内省能力、谋划能力及创造力）、情感方面（如情绪管理能力、幽默感、自尊修复能力及幸福感）、精神方面（如生活中有梦想/目标、有信仰或归属、自信、悦纳自我、有坚定不移的品质）、行为/社会能力方面（如人际交往能力、问题解决能力、沟通能力、同伴拒绝能力）及身体方面（如良好的身体状况、维护良好健康状态的能力、运动技能发展）。

（5）心理弹性过程及其结果：心理弹性过程或长或短，若外部社会环境的保护过程或生物心理精神弹性因子无法有效平衡压力与挑战，就会导致个体内部系统动态平衡被打破或破坏；若有环境保护因子出现，则外部环境积极与消极力量消长态势出现逆转，外部环境恢复动态平衡，从而促使个体失序状况得以缓解或消除。此过程包括源于环境重整过程（如保护因子出现或增强）而来的若干系统重整过程层级。①心理弹性重组（resilience reintegration）：表现为个体变得更强并达到一个更高的心理弹性水平。②动态平衡的重组（适应）（homeostatic reintegration）：表现为个体退回到早在压力或危险发生之前就已经存在的初始状态。③适应不良重组（maladaptive reintegration）：表现为个体的心理功能停留在一个很低的水平，不适应，不能显示出心理弹性。

（三）模型在护理领域的应用

作为心理弹性因子-过程整合进路的代表，坎普弗的心理弹性模型较系统地描画出由压力、挑战激活的个体身心系统由失衡失序到重整的过程图景，是在护理领域应用最广泛的心理弹性理论之一。目前，已有不少学者应用该模型，探讨不同人群（如护生、护士、慢性病患者等）心理弹性的作用机制及其提升干预研究，取得良好成效。

1. 指导问卷 / 量表或访谈提纲的编制 有学者基于心理弹性模型的 6 个关键构念，确定量表编制的维度框架，制订访谈提纲，或作为质性资料分析的理论框架。例如，有学者编制特殊儿童家庭照料者内部心理弹性因素问卷，问卷分为 5 个维度，包括精神活动及特征、认知能力、行为 / 社会能力、情绪稳定性和情绪管理及身体健康和身体能力。另一学者为探讨炎症性肠病患者心理弹性保护因素，基于此模型，采用定向内容分析法，进行访谈资料的分析，最后提炼出个体内在特征、社会支持网络、环境感知及主动改造 3 个主题及 10 个亚主题。

2. 指导模型构建，探索心理弹性作用机制 该框架不仅能为整合个体与环境层面危险与保护因子作用研究提供渠道，而且还聚焦于适应和心理弹性过程。基于此优势，学者们应用此模型，揭示心理弹性与其他因素的相互作用路径，为构建心理弹性干预方案奠定基础。例如，有学者基于此模型构建了失独者抑郁的心理弹性多因素作用模型，将失独应激视为压力源，客观支持作为环境缓冲，将人格、积极与消极应用与利用支持间的相互关系视为个体 – 环境作用过程，将心理弹性对自我效能的作用路径视为弹性重组，其适应结局为抑郁。

3. 指导心理弹性提升干预方案的制订 坎普弗指出要促进处于不利处境个体心理弹性的发展，干预者可从以下 4 个过程入手：①社会环境保护过程，防止当事者身心系统出现失衡或失序。②社会环境增强过程，提升保护因子力量。③社会环境支持过程，给保护因子提供持续能量供应。④社会环境重整过程，催生保护因子以制衡压力、挑战的不利影响，从而支持心理弹性重整。例如，有学者根据此模型与"我有、我是、我能"的心理弹性训练策略，结合心理弹性个体和社会内外两方面的影响因素，通过正性情绪心理讲座、团队心理干预、情景模拟应急演练 3 种干预方法实施心理弹性培训方案，提高了急诊科护士的心理弹性和应急能力。

第三节 社会心理学相关理论

社会心理学是一门研究人们如何看待他人、如何互相影响和如何与他人互相关联的科学，通过提出激发人们浓厚兴趣的各种问题来研究社会思维、社会影响和社会关系。美国霍普学院心理学教授戴维·迈尔斯（David Myers）曾说过："社会心理学给予人们一种方法去追寻和解答一些非常有趣和重要的问题，它完全是关乎生活的——你的生活，你的信念、你的态度，你的社会关系。"而解决最基本的理论问题的需要，始终渗透在社会心理学的发展历程当中。

在健康领域，学者们运用社会心理学相关理论来诠释健康相关行为，从人们的信念、态度、动机和行为等视角，阐述个体或群体健康行为发生、发展和改变的规律，分析内外部影响因素对行为的作用，探索行为改变的动力和过程，从而为开展有效的健康相关行为预防与干预及评价提供重要的理论框架。目前，在护理领域普遍采用且较成熟的社会心理学相关理论较多，包括社会认知理论、健康信念模式、计划行为理论、跨理论模型、健康行动过程取向模型等。以下重点介绍计划行为理论和健康行动过程取向模型。

一、计划行为理论

（一）理论的起源

计划行为理论（Theory of Planned Behavior，TPB）源于美国心理学家马丁·菲什拜恩（Martin Fishbein，1926—2021）提出的多属性态度理论，该理论认为行为态度决定行为意向，预期的行为结果与结果评估又决定行为态度。美国心理学家艾谢克·艾杰恩（Icek Ajzen，1942—）和菲什拜恩在此基础上，提出了理性行为理论（Theory of Reasoned Action，TRA）。TRA 认为人的行为

笔记栏

不仅与动机有关，且与其控制能力有关，行为的发生不是随意的，而是在意志控制下朝着一定的方向进行的。然而，TRA 忽略了情境、个人行为标准、习惯、行为承诺、责任等在行为发生、维持和消退中的作用，这也制约了该理论的广泛应用。因此，艾杰恩等人于 1985 年在 TRA 的基础上，增加了感知到的行为控制变量，初步提出 TPB，进一步指出了只有当行为是在意愿控制之下，即如果个体可以随意决定执行或不执行某种行为时，行为意向才能转化为行为；并于 1991年，发表《计划行为理论》一文，这标志着 TPB 的成熟。

（二）理论的主要内容

TPB 是分析影响行为因素、预测行为意向并试图解释人类行为决策过程的社会认知理论，由行为态度、主观规范、感知行为控制、行为意向和行为五个主要概念组成，各主要概念的解析见表 24-2。

表 24-2　计划行为理论的主要概念

主要概念	定义	概念的影响因素	定义
行为态度	个体对某特定行为的评价或评估是积极还是消极的程度	行为信念	个体对特定行为的结果或后果的信念
主观规范	个体在决策是否执行某特定行为时感知到的社会压力，它反映的是重要他人或团体对个体行为决策的影响	规范信念	个体对重要他人（如家人、朋友、同事等）是否期望或支持他们执行特定行为的信念
感知行为控制	个体对执行某特定行为的主观评价和个体感知到的难易程度	控制信念	个体感知到的可能促进或阻碍行为执行的因素
行为意向	个体在进行某特定行为时的主观意图或动机		
行为	个体实际采取的行动		

如图 24-5 所示，TPB 支持以下理论假设：

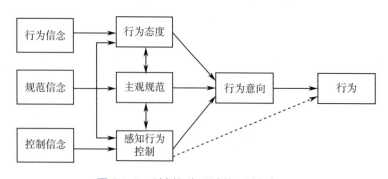

图 24-5　计划行为理论的理论框架图

（1）非个人意志完全控制的行为不仅受行为意向的影响，还受执行行为的个人能力、机会及资源等实际控制条件的制约；在实际控制条件充分的情况下，行为意向直接决定行为，即个人实施某一行为的意向越强，则该行为被实施的可能性越大。

（2）准确的感知行为控制反映了实际控制条件的状况，因此它可作为实际控制条件的替代测量指标，直接预测行为发生的可能性（如图 24-5 虚线所示），预测的准确性依赖于感知行为控制的真实程度。

（3）行为态度、主观规范和感知行为控制是决定行为意向的三个主要变量，行为态度越积极、重要他人或团体支持越大、感知到的行为控制越强，行为意向就越大，反之越小。

（4）个体拥有大量有关行为的信念，但在特定的时间和环境下只有相当少量的行为信念能被获取，这些可获取的信念也叫突显信念，是行为态度、主观规范和感知行为控制的认知与情绪基础。

（5）个人及社会文化等因素（如人格、智力、经验、年龄、性别、文化背景等）通过影响行为信念间接影响行为态度、主观规范和感知行为控制，并最终影响行为意向和行为。

（6）行为态度、主观规范和感知行为控制从概念上可完全区分开来，但有时它们可能拥有共同的信念基础，因此它们既彼此独立，又两两相关。

（三）理论在护理领域的应用

作为社会心理学的经典理论之一，TPB 具有解释度高、预测性好、操作性强、实用性强等优势，已在饮食行为（如摄取纤维素、避免咖啡因）、成瘾行为（如烟酒、药物成瘾）、临床医疗与筛检行为（如健康检查、癌症筛检、乳房自我检查）、运动行为（如慢跑、爬山、骑自行车、休闲活动的选择）、社会与学习行为（如投票选举、献血、学习成就、违规行为等）等领域得到了证实。在护理领域应用相对较晚，但成效良好，主要体现在以下几个方面：

ER24-2
计划行为理论
在护理领域的
应用

1. 指导问卷／量表或访谈提纲的编制 艾杰恩指出以 TPB 为理论框架编制的测评工具需要遵循一致性原则和引出突显信念。一致性原则是指所有研究变量的测量必须包含相同的行为元素。引出突显信念的方法是选取有代表性的研究样本，通过质性访谈来获得以下问题：目标行为有哪些益处和害处？哪些个人或团体会影响目标行为的发生？哪些因素会促进或阻碍目标行为的发生？

目前学者们以 TPB 为理论框架，编制不同人群的健康管理行为（如运动或饮食依从性、服药管理行为）、相关行为意向（如重复献血、无痛分娩、筛查、诊治延误、健康管理）等的量表。例如，有学者以 TPB 为指导，编制脑卒中高危筛查意向量表，将量表分为积极态度、消极态度、主观规范、感知行为控制 4 个维度，全面涵盖了影响居民脑卒中高危筛查意向各方面的因素。此外，也有学者通过质性研究探讨乳腺癌术后患者参与肢体功能锻炼的真实感知，基于 TPB，结合乳腺癌疾病特点、手术方式、围手术期康复锻炼的重点，制订访谈提纲。

2. 构建行为预测模型 目前学者们多基于 TPB 的核心变量，构建结构方程模型，进行路径分析，探讨慢性病等人群执行某种行为或行为意向的影响因素。例如，有学者以 TPB 为基础对糖尿病前期患者开展为期 1 个月的生活方式行为前瞻性研究，结果表明 TPB 可以解释运动行为 87% 的差异和健康饮食行为 72% 的差异，行为态度、主观规范、感知行为控制会直接影响患者的健康行为。孙浩等从 TPB 的行为态度、主观规范和感知行为控制三个方面构建了癌症患者参与医患共同决策意愿的结构方程模型，分析得出各潜变量对参与医患共同决策意向具有正向促进作用。2020 年，艾杰恩提出 TPB 具有开放性，考虑到不同环境下该理论对行为的解释力有所不同，可以结合具体情景，在该理论中增加新的变量或整合其他理论，提高理论的解释力。同时，注意纳入的变量应是决定行为意向及行为的因素，并符合一致性、概念独立性与广泛适用性原则。

3. 指导设计干预方案 TPB 能够提供形成行为态度、主观规范和感知行为控制的信念，而这些信念是行为认知和情绪的基础，通过影响和干预这些信念，以达到改善甚至改变行为的目的。可见，切实可靠的干预行为是 TPB 的一个重要特色。目前，有学者已将其应用于指导院前预防、遵医行为、院外管理等行为干预方案的设计中。例如，有学者对 130 名慢性阻塞性肺疾病吸烟患者，实施以 TPB 为框架的戒烟干预，包括患者戒烟行为态度、戒烟主观规范、戒烟知觉行为控制 3 个部分，研究表明，此干预可有效提高社区慢性阻塞性肺疾病吸烟患者的戒烟率，降低患者的烟草依赖程度，有助于提升其健康素养水平。但需要注意的是，在使用 TPB 进行干预时应充分考

笔记栏

虑患者群体的医疗复杂性和异质性，充分发挥高级实践护士在干预中的作用，以提供高质量的护理。

二、健康行动过程取向模型

（一）模型的起源

健康行动过程取向模型（Health Action Process Approach，HAPA）由德国心理学家沃尔夫冈·施瓦尔采尔（Wolfgang Schwarzer）于1992年将班杜拉的社会认知理论与行动阶段模型进行整合所提出。经过十几年的实证研究，施瓦尔采尔对模型因子进一步划分和关系阐述，形成精细路径设计（图24-6），旨在解释个体在采取健康行为过程中的心理过程。HAPA被广泛应用于研究和干预健康行为领域，成为理解和促进健康行为改变的重要框架之一。

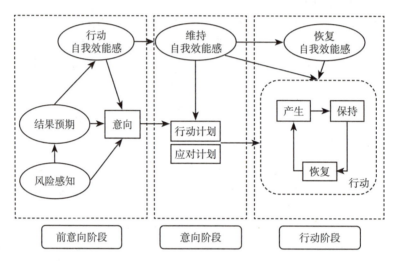

图24-6 健康行动过程取向模型的理论框架图

（二）模型的主要内容

该模型结合了连续、阶段和双阶段社会认知模型的特点，认为人们对健康行为的接受、启动和维持是一个结构化的过程，包括前意向、意向和行动阶段，各个阶段主要影响变量的定义见表24-3。

表24-3 健康行动过程取向模型的各个阶段及其主要影响变量

阶段	定义	影响变量	定义
前意向	个体未认识到自己的行为需要改变	行动自我效能感	个体对实施新行为的感知能力，行动自我效能感越高，产生意图的机会就越多
		结果预期	个体是否认为行为会带来预期的变化，个体对结果的预期会影响意图的实施
		风险感知	个体对威胁健康状况因素的认知，这可能促使个体开始行为的改变
意向	个体有改变的意愿但无实际行动	维持自我效能感	个体对维持新行为的能力和信心
		行动计划	制订具体的计划，说明何时、何地以及如何执行健康行为，行动计划受自我效能感的影响
		应对计划	为实施新行为过程中遇到的障碍而制订的策略
行动	个体执行健康行为并能维持下去	恢复自我效能感	个体实施新行为过程中遇到挫折或失败后重新实施新行为的能力

笔记栏

272

如图 24-6 所示，HAPA 支持以下理论假设：

（1）行动自我效能感、结果预期和风险感知视为意图的主要预测因子：结果预期可以看作是行动自我效能感产生的一个前提。人们常常会在采取行动之前对行为的可能性结果进行假设。如果自我效能感被确认为结果预期和意图之间的中介变量，结果预期对意图的直接影响则不存在。风险感知的主要功能在于启动预期加工。风险感知会影响结果预期，间接影响自我效能感。若已形成良好的结果预期，风险感知到意图的直接路径则不存在。如果自我效能感和结果预期是主导成分，风险感知也不存在直接影响。即便作为间接因素，风险感知在动机阶段也具有重要性。

（2）意图和维持自我效能感将预测计划：若要形成某种健康行为倾向，意图必须被转化为如何执行目标行动的详细指导。例如，有人想要减肥，必须计划如何减肥：买什么食物，什么时候、多长时间吃多少量，何时何地锻炼身体，是否要戒糖。于是，一个模糊的意图被转化为一系列次要意图、行动与应对计划，包括近期目标和行动顺序。自我效能感较高的人会充满信心地以更好的策略、努力和坚持加以应对，从而克服困难并将行为保持下去；反之，个体会投入较少的努力，持续不长的时间就中断或放弃行为。

（3）计划、维持与恢复自我效能感将预测行为：HAPA 表明，个体实施新行为除了依赖于行动和应对计划外，还依赖于对行为的坚持能力（维持自我效能感）和行为结束后的应对能力（恢复自我效能感）。如果行动出现闪失，自我效能感较低的个体可能会减少意志努力，把行动失败归结为内在、稳定和整体的原因，将其解释为一次"故态复萌"；反之，个体会将行动失败归因为外部高风险性的情境，会寻找方法控制损害并重获希望。

（4）HAPA 支持的间接假设：①行动自我效能感、结果预期和风险感知将通过意图影响计划；②意图将通过计划影响行为；③维持自我效能感会通过计划影响行为。

（三）模型在护理领域的应用

由于 HAPA 表现出的较强理论优势，如弥补意图与行动间鸿沟，推动了健康行为意图产生之后的心理加工过程的建构等，越来越受到国内外学者的广泛关注。目前，HAPA 已被应用于身体锻炼、乳腺自检、安全带使用、节食或减肥、牙齿保健、防晒霜使用等多种健康行为的解释和干预研究中，表现出其广泛的适用性；来自不同文化受试者的研究数据也证实了 HAPA 的有效性。HAPA 在护理领域的应用主要体现在以下几个方面：

1. 指导问卷/量表的编制　HAPA 可为问卷/量表的编制提供可借鉴的阶段性模型，已在哮喘、慢性肾病等患者人群应用。例如，有学者为了合理解释哮喘患者的行为动机产生及行为习惯养成的过程，应用 HAPA 框架编制了哮喘患者认知行为评价量表，结果显示该量表具有较好的信效度，可作为评价哮喘患者健康行为现状及影响因素的测量工具。

2. 指导健康行为改变相关模型的构建　目前学者们多基于 HAPA 的核心变量，构建结构方程模型，进行路径分析，探讨慢性病等人群健康行为改变的影响因素。例如，有学者基于 HAPA 分析 2 型糖尿病患者锻炼行为影响因素及潜在中介效应。此外，HAPA 也可用于拓展健康行为改变相关模型，如有学者以 HAPA 为框架，同时借鉴其他行为改变理论，采用质性研究方法，提出冠心病患者健康行为改变的意图 - 行动 - 保持（contemplation-action-maintenance，CAM）模型。

3. 指导设计干预方案　HAPA 旨在理解个体或群体健康行为变化机制，依此设计与实施相关的临床干预方案。由于目前学者们对有关"健康行为变化是连续的、还是阶段的"等问题仍存在争议，因此在干预方案设计时，需要考虑 HAPA 的实质。如果将 HAPA 视为一个连续模型，需要改变具体的原因变量，或"跳出因果链条"，直接改变目标变量。如果将 HAPA 视为一个阶段模型，应当根据个体所处的阶段量身定制干预措施。目前，较多学者将 HAPA 作为阶段模型，指导健康预防行为、疾病治疗行为、风险防护行为等健康行为改变领域的阶段匹配的个性化干预方案的设计，其中以菜单式干预设计最常见。

菜单式干预不仅强调干预的阶段匹配性，还强调操作的简单易行，提倡干预对象自主使用。

菜单上的干预措施并非完全适用于所有个体，干预对象可以自行选择其中与自己最相关的成分，将每种成分对应的技术和措施组合使用。具体的干预措施或策略方法需要根据特定的健康行为进行设计，运用多种形式开展宣传教育。例如，在一项针对流行性感冒疫苗接种行为的干预研究中，研究者向被试者提供了一个宣传活页，介绍与流行性感冒疫苗接种行为有关的因素，包括风险感知、结果预期、自我效能感、意图和行动计划，结果表明这种以 HAPA 为基础的菜单式干预有助于促进疫苗接种行为的意图。

（黄菲菲）

小 结

本章主要介绍来自行为科学理论体系中的三类理论，包括行为与认知、压力及社会心理学相关理论。其中，抑郁认知理论与合理情绪理论认为行为是通过强化习得的，强化与个人的思维模式有关。压力与应对理论、心理弹性模型主要从"正负性"视角，阐述个体的心理应对机制与如何适应压力有关。社会心理学相关理论着眼于一个人如何改变及通过促进健康来融入改变行为的方法。可见，每种理论所强调的概念或观点有所不同与侧重，没有一个理论能完美地诠释人类行为的复杂性。因此，在健康社会决定因素与健康行为间复杂性和关联性日益受到关注的大背景下，护理人员在使用行为科学相关的理论时，一方面要正确理解各个理论的基本概念与内涵，注意各理论间的区别与侧重点；另一方面应基于患者的特定行为、需求或问题，选择合适的一种或多种理论为指导，以了解行为是如何形成，从而更好地计划有效的护理，以改变患者的行为，促进其健康。同时，在理论的实践应用中，需要充分考虑到各种影响因素的差异化，制订适合我国文化背景的理论模型。

●●●● 思考题 ●●●●

1. 李某，45岁，离异，独自抚养两个孩子，原为餐厅厨师，因为经济不景气而被解雇。失业后，李某失去了主要经济来源，无法承担自己和孩子的生活所需，因而非常无助和低落，觉得是自己无能才会失去工作，因此整日待在家中不愿出门、郁郁寡欢。请结合抑郁认知理论和合理情绪理论为李某制订个性化的护理计划，改善其负面情绪。

2. 压力与应对理论和心理弹性模型在感知、处理与应对压力时有何异同？

3. 计划行为理论中行为的产生和健康行动过程取向模型中行动的产生、联系和恢复有何联系和区别？

ER25-1
生物医学相
关的理论

第二十五章

生物医学相关的理论

导入

　　生物医学相关的理论是现代医学的基石，它通过理解生物学原理来解释疾病的发生、发展及治疗机制。这个理论体系建立在病理生理学、细胞生物学、分子生物学和遗传学等学科的基础上，强调疾病是由生物体内部的异常变化引起的。在疾病诊断和治疗方面，生物医学相关的理论提供了科学依据。生物医学的变化规律也可以解释人的行为，如何通过生物体内部的变化解释疾病的发生发展呢？这一问题就需要通过生物医学相关的理论加以解答。因此，本章重点介绍疼痛闸门控制理论、疼痛恐惧－回避模型、症状管理理论、不悦症状理论、护理科学精准健康模型，以揭示生物医学相关的理论在护理领域的广泛应用。

第一节　疼痛相关理论

　　疼痛是一种复杂、多维度的现象。国际疼痛学会将疼痛定义为"一种与实际或潜在组织损伤相关联的不愉快的感觉和情绪体验"。这一定义强调了疼痛不仅是一个生理过程，还涉及心理和情感层面的复杂性。目前，关于疼痛的理论主要涉及疼痛的原因及影响、形成及缓解机制，包括特异性理论、强度理论、闸门控制理论、恐惧－回避模型等。下面重点介绍疼痛闸门控制理论和恐惧－回避模型。

一、疼痛闸门控制理论

（一）理论的来源

　　疼痛闸门控制理论（Gate-Control Theory of Pain）由加拿大心理学家罗纳德·梅尔扎克（Ronald Melzack，1929—2019）和英国神经科学家帕特里克·沃尔（Patrick Wall，1925—2001）于1965年提出。在此之前，学者们对疼痛的理解主要集中在传入神经冲动如何导致疼痛感知上，但缺乏对中枢神经系统如何调节疼痛的深入理解，且忽略了心理因素的潜在影响。梅尔扎克和沃尔认识到，疼痛感知会受到包括传入神经冲动、中枢神经系统的调节及个体的认知和情感状态等多因素的影响。因此，他们在《科学》杂志上发表了题为《疼痛机制：新理论》（*Pain Mechanisms: A New Theory*）的论文，正式提出了疼痛闸门控制理论。该理论将疼痛的生理学特性、中枢总和模式及心理因素对传入信息的调节等元素巧妙地融为一体，为全面解释疼痛的发生和调节机制提供一个综合性理论框架。

（二）理论的主要内容

　　疼痛闸门控制理论认为：个体至少存在两种传入疼痛感受神经纤维，包括"A_δ"纤维（一种快速、相对较粗、有髓鞘的，可以快速传递剧烈疼痛信息的纤维）和"C"纤维（一种小的、无髓鞘的、缓慢的，可以承载长期悸动和慢性疼痛的纤维）。当外周各种感受器被机械、温度或

笔记栏

275

伤害性刺激激活时，这些传入神经纤维从身体的外周传入脊髓，脊髓背角是伤害性传入信息整合的初级中枢，因而允许何种信息上由脊髓背角罗氏胶质区（SG）的细胞控制，SG 细胞构成所谓的"闸门"。该"闸门"控制系统调节着外周传入冲突到 T 细胞（脊髓背角中传递痛觉信号的第一个神经元）的传递，且受粗、细神经纤维的活性平衡影响。

如图 25-1 所示，粗细神经纤维同时与上行传递细胞（T 细胞）和后角 II 层细胞（SG 细胞）形成突触联系。其中，细神经纤维冲动（如 A_δ 和 C 纤维）通过抑制 SG 细胞而使传入末梢超极化，产生 T 细胞的突触前易化，打开脊髓"闸门"，使痛觉信息从脊髓上传至大脑中枢，感觉疼痛。相反，粗神经纤维（A_α 和 A_β 纤维）通过兴奋 SG 细胞而使初级传入末梢去极化，产生 T 细胞的突触前抑制，关闭脊髓"闸门"，阻滞痛觉信息从脊髓继续上传，易于镇痛。此外，粗细神经纤维冲动的数量和比例决定 T 细胞的活动水平。例如，带状疱疹就是因为粗神经纤维丧失，使 T 细胞处于较高的活动水平，因此轻触就引起痛觉；而摩擦皮肤或振动可能因粗神经纤维兴奋而止痛。

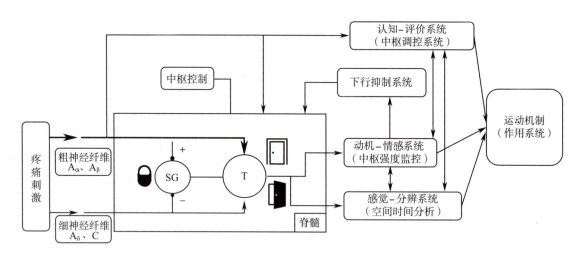

图 25-1　疼痛闸门控制理论的示意图

闸门的节段性调制除了受到粗、细神经纤维力量的影响外，还受大脑中枢的下行控制。个体疼痛感知的程度受到易化因素（如紧张、焦虑、注意力集中在疼痛处等）和抑制因素（放松、积极情绪、注意力转移等）的影响。这些因素通过"打开"或"关闭"脊髓中的闸门机制来调节疼痛信号的传输。此外，还有更高层次的调节疼痛感知的因素，包括注意、情绪、期望和信念。例如，当粗神经纤维将外界信息传递至大脑时，注意、期待及既往的疼痛体验等心理因素就有可能调控个体的感觉，而闸门的开放或关闭会影响 T 细胞，从而决定个体的感觉和反应。

1968 年，梅尔扎克基于疼痛闸门控制理论进一步提出，疼痛是由脊髓以上的高位中枢将多方面信息进行整合的结果，是一种多维复合概念，具有感觉差异、认知评价和情感动机 3 个难度。①感觉差异维度（sensory-discriminative dimension）：涉及疼痛的强度、位置、质量和持续时间等方面的感知。②认知评价维度（cognitive-evaluative dimension）：是对疼痛体验的解释、评价和意义的认知过程。③情感动机维度（emotional-motivational dimension）：涉及疼痛引起的情绪反应和动机行为。认知评估活动是大脑皮质的高级神经活动，能通过下行通路影响疼痛的感觉差异维度和情感动机维度（图 25-1）。这 3 个维度内涵界定，已被国际疼痛学会改编为现代疼痛定义。

（三）理论在护理领域的应用

疼痛闸门控制理论用生理学观察手段去解释与疼痛相关的行为和精神心理学问题，将疼痛分解成多个相互作用的环路，包括疼痛基因学、疼痛的情感学及环境因素对疾病体验的作用等，是目前指导疼痛管理的重要理论之一。在护理领域，已有学者将其应用于不同人群（如妇儿，急腹症、慢性病患者等）、不同类型的疼痛管理，探讨其潜在作用机制，取得良好成效。

1. 阐述疼痛发生与影响机制　目前，有部分学者应用疼痛闸门控制理论，探讨不同人群疼痛发生的潜在作用机制。例如，有学者探讨术前疼痛敏感性、疼痛灾难化和疼痛自我效能对腹部手术患者急性术后疼痛的影响，并根据疼痛闸门控制理论确定疼痛灾难化和疼痛自我效能在疼痛敏感性与急性术后疼痛之间的中介作用。

2. 指导疼痛管理干预方案的制订　该理论较好地解释了基于体感刺激的非药物性干预措施对缓解疼痛的潜在机制。已有部分学者基于此理论中激活粗神经纤维，关闭疼痛"闸门"的镇痛机制，探讨如摩擦、振动、冷热疗法、音乐疗法、分散注意力、放松技术、沉浸式虚拟现实技术等非药物性干预方案的镇痛疗效。例如，有学者基于此理论设计一种带有冰袋的振动刺激工具，并应用于接受疫苗注射的 6 岁及以上儿童中，结果显示儿童接种注射时的疼痛水平有一定程度的缓解。也有学者基于此理论，证实音乐疗法可有效缓解儿童烧伤不同时期的疼痛和焦虑，改善疼痛引发的心理问题。

3. 指导经皮神经电刺激疗法的应用　经皮神经电刺激（transcutaneous electrical nerve stimulation, TENS）是基于该理论所兴起的一种以电流脉冲激活外周神经纤维的非侵入式镇痛疗法，由于其具有安全性高、镇痛效果好、减少阿片类药物使用、避免针刺诱发传染性疾病的风险等优势，已在护理领域得到初步应用。例如，有学者探讨 TENS 治疗产后宫缩痛的临床疗效，结果显示与常规护理相比，TENS 可以显著缓解产后宫缩痛的疼痛程度，缩短疼痛持续时间，减少疼痛发作次数，提高产妇镇痛满意度。然而，目前 TENS 在护理领域的应用证据较少且质量较低，提示未来研究需要多学科、多中心、大规模的高质量随机对照试验研究，获得不同数据并整合分析，建立疼痛与 TENS 相关的动态参数模型，实现个性化 TENS 护理镇痛管理。

二、疼痛恐惧 – 回避模型

（一）模型的来源

恐惧 – 回避模型（Fear-Avoidance Model）最初源于慢性腰痛的研究，心理学家、理学家大卫·莱瑟姆（David Lethem，1939—2018）及其同事发现部分慢性腰痛患者因对疼痛的恐惧而产生回避行为，进而影响其康复进程。为解释慢性疼痛和相关功能障碍的发展和维持，他们于 1983 年提出恐惧 – 回避模型，并提出恐惧 – 回避循环和疼痛灾难化等概念。1995 年，荷兰心理学家约翰·弗拉耶恩（Johan Vlaeyen）及其同事进一步发展了此模型，拓展了疼痛知觉和体验的认知和情感结构，提出对疼痛持消极态度和信念的患者更容易陷入恐惧 – 回避循环而导致更难康复，形成认知行为恐惧 – 回避模型。

（二）模型的主要内容

恐惧 – 回避模型的核心是个体如何解释疼痛。该模型认为个体在经历疼痛刺激过程中，会表现出"对抗"和"回避"两种不同的行为反应（图 25-2）。该模型的主要概念包括疼痛灾难化、疼痛恐惧、恐惧 – 回避循环、对抗，各个主要概念的解析见表 25-1。

表 25-1　恐惧 – 回避模型的主要概念

主要概念	定义
疼痛灾难化	是指一种个体夸大实际或预期疼痛伤害程度的消极认知取向，认为疼痛会变得无法控制，或会导致严重的后果
疼痛恐惧	是指个体对疼痛的强烈恐惧情绪，这种恐惧不仅限于疼痛本身，还包括对疼痛可能导致的其他后果的恐惧

续表

主要概念	定义
恐惧-回避循环	是指出于对疼痛的恐惧，个体会开始回避可能导致疼痛的活动。这种行为虽然最初可能有助于防止进一步的伤害，但长期的回避会导致身体的去条件化，肌肉变得僵硬和无力，进而导致慢性疼痛的持续
对抗	是指针对恐惧-回避循环的干预措施，旨在帮助患者改变他们对疼痛的认知和行为反应，从而减少或消除恶性循环的影响

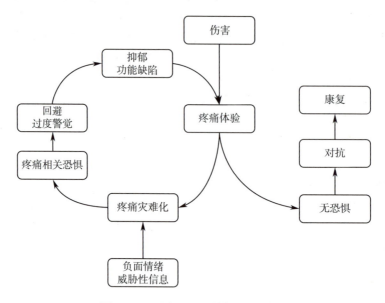

图 25-2 恐惧-回避模型的示意图

1. "回避"行为反应 个体在疼痛体验过程中，受自身痛苦经历、心理因素、环境因素、易感因素（如遗传因素、人格特质）的影响，会引发疼痛灾难化思维。这种灾难化思维会造成个体对引起疼痛或损伤的活动行为高度警觉和恐惧，进而采取"回避"方式进行应对，如避免可能会加重疼痛的活动和对身体感觉的过度警惕。虽然这些反应最初看似具有保护作用，但随着时间的推移，可能会恶化个体的功能和情绪状态，干扰个体有价值的日常活动，导致个体发生运动系统功能废用、抑郁等不良后果，而这些躯体及心理不良后果又会继续加重个体对疼痛的恐惧体验，造成恶性循环。

2. "对抗"行为反应 个体将疼痛解释为没有威胁（如认为疼痛是暂时的损伤）且不进行灾难化思考，就不会形成疼痛相关的恐惧，即接纳疼痛并与疼痛共处，则会采取"对抗"的方式，检测并纠正对疼痛的预警，抑制与恐惧相关的保护行为（如积极情绪，不以控制疼痛为优先，而以有价值的生活目标优先等），逐渐恢复身体活动和日常生活，从而减轻疼痛，最终达到康复状态。

（三）模型在护理领域的应用

1. 指导心理测量学研究 已有学者基于恐惧-回避模型中的关键构念，如疼痛灾难化、疼痛恐惧、恐惧-回避信念等，编制相关测评工具。例如，有学者基于恐惧-回避模型，汉化形成中文版恐惧-回避信念问卷（fear-avoidance belief questionnaire，FABQ），经心理测量学检测，此问卷具有较好的信效度。目前，FABQ已在慢性腰痛患者、ICU职业性腰背痛护士等人群应用。此外，也有学者引进相关疼痛灾难化测评工具，如疼痛灾难化量表，并在全膝关节置换术患者、癌症患者等人群进行验证与应用。

笔记栏

278

2. 指导模型构建　目前学者们已在不同类型疼痛人群中验证恐惧－回避模型的心理结构。例如，有学者利用瑞典疼痛康复质量数据库共 10 436 名参与者的数据进行网络分析，结果证实恐惧－回避模型的相关心理构念（如疼痛灾难化、疼痛体验、情感困扰）是相互关联。此外，有学者在模型验证的基础上，从积极心理视角，拓展恐惧－回避模型，进一步证实模型的效能。例如，有学者在恐惧－回避模型中纳入疼痛复原力和自我效能感等积极心理因素，并通过纵向研究数据进行验证，结果显示模型拟合良好，能较好地预测 3 个月后疼痛强度、身体功能障碍和抑郁症状的改善。

3. 指导设计干预方案　目前，已有学者以恐惧－回避模型为理论基础，设计适用于不同人群（如老年慢性心力衰竭患者、单侧全膝关节置换术患者、慢性腰背痛患者等）的康复护理、活动恐惧、暴露疗法等干预方案，取得初步成效。例如，我国学者利用恐惧－回避模型设计适用于老年慢性心力衰竭患者的康复运动方案，由心肺康复专科护士和心理咨询师负责对康复运动方案的实施人员进行培训，结果显示基于恐惧－回避模型的康复运动方案能减轻患者运动恐惧心理，改善心肺功能，提高其生活质量。国外学者对 85 名对非特异性慢性腰背痛患者进行了 6 个月的体内暴露疗法，让患者接触逃避的场景 / 运动，纠正他们对疼痛灾难化的误解，减轻疼痛相关恐惧，结果显示患者腰背部主要症状和功能得到明显改善。未来研究也可以尝试通过遗传学、生物标志物和神经影像学等技术来预测个体对不同干预管理方法的反应，从而实现更精准的疼痛管理。

前沿进展

恐惧－回避模型可作为威胁的具象预测

慢性疼痛是影响人们生活质量的重要原因。利用传统的恐惧－回避模型可以解释慢性疼痛持续性问题，但有关慢性疼痛在非威胁情境中如何导致功能失调的恐惧反应暂不明晰。有研究团队将预测编码和主动推理的理论框架应用于分析恐惧－回避模型，结果显示通过多感官整合（包括外感受、本体感受和内感受输入），个体在非威胁情境下可能产生威胁体验的功能失调。这种威胁推断会促进恐惧反应和适应不良策略（如回避行为），并在相关或未来情境中自我提供威胁证据。该研究结果为理解慢性疼痛患者在安全环境中为何仍经历恐惧提供了新视角，有助于临床医生更好地理解患者的行为模式，也能指导开发新的治疗方法，以减少不必要的恐惧和回避行为，提高患者的生活质量。

来源：VARANGOT-REILLE C, PEZZULO G, THACKER M. The fear-avoidance model as an embodied prediction of threat[J]. Cogn Affect Behav Neurosci, 2024, 24(5): 781−792.

第二节　症状相关理论

症状管理不仅直接影响患者的生活质量和健康状态，还涉及临床决策、资源利用、心理支持和多学科协作等多方面，是实现高质量护理和改善患者整体健康的关键环节。有效的症状管理需要相关理论的支持和指导。目前，症状相关理论包括症状管理理论、不悦症状理论、症状体验模型、症状体验时间模型等。下面重点介绍症状管理理论和不悦症状理论。

一、症状管理理论

（一）理论的来源

症状管理理论（Symptom Management Theory，SMT）是从美国加州大学圣弗朗西斯科症状管理模型发展而来，最初由美国学者玛丽琳·多德（Marylin Dodd）和她的同事于 1994 年提出。SMT 包含三个互动维度：症状体验、症状管理策略和管理效果。2001 年，多德团队对该理论进行更新，增加了个人、环境和健康或疾病状况的概念，并于 2008 年对该理论再次修订，最终形成症状管理理论。SMT 是一个中域理论，即以一种经验现象为起点，从中提取出可以得到验证的假设，并通过数据来验证；也是一个过程导向理论，即认为症状管理是一个多维的且受多方面因素影响的过程。该理论已成为慢性病照护与管理的重要理论基础。

（二）理论的主要内容

1. 理论假设 SMT 提出了以下 6 个假设：①所有令人困扰的症状都需要管理。②症状研究的"金标准"是基于个体感受症状的自我报告。③理论所指症状不一定是经历的，可以指个体所处高危状态，即个体可能因工作危险等情境变量的影响而面临症状发展的风险，可在个体经历症状之前启动干预策略。④无法言语表达的患者（如婴儿、脑卒中后失语者）可能会经历症状，可由家长或照护者代为陈述，但需要注意准确性。⑤管理策略可以针对个体、群体、家庭或工作环境。⑥症状管理是一个动态过程，即通过个体结果和护理领域（个人、健康/疾病或环境）的影响进行不断调整。

2. 核心内容 SMT 认为有效的症状管理必须包含 3 个最基本的组成成分（图 25-3）：症状体验（symptom experience）、症状管理策略（symptom management strategies）和管理效果（outcomes）。这三个核心概念间相互关联、互相影响。管理效果取决于症状管理策略和患者的症状体验，同时管理效果也会影响患者的症状体验和症状管理策略的制订。

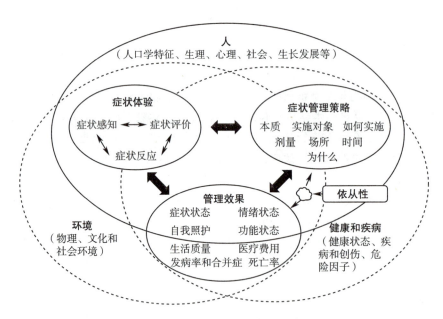

图 25-3 症状管理理论的示意图

（1）症状体验：包括个体对症状的感知、对症状的评价及对症状的反应 3 个维度。3 个维度间相互关联、相互影响，可重复进行，也可同时发生。其中，①症状感知（perception of symptoms）：是指个体对症状的认知，即是否察觉到与其通常感觉或行为方式不同的变化，如是否感觉疼痛、是否恶心等。②症状评价（evaluation of symptoms）：是指个体对症状发生的强度、位置、时间、性质、频率等特性，症状潜在风险（如症状是否危险或具有致残效应），及症状对情绪、生活的影响等进行判断。③症状反应（response to symptoms）：是指症状引起患者生理、心理、社会与文化、行为方面的反应，常导致机体对症状感知的增强。单一症状可能会引发其中一个或多个反应。例如，感觉呼吸困难的患者可能将其视为威胁，并通过增加分钟通气量（呼吸频率或潮气量）作出反应，由此产生的神经信号传导至中枢神经系统，导致呼吸困难感知增加，进而加剧其总体威胁感的认知。

（2）症状管理策略：是指通过生物医学、专业的自我照护策略来避免或延迟负面结果的出现。首先从个体视角对症状体验进行评估，评估后确定干预策略的重点。干预策略可能针对个体症状体验的一个或多个组成部分，以达到一个或多个期望的结果。症状管理是一个动态过程，需要随着时间的推移改变策略。该维度的细致描述为制订、发展和实施干预措施提供了框架，即每个有效的症状管理策略都需要清晰地呈现干预策略的本质是什么（what）？为什么实施（why）？实施对象是谁（who）？实施场所在哪里（where）？何时实施（when）？如何实施或通过何种途径实施（how）？实施剂量有多少（how much）？即5W2H内容。

（3）管理效果：是指症状改善所引起的患者结局指标的改变。SMT认为管理效果有8个指标：症状状态（核心）、功能状态、情绪状态、自我照护、医疗费用、生活质量、发病率和合并症、死亡率。

3. 影响因素

（1）人、环境、健康和疾病：是构成症状体验、症状管理策略和管理效果的3个背景变量。①人：是影响个体对症状体验的感知和反应的固有变量，包括人口学特征、生理、心理、社会和生长发展等变量。②环境：是指症状发生的物理环境（如家庭、工作和医院环境）、社会环境（如人际关系或社会支持资源）和文化环境（如个体的信仰和价值观等）。③健康和疾病：是指个体特有的健康或疾病状态的变量，包括危险因子、健康状态、疾病和创伤。

（2）依从性：症状管理策略的实施对象是否接受和使用干预措施直接或间接影响症状管理的结果。可见，依从性作为外部因素，影响着症状管理策略和管理效果的关系。同时，依从性也受人、环境、健康和疾病的影响。

（三）理论在护理领域的应用

1. 探索患者的症状体验及其影响　学者们基于SMT的3个核心概念，即症状体验、症状管理策略和管理效果，选择合适的变量，进行描述性研究。例如，有学者基于SMT引导白血病患儿癌痛的纵向研究。值得注意的是，在纵向研究中需要重点考虑多次评估给患者带来的潜在负担，因此有学者提出在SMT的实际应用中，应从症状体验或管理效果中选择与研究密切相关的一个或几个指标，借助新兴手段（如生态瞬时评估法、电子化患者自我报告）进行测评，同时需要考虑不同症状之间的协同效应（即症状群效应）。同时，也有学者基于SMT编制相关访谈提纲，开展慢性病患者症状体验的质性研究。例如，有学者采用质性研究中的现象学方法，基于SMT核心概念制订访谈提纲，探究多发性骨髓瘤患者症状体验及应对策略。

2. 指导症状管理方案的构建与实施　目前，SMT已被广泛应用于不同慢性病患者的症状管理方案的构建与实施，并取得良好成效。例如，有学者基于SMT设计适用于肺癌化疗患者的症状群管理方案，内容包括症状体验评估、管理策略指导、个性化方案制订、电话随访给予情感支持和管理结果评估，结果显示干预后，肺癌患者疲劳、食欲不振和焦虑症状严重程度得到显著改善。此外，加州大学旧金山分校也研发了一个名为"PRO-SELF"的项目，提出了"理论知识""照护技能"和"情感支持"三者相结合的方式是最有效的症状管理方式。此结论补充和发展了SMT中的"管理策略"模块。因此，在未来研究中，学者们需要考虑如何基于SMT，开展多学科团队主导下的症状群管理，并发展适合于我国文化背景的SMT。

二、不悦症状理论

（一）理论的来源

不悦症状理论（Theory of Unpleasant Symptoms，TOUS）源于学者们对乏力和呼吸困难的影响因素、环境因素、症状表现等多方面观点的碰撞，即是否有一种模式能够帮助护理人员理解症状并进行有效管理。1995 年，美国学者多萝西·伦兹（Dorothy Lenz）等人通过对临床观察、症状相关研究的文献回顾，首次提出 TOUS，并于 1997 年对该理论进行更新，补充了对症状的描述及症状过程的复杂性及症状间的彼此相互作用。可见，TOUS 是通过对症状的相关研究成果及理论分析整合而得到的中域理论。

ER25-2
不悦症状理论
的主要内容

（二）理论的主要内容

1. **主要概念** TOUS 包括 3 个核心概念，即症状体验、影响因素和表现结果（图 25-4）。其中，症状体验是核心，包括症状的特征、严重度、持续时间和困扰程度。影响因素包括生理、心理和环境因素。表现结果包括功能活动和认知活动。TOUS 的核心概念及其下属概念的定义见表 25-2。

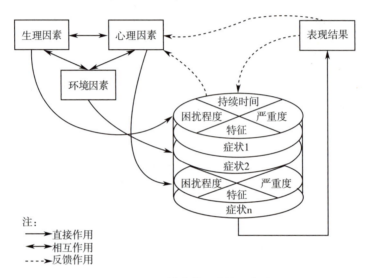

注：
→ 直接作用
↔ 相互作用
⇢ 反馈作用

图 25-4 不悦症状理论的示意图

表 25-2 TOUS 的核心概念及其下属概念

主要概念	定义	下属概念	定义
症状体验	指患者主观上所经历或感知到的不悦症状，表示患者的正常功能发生了变化，被视为个体健康受到威胁的信号	症状特征	通常用描述症状感受相关内容的词汇来反映。这与个体经历症状的时间长短、数量、教育程度及语言表达能力等相关
		症状严重度	指症状的强度、严重程度，或症状累积的严重程度
		症状持续时间	指症状的持续时间、频率及两者的结合，或与症状发生相关的特定时间
		症状困扰程度	指个体因症状而感知到的不适或受干扰程度
影响因素	指影响症状发生、强度、时间、困扰程度和特征的因素	生理因素	包括系统功能、病理、能量储备等状况
		心理因素	包括个体的情绪状况、对疾病的了解程度、情感应对及不确定感等
		环境因素	包括影响个体症状感知的社会环境因素（如工作、家庭、社会支持、健康照护支持等）和物质环境因素（如温度、噪声、光线及空气质量等）

笔记栏

续表

主要概念	定义	下属概念	定义
表现结果	指个体经历症状后的结果或预后	功能活动	包括身体活动、日常生活活动、社会活动和互动，及角色表现（如工作和其他角色相关的任务）等活动
		认知活动	包括集中注意力、思考和解决问题等活动

2. 理论假说 TOUS 提出了以下 7 个假说：

（1）症状体验、影响因素、表现结果之间存在双向的相互关联与影响。

（2）症状的影响因素对个体所经历的症状产生作用的同时，个体症状也可以对其生理、心理及情境状况产生反馈作用。

（3）个体可能出现单个症状，更常见的是多个症状的出现；两种或多种症状同时出现时，可能会互相催化，即对机体的影响倍增。

（4）症状越多或越严重的人，功能健康状况越低，角色表现越差，认知功能越低，生活质量越低，身体表现能力越低。

（5）个体的症状表现结果与症状之间存在双向关联，如个体的功能活动受到症状的影响，同时症状会因功能状况的改变而更严重或好转。

（6）表现水平下降可以对影响因素产生反馈作用，对生理和心理状态及情境状况产生负面影响。

（7）症状体验可以在生理或心理状态与表现结果之间的关系中起到调节或中介作用。

（三）理论在护理领域的应用

1. 指导心理测量学研究 有学者基于 TOUS 中的核心概念，编制症状相关测评工具。例如，有学者以 TOUS 为指导，从疼痛程度、疼痛持续时间、疼痛干扰、疼痛特征 4 个维度编制中文版复合式癌症儿童疼痛评估系统，取得较好的信效度。

2. 指导循证研究 有学者以 TOUS 为理论指导，开展相关系统综述研究。例如，有学者基于 TOUS 中的影响因素和表现结果两个维度，提出心力衰竭相关疲劳的影响因素，对 42 篇文献分析的结果显示，心力衰竭相关的疲劳是一种复杂的症状，具有影响症状和患者结局的生理、心理和情境前因。

3. 指导模型构建 目前学者们多基于 TOUS 的核心元素，探索变量间关系路径，构建相应的理论模型。例如，有学者基于 TOUS 构建影响慢性阻塞性肺疾病患者功能表现的影响因素，结果显示模型拟合良好，当患者疾病严重程度、不确定性和症状体验降低时，其功能表现得到改善；患者的症状体验在不确定性和功能表现之间起中介作用。此外，有学者评估 TOUS 在儿童肿瘤护理中的应用情况，结果显示 TOUS 是一个结构复杂的构架，如果包含家庭因素和感知功能，将更适用于儿科肿瘤护理。目前研究多关注症状体验、影响因素和表现结果三者间的两两关系，尚无对 TOUS 全部组成部分进行验证，提示仍须通过大样本人群、多中心研究进行验证。

4. 指导干预方案的构建 TOUS 是症状管理方案形成与实施的重要理论基础之一。目前，已有学者以 TOUS 为理论指导，制订慢性病人群的衰弱、癌因性疲乏、症状群管理等干预方案。例如，有学者基于 TOUS 为阿尔茨海默病患者制订护理策略，使患者得到有效、个性化的护理照护。值得指出的是，目前关于 TOUS 的应用主要集中于探讨症状影响因素或模型构建，对于干预性研究，特别是高质量的随机对照试验相对较少，亟待拓展。

第三节　护理科学精准健康模型

精准医学（precision medicine）是一种医疗模式，依据患者的个体生物特征、环境和生活方式的差异，制订有效的健康干预和治疗策略。精准健康相对于精准医学来说，不仅仅专注于疾病的治疗和治愈，更注重通过干预措施来预防疾病。精准健康考虑到个体的生活方式、遗传、行为和环境背景，为个体实现最佳健康制订干预措施。精准干预相关理论与精准医学、精准健康密切相关，基于精准医学理念的发展和应用，旨在通过更准确、更个性化的方式进行疾病预防、诊断和治疗。本节主要介绍护理科学精准健康模型。

一、理论的来源

护理科学精准健康模型（Nursing Science Precision Health，NSPH）由美国多所高校的研究者凯瑟琳·希基（Kathleen Hickey）等人于 2019 年提出。其中，精准健康融合基因组学、生理学、心理学、环境及伦理学，为个性化治疗与预防策略的制订提供关键依据。2015 年，美国国立护理研究院（American National Institute of Nursing Research，NINR）提出了症状科学模型（Symptom Science Model，SSM），该模型通过识别复杂症状并表征为生物学与临床数据支持的表型，利用基因组学等方法明确治疗与干预目标。在此基础上，希基等人将精准健康概念与美国国家卫生研究院症状科学模型（National Institutes of Health Symptom Science Model，NIHSSM）整合，联合发展出护理科学精准健康模型（NSPH）。在 NSPH 中，复杂的症状通过精准的症状测量、精准的表型特征描述（包括生活方式和环境因素）、生物标志物的发现和精准的治疗靶点（个体化干预）得到精细化管理，该模型为 NINR 提出的护理研究精准方法学提供了整体概念基础，有潜力指导护理专家在预防疾病和促进健康的研究领域理解和解决复杂的健康问题。

二、理论的主要内容

NSPH 包括四个组成部分：复杂症状（complex symptom）、表型表征（phenotypic characterization）、生物标志物识别（biomarker discovery）、临床应用（clinical application）。临床应用阶段可能会关注到其他重要的复杂症状，则进入新一轮循环（图 25-5）。

在模型中，复杂症状依赖于精准测量，包括症状评估和基于组学的测量。表型表征的精准识

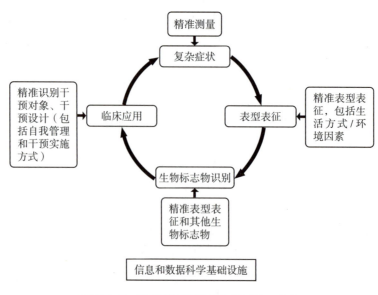

图 25-5　护理科学精准健康模型的示意图

别应包含基因因素和可观察的环境因素，如生物学特征、行为、生活方式和环境等。生物标志物的识别能在个性化治疗中提供靶向性的支持，对 NSPH 至关重要。治疗靶点的精准识别有助于将研究成果在临床应用中转化为精准的干预，包括干预对象和干预设计。以上循环的实现依赖于强大的信息和数据科学基础设施，该基础设施也被认为是 NSPH 的第五个组成部分。

该模型可指导护理人员对症状进行科学评估、诊断和干预。护理科学对精准健康最大的贡献是预防、管理和缓解症状，以及在不清楚疾病的视角下提高生活质量。NSPH 为护理科学提供了一个整体视角，帮助护理人员跨越健康与疾病谱系，全面理解症状的预防、治疗与管理。

三、理论的应用

（一）个性化症状的评估与管理

从精准健康的角度看，症状科学侧重于开发个性化（或精准）策略，以诊断、治疗和预防在不同人群和环境中疾病的不良症状。精准测量可能有助于解释为什么有相同临床诊断的个体会有不同的症状，以及不同的严重程度、触发因素或生活干扰程度，并对药物和非药物疗法有不同的反应。例如，特定的生物标志物可能反映了由炎症引起的组织损伤，导致疼痛、恶心或疲劳。

（二）预测或预防疾病

几位护理科学家正在进行的研究整合了精准健康，以更好地理解症状负担，预测或预防疾病，并优化个体治疗和改善生活质量。例如，美国国立护理研究院的一个内部研究项目正在研究消化系统疾病中症状困扰机制的基础。特别是，美国学者温迪·亨德森（Wendy Henderson）的研究集中在发现与消化系统疾病相关的症状困扰的机制，特别是脑-肠道微生物群轴和患者症状之间的生物行为关系。通过她的研究，温迪·亨德森已经证明慢性胃肠道症状具有潜在的亚临床炎症机制。以 NINR 资助的项目"年轻肠易激综合征患者疼痛精准自我管理项目"为例，该研究的第一部分聚焦肠易激综合征患者的肠-脑轴（gut-brain axis）神经机制，分析肠道生物标志物与心理症状之间的关系。该研究提示，肠易激综合征患者的肠道微生物组发生了变化，肠道微生物群可能通过肠道的迷走神经通路影响情绪处理的基础传导，影响神经递质的调节，血清素和去甲肾上腺素释放量的减少以及与受体结合的神经递质的恶化可能导致该类患者出现较高的焦虑抑郁水平。

（三）提升患者自我管理能力

精准健康方法支持基于充分描述的表型（例如，行为、环境、生理学）来识别相关的自我管理干预目标，以及自我管理干预的设计和传递。自我管理研究与转化促进计划（self-management advancement through research and translation，SMART）的研究人员正在使用功能性磁共振成像（fMRI）来评估个体的大脑在处理情感和分析信息的神经网络之间切换的速度和效率。这项研究的目标是利用 fMRI 结果来确定特定个体是对情感还是分析信息作出反应，并改变其行为以更好地自我管理其症状。

知识拓展

精准饮食营养干预理论——家庭护士食疗理论

家庭护士食疗理论是我国学者从中医、现代营养学出发，从慢性病病理生理发病机制的角度提出的精准饮食营养干预理论。该理论是以非营养素整体干预为顶，将引发慢性病的氧化应激、炎症、代谢障碍三点作为一个面（慢性病发病机制）的正三棱锥结构。该理论将非营养素干预贯穿慢性病管理过程，针对氧化应激、炎症、代谢障碍靶点进行干预辅助治疗慢性病。应用该理论，可以从现代医学病理生理角度解释健康膳食模式、中医食疗及异病同治、同病异治背后的主要原理，亦对中西医结合理论完善有积极意义。

（黄菲菲 朱瑞芳）

笔记栏

小 结

　　本章主要介绍来自生物医学相关的理论中的三类理论，包括疼痛相关理论、症状相关理论、护理科学精准健康模型。疼痛闸门控制理论和恐惧－回避模型是使用生理学观察手段解释与疼痛相关的行为和心理认知问题，已成为疼痛管理的重要理论。症状管理理论和不悦症状理论均是中域理论，认为症状管理是一个多维的且受多方面因素影响的过程，已成为慢性病照护与管理的重要理论基础。护理科学精准健康模型将精准健康概念与美国国家卫生研究院症状科学模型结合，以更精确的方法测量和描述复杂症状，可以作为评估多种疾病多维性质和复杂症状的证据体系的框架。

●●●● 思考题 ●●●●

　　1. 某护理教师想进一步提高老年症状护理的教学质量，拟基于症状管理理论编制老年患者常见症状教学病例，请问她应该如何应用此理论？

　　2. 有学者开展肺癌患者术后恐动症的干预研究，请问他如何将恐惧－回避模型应用于此研究中？

中英文名词对照索引

B

帮助性角色	helping role	80
帮助者	helper	58
保护	protection	89
边	tie	251
不适	illness	66
不悦症状理论	Theory of Unpleasant Symptoms，TOUS	281
部分补偿系统	partly compensatory system	138

C

参与程度	degree of engagement	220
操作性定义	operational definition	6
操作性环境	operational environment	112
超个人关怀时刻	transpersonal caring moment	68
超个人关怀性关系	transpersonal caring relationship	68
超越	transcendence	231
成就子系统	achievement subsystem	89
成长与发展	growth and development	100
抽象水平	level of abstraction	6
初级评价	primary appraisal	265
处于良好的关系	be-in-right-relationship	66
次级评价	secondary appraisal	265
刺激	stimulation	89
从属子系统	affiliative subsystem	88
重建	reconstitution	124
重新评价	reappraisal	265

D

| 达标理论 | Theory of Goal Attainment | 102 |
| 抵抗线 | lines of resistance | 123 |

地位	status	101
调查研究	survey study	19
定位与着陆	location and being situated	220
定向	set	89
独特性	specificity	110
动机或目标	drive or goal	89
动态互动	dynamic interacting	99
动态平衡的重组（适应）	homeostatic reintegration	268

E

二级预防	secondary prevention	120

F

发展的自护需要	developmental self-care requisite	137
反应	reaction	103
范畴	domain	6
非关怀	noncaring	68
非关联性命题	nonrelational proposition	6
非护理功能	non-nursing functions	58
辅助－教育系统	supportive-educative system	138

G

概念	concept	6
概念澄清	concept clarification	36
概念分析	concept analysis	19，36
概念模式	conceptual model	6
概念探索	concept exploration	36
概念系统模式	Conceptual System Model	96
概念性环境	conceptual environment	112
干预变量	intervening variables	231
感觉差异维度	sensory-discriminative dimension	276
感知	perception	100，103
感知反应	perceptual awareness	111
感知性环境	perceptual environment	112
个案研究	case study	19
个人完整性守恒原则	the principle of conservation of personal integrity	111
个人与角色之间的冲突	person-role conflict	257
个人知识	personal knowledge	18
个体	agency	253
个体／个体系统	client/client system	121
个体内应激源	intrapersonal stressor	123
个体外应激源	extrapersonal stressor	124
个体系统	personal system	100

个体系统的变量	individual system variables	121
个体行为系统理论	Theory of the Person as a Behavioral System	93
功能需求	functional requirement	89
共振性	resonancy	148
沟通	communication	101
关怀	caring	68
关怀时刻	caring moment	68
关怀学说	caring science	67
关怀要素	carative factors	69
关联性命题	relational proposition	6
管理与监测治疗干预与方案	administering and monitoring therapeutic interventions and regimens	80
广域理论	grand theory	9
规范的专业反应	discipline professional response	198
规范性理论	prescriptive theory	10
国际护士会	International Council of Nurses，ICN	4
国家卫生研究院症状科学模型	National Institutes of Health Symptom Science Model，NIHSSM	284
过程	process	219

H

合理情绪理论	Rational Emotion Theory，RET	262
合作伙伴	partner	58
核心单元	central units	7
宏系统	macrosystem	248
互变	transaction	101
互动	interaction	101
互动－互变过程	interaction-transaction process	102
护理	nursing	7
护理程序理论	Deliberative Nursing Process Theory	195
护理功能	nursing functions	58
护理科学精准健康模型	Nursing Science Precision Health，NSPH	284
护理力量	nursing agency	138
护理系统	nursing system	138
护士	nurse	58
环境	environment	7
环境背景	environment context	207
环境舒适	environmental comfort	231
患者的当前行为	patient's present behavior	197
患者独立性	patient independence	58
恢复子系统理论	Theory of Restorative Subsystem	93

J

| 机构的完整性 | institutional integrity | 232 |
| 机械的反应 | automatic response | 198 |

基本结构	basic structure	122
基本条件因素	basic conditioning factors	137
基础护理	basic nursing care	58
基于原则的概念分析	principle-based method of concept analysis	37
及时跟进	timely follow-up	220
即时反应	immediate reaction	198
计划行为理论	Theory of Planned Behavior，TPB	269
技巧获得模式	skill acquisition model	76
监测与确保健康照顾的质量	monitoring and ensuring the quality of health care practice	80
健康	health	7
健康保健需求	healthcare needs	231
健康促进模式	Health Promotion Model，HPM	171
健康的互动与联系	healthy interactions，connections	221
健康范式	paradigm of health	183
健康欠佳的自护需要	health-deviation self-care requisite	137
健康行动过程取向模型	Health Action Process Approach，HAPA	272
健康意识扩展	health as expanding consciousness	180
健康意识扩展理论	Theory of Health as Expanding Consciousness	180
教育和指导功能	teaching-coaching function	80
节点	point	251
节律	rhythm	185
结构	structure	254
结构完整性守恒原则	the principle of conservation of structural integrity	111
结构性定义	constitutive definition	6
结构要素	structural component	89
解释性理论	explanatory theory	10
进阶新手	advanced beginner	76，79
进取子系统	aggressive subsystem	88
经典概念分析	classical concept analysis	37
经验	experience	77
经验主义	empiricism	18
精通者	proficient	76，79
精准医学	precision medicine	284
聚焦情绪	emotion-focused coping	266
聚焦问题	problem-focused coping	266
决策	decision making	102
角色	role	101，257
角色扮演	role playing	257
角色超载	role overload	257
角色冲突	role conflict	257
角色多样性	role diversity	257
角色理论	Role Theory	256
角色模糊	role ambiguity	257

角色期望	role expectation	257
角色失衡	role imbalance	257
角色压力	role strain	257

K

开放性	openness	148
空间	space	100
恐惧 – 回避模型	Fear-Avoidance Model	277
跨文化护理	transcultural nursing	207

L

类别性理论	classification theory	19
里程碑	milestones	219
理论	theory	6
理论检验	theory-testing	21
理论拟合	theory fitting	22
理论评价	theory evaluation	41
理论生成	theory generating	21
理论 – 实践 – 理论策略	theory-practice-theory strategy	38
理论 – 研究 – 理论策略	theory-research-theory strategy	38
理性	rationality	253
理性行为理论	Theory of Reasoned Action，TRA	269
历史性	historicity	110
历史研究	historical inquiry	19
领地	territory	100
伦理观	ethics	18
螺旋性	helicity	148

M

没有痛苦	relief	231
美学	aesthetics	18
描述性理论	descriptive theory	10
描述性研究	descriptive research	19
命名性理论	naming theory	19
命题	proposition	6
模式识别	pattern recognition	185
目标	goal	67

N

内环境	internal environment	123
能力组成成分	power components	137
能量场	energy field	148
能量守恒原则	the principle of conservation of energy	111

能量源	energy resources	122
纽曼的系统模式	Neuman Systems Model	118
努力	striving	67

P

排泄子系统	eliminative subsystem	88
培养	nurturance	89
平衡	equilibrium	87

Q

轻松自在	ease	231
情感动机维度	emotional-motivational dimension	276
情境特定理论	situation-specific theory	9
权力	power	101
权威	authority	101
全补偿系统	wholly compensatory system	138
全方位性	pandimensionality	148
全息模型	Holographic Model	187
诠释现象学	interpretive phenomenology	77

R

人	person	7
人际间系统	interpersonal system	101
人际间应激源	interpersonal stressor	123
人种学研究	ethnography	19
认同感	fluid and integrative identity	221
认知评价	cognitive appraisal	265
认知评价维度	cognitive-evaluative dimension	276
认知图式	cognitive schema	260
认知行为疗法	cognitive behavioral therapy，CBT	261
日出模式	Sunrise Model	207
冗余性	redundancy	110

S

三级预防	tertiary prevention	120
善于利用资源	being resourceful	221
社会交换理论	Social Exchange Theory	252
社会生态学理论	Social Ecological Theory	247
社会完整性守恒原则	the principle conservation of social integrity	112
社会文化舒适	sociocultural comfort	231
社会系统	social system	101
社会行动理论	Social Action Theory	86
社会政治模式	sociopolitical pattern	18

社会支持网络理论	Social Support Network Theory	250
摄取子系统	ingestive subsystem	88
审慎的反应	deliberative response	198
审慎的护理程序	deliberative nursing process	198
生理舒适	physical comfort	231
胜任者	competent	76，79
时间	time	100
时间跨度	time span	219
实际关怀时刻	actual caring occasion	68
实践理论	practice theory	9
实践 – 理论策略	practice-theory strategy	38
实验性研究	experimental research	19
实用方法	pragmatic utility method	37
世界观	worldview	9
适应	adaptation	109
适应不良重组	maladaptive reintegration	268
守恒	conservation	110
守恒原则	principles of conservation	111
舒适	comfort	231
舒适措施	comfort measures	231
舒适理论	Theory of Comfort	230

T

弹性防御线	flexible line of defense	122
疼痛闸门控制理论	Gate-Control Theory of Pain	275
替代者	substitute	58
同步概念分析法	simultaneous concept analysis	37
脱节	disconnectedness	219

W

外部调节力量	external regulatory force	88
外环境	external environment	123
外系统	exosystem	248
完整性	integrity	111
微系统	microsystem	248
维持必需理论	Theory of Sustenal Imperatives	93
维护因素	maintenance factors	120
文化和社会结构	culture and social structure dimensions	207
文化照护	culture care	207
文化照护差异性	culture care diversity	207
文化照护重整 / 重建	culture care repatterning/restructuring	207
文化照护的保存 / 维持	culture care preservation/maintenance	207
文化照护的调适 / 协商	culture care accommodation/negotiation	207

文化照护共同性	culture care universality	207
物理距离	physical area	100

X

现象	phenomenon	6
现象学研究	phenomenology	19
相关性研究	correlational research	19
协调	coordination	11
心理测量学分析	psychometric analysis	19
心理精神舒适	psycho-spiritual comfort	231
心理弹性重组	resilience reintegration	268
心理弹性模型	Resilience Framework	267
新手	novice	76，79
信心水平	level of confidence	220
行动	action	103
行为	behavior	89
行为系统	behavioral system	87
行为系统模式	Behavioral System Model	85
型态	pattern	148
幸福感	perceived well-being	221
性子系统	sexual subsystem	88
选择	choice	89
学习	learning	101
寻求健康的行为	health-seeking behaviors	231

Y

压力与应对理论	Stress and Coping Theory	264
炎症免疫反应	inflammatory-immune response	111
研究－理论策略	research-theory strategy	38
演化概念分析	evolutionary concept analysis	37
一般的自护需要	universal self-care requisite	137
一般/民俗照护系统	generic/folk care system	207
一般系统论	General System Theory	86
一级预防	primary prevention	120
依赖性照护	dependent care	136
依赖性照护力量	dependent care agency	137
依赖性照护缺陷	dependent self-care deficit	138
依赖子系统	dependency subsystem	88
移动－空间－时间	movement-space-time	185
以目标为导向的护理记录单	the goal-oriented nursing record，GONR	104
抑郁认知理论	Cognitive Theory of Depression	260
意识	consciousness	183
意识	awareness	219

意识扩展	expanding consciousness	184
意义应对方式	meaning-focused coping	266
应对过程	coping process	265
应激	stress	101
应激反应	response to stress	111
应激源	stressors	123
有机体反应	organismic response	110
有效处理突发状况	effective management of rapidly changing situation	80
与文化一致的照护	culturally congruent care	207
预测性理论	predictive theory	10
元范式	metaparadigm	6
元理论	metatheory	9

Z

扎根理论研究	grounded theory	19
战斗或逃跑反应	fight-or-flight response	110
掌控感	mastery	221
照护	care	5
哲学	philosophy	6，9
诊断与监测功能	diagnostic and monitoring function	80
整体模式	pattern of the whole	183
整体人	holistic being	112
整体性	wholeness	110
整体性	integrality	148
正常防御线	normal line of defense	122
症状反应	response to symptoms	280
症状感知	perception of symptoms	280
症状管理策略	symptom management strategies	280
症状管理理论	Symptom Management Theory，SMT	279
症状科学模型	Symptom Science Model，SSM	284
症状评价	evaluation of symptoms	280
症状体验	symptom experience	280
治愈	cure	11
中系统	mesosystem	248
中域理论	middle range theory	9
专家	expert	76，79
专业护理功能	professional nursing function	197
专业照护系统	professional care system	207
转变前期	pretransition phase	219
子系统	subsystems	87
自护	self-care	136
自护力量	self-care agency	136
自护缺陷	self-care deficit	138

自护需要	self-care requisites	137
自生环境	created environment	123
自我	self	100
自我图式	self-schema	261
自我形象	body image	100
综合策略	integrated approach	38
组织	organization	101
组织协调与角色胜任	organizational and work-role competencies	80

参考文献

［1］袁长蓉，蒋晓莲. 护理理论［M］. 2 版. 北京：人民卫生出版社，2018.

［2］曹英华，江萍，付迪，等. 急诊科护士突发公共卫生事件心理弹性培训方案的构建与初步应用研究［J］. 军事护理，2024，41（1）：56-60.

［3］常晶，韩晓霞，宋伟华，等. 基于和谐护理理论的护理模式对胃癌根治术后患者睡眠和生活质量的影响［J］. 癌症进展，2020，18（18）：1940-1944.

［4］陈红娟，朱玥，汪张毅，等. 临床护士体面劳动感在组织支持感与敬业度间的中介作用［J］. 护理学杂志，2023，38（23）：47-51.

［5］陈雪梅，庞亚娟，张薇，等. 学习共同体在护理研究生健康教育理论与方法课程教学中的应用［J］. 中华护理教育，2022，19（4）：325-330.

［6］陈雨沁，刘义兰，丁芳，等. 临床护士整体人文关怀感知量表的编制及信效度检验［J］. 中华护理杂志，2023，58（8）：935-941.

［7］程树锦，钟美容，吴国凤，等. 基于行为改变轮理论的随访管理用于初治 HIV 感染者的效果［J］. 护理学杂志，2023，38（16）：107-111.

［8］储爱琴，葛文杰，葛文静，等. 基于建构主义学习理论构建护理本科实习生叙事护理培训方案指标体系［J］. 护理学报，2023，30（24）：61-65.

［9］高健平，林平，王旖旎，等. 负性认知加工偏向在 D 型人格与 PCI 术后患者抑郁情绪间的中介效应分析［J］. 中华现代护理杂志，2023，29（23）：3102-3108.

［10］葛文嘉，徐婉斐，侯苗苗，等. 社会认知理论指导下的活动型课堂教学模式在医患沟通课程中应用的效果评价［J］. 教育理论与实践，2022，42（36）：57-60.

［11］哈贝马斯. 理论与实践［M］. 郭官义，李黎，译. 北京：社会科学文献出版社，2010.

［12］韩俊彩，韩萌萌，叶琳. 基于和谐护理理论的护理干预对鼻咽癌放疗患者希望水平和家庭弹性的影响［J］. 中国健康心理学杂志，2022，30（2）：200-204.

［13］韩圆. 广东省综合医院急诊护士健康工作环境现状及影响因素研究：基于守恒模式理论［D］. 广州：南方医科大学，2019.

［14］郝丽敏，韩文萍，韩慧琴，等. 基于和谐护理理论的产后随访对初产妇抑郁和母乳喂养的影响［J］. 全科护理，2022，20（19）：2677-2680.

［15］胡泽兰. 骨科创伤伤口评估工具构建的研究［D］. 上海：上海交通大学，2019.

［16］郎红娟，杜艳玲. 基于华生关怀理论的人文关怀体系创建及实施效果评价［J］. 护理学杂志，2017，32（6）：4-7.

［17］康晓凤，李峥，刘华平. 基于和谐护理理论的患者参与决策情境分析［J］. 中华护理杂志，2018，53（4）：498-501.

［18］李朝菊，李平，孙丽莉. PDCA 循环管理在消毒供应中心护理管理中的应用［J］. 护理研究，2024，38（3）：522-525.

［19］李小妹，冯先琼. 护理学导论［M］. 5 版. 北京：人民卫生出版社，2021.

［20］李毅静，王聪，胡沁，等. 灾害事件背景下高级实践护理的问题与对策［J］. 四川大学学报（医学版），2023，54（4）：741-745.

［21］刘芳，王悦齐，温绣蔺，等. 基于 Watson 关怀理论的系统化导师制培训对培养新护士人文关怀品质的效果评价［J］. 中国护理管理，2021，21（1）：85-91.

［22］李秀华. 构建具有中国文化特色的护理理论体系［J］. 中华护理杂志，2016，51（9）：1029.

［23］李峥，刘华平，康晓凤，等. 传统文化视角下和谐护理理论的构建［J］. 中华护理杂志，2016，51（9）：1034-1038.

［24］刘义兰，翟惠敏. 护士人文修养［M］. 3 版. 北京：人民卫生出版社，2022.

［25］隆莉芝，武丽桂，袁玲，等. 基于和谐护理理论的急诊安宁疗护家庭决策个案研究：以某脑瘫患儿为例［J］. 中国医学伦理学，2020，33（6）：662-666.

［26］唐婷婷. 社会支持网络视角下小组工作对脑损伤患者家属的干预研究［D］. 南京：南京师范大学，2019.

［27］童静韬，王颖，倪平，等. 乳腺癌患者术后肢体功能康复行为的质性研究［J］. 中华护理杂志，2022，57（6）：711-717.

［28］南亚星，王向荣，乔桂圆，等. 基于关怀理论的人文关怀课堂在基础护理实训教学的应用［J］. 护理学杂志，2018，33（7）：66-69.

［29］王雨涵，董琳. 基于和谐护理理论的护理干预对腹腔镜子宫肌瘤切除术患者创伤性应激障碍及氧化应激因子的影响［J］. 中国医药科学，2023，13（9）：134-137.

［30］吴晓娜，叶增杰. 纽曼的健康意识扩展理论研究进展［J］. 护理研究，2021，35（18）：3279-3281.

［31］许金仙，曹梅娟. 莱文守恒模式的应用进展［J］. 护理学杂志，2010，25（6）：83-84.

［32］张灿，史静华. 计划行为理论在慢性病管理中的应用研究进展［J］. 护理研究，2023，37（7）：1208-1212.

［33］张宁，孙小玲，王静. 多囊卵巢综合征患者健康促进生活方式量表的编制及信效度检验［J］. 中华护理杂志，2024，59（4）：438-446.

［34］张秋会，李娜，周玉洁，等. 基于和谐护理理论的安宁疗护患方结局评价指标的构建［J］. 护理学杂志，2021，36（9）：92-95.

［35］张秀梅，袁先翠，李京京，等. 基于 Benner 理论的能级进阶分层培训对基层医院护士综合能力及岗位胜任力的影响［J］. 护理研究，2021，35（23）：4278-4281.

［36］张艳. 中国传统文化融入生理教学培养和谐护理理念的探索［J］. 教育信息化论坛，2020，4（11）：42-43.

［37］朱婷婷，何源. 近十年国内外计划行为理论应用现状及热点分析［J］. 南京医科大学学报（社会科学版），2020，20（1）：77-83.

［38］ABDOLLAHI A, ALSAIKHAN F, NIKOLENKO, D A, et al. Self-care behaviors mediates the relationship between resilience and quality of life in breast cancer patients[J]. BMC Psychiatry, 2022, 22(1): 825.

［39］BAGHERI S, ZARSHENAS L, RAKHSHAN M, et al. Impact of Watson's human caring-based health promotion program on caregivers of individuals with schizophrenia[J]. BMC Health Services Research, 2023, 23(1): 711.

［40］CARDOSO R B, CALDAS C P, BRANDÃO M A G, et al. Healthy aging promotion model referenced in Nola Pender's theory[J]. Revista Brasileira de Enfermagem, 2021, 75(1): e20200373.

［41］CHRYSI M S, MICHOPOULOS I, DIMITRIADIS G, et al. A modern web-based health promotion program for patients in Greece with diabetes 2 and obesity: an interventional study[J]. BMC Public Health, 2023, 23(1): 639.

［42］CULLENS M, JAMES C, LIU M, et al. Defining personas of people living with chronic pain: an ethnographic research study[J]. Journal of Pain Research, 2023(16): 2803–2816.

［43］DUBNER S E, MORALES M C, MARCHMAN V A, et al. Maternal mental health and engagement in developmental care activities with preterm infants in the NICU[J]. Journal of Perinatology, 2023, 43(7): 871–876.

［44］EDWARDS-MADDOX S, CARTWRIGHT A, QUINTANA D, et al. Applying Newman's theory of health expansion to bridge the gap between nursing faculty and Generation Z[J]. Journal of Professional Nursing, 2021, 37(3): 541–543.

［45］HAGHI R, ASHOURI A, KARIMY M, et al. The role of correlated factors based on Pender health promotion model in brushing behavior in the 13-16 years old students of Guilan, Iran[J]. Italian Journal of Pediatrics, 2021, 47(1): 111.

［46］HUANG F F, CHEN W, LIN Y A, et al. Cognitive reactivity among high - risk individuals at the first and recurrent episode of depression symptomology: a structural equation modelling analysis[J]. International Journal of Mental Health Nursing, 2021, 30(1): 334–345.

［47］IM E O. Theory development process of situation-specific theories[J]. Advances in Nursing Science, 2021, 44(1): E32–E47.

［48］IMAIZUMI S, HONDA A, FUJIWARA Y, et al. Caring partnership within Newman's theory of health as expanding consciousness: Aiming for patients to find meaning in their treatment experiences[J]. Asia-Pacific Journal of Oncology Nursing, 2021, 8(6): 725–731.

［49］ISOBEL S. Trauma and the perinatal period: a review of the theory and practice of trauma-sensitive interactions for nurses and midwives[J]. Nursing Open, 2023, 10(12): 7585–7595.

［50］KARATAŞ T, POLAT Ü. Effect of nurse-led program on the exercise behavior of coronary artery patients: Pender's Health Promotion Model[J]. Patient Education and Counseling, 2021, 104(5): 1183–1192.

［51］KURNIA D A, SOEWONDO P, IRAWATY D, et al. Expanding self-consciousness of health status for diabetes chronic complications among adults: a systematic review[J]. European Review For Medical And Pharmacological Sciences, 2023, 27(24): 12070–12079.

［52］LIU X, LIU L, LI Y, et al. The association between physical symptoms and self-care behaviours in heart failure patients with inadequate self-care behaviours: a cross-sectional study[J]. BMC Cardiovascular Disorders, 2023, 23(1): 205.

［53］MCEWEN M, WILLS E M. Theoretical basis for nursing[M]. 5th ed. Philadelphia: Wolters Kluwer, 2018.

［54］MEFFORD L C. Healing from Childhood Loss[J]. Nursing Science Quarterly, 2022, 35(2): 217–225.

［55］MITSUGI M, ENDO E. Optimizing advance care planning for cancer patients through the application of Newman's theory of health as expanding consciousness[J]. Asia-Pacific Journal of Oncology Nursing, 2024, 11(6): 100492.

［56］MONARO S, PINKOVA J, KO N, et al. Chronic wound care delivery in wound clinics, community nursing and residential aged care settings: a qualitative analysis using Levine's Conservation Model[J]. Journal of Clinical Nursing, 2021, 30（9–10）: 1295–1311.

［57］NASIRI M, Jafari Z, Rakhshan M, et al. Application of Orem's theory-based caring programs among chronically ill adults: a systematic review and dose-response meta-analysis[J]. International Nursing Review, 2023, 70(1): 59–77.

［58］NEAL K W. Pediatric nurses' experiences with professional boundaries and ethical challenges: a secondary analysis[J]. Research and Theory for Nursing Practice, 2024, 38(1): 124–136.

［59］NEAL K W. Using Margaret Newman's health as expanding consciousness to explore pediatric nurses' pattern recognition process[J]. Research and Theory for Nursing Practice, 2022, 36(1): 101–116.

［60］O'HARA L, TAYLOR J. Impact of the use of the Red Lotus Critical Health Promotion Model as a pedagogical framework on health promotion graduates' professional practice: a mixed methods study[J]. Health Promotion

Journal of Australia, 2022, 33(Suppl 1): 76–86.

［61］ PAUL J C. Development of the middle-range theory of wound itch[J]. British Journal of Nursing, 2020, 29(20): S32–S37.

［62］ ROSA K C. Development and psychometric evaluation of the patient's perception of nurse-patient relationship as healing transformations scale (RELATE Scale) [J]. Advances in Nursing Science, 2023, 46(3): 333–345.

［63］ SADEGHI R, AREFI Z, SHOJAEIZADEH D, et al. The impact of educational intervention based on Pender's health promotion model on healthy lifestyle in women of reproductive age in Iran[J]. Journal of Lifestyle Medicine, 2022, 12(2): 83–88.

［64］ SCHULMAN-GREEN D, FEDER S L, DAVID D, et al. A middle range theory of self-and family management of chronic illness[J]. Nursing Outlook, 2023, 71(3): 101985.

［65］ SHIPLEY P Z, Falkenstern S K. Life patterns of family caregivers of patients with amyotrophic lateral sclerosis[J]. Nursing Science Quarterly, 2023, 36(4): 356–368.

［66］ SWANBERG J E, Vanderpool R C, Tracy J K. Cancer-work management during active treatment: towards a conceptual framework[J]. Cancer Causes & Control, 2020, 31: 463–472.

［67］ TANAKA M. Orem's nursing self-care deficit theory: a theoretical analysis focusing on its philosophical and sociological foundation[J]. Nursing Forum, 2022, 57(3): 480–485.

［68］ TANG L, LU S, LAI Y, et al. Health as expanding consciousness: change of psychological situation in nursing students[J]. Nursing Open, 2023, 10(3): 1923–1930.

［69］ TUPPAL C P, VEGA P D, TUPPAL S M P. Towards a theory of communion-in-caring[J]. Scandinavian Journal of Caring Sciences, 2022, 36(2): 524–535.

［70］ WEI H, HARDIN S R, WATSON J. A unitary caring science resilience-building model: unifying the human caring theory and research-informed psychology and neuroscience evidence[J]. International Journal of Nursing Sciences, 2021, 8(1): 130–135.

［71］ YILDIZ E, KARAGÖZOĞLU Ş. The effects of a web-based interactive nurse support program based on the health promotion model on healthy living behaviors and self-efficacy in patients who regained weight after bariatric surgery: a randomized controlled trial[J]. Obesity Surgery, 2023, 33(10): 3212–3222.

［72］ ZHANG F J, PENG X, HUANG L, et al. A caring leadership model in nursing: a grounded theory approach[J]. Journal of Nursing Management, 2022, 30(4): 981–992.

［73］ ZHANG Z, STEIN K F, NORTON S A, et al. An analysis and evaluation of Kumpfer's Resilience Framework[J]. Advances in Nursing Science, 2023, 46(1): 88–100.